Kohlhammer

**Der Herausgeber**

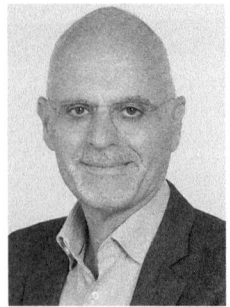

Settimio Monteverde, Prof. (FH), Dr. sc. med., MME, MAE, RN, lic. theol., ist Dozent an der Berner Fachhochschule, Departement Gesundheit und Co-Leiter Klinische Ethik am Universitätsspital Zürich/Universität Zürich, Institut für Biomedizinische Ethik und Medizingeschichte. Zu seinen Tätigkeits- und Forschungsfeldern zählen Grundlagen der Pflege- und Medizinethik, Methoden und Inhalte des Ethikunterrichts, Klinische Ethik, Ethik der interprofessionellen Zusammenarbeit, ethische Fragen der Palliative Care und der Definition des Todes. Er ist Mitglied des Stiftungsrats der Stiftung HOSPIZ IM PARK/Klinik für Palliative Care (Arlesheim CH), war Mitglied der Ethikkommission des Schweizer Berufsverbandes der Pflegefachfrauen und Pflegefachmänner, der Zentralen Ethikkommission der Schweizerischen Akademie der Medizinischen Wissenschaften und der Kantonalen Ethikkommission beider Basel (heute Ethikkommission Nordwest- und Zentralschweiz). Von 2007 bis 2011 leitete er die Fachstelle Ethik des Seminars am Bethesda in Basel, zuvor arbeitete er von 1996 bis 2007 im Pflegeberuf, die letzten 7 Jahre davon als Pflegefachmann Anästhesie. Er ist Associated Editor der Zeitschrift Nursing Ethics.

Settimio Monteverde

# Handbuch Pflegeethik

Ethisch denken und handeln in den Praxisfeldern der Pflege

2., erweiterte und überarbeitete Auflage

Verlag W. Kohlhammer

Dieses Werk einschließlich aller seiner Teile ist urheberrechtlich geschützt. Jede Verwendung außerhalb der engen Grenzen des Urheberrechts ist ohne Zustimmung des Verlags unzulässig und strafbar. Das gilt insbesondere für Vervielfältigungen, Übersetzungen, Mikroverfilmungen und für die Einspeicherung und Verarbeitung in elektronischen Systemen.

Die Wiedergabe von Warenbezeichnungen, Handelsnamen und sonstigen Kennzeichen in diesem Buch berechtigt nicht zu der Annahme, dass diese von jedermann frei benutzt werden dürfen. Vielmehr kann es sich auch dann um eingetragene Warenzeichen oder sonstige geschützte Kennzeichen handeln, wenn sie nicht eigens als solche gekennzeichnet sind.

Es konnten nicht alle Rechtsinhaber von Abbildungen ermittelt werden. Sollte dem Verlag gegenüber der Nachweis der Rechtsinhaberschaft geführt werden, wird das branchenübliche Honorar nachträglich gezahlt.

Dieses Werk enthält Hinweise/Links zu externen Websites Dritter, auf deren Inhalt der Verlag keinen Einfluss hat und die der Haftung der jeweiligen Seitenanbieter oder -betreiber unterliegen. Zum Zeitpunkt der Verlinkung wurden die externen Websites auf mögliche Rechtsverstöße überprüft und dabei keine Rechtsverletzung festgestellt. Ohne konkrete Hinweise auf eine solche Rechtsverletzung ist eine permanente inhaltliche Kontrolle der verlinkten Seiten nicht zumutbar. Sollten jedoch Rechtsverletzungen bekannt werden, werden die betroffenen externen Links soweit möglich unverzüglich entfernt.

2., erweiterte und überarbeitete Auflage 2020

Alle Rechte vorbehalten
© W. Kohlhammer GmbH, Stuttgart
Gesamtherstellung: W. Kohlhammer GmbH, Stuttgart

Print:
ISBN 978-3-17-035924-6

E-Book-Formate:
pdf: ISBN 978-3-17-035925-3
epub: ISBN 978-3-17-035926-0
mobi: ISBN 978-3-17-035927-7

# Geleitwort

*Christel Bienstein*

Ethische Dilemmata und ethisch schwierige Situationen ereignen sich tagtäglich im beruflichen Leben von Pflegefachpersonen. Es sind nicht immer die großen Fragestellungen der Sterbebegleitung, der Organtransplantation, des Abstellens von Geräten oder der verdeckten Teilnahme von Patient*innen an Forschungsvorhaben. Viel häufiger sind es die kleinen, nicht spektakulären Entscheidungen, die während eines Dienstes getroffen werden. Vielfach sind diese selbst für die Beteiligten nicht als solche auf den ersten Blick erkennbar, sie sind es aber, die zu dem Gefühl der Pflegenden beitragen, nicht alles »geschafft«, beziehungsweise »richtig gemacht« zu haben. Schon die erste Version des ICN – Ethikkodex von 1953 führte die zentralen ethischen Dimensionen des Handelns von Pflegenden auf[1]:

1. Gesundheit zu fördern,
2. Krankheit zu verhüten,
3. Gesundheit wiederherzustellen,
4. Leiden zu lindern.

Diese haben bis heute ihre Gültigkeit nicht verloren. Dabei wird in dem Ethikkodex ein besonderes Augenmerk auf die Pflegenden in ihrer Berufsausübung und auf die Zusammenarbeit und Förderung der Kolleg*innen gerichtet. Die jetzige Situation ist jedoch von einem umfänglichen personellen Notstand gekennzeichnet. Bis zu 13 Patient*innen müssen von einer Pflegefachperson in Deutschland pro Schicht im Krankenhaus versorgt werden. In der Nacht müssen von einer Pflegenden im Durchschnitt 28 Patient*innen im Krankenhaus und 52 Bewohner*innen im Altenheim versorgt werden. Der personelle Mangel führt zu einem deutlichen Zeitmangel für die Versorgung pflegebedürftiger Menschen, Rückrufe aus dem Frei und ungeregelte Arbeitszeiten verschärfen die aktuelle Pflegesituation. Die unzureichenden Arbeitssituationen verstellen den Blick auf die alltäglichen ethischen Herausforderungen, wie die aufmerksame Wahrnehmung von Schmerzen, die notwendige Beratung und Aufklärung, die ausreichende Mobilisation pflegebedürftiger Menschen sowie die einfühlsame Begleitung von sterbenden Menschen oder von Menschen mit dementiellen Prozessen. Auch kommt der angemessene Umgang mit Personen aus Migrationskontexten zu kurz oder das Nutzen von Alternativen zu freiheitsentziehenden Maßnahmen.

Diese Entwicklung ist nicht nur dem personellen Mangel, sondern der deutlichen Zunahme ökonomischer Interessen geschuldet. Ein grundlegendes Problem ist aber auch ein in vielen Fällen zu beobachtendes apolitisches Verhalten der beruflich Pflegenden. Sie haben den Eindruck, keine Veränderungen bewirken zu können und tragen dadurch dazu bei, Pflegesituationen aufrecht zu erhalten, die ethisch nicht mehr zu vertreten sind. Dem ständig steigenden Druck versuchen viele Pflegende durch eine Reduktion der Arbeitszeit oder gar einen Ausstieg aus dem Beruf zu entgehen. Pflegerische Zusammenschlüsse oder Streik war und ist für viele Pflegende bis heute undenkbar. Seit Jahrzehnten versu-

---

1 https://www.dbfk.de/de/shop/artikel/ICN-Ethikkodex-fuer-Pflegende.php (Zugriff am: 03.01.2020)

chen Berufsverbände auf die sich zuspitzende Situation hinzuweisen. Nun, wo viele ambulante Pflegedienste keine neuen Patient*innen mehr aufnehmen können, Altenheime über Wartelisten verfügen und Kurzzeitpflegeangebote nur über Buchungen von Monaten im Voraus angeboten werden können, hat selbst der Gesetzgeber erkannt, dass hier dringender Handlungsbedarf besteht.

In Deutschland wurden durch die Aktivitäten der Verbände die ersten Pflegeberufekammern auf den Weg gebracht, die als erste Aufgabe haben, die pflegerische Versorgung der Bevölkerung transparent zu machen und ausreichende Versorgungsangebote einzufordern. Parallel zur Tätigkeit von Verbänden und Kammern entwickelt sich auch das Wissen über sichere und wirksame Pflege rasant weiter. Sowohl in den Neugestaltungen der Ausbildungsgänge wie auch im Studium finden sich durchgehend ethische Themen, die u. a. in Fallbesprechungen bearbeitet werden – dies zumeist in den theoretischen Ausbildungsanteilen und noch zu wenig in der gelebten Praxis. Die Wahrnehmung und Bearbeitung ethischer Alltagsproblematiken ist dringend erforderlich, um diese zu erkennen und darauf reagieren zu können. Das kann mittels des Aufbaus von Advanced Practice Nurses in Pflegeeinrichtungen und Krankenhäusern deutlich unterstützt werden. Weiterhin wird es eine Aufgabe der Pflegenden sein, akut erkrankte Bewohner*innen im vertrauten Umfeld des Altenheims zu pflegen und ihnen unbegründete Krankenhauseinweisungen möglichst zu ersparen. In den Zentralen Notaufnahmen muss die Kommunikation ebenso eine deutliche Hilfestellung bieten wie die Begleitung von Angehörigen auf Intensivstationen. Dabei kann die Weiterentwicklung der Digitalisierung eine Hilfestellung bieten, um mehr Zeit für die pflegerische Versorgung und vor allem für die Kommunikation mit den anvertrauten Menschen zur Verfügung zu haben. Besonders die Unterstützung der Dokumentationsprozesse und der schnelle Zugriff auf die Aufzeichnungen anderer beteiligter Gesundheitsberufe wird eine deutliche Entlastung bieten. Es wird eine wichtige Aufgabe der Pflegenden sein, die Industrie bei der Entwicklung dieser Angebote zu unterstützen, um passgenaue und für die Menschen hilfreiche Lösungen zu entwickeln.

Dringend muss Raum geschaffen werden, um die grossen manifesten, aber auch die kleinen und teilweise verdeckten ethischen Problemstellungen zu erkennen. Pflegende brauchen Mut, diesen auf eine sicht- und hörbare Weise zu begegnen, denn sie treffen tagtäglich Entscheidungen, die für die ihnen anvertrauten Menschen von großer Bedeutung sein können. Das vorliegende Handbuch vereinigt Stimmen aus dem deutschsprachigen und internationalen Umfeld. Sie zeigen eine Vielfalt an Perspektiven auf diese Problemstellungen und Möglichkeiten einer ethisch reflektierten Pflegepraxis. Dadurch bieten sie eine deutliche Unterstützung und helfen Pflegenden, ethischen Fragestellungen und Problemlagen aktiv zu begegnen.

Recklinghausen,
im Oktober 2019    Christel Bienstein

# Geleitwort[2]

*Ann Gallagher*

Geleitworte wollen Neugierde wecken für die Inhalte, welche die Leser*innen erwarten. Dieses Handbuch bietet eine Fülle an Möglichkeiten, die heutige Pflegeethik zu erkunden und Erkenntnisse für die Pflegepraxis, die Pflegepädagogik, die Pflegeforschung und das Pflegemanagement zu gewinnen. Das Buch wendet sich an eine deutschsprachige Leserschaft, doch die Themen haben internationale Relevanz. Mit einem Handbuch verbunden ist die Vorstellung eines Lehrbuchs, eines Reiseführers oder eines wissenschaftlichen Nachschlagewerks über ein bestimmtes Gebiet. Genau dies erfüllt das vorliegende Handbuch in den drei Abschnitten *Fundamente*, *Klinische und gesellschaftliche Handlungsfelder* und *Dimensionen des Ethiktransfers*. In ihnen werden Wissen, Haltungen und Kompetenzen dargestellt, die für eine sowohl wissenschaftlich fundierte als auch praxisnahe Auseinandersetzung mit der Pflegeethik grundlegend sind.

Der Abschnitt *Fundamente* beschreibt den Kontext heutiger Pflegeethik. Dazu gehören philosophische Bezüge, das Recht, die Organisationsethik, die Professionalisierung der Pflege, aber auch zentrale Konzepte wie das Advanced Practice Nursing, die Selbstbestimmung von Patient*innen und die ethische Nachhaltigkeit. Der Abschnitt *Handlungsfelder* führt die Leser*innen in Kernfragen ethischen Handelns ein, die sich exemplarisch im Ethikunterricht, in der Forschung, im Management, in der Public Health und Pflegepolitik, in der Pflege am Lebensende, im Kontext von Migration und im Umgang mit neuen Technologien zeigen. Pflegefachpersonen benötigen hier fundierte Kenntnisse, um sowohl die Chancen als auch die Herausforderungen jedes Handlungsfelds zu verstehen. Der Abschnitt *Ethiktransfer* fokussiert übergreifende Kompetenzbereiche, die für eine ethisch fundierte und reflektierte Pflegepraxis erforderlich sind. Dazu gehören grundlegende Aspekte der interprofessionellen ethischen Entscheidungsfindung, der Arbeit Pflegender in klinischen Ethikkomitees und des Verhältnisses von Ethik und Ökonomie im Umgang mit Güterknappheit. Eine kritische Auseinandersetzung mit den Auswirkungen der Globalisierung auf die Pflege schließt diesen Abschnitt.

Nie war eine ethisch reflektierte Pflege- und Sorgekultur dringlicher als heute. Der demografische und ökologische Wandel sowie soziale und technologische Veränderungen sind unübersehbar. Parallel dazu blicken Menschen in vielen Ländern einer unsicheren Zukunft entgegen, welche durch Fachkräftemangel und begrenzte Ressourcen geprägt ist. Angesichts solcher Szenarien und Herausforderungen gilt es, auf die herausragende Bedeutung, Wertschöpfung und Wirksamkeit einer Pflege- und Sorgekultur hinzuweisen. Pflegende leisten gemeinsam mit Ärzt*innen, Hebammen und Entbindungspfleger, Physiotherapeut*innen, Ernährungsberater*innen und weiteren Fachpersonen einen entscheidenden Beitrag zur Lebensqualität, zum Wachstum und Gedeihen von Menschen, Familien und ganzen Gemeinschaften. Das vorliegende Handbuch bietet wertvolle Grundlagen, die Pflegende auf ihrem gemeinsamen Weg mit Patient*innen, Familien und

---

2 Übersetzt aus dem Englischen.

dem interprofessionellen Team in unterschiedlichen Versorgungskontexten unterstützen. Die Breite und Tiefe pflegeethischer Themen sollen Pflegefachpersonen befähigen, ethische Aspekte ihrer Arbeit kompetent anzugehen. Den Leser*innen des Handbuchs wünsche ich zum einen, dass sie die Erkenntnisse daraus in die Praxis einbringen sowie Raum und Zeit für die ethische Reflexion schaffen können. Zum andern hoffe ich, dass sie Gelegenheiten nutzen, über die grundlegende Rolle der Pflegeethik zu diskutieren, die zur Etablierung einer Sorgekultur führen sollte, welche ethisch nachhaltig ist und allen Menschen zugutekommt.

Guilford (UK),
im Oktober 2019                                                  Ann Gallagher

# Vorwort des Herausgebers

»Die Sorge ist das Verhältnis zum Leben.«
*Sören Kierkegaard, Die Krankheit zum Tode*

Pflege als Ausdruck menschlichen Sorgens und Pflegeethik als Reflexion desselben sind auf enge Weise miteinander verwoben. Das Übersetzen dessen, was dies in den verschiedenen Praxisfeldern der Pflege bedeutet, bedarf spezifischer Expertisen. Ein Handbuch Pflegeethik, das diesem Anspruch genügen soll, ist deshalb nur als Gemeinschaftswerk denkbar. Mein größter Dank gilt deshalb den Kolleg*innen, die die Zweitauflage des Handbuchs, parallel zu den Verpflichtungen in Praxis, Forschung und Lehre, mit ihren Beiträgen ermöglicht haben.

Die bewährte Struktur der Erstauflage wurde beibehalten, die Leser*innen werden aber nebst den aktualisierten bestehenden Beiträgen auch neue finden, die das Feld der Pflegeethik sowohl erweitern als auch schärfen, wie z. B. Ethik und Professionalisierung, ethische Kompetenzentwicklung von Advanced Practice Nurses, ethische Nachhaltigkeit, Moral Apprenticeship, Pflegekammern, Migration, Robotik, Digitalisierung, Advance Care Planning, ethische Entscheidungsfindung im interprofessionellen Team, Ethik und Gesundheitsökonomie, u. a. m. Auch in ihnen zeigt sich Pflege als moralische Praxis, welche in Zeiten technologischen, sozialen, demografischen und ökologischen Wandels die Etablierung menschenfreundlicher Sorgekulturen im Umgang mit Gesundheit, Krankheit und Behinderung fördert, gemeinsam mit den Adressat*innen von Pflege, den Partnerprofessionen und unter Einbezug relevanter Bezugsdisziplinen. Mein Dank gilt auch den Personen, die mich zu dieser Zweitauflage ermutigt, diese begleitet und unterstützt haben. Dabei zu erwähnen sind insbesondere Prof. Theresa Scherer, Prof. Yvonne Walker Schläfli, Prof. Kaspar Küng und Dr. Francesco Spöring (Berner Fachhochschule, Departement Gesundheit), Rahel Rohrer-Christ, Andrea Kuhn, M. A. (Promovendin; Hochschule für Wirtschaft und Gesellschaft Ludwigshafen, Forschungsnetzwerk Gesundheit) sowie Prof. Dr. Tanja Krones (Universitätsspital Zürich/Universität Zürich, Institut für Biomedizinische Ethik und Medizingeschichte). Bestens bewährt hat sich erneut die Zusammenarbeit mit dem Kohlhammer-Verlag. Ich danke Frau Alexandra Schierock für die kompetente und zuverlässige Begleitung und Unterstützung in allen Phasen des Projekts.

Arlesheim und
München,
im Januar 2020　　　　　　　Settimio Monteverde

# Inhalt

| | |
|---|---|
| **Geleitwort** | 5 |
| *Christel Bienstein* | |
| **Geleitwort** | 7 |
| *Ann Gallagher* | |
| **Vorwort des Herausgebers** | 9 |
| **Einführung und Überblick** | 15 |
| *Settimio Monteverde* | |

## Teil I   Fundamente

| | | |
|---|---|---|
| 1 | Grundlagen der Pflegeethik | 21 |
| | *Settimio Monteverde* | |
| 2 | Pflegeethik und die Professionalisierung von Pflege | 45 |
| | *Megan-Jane Johnstone* | |
| 3 | Vulnerabilität in der professionellen Pflegebeziehung | 54 |
| | *Berta M. Schrems* | |
| 4 | Die Bedeutung der Care-Ethik für die Pflegepraxis | 66 |
| | *Helen Kohlen* | |
| 5 | Entscheidungen Pflegender zwischen Expertise, Förderung der Selbstbestimmung und Fürsorge | 74 |
| | *Monika Bobbert* | |
| 6 | Advanced Nursing Practice: Pflegeethische Implikationen anhand eines Fallbeispiels | 88 |
| | *Ruth Schwerdt* | |
| 7 | Ethische Kompetenzen von Advanced Practice Nurses | 102 |
| | *Ann Baile Hamric (†)* | |

| 8 | Pflegeethik als kritische Organisationsethik | 113 |
|---|---|---|
| | Marion Großklaus-Seidel | |
| 9 | Interprofessionelle Kooperation zwischen Ethik und Recht | 124 |
| | Pierre-André Wagner | |
| 10 | Konturen einer ethisch nachhaltigen Pflegepraxis | 134 |
| | Linda Nyholm, Susanne Salmela, Lisbet Nyström, Camilla Koskinen | |

## Teil II   Klinische und gesellschaftliche Handlungsfelder

| 11 | Die Vermittlung von Ethik in der Pflege | 147 |
|---|---|---|
| | Marianne Rabe | |
| 12 | Moral Apprenticeship in der pflegerischen Berufsbildung | 161 |
| | Michaela Key, Settimio Monteverde | |
| 13 | Forschung, Pflege und Ethik | 176 |
| | Settimio Monteverde, Iren Bischofberger | |
| 14 | Pflegemanagement in ethischer Perspektive | 195 |
| | Constanze Giese | |
| 15 | Public Health Nursing und Ethik | 209 |
| | Éva Rásky | |
| 16 | Advance Care Planning als Handlungsfeld von Pflegefachpersonen | 224 |
| | Isabelle Karzig-Roduner | |
| 17 | Pflegeethik in der Endphase des Lebens | 237 |
| | Chris Gastmans, Settimio Monteverde | |
| 18 | Pflegekammern als Orte ethischer Reflexion | 248 |
| | Andrea Kuhn | |
| 19 | Migrationssensitive Pflegeethik | 258 |
| | Miriam Kasztura | |
| 20 | Pflegeethik und Robotik in der Pflege | 271 |
| | Dominic Seefeldt, Manfred Hülsken-Giesler | |
| 21 | Ethische Aspekte der Digitalisierung und Technisierung des Pflegealltags | 285 |
| | Arne Manzeschke, Julia Petersen | |

## Teil III Dimensionen des Ethiktransfers

| | | |
|---|---|---|
| 22 | Methoden ethischer Fallbesprechung im Pflegealltag........................... *Norbert Steinkamp* | 303 |
| 23 | Interprofessionelle klinisch-ethische Entscheidungsfindung am Beispiel der Intensivmedizin................................................................................ *Tanja Krones, Settimio Monteverde* | 315 |
| 24 | Partizipation von Pflegenden in Klinischen Ethikkomitees.................. *Helen Kohlen* | 327 |
| 25 | Von der Zweiklassenmedizin zur Zweiklassenpflege? Rationierung als pflegeethisches Problem..................................................................... *Markus Zimmermann* | 337 |
| 26 | Gesundheitsökonomie, Ethik und Pflege........................................ *Urs Brügger* | 350 |
| 27 | Pflegeethik in einer globalisierten Welt........................................ *Miriam Hirschfeld* | 362 |

Verzeichnis der Autor*innen ................................................................ 377

Stichwortverzeichnis ............................................................................. 385

# Einführung und Überblick

*Settimio Monteverde*

Das Handbuch Pflegeethik verfolgt das Ziel einer Einführung in den Gegenstandsbereich der Pflegeethik anhand spezifischer Themenfelder, die für das Verständnis ihrer Voraussetzungen und Aufgaben grundlegend sind. Auch in der Zweitauflage kommen schwerpunktmäßig deutschsprachige Autor*innen zu Wort, verstärkt sind aber auch Stimmen aus der internationalen Diskussion aufgenommen, die erstmalig einem deutschsprachigen Publikum zugänglich werden. Zur Zielleserschaft des Handbuchs zählen einerseits Fachpersonen aus der Pflegepraxis, die ihre ethischen Kompetenzen im Umgang mit Fragestellungen des Berufsalltags vertiefen möchten, aber auch pädagogisch Tätige, die das Handbuch für die Vorbereitung und Durchführung des Unterrichts in der Fort- und Weiterbildung einsetzen möchten, sowie Studierende der Pflege, Forschende und Personen aus dem interprofessionellen Umfeld, die an einer Einführung in Fragestellungen und Inhalte heutiger Pflegeethik interessiert sind.[3]

Seit der Erstauflage hat sich der Gegenstandsbereich der Pflegeethik diversifiziert, sowohl international als auch im deutschsprachigen Raum. Nach wie vor ist Pflegeethik aber keine partikulare Ethik für die Pflege, die über einen »eigenen« theoretischen Zugang oder gesondertes Wissen zu ethischen Fragen verfügt. Noch ist sie eine Ethik, die von der Abgrenzung zu anderen Bereichsethiken therapeutischen Handelns lebt und in der Differenz zum »Anderen« einen Legitimationsgrund sucht. Aber sie ist – wie alle Bereichsethiken der Gesundheitsberufe – eine Bereichsethik, die das berufliche Handeln von Pflegefachpersonen mit seinen theoretischen und praktischen Grundannahmen in *ethischer* Hinsicht, d. h. in Bezug auf die Werte, die dieses Handeln verwirklicht, klärt. Die Notwendigkeit einer solchen Klärung ist heutzutage unbestritten, und (nur) in diesem Sinne lässt sich auch behaupten, dass die Pflege eine »eigene« Ethik habe. Als Beispiel für die Notwendigkeit einer solchen Klärung können unterschiedliche Debatten über den Pflegeschlüssel, die Finanzierung der Pflege oder die Sicherung des pflegerischen Nachwuchses (und mit diesem verbunden auch der Patient*innenversorgung) aufgeführt werden. Diese sind spätestens seit den Koalitionsverhandlungen nach der vergangenen Bundestagswahl in der Bundesrepublik Deutschland auch im öffentlichen Raum unübersehbar. In ihnen kann eine regelrechte »Politisierung«

---

3 In diesem Band wird mit dem Begriff der *Pflegefachperson* eine Person bezeichnet, welche über einen akademischen oder nichtakademischen Abschluss in Krankenpflege, Gesundheits- und Krankenpflege Altenpflege oder Kinderkrankenpflege verfügt. Zu den gesetzlichen Regelungen im D-A-CH-Raum für die Schweiz siehe das 2020 in Kraft getretene Gesundheitsberufegesetz; für Deutschland das 2020 in Kraft getretene Pflegeberufereformgesetz, dort § 1, Absatz 1; für Österreich, wo sich die Bezeichnung der Krankenpfleger*in durchgesetzt hat, das 2016 novellierte Gesundheits- und Krankenpflegegesetz. Der Begriff *Pflegende*r* bezeichnet sowohl Pflegefachpersonen als auch ganz allgemein pflegerisch Tätige (unabhängig vom Qualifikationsgrad). Der Herausgeber dankt Andrea Kuhn, MA und PD Dr. Berta Schrems für wertvolle Hinweise.

des Pflegebegriffs beobachtet werden, und damit verbunden auch der Pflegeethik als »Sorge *um die* Pflege«, wie es Diskussionen über den sog. Pflegenotstand zeigen. Ähnliches lässt sich für die Schweiz auch bezüglich öffentlicher Diskussionen rund um die Sicherung des pflegerischen Nachwuchses und die gesetzliche Konstituierung eines pflegerisch eigenverantwortlichen Raums beobachten (vgl. die sog. »Pflege-Initiative«), zu der Regierung, Parlament und Interessensorganisationen wiederholt Stellung genommen haben. Die Erfahrung zeigt, dass die verstärkte Präsenz von Pflegethemen im öffentlichen Raum nicht zwangsläufig zu einer Verbesserung der Rahmenbedingungen führt, in denen Pflege geleistet wird. Trotzdem liefert die öffentliche Wahrnehmung wichtige Impulse, die es erlauben, das Reflexionsfeld der Pflegeethik deutlicher abzustecken und den Binnenraum der Beziehung zwischen Pflegenden und Patient*innen als Kernbereich ethischer Reflexion um weitere Dimensionen zu ergänzen, die für das Verständnis der Tragweite pflegeethischer Reflexion unverzichtbar sind. Zu diesen Dimensionen zählen z. B. die Organisationsethik, das moralische Klima in Einrichtungen der Gesundheitssorge, die »moralische Gesundheit« von Fachpersonen angesichts von Interessenskonflikten, Leistungs- und Kostendruck, ethische Leadership im Kontext institutioneller Veränderungsprozesse, die gesundheitliche Chancengleichheit für vulnerable Populationen im Zugang zu wirksamer Pflege oder die Verwirklichung sozialer Gerechtigkeit als ethisch vorrangiges Ziel der Gesellschaft.

## Systematik des Bandes und Kapitelübersicht

Das Handbuch vollzieht einen Dreischritt von *Fundamenten, Konkretisierungen* in klinischen und gesellschaftlichen Handlungsfeldern zu Aspekten des *Ethiktransfers* mit Querschnittsfragen, die für alle Handlungsfelder relevant sind. Die Kapitel verfügen über einen einheitlichen Aufbau, Transferaufgaben dienen dazu, Ergebnisse der Lektüre zu sichern und weiterführende Fragen zu formulieren.

Der erste Abschnitt *Fundamente* widmet sich theoretisch-konzeptuellen Aspekten der Pflegeethik. *Settimio Monteverde* (Bern/Zürich) nimmt zunächst eine Verortung von Pflegeethik als Reflexion von Pflege als moralischer Praxis vor (▸ Kap. 1). Eine Entfaltung von Konzepten, die für die Pflegeethik wichtig sind, nimmt *Megan-Jane Johnstone* (Melbourne/AU) für den Begriff der Profession (▸ Kap. 2) sowie *Berta M. Schrems* (Wien) für den Begriff der Vulnerabilität (▸ Kap. 3) vor. *Helen Kohlen* (Vallendar) diskutiert die für das ethische Selbstverständnis von Pflege zentrale normative Tradition der Care-Ethik (▸ Kap. 4). *Monika Bobbert* (Münster) entfaltet pflegeethische Aspekte des Autonomiebegriffs (▸ Kap. 5). Eine Reflexion ethischer Aspekte des Advanced Practice Nursing nimmt *Ruth Schwerdt* (Frankfurt) vor (▸ Kap. 6), *Ann Baile Hamric*[4] (Richmond-VA/USA) erörtert das ethische Kompetenzprofil von Advanced Practice Nurses (▸ Kap. 7). *Marion Grossklaus-Seidel* (Darmstadt) beleuchtet Pflegeethik aus der Perspektive der Organisationsethik (▸ Kap. 8). *Pierre-André Wagner* (Bern) zeichnet die Schnittstellen zwischen Recht und Ethik im Kontext pflegerischen Handelns nach (▸ Kap. 9). *Linda Nyholm* (Vaasa/FI), *Susanne Salmela* (Vaasa/FI), *Lisbet Nyström* (Vaasa/FI) und *Camilla Koskinen* (Stavanger/NO) schliessen den ersten Abschnitt mit Überlegungen zu einer ethisch nachhaltigen Pflegepraxis (▸ Kap. 10).

---

4 Mitten in der finalen Bearbeitung des vorliegenden Buches ereilt uns die traurige Nachricht des Todes von Ann Baile Hamric. Ihr international bekanntes wissenschaftliches Wirken ist für die konzeptuelle und empirische Fundierung von Pflegeethik und Advanced Nursing Practice von unschätzbarem Wert. Ihre freundliche, offene und gewinnende Persönlichkeit wird in der globalen Pflegegemeinschaft schmerzlich vermisst.

Der zweite Abschnitt *klinische und gesellschaftliche Handlungsfelder* vertieft ausgewählte Bereiche pflegerischen Handelns, in denen sich die Rollenexpansion Pflegender (▶ Kap. 1.2.3), resp. die Notwendigkeit einer vertieften pflegerischen und pflegeethischen Expertise zeigen. *Marianne Rabe* (Berlin) widmet sich Fragen der curricularen Vermittlung von Ethik in der Pflege (▶ Kap. 11), *Michaela Key* (Zürich) und *Settimio Monteverde* solchen des Moral Apprenticeship in der praktischen Pflegeausbildung (▶ Kap. 12). Eine Reflexion über Ethik und Forschung in der Pflege nehmen *Settimio Monteverde* und *Iren Bischofberger* (Zürich) vor (▶ Kap. 13). Ethische Fragen des Pflegemanagements vertieft *Constanze Giese* (München) (▶ Kap. 14), solche des Public Health Nursing *Éva Rásky* (Graz) (▶ Kap. 15). Das Handlungsfeld Pflegender im Rahmen des Advance Care Planning beleuchtet *Isabelle Karzig-Roduner* (Zürich) (▶ Kap. 16), dasjenige der Pflege in der Endphase des Lebens *Chris Gastmans* (Leuven/BE) und *Settimio Monteverde* (▶ Kap. 17). Aufgaben von Pflegekammern als Orte ethischer Reflexion diskutiert *Andrea Kuhn* (Ludwigshafen) (▶ Kap. 18). *Miriam Kasztura* (Lausanne) formuliert ethische Anforderungen an eine migrationssensitive Pflegeethik (▶ Kap. 19). Ethische Orientierungen im Umgang mit Robotik in der Pflege erörtern *Dominic Seefeldt* (Bremen) *und Manfred Hülsken-Giesler* (Osnabrück) (▶ Kap. 20), *Arne Manzeschke* und *Julia Petersen* (Nürnberg) schliesslich diskutieren pflegeethische Implikationen der Digitalisierung und Technisierung des Pflegealltags (▶ Kap. 21).

Der dritte Abschnitt *Dimensionen des Ethiktransfers* entfaltet bereichsübergreifend Voraussetzungen für gelingende Ethikdiskurse in den Praxisfeldern der Pflege. *Norbert Steinkamp* (Berlin) beschreibt Grundlagen ethischer Entscheidungsfindung in systematischer Hinsicht (▶ Kap. 22), *Tanja Krones* (Zürich) und *Settimio Monteverde* vertiefen diese im interprofessionellen Kontext der Intensivstation (▶ Kap. 23). Die Partizipation Pflegender in Klinischen Ethikkomitees beleuchtet *Helen Kohlen* (▶ Kap. 24). Während *Markus Zimmermann* (Freiburg i. Üe.) das Phänomen der Rationierung und seine pflegeethischen Implikationen beleuchtet (▶ Kap. 25), nimmt *Urs Brügger* (Bern) eine Verhältnisbestimmung von Gesundheitsökonomie und Ethik mit Blick auf die Pflegepraxis vor (▶ Kap. 26). *Mirjam Hirschfeld* (Yezreel Valley, IL) schliesst den Band mit Überlegungen zu den Auswirkungen der Globalisierung auf die Pflege und mit ethischen Postulaten, die sich für eine global denkende Pflegeethik und Pflegepraxis ergeben (▶ Kap. 27).

> Hinweise, die für das jeweilige Thema von besonderer Bedeutung sind, erscheinen im Fließtext grau hinterlegt.

Die Übersetzungen der englischsprachigen Beiträge wurden durch den Herausgeber vorgenommen.

Das Handbuch ist um eine geschlechtsgerechte Sprache bemüht, die mit dem Genderstern (*) zum Ausdruck kommt und – wo nicht anders vermerkt – explizit weibliche, männliche und nicht-binäre Geschlechtsidentitäten einschließt.

**Teil I
Fundamente**

# 1 Grundlagen der Pflegeethik

*Settimio Monteverde*

*Professionelle Pflege ist eine Form moralischer Praxis. Sie verwirklicht in ihrem Handeln Vorstellungen des Guten und Richtigen. Diese sind wandelbar und zeigen sich in Ethikkodizes, Leitlinien, Pflegeleitbildern oder in moralischen Intuitionen, die den pflegerischen Umgang mit Menschen, die gesundheitliche Bedürfnisse haben, prägen. Die Gesamtheit dieser Vorstellungen konstituiert die »Moral von Pflege« resp. das Pflegethos. Als Bereichsethik pflegerischen Handelns untersucht Pflegeethik diese Vorstellungen. Ihre Entwicklung ist eng an die Professionalisierung von Pflege gebunden. Das Kapitel beleuchtet den Mehrwert ethischen Denkens in Grenzsituationen der Moral, die den Pflegealltag prägen. Es erörtert grundlegende Begriffe und ausgewählte Traditions- und Denklinien der philosophischen Ethik, die für das Verständnis von Pflegeethik wichtig sind. Gedanken zum Verhältnis von Pflegeethik, der Ethik der ärztlichen Profession und der Medizinethik schließen das Kapitel ab.*

**Ziele:** Nach dem Lesen des Kapitels sind Sie in der Lage, grundlegende Begriffe wie Moral, Ethik, moralisches Problem, ethisches Dilemma, Pflegeethik, Ethik der ärztlichen Profession, Medizinethik sowie Bereichsethik zu erklären und zueinander in Beziehung zu setzen. Sie beschreiben die wichtigsten Konturierungen der Pflegeethik und ihren Beitrag zum professionsübergreifenden ethischen Diskurs.

## 1.1 Pflege als moralische Praxis und Pflegeethik als kritische Reflexion derselben

Formen familiärer oder nachbarschaftlicher Pflege sind für jede menschliche Gemeinschaft von existentieller Bedeutung und sinnstiftend, sowohl im Umgang mit »natürlicher« Pflegebedürftigkeit (z. B. im Säuglingsalter) als auch mit den Folgen von Behinderung oder Krankheit. Spätestes im Mittelalter wurden sie in Europa ergänzt durch Strukturen klösterlicher oder kommunaler Pflege. Diese hatten den Zweck, Menschen vor den sozialen, ökonomischen und gesundheitlichen Auswirkungen von Krankheit, Krieg oder weiterem Schicksal zu schützen (Seidler & Leven 2003). Die Ausdifferenzierung der Pflege zur *Profession* aber erfolgte – verglichen mit der Ärzt*innenschaft oder den Hebammen – erst relativ spät, nämlich im Gefolge der Etablierung der Krankenhausmedizin in der Mitte des 19. Jhdt. (Schweikardt 2008). Professionen verfügen aufgrund der gesellschaftlichen Bedeutung ihrer Dienstleistung über ein soziales Mandat und damit verbundene Privilegien (Geissler 2013, Krampe 2013): Sie definieren Adressat*innen, Gegenstand und Umfang ihrer Dienstleistung autonom, aber auch die Zulassung, Ausbildung und Regulierung der Tätigkeit ihrer Mitglieder. Ferner legen sie grundlegende Werte ihres Handelns verbindlich in einem Ethikkodex fest, der als sichtbares Zeichen der Vertrauenswürdigkeit der Professionsangehörigen fungiert (▶ Kap. 2).

Die *Professionalisierung* von Pflege wurde in exemplarischer Weise durch das Wirken von Florence Nightingale (1820–1910) vollzogen. Pflege sollte – so Nightingale – auf ihre Wirksamkeit und bestmögliche Evidenz geprüft werden, aber auch mit der richtigen Haltung erbracht werden (Nightingale 2016). Die Professionalisierung von Pflege legte dadurch den Grundstein für die *Pflegeforschung*, die *Pflegewissenschaft* und die *Akademisierung von Pflege* (Lademann 2018, Büker 2018). Ferner führte sie zur Explikation (d. h. zur Artikulation und Sichtbarmachung) des *Pflegeethos*, d. h. jenes Kanons an Haltungen und Werten, welche professionelle Pflege als im ethischen Sinne »gute« Pflege qualifizieren (Fry 2004b). Spuren dieses Pflegeethos reichen bis in die »vorprofessionelle Zeit« der Pflege zurück und sind in allen Kulturen sichtbar. Sie zeigen sich z. B. im frühchristlichen Begriff der Caritas, der tätigen Nächstenliebe, im jüdischen und islamischen Begriff der Barmherzigkeit und im buddhistischen Begriff des Mitgefühls. Erst die wissenschaftliche Aufbereitung des Pflegeethos mit Methoden und Instrumenten der Moralphilosophie und der Sozialwissenschaften ist es, die den Begriff der *Pflegeethik* – verstanden als wissenschaftliche Reflexion des Pflegeethos – in Erscheinung treten lässt (Monteverde 2016). Auch Pflegeethik ist im deutschsprachigen Raum ein relativ junger Begriff, dessen Legitimität noch bis vor wenigen Jahren umstritten war: Pflege, so die Argumente, könne keine *eigene* Ethik haben, weil sie keine eigene Moraltheorie besitze, weil es im klinischen Alltag immer um »die Patient\*in« gehe, die von unterschiedlichen Professionen betreut werde und Tendenzen der »Abschottung« durch Sonderethiken entgegenzuwirken sei (zur Debatte vgl. Rehbock 2000, Pfabigan 2007, Monteverde 2015).

Begriffe wie *Ethik in der Pflege* oder *Ethik im Pflegealltag* wurden deshalb favorisiert, um die Dimension resp. den »Ort« der Anwendung hervorzuheben. Die Anliegen der Kritik, »sezessionistischen« Tendenzen innerhalb der Ethik im Gesundheitswesen entgegenzuwirken, sind ernstzunehmen. Ebenso ist der Fokus auf die gemeinsamen philosophischen Grundlagen und die Patient\*innenorientierung vielversprechend für die Ausarbeitung einer Ethik der interprofessionellen Zusammenarbeit. Doch zeigt die Ethikforschung der letzten 20 Jahre auf, dass sich Professionen und ihre Mitglieder aufgrund ihres Wissens-, Zuständigkeits- und Erfahrungsspektrums immer auch an spezifischen Werten orientieren. Die daraus entstehende Vielfalt an moralischen Wahrnehmungen und Intuitionen muss entdeckt, begriffen und gewürdigt werden, wenn dort, wo sich im klinischen Alltag Wertedifferenzen oder -divergenzen zeigen, eine ethische Verständigung gelingen soll. Wie das professionelle Handeln von Ärzt\*innen, Physiotherapeut\*innen oder Hebammen ist auch dasjenige einer Pflegefachperson hinreichend klar bestimmbar. Es beruht auf normativen Grundannahmen, die Pflege als *Form moralischer Praxis* ausweisen, was Bishop und Daly mit Bezug auf Florence Nightingale mit dem Begriff der *self-defining moral practice* wiedergeben (Bishop & Daly 2004, S. 1908). Weil sich Pflege als moralische Praxis versteht, macht es Sinn, von Pflegeethik als kritischer Reflexion dieser Praxis und der ihr zugrunde gelegten Werte zu sprechen, was sich am Fallbeispiel mit Herrn Schmitt (▶ Kap. 1.2) besonders gut aufzeigen lässt.

> Aufgrund der reichen Theoriebildung pflegerischen Handelns durch die Pflegewissenschaft (vgl. Masters 2015) erscheint eine Konzeption der Pflegeethik (sowie anderer Ethiken der Gesundheitsprofessionen) als *Bereichsethik* angemessener als diejenige der (weitgehend

synonym gebrauchten) »angewandten Ethik« (Düwell 2008). Der Begriff der Bereichsethik vermag die theoretische resp. wissenschaftliche Fundierung des jeweiligen Bereichs und seiner moralischen Grundannahmen besser aufzuzeigen als der Begriff der »angewandten Ethik« (vgl. Schweidler 2018 sowie Nida-Rümelin 2005). Denn die Dimension der Praxis ist mehr als eine unidirektionale »Anwendung« von Theorie. In der Praxis wird Theorie auch getestet und weiterentwickelt. Besonders erhellend für das Verständnis dieser Interaktion von Theorie und Praxis für die Bereichsethiken im Gesundheitswesen ist der klinische Pragmatismus (▶ Kap. 1.2.1, ▶ Kap. 1.4.5).

## 1.2 Der Bezugsrahmen

### Fallbeispiel

Herr Schmitt, ein 82-jähriger Bewohner, der an Demenz leidet, lebt schon seit fünf Jahren im Alters- und Pflegeheim »Landfrieden«. Die Pflegefachfrau Susanne Fröhlich arbeitet seit kurzem in der Einrichtung und ist heute Bezugspflegende von Herrn Schmitt. Als sie am Morgen zu ihm gehen möchte, kommt ihr Herr Schmitt, noch im Schlafanzug und mit einer Aktentasche in der Hand, im Flur entgegen. Er wirkt ganz aufgewühlt und äußert, er müsse »sofort ins Büro gehen, um die Bestellungen aufzugeben«. Das beruhigende Zureden von Frau Fröhlich zeigt keine Wirkung auf den Bewohner. Vor vier Jahren wurde im Garten des Heims, der sich im Innenhof befindet, eine »Phantom-Bushaltestelle« gebaut. Susanne Fröhlich fragt sich: »Was soll ich tun? Darf ich auf die Äußerungen von Herrn Schmitt eingehen, ihm beim Anziehen helfen, ihn an die Bushaltestelle begleiten und hoffen, dass er zur Ruhe kommt?«

### 1.2.1 Pflegeethik und philosophische Ethik

**Was sollen wir tun?**

Sie werden es gemerkt haben: Auf die Frage von Frau Fröhlich ist mehr als eine Antwort möglich. Diese hängt erstens davon ab, wie die in der Situation vorgefundenen Fakten gewichtet werden. Zweitens sind Werte (z. B. Aufrichtigkeit, Empathie) und Normen (z. B. »Du sollst nicht lügen.«) entscheidend, die aus der Sicht der Beteiligten in der Situation orientierend sind. Ihre Frage zielt auf das *Gute* und *Richtige* ab, das die Pflegefachperson dem Bewohner in dieser Situation gewähren will. Genau um die Klärung des Guten und Richtigen geht es in der philosophischen Ethik. Aus dem Grund ist die Frage auch eine *ethische* Frage. Als praktische Philosophie versucht die Ethik, menschliches Handeln mit vernünftigen, d. h. allgemein einsichtigen Argumenten zu begründen. Welche Möglichkeiten der Begründung hat nun Frau Fröhlich, wenn sie abwägt, ob sie den Bewohner zur »Bushaltestelle« begleiten soll? Im Folgenden werden – beispielhaft und stellvertretend für weitere – drei Ansätze philosophischer Ethik vorgestellt, die in der Pflegeethik, aber auch in der Ethik der ärztlichen Profession breit rezipiert worden sind, nämlich die Pflicht-, Folgen- und

Tugendethik, gegen Ende des Kapitels auch die Care-Ethik und der sog. Principlism. Sie können durchaus unterschiedliche Antworten geben auf die Frage, ob es ethisch zulässig ist, Herrn Schmitt zur »Phantom-Bushaltestelle« zu begleiten.

## Pflicht-, Folgen- und Tugendethik

Die Pflegefachperson kann erstens nach dem *Richtigen* fragen, das es in dieser Situation zu tun gilt. Die sog. *Sollensethik* leitet das Richtige aus übergeordneten *moralischen Prinzipien* ab, aus denen sich dann schlüssig ergibt, was zu tun moralisch richtig ist. Die Sollensethik lässt sich weiter aufteilen in die Pflicht- und Folgenethik:

1. Die *Pflichtethik* oder die Deontologie (to deon = griech., die Pflicht) ermittelt das Richtige aus Pflichten und Rechten. Ihr prominenter Vertreter ist Immanuel Kant (1724–1804). Sein Anliegen war, mit dem Kategorischen Imperativ eine rationale Grundlage der Moral herzustellen (vgl. Pauer-Studer 2010, S. 35 ff). Der Kategorische Imperativ fordert, persönliche Grundsätze des Handelns (»Maximen«) einem Test der Verallgemeinerbarkeit zu unterziehen. Stark vereinfacht lautet in Bezug auf die »Phantom-Busstation« die Testfrage: »Kann ich wollen, dass Menschen immer dann, wenn sie unruhig und weglaufgefährdet sind, eine Wirklichkeit vorgetäuscht wird, die sie beruhigen und am Weglaufen hindern soll?« Für Kant ist nur der Wille, der der jeweiligen Handlung zugrunde liegt, für deren Bewertung ausschlaggebend, nicht aber mögliche Folgen der Handlung. Solch ein allgemeines Gesetz kann niemand wollen, da sich niemand mehr sicher sein könnte, selbst Opfer einer Täuschung zu werden. Was aber vernünftigerweise nicht gewollt werden kann, so Kant, ist moralisch verboten. Die Pflegende hätte also gemäß dieser Argumentation die Pflicht, nach anderen Möglichkeiten zu suchen. Nach Kant sind Menschen aufgrund ihrer Autonomiefähigkeit immer auch Träger unveräusserlicher Rechte. Sie haben eine Würde, die nicht Gegenstand einer Güterabwägung werden kann. Durch die Orientierung am »Kern« des Humanen, an der Autonomiefähigkeit und Würde des Menschen, hat die Pflichtethik eine grosse Bedeutung gewonnen in nahezu allen Feldern der Gesundheitsversorgung gewonnen, speziell aber im Bereich der Patient*innenrechte, im Kontext von Forschung und Einwilligung zu medizinischer und pflegerischer Behandlung.

2. Die *Folgenethik* oder der Utilitarismus (utilis = lat., nützlich) hingegen, ermittelt das Richtige einzig aus den Folgen resp. dem Nutzen der Handlung für alle Beteiligten. Ihre prominentesten Vertreter sind der Jurist und Philosoph Jeremy Bentham (1748–1832) sowie der Philosoph und Ökonom John Stuart Mill (1806–1867), die den Nutzen einer Handlung resp. die Mehrung des Glücks und die Minderung des Leidens, zum moralischen Bewertungsmaßstab erheben (vgl. Pauer-Studer 2010, S. 59 ff). Anders als bei der Pflichtethik könnten gemäß der Folgenethik durchaus Begründungen vorgebracht werden, wieso eine »Phantom-Busstation« allen Beteiligten zum Nutzen gereicht (z. B. Ergebnisse aus Interventionsstudien zum Konzept der Validation® nach Naomi Feil, Wohlbefinden des Bewohners, Verhinderung freiheitseinschränkender Maßnahmen, Erhalt der Tagesstruktur, etc.). Stimmen die prognostizierten Folgen, wäre die Täuschung von Herrn Schmitt nicht nur moralisch erlaubt, sondern sogar geboten. Die Folgenethik lässt also Güterabwägungen durchaus zu. In aktuellen Ethikdiskussionen kommt sie oft dann zur Anwendung, wenn knappe Güter zu verteilen sind, wie etwa Organe, Beatmungsplätze oder Betreuungsressourcen in der Langzeitpflege. Da aber für die ethische Bewer-

tung einer Handlung alleine die Orientierung am Nutzen resp. am »Glück der größten Zahl« und an der Minderung des Leidens maßgeblich sind, können bei gegebener »positiver Bilanz« für die Mehrheit der Betroffenen auch Nachteile für eine Minderheit in Kauf genommen werden.

Neben der Sollensethik, die das Handeln an übergeordneten Prinzipien orientiert, kann die Pflegende auch bei sich selbst ansetzen und nach der *Haltung* resp. der *Tugend* oder Charakterdisposition fragen, die für die ethische Klärung der Situation angemessen ist (vgl. Pauer-Studer 2010, S. 89 ff).

3. Für die *Tugendethik* fallen das Gute und das Richtige in *der handelnden Person selbst* zusammen. Wenn Frau Fröhlich erwägt, ob sie Herrn Schmitt zur »Phantom-Busstation« begleiten möchte, wird sie aus tugendethischer Sicht keine Pflichten ermitteln oder Folgen abwägen, sondern sich zunächst fragen, welche persönliche Haltung der Situation angemessen ist: Ist es der Gehorsam gegenüber Vorgesetzten oder die Hilfsbereitschaft, die Gewissenhaftigkeit, die Aufrichtigkeit, die Wahrhaftigkeit resp. das Mitgefühl gegenüber Herrn Schmitt? Zurückgeführt wird die Tugendethik auf den griechischen Philosophen *Aristoteles* (384–347 v. Chr.). Er sieht im Streben des Menschen nach einem gelingenden Leben die Quelle der Bewertung des *Guten* und der persönlichen Entwicklung. Die Tugendethik wird deshalb auch der sog. *Strebensethik* zugeordnet. Pflegerische Berufsethik hat sich lange Zeit als Tugendethik artikuliert, die diejenigen Charakterdispositionen beschreibt, welche eine gute Pflegeperson auszeichnen. Diese sind gleichzeitig Ausdruck der Erwartungen, die sowohl das gesellschaftliche Umfeld als auch die Profession selbst an die Pflegenden stellen. Enge Bezüge zur Tugendethik weist auch das Konzept des *Caring* und die *Care-Ethik* auf, welche in der Pflegewissenschaft und Pflegeethik breit rezipiert wurden. Dabei reflektiert Care die Haltung der Fürsorge als Gestaltungsmerkmal pflegerischer Beziehung (▶ Kap. 1.4.2; ▶ Kap. 4; ▶ Kap. 8; Armstrong 2007, Müller 2018).

### Der klinische Pragmatismus

Der Vergleich von Pflicht-, Folgen- und Tugendethik ergibt, dass es durchaus unterschiedliche Antworten auf die Frage gibt, wie Frau Fröhlich in der schwierigen Situation ihr Handeln ethisch begründen kann. Doch so aufschlussreich der Vergleich ist – Ethiktheorien sind selten in der Lage, direkte Lösungen auf oftmals komplexe ethische Fragen des klinischen Alltags zu liefern. Aus der Sicht des *klinischen Pragmatismus* (Fins et al. 2003; ▶ Kap. 22; ▶ Kap. 23), der auf die pragmatische Philosophie des US-amerikanischen Philosophen und Pädagogen John Dewey (1859–1952) zurückgeht, sind Ethiktheorien dennoch wichtig, denn sie tragen dazu bei, *Hypothesen* aufzustellen, wie eine ethisch schwierige Situation verstanden und angegangen werden kann. Zur »Lösung« des Problems reicht aber die ethische Theorie nicht, vielmehr bedarf es »[…] eines kontinuierlichen Prozesses des ethischen Nachfragens, des kritischen Denkens, des empirischen Forschens und des Experiments, um das ethische Wissen zu gewinnen und wiederherzustellen, welches für die Lösung moralischer Probleme in der heutigen Zeit erforderlich ist« (Miller et al. 1996, S. 41; Übersetzung S. M.). Diese Hypothesen müssen also im klinischen Alltag erst geprüft werden. Die »richtige« Lösung ergibt sich dabei weniger aus der Vollständigkeit oder Widerspruchsfreiheit einer einzelnen Theorie als vielmehr aus ihrer Kompatibilität mit den vorhandenen medizinischen und pflegerischen Fakten, der klinischen Erfahrung, professionellem Expert*innenwissen und Intuitionen guter ärztlicher, pflegerischer, etc. Praxis, die das Alltaghandeln leiten (Fins et al. 2003). Der bevorzugte Ort, an dem diese Hypothesen zu Tragen kommen, ist die *ethische Fallbesprechung*, und zwar dort, wo der Leitfaden die Erörterung und Prüfung der Argumente aus dem Blickwinkel ethischer Theorien vorsieht (▶ Kap. 22; ▶ Kap. 23).

Aus pragmatistischer Sicht kann die Wahl des ethischen Begründungsansatzes (wie z. B. der Pflicht-, Folgen-, Tugendethik oder weiterer Ansätze) nicht unabhängig von der Situation erfolgen. Sie hängt vielmehr von der Natur des Problems selber ab: So ist es wahrscheinlich, dass sich bei Fragen der Verteilung knapper Güter folgenethische Hypothesen als hilfreicher erweisen, bei solchen der Beziehungsgestaltung und des Umgangs mit kognitiv vulnerablen Menschen eher tugend- oder care-ethische, bei Fragen der »Wahrheit am Krankenbett« oder der Selbstbestimmung eher pflichtethische. Diese Ansätze bringen also unterschiedliche Perspektiven zur Sprache, welche zu einem besseren Verständnis oder gar »Lösung« einer als ethisch schwierig empfundenen Situation führen können. Die Ansätze lassen sich in der Situation auch kombinieren, wie die Analyse des Beispiels mit Herrn Schmitt ergeben wird.

Ethiktheorien stellen »gedankliche Tools« (vgl. Porz 2016) dar, die uns keine Entscheidungen *abnehmen* (was ein häufiges Missverständnis darstellt), sondern zu gelingenden Entscheidungen *anregen*. Sie tragen dazu bei, das volle Potential kritischen Denkens (s. o.) für ethische Fragen fruchtbar zu machen, d. h. Situationen zu *verstehen*, Hypothesen zu *formulieren* und Entscheidungen in ethischer Hinsicht zu *begründen*. Von zentraler Bedeutung ist es, diese Entscheidungen auch zu *evaluieren* und zu ermitteln, welche Hypothese den »Test« der praktischen Erfahrung besteht, weil sie in der Lage ist, konsensfähige Vorstellungen des Guten (resp. guter Pflege, wie in der Situation mit Herrn Schmitt) zu verwirklichen.

> Obwohl es verschiedene Möglichkeiten ethischer Begründung gibt, bedeutet dies keineswegs, dass Ethik eine relative Angelegenheit oder nur eine Frage des persönlichen Geschmacks ist: Im Umgang mit der Situation von Herrn Schmitt könnten wir zweifelsohne Optionen benennen, die sowohl intuitiv als auch objektiv falsch sind (z. B. die Verabreichung eines sedierenden Medikaments oder das Einsperren im Zimmer), aber auch solche, die intuitiv und objektiv richtig sind (Ernstnehmen des Bewohners, Eingehen auf seine Not). Aus der Beobachtung, dass es *verschiedene* Vorstellungen des Guten gibt, folgert also nicht – so eine spezielle Form des sog. ethischen Relativismus – dass es keine ethischen Verbindlichkeiten gibt. Vielmehr geht es darum, vernünftige, *rational* und gleichzeitig auch *intersubjektiv gültige Argumente* zu entwickeln, in denen diese Vorstellungen – in Form unterschiedlicher Hypothesen – diskutiert werden und diejenige ermittelt wird, welche am besten zur Verwirklichung guter Pflege beiträgt (zum ethischen Relativismus vgl. Irlenborn 2016).

Was bedeutet dies nun für die Situation mit Herrn Schmitt? Frau Fröhlich könnte seine Sorgen aufnehmen, ohne sie zu »korrigieren« versuchen. Sie könnte ihn an die »Phantom-Bushaltestelle« begleiten, ihm mitteilen, dass es sich um eine solche handelt und mit ihm im Gespräch bleiben, bis Herr Schmitt bereit ist, mit Frau Fröhlich in den Frühstücksraum zu gehen. Eine solche Vorgehensweise kombiniert sowohl Aspekte einer pflichtethischen (Recht auf Wissen über die »Art« der Bushaltestelle), tugendethischen (wahrhaftig sein), folgenethischen (Ernstnehmen der Sorgen von Herrn Schmitt und Absicht, diese zu lindern) sowie care-ethischen Begründung (In-Beziehung-Bleiben mit dem Bewohner; ▶ Kap. 1.4.2; ▶ Kap. 4). Eine weitere Möglichkeit besteht darin, die Situation als *Dilemma* zwischen zwei gleichwertigen Prinzipien zu sehen (z. B. Gutes tun versus nicht schaden), die es abzuwägen. Dieser sog. *Principlism* wird in ▸ Kap. 1.2.2 und ▸ Kap. 1.4.5 erörtert).

## 1.2.2 Ethik als Reflexion von Grenzsituationen der Moral

Anhand des Beispiels von Herrn Schmitt haben wir gesehen, welche Klärung eine Auseinandersetzung mit der philosophischen Ethik, insbesondere mit ethischen Theorien, bringen kann, wenn das ethisch richtige Handeln nicht unmittelbar auf der Hand liegt. Die Frage, was das allgemeine Merkmal solcher Situationen ist, führt uns zu einer zentralen begrifflichen Unterscheidung der philosophischen Ethik, nämlich derjenigen zwischen Moral und Ethik.

> Obwohl die Adjektive »moralisch« und »ethisch« in der Alltagssprache weitgehend synonym verwendet werden, ist die Bedeutung der Substantive Moral und Ethik nicht deckungsgleich. Moral bezeichnet die Summe aller faktisch vorhandenen resp. gelebten Überzeugungen, Werte und daraus abgeleiteten Verhaltensregeln. Sie gelten so lange, wie das Individuum oder die Gemeinschaft (z. B. Familie, Schule, Station, Pflegeheim, Staat, etc.) diese effektiv auch beachten. Regeln im Umgang mit Patient*innen auf Station, Tischsitten und Verhalten im Straßenverkehr gehören dazu, ebenso wie Gebote des Anstands innerhalb intergenerationeller Beziehungen. Unter Ethik hingegen wird die kritische Reflexion von Moral verstanden. Düwell et al. (2011) definieren Ethik als diejenige Disziplin der Philosophie, »[…] welche diese faktischen Überzeugungen und Handlungen einer philosophischen Reflexion unterzieht« (S. 2).

Wann aber ist in der Pflegepraxis eine solche Reflexion von Moral, die als zentrale Aufgabe der Ethik beschrieben wurde, überhaupt von Bedeutung? Ein exzellentes klinisches Umfeld mit gut etablierten ethischen »Spielregeln« würde uns vermutlich keinen dringenden Anlass dazu geben – so etwa eine Klinik, die eine vorbildliche Sicherheits- und Kommunikationskultur im Umgang mit Behandlungsfehlern implementiert hat. Hier kann eine solche Reflexion natürlich bestätigen, dass diese Regeln auch auf soliden ethischen Grundlagen beruhen und die hohen Standards deswegen zu pflegen, erhalten und zu vermitteln sind. Von noch grösserer Wichtigkeit ist diese Reflexion aber dort, wo die Moral in ihrer orientierenden Funktion versagt oder zumindest unklar erscheint, wie eben in der Situation mit Herrn Schmitt. Solche Situationen stellen Grenzsituationen der Moral dar. In Anlehnung an die Philosophin Susanne Boshammer (2016) können diese Situationen entweder als *moralische Probleme* oder als *moralische Dilemmas* verstanden werden. Für solche Grenzsituationen ist charakteristisch, dass die ethisch korrekte Vorgehensweise nicht auf der Hand liegt. Ethiktheorien und die in ihnen enthaltenen Prinzipien – so ein erstes Fazit – liefern in solchen Grenzsituationen *Hypothesen*, die in den Prozess der ethischen Klärung und Entscheidungsfindung miteinfliessen (▸ Kap. 22).

> Die folgenden drei Beispiele stehen jeweils für einen Typus von Grenzsituation der Moral. Überlegen Sie sich bei jedem Fallbeispiel, ob Ihre »innere Ampel«, die das Maß Ihrer wahrgenommenen ethischen Belastung angibt, jeweils »auf rot«, »auf orange« oder »auf grün« stehen würde:
>
> a) Verschweigen des Medikationsfehlers: Sie sind Studierende im 4. Semester und haben mit Ihrer Praxisanleiterin[5]

---

[5] In der Schweiz entspricht die Praxisanleitung der Rolle der Berufsbildnerin, die über eine pädagogische Zusatzausbildung verfügt und sog. klinischen Unterricht inkl. der praktischen Qualifikation bis zum praktischen Examen begleitet.

Spätdienst. Sie merken, wie diese aus versehen einem Bewohner das falsche Medikament verabreicht und den Fehler auch sofort realisiert. Der Bewohner ist am nächsten Tag stark schläfrig, die Angehörigen sind besorgt. Weil die Qualifikation des Praktikums ansteht, wagen Sie es nicht, die Praxisanleiterin darauf hinzuweisen, dass der Medikationsfehler dokumentiert sowie Bewohner und Angehörige informiert werden sollten.

b) Streit über die »Wahrheit am Krankenbett«:
Sie betreuen ein 10-jähriges Mädchen auf der pädiatrisch-onkologischen Station. Im Stationszimmer entsteht ein heftiger Streit: Darf man dem Wunsch der Eltern nachkommen, der jungen Patientin die Wahrheit über die Schwere der Situation vorzuenthalten? Die Kollegin, welche sich gegen die »Bevormundung« der Patientin äussert, verlässt wutentbrannt das Stationszimmer.

c) Schwierigkeiten in der Ermittlung des mutmaßlichen Willens:
Frau S. leidet an einer stark fortgeschrittenen Demenz. In ihrer Patient*innenverfügung lesen Sie, dass bei unheilbarer Erkrankung keine Antibiotikatherapie erfolgen soll. Am interprofessionellen Rapport diskutieren Sie mit der ärztlichen Kollegin, dass in der aktuellen Situation ein Antibiotikum höchstwahrscheinlich zu einer Verbesserung der Lebensqualität führt. Gemeinsam beschliessen Sie, die Situation noch am selben Tag mit der gesetzlichen Vertretungsperson zu besprechen.

**Grenzsituation 1: Probleme mit der Moral und moralischer Stress**

Situation a (Verschweigen des Medikationsfehlers) lässt sich als Problem *mit* der Moral (Boshammer 2016, S. 23) verstehen. Dieser Problemtyp ist durch das Paradox gekennzeichnet, dass die ethische Beurteilung eigentlich *klar* ist (Recht auf Information, Schadensvermeidung, Aufrichtigkeit, etc.), die Vorgehensweise aber aufgrund erfahrener Machtlosigkeit völlig unklar erscheint. Aus diesem Grund würde die Ampel der wahrgenommenen ethischen Belastung bei den meisten vermutlich »auf Rot« stehen.

Die Klarheit der Normverletzung und die Unklarheit, wie dagegen vorzugehen ist, bewirkt eine psychische Belastung, die der Philosoph Andrew Jameton (1984) erstmals mit dem Begriff des *moralischen Stresses* umschrieben hat. Mit der Wahrnehmung von moralischem Stress verbunden ist immer ein äußerer Zwang (z. B. ein Verbot, Verordnungen und Weisungen zu hinterfragen) oder ein innerer Zwang (z. B. das Praktikum zu bestehen, den Job nicht zu verlieren, die vorgesetzte Person nicht erzürnen zu wollen, etc.; vgl. Jameton 1984). Eine umfangreiche empirische Forschung zu diesem Phänomen besteht heutzutage, die nebst der hohen Prävalenz des Phänomens auch die gravierenden Folgen von moralischem Stress aufzeigt. Sie reichen von der Verschlechterung der Pflegequalität, der inneren Kündigung, dem moralischen Burnout bis zum sog. moralischen Residuum der Betroffenen (Austin et al. 2017). Weitere Beispiele von Situationen, die moralischen Stress bewirken, reichen von der manifesten Missachtung des Patient*innenwillens, der gewaltsamen Nahrungsverabreichung in der Langzeitpflege, dauerhafter Nichteinhaltung von Sicherheitsstandards aufgrund Personalmangels bis zur ökonomisch motivierten Übertherapie am Lebensende. Entscheidend für die Entstehung von moralischem Stress ist die *Gewissheit*, dass etablierte ethische Standards verletzt sind. Die Erfahrung der Unmöglichkeit, das eigene moralische Handlungsvermögen umzusetzen, ist verbunden mit einem Gefühl von Versagen und Ohnmacht, weil an der Situation nichts geändert werden kann (Musto & Rodney 2018, Monteverde 2019). Strategien im Umgang mit moralischem

Stress bestehen im Schutz der moralischen Integrität aller Betroffenen (d. h. Patient*innen, Angehörige und Fachpersonen), in der Behebung und Wiedergutmachung entstandenen Schadens, in der Bestätigung der Regelverletzung durch die Organisationsverantwortlichen und im Coaching durch Vertrauenspersonen innerhalb der Organisation (z. B. Ombudsstellen, Vorgesetzte, Advanced Practice Nurse, klinische Ethik, Rechtsdienst, klinische Seelsorge, etc.). Präventiv bestehen Strategien in der offenen Hinterfragung von Organisationskulturen, die von den Mitarbeitenden die Verletzung etablierter Standards der Patient*innenversorgung nicht nur zulassen oder begünstigen, sondern sogar im- oder explizit verlangen.

## Grenzsituation 2: Probleme über die Moral

Ganz anders sieht Situation b (Wahrheit am Krankenbett) aus, welche ein Problem *über* die Moral darstellt. Auch hier besteht Unklarheit, wie in der Situation konkret vorzugehen ist. Doch im Unterschied zum Verschwiegen des Medikationsfehlers besteht hier ein Streit darüber, *welche* Norm (hier eine pflichtethisch und eine folgenethisch begründete) in der Situation zu bevorzugen ist (Boshammer 2016, S. 24). Angesichts der moralischen Divergenz sind auch keine Bemühungen erkennbar, die eigene Position zu hinterfragen oder die Begründbarkeit der jeweils anderen Position zu explorieren. Bei den meisten von uns würde die Ampel der empfundenen ethischen Belastung vermutlich »auf Orange« stehen, also in einer erhöhten Alarmbereitschaft und in der Hoffnung, dass die jeweils andere Partei doch noch einlenkt. Der Medizin- und Pflegealltag kennt zahlreiche Probleme *über* die Moral, in der Vorstellungen des guten Lebens und des guten Sterbens, aber auch guter Pflege, guter Medizin, guten Elternseins, etc. so von den Beteiligten vertreten werden, dass keine Bereitschaft sichtbar ist, auf die berechtigten Anliegen der jeweils andersdenkenden Person einzugehen. Der Umgang mit Patient*innen, die am Lebensende Beihilfe zum Suizid erwägen (wo diese gesetzlich erlaubt ist), mit Frauen, die einen Schwangerschaftsabbruch erwägen, mit Menschen, die aus religiösen Überzeugungen vital indizierte Therapien ablehnen oder mit Eltern im Rahmen von langwierigen Fertilisationsbehandlungen sind Beispiele von Kontexten, die für Konflikte *über* die Moral Anlass geben können. Diskussionen sind dann oftmals durch weltanschauliche (resp. im engen Sinne »moralische«) Positionen geprägt – weniger aber durch Argumente, die die Position des Gegenübers auf ihre Plausibilität hin befragen und adäquat würdigen (Prentice & Gillam 2018, Repenshek 2009).

Strategien für einen wirksamen Umgang mit Problemen *über* die Moral bestehen in einer erhöhten Dialogbereitschaft aller Akteur*innen, in der Unterscheidung zwischen »moralischen« und »ethischen« Gründen und in der Bereitschaft, rational gültig zu argumentieren. Idealerweise lässt sich durch einen solchen Dialog auch das ethische Dilemma identifizieren, das hinter einem Problem *über* die Moral stehen kann (▶ Grenzsituation 3). Gefäße der klinischen Ethik wie z. B. die ethische Fallbesprechung, das Ethikkonsil oder entsprechende Fort- und Weiterbildungen können das Verständnis für die moralische Diversität im Rahmen allgemein akzeptierter ethischer Normen zu fördern. Sie können für Pflege- und andere Fachpersonen auch Hilfestellungen bieten, um mit *Gewissenskonflikten* so umzugehen, dass die Gewissensfreiheit der Fachperson respektiert wird, aber auch die moralische Integrität aller Beteiligten gewahrt ist. Beispiele dafür sind die Pflege von Menschen, die aus religiösen Gründen Therapien ablehnen (z. B. Bluttransfusionen) oder einfordern (z. B. Therapien mit marginalem Nutzen am Lebensende) oder Wünsche an Fachpersonen herantragen, die moralisch kontrovers diskutiert werden (z. B. sog. »Wunschsektio«, gewisse Indikationen zur Spätabtreibung oder assistierten Suizid, wo das Gesetz dies zulässt).

> Appellieren Pflegefachpersonen bei Problemen *über* die Moral (z. B. Wunsch von Patient*innen nach legalen, aber ethisch kontroversen Handlungen, s. oben) an ihre *Gewissensfreiheit*, ist die Sicherstellung der *Kontinuität der Betreuung* und der *Qualität der Pflege* sowie die *Vorbeugung pflegerischer Unterversorgung* von größter Wichtigkeit. Auch in solchen Situationen ist die Pflege am Wohl und an den Interessen der Patient*innen zu orientieren (vgl. dazu Cowley 2017). Ist der Patient*innenwunsch, der bei der Fachperson den Gewissenskonflikt auslöst, grundsätzlich legitim, d. h. liegt er im Rahmen dessen, was Patient*innen gemäß den geltenden rechtlichen und moralischen Normen grundsätzlich zusteht, sollten diese an der Realisierung dieses Wunsches nicht gehindert werden. Gegebenenfalls sind alternative Wege zu suchen, welche sowohl die involvierten Fachpersonen entlasten als auch die Patient*in unterstützen, den eigenen Vorstellungen des guten Lebens zu folgen (zur Debatte über sog. »direkte« oder »indirekte« Überweisungen vgl. Clarke 2017).

### Grenzsituation 3: Das ethische Dilemma

Auch Situation c (Schwierigkeiten in der Ermittlung des mutmaßlichen Willens) ist im Pflegealltag eine häufig anzutreffende Grenzsituation der Moral und unter dem Begriff des ethischen Dilemmas bekannt (Boshammer 2016, S. 24 f.). Mit Situation b hat sie gemeinsam, dass eine Ungewissheit über die richtige Vorgehensweise besteht. Doch im Gegensatz zu dieser muss keine moralische Divergenz zwischen den Akteur*innen bestehen. Diese sind sich vielmehr einig, dass unterschiedliche ethische Orientierungen in der Situation gelten, die sich aber gegenseitig ausschliessen. Das macht die Situation nicht zwingend leichter, aber vermutlich besser *aushaltbar* oder *gestaltbar*. Aus diesem Grund kann vermutet werden, dass hier die Ampel der wahrgenommenen ethischen Belastung bei den meisten vermutlich »auf Grün« steht. »Grün« besagt dabei keineswegs, dass die zu tragende Verantwortung oder gar Last der Entscheidung auf die leichte Schulter genommen werden kann, sondern einzig, dass das moralische Handlungsvermögen der Akteur*innen zwar erschwert, aber grundsätzlich erhalten ist (Monteverde 2019). Trotz grüner Ampelphase aufgrund einer *gemeinsamen* Wahrnehmung der ethischen Komplexität sind Dilemmas grundsätzlich unerwünscht und gehen mit moralischem Unbehagen einher (Repenshek 2009): In Beispiel c ist es eben *nicht* möglich, die Lebensqualität durch die Antibiotikagabe zu fördern, ohne gleichzeitig den deklarierten Willen zu verletzen (und umgekehrt). Aber die Beteiligten sind sich in dieser Wahrnehmung *einig*. Ethische Dilemmas sind ständige Begleiter des Berufsalltags und Patient*innen dürfen erwarten, dass das Team damit professionell umgeht, d. h. die Situation sorgfältig analysiert und Optionen aushandelt, die dem Willen und dem Wohl der betreffenden Person förderlich sind. Der Pflegealltag kennt zahlreiche Dilemmas, angefangen bei der Auslegung einer unklaren Patient*innenverfügung (▶ Kap. 16), der Betreuung von deliranten Patient*innen, die Pflege verweigern oder dem Schutz selbst- oder fremdgefährdender Bewohner*innen in Langzeiteinrichtungen. Nur *bestmögliche*, nicht »richtige« Entscheidungen sind in Dilemmasituationen möglich. Da hier Entscheidungen immer nur unter Unsicherheit getroffen werden, müssen diese sorgfältig dokumentiert und evaluiert werden, damit sie später aufgrund besseren Wissens und Erfahrung angepasst werden können (vgl. Repenshek 2009). Auch hier bieten sich etablierte Gefäße der ethischen Entscheidungsfindung an sowie interprofessionelle Rapporte, in denen die unterschiedlichen Berufsgruppen ihre klinischen und ethischen Standpunkte einbringen.

## Ein »Ampelsystem« für Grenzsituationen der Moral

Drei Grenzsituationen der Moral sind beschrieben worden, in denen die ethische Reflexion Orientierung bieten kann: Probleme *mit* der Moral, *über* die Moral und *ethische Dilemmas*. Die Zusammenhänge zwischen diesen Grenzsituationen und die Aufgaben der Ethik sind in der folgenden Tabelle (▶ Tab. 1.1) verdeutlicht. Im klinischen Alltag besteht eine erste zentrale Aufgabe darin, darüber ins Gespräch zu kommen, in »welcher Phase« die Ampel für die Beteiligten jeweils steht. Aus der Klärung dieser Frage lassen sich auch Strategien ableiten, die für die Bewältigung der erlebten Grenzsituation hilfreich sind.

**Tab. 1.1:** Grenzsituationen der Moral (nach Boshammer 2016), Auswirkungen und ethische Strategien

| | Grenzsituation | Beschreibung, Auswirkung | Strategien aus ethischer Sicht |
|---|---|---|---|
| ☹ | **Problem mit der Moral** Ampel auf »rot« | Verletzung hinreichend klarer ethischer Standards, Erfahrung von Versagen, Schuld und Ohnmacht. Auswirkung: *moralischer Stress* | • auf Leitungs- resp. Organisationsebene: – Bestätigung, dass ethische Standards verletzt wurden, – Coaching der Betroffenen, – Schutz der Persönlichkeit und Integrität (z. B. Whistleblower-Programme), – Wiedergutmachung und Behandlung von physischem und moralischem Schaden, Umgang mit Rechtsfolgen. • Sicherstellung einer Kultur der Compliance gegenüber ethischen Standards der Organisation. |
| 😕 | **Problem über die Moral** Ampel auf »orange« | Divergenz oder Streit hinsichtlich der Optionen, die plausibel sind. Auswirkungen: *moralische Angst* oder *Arroganz (gegenüber anderen Meinungen)* | • Herstellen der Bereitschaft zum Dialog, Fähigkeit zur Reflexion und zum Kompromiss stärken, Dissens ermöglichen und konstruktiv angehen. • Kontinuität der Behandlung sichern, Entscheidungsräume für Patient*innen maximieren, Gewissensfreiheit gewährleisten. • Klinisch-ethische Gefäße (Fallbesprechung, Konsil). |
| 🙂 | **ethisches Dilemma** Ampel auf »grün« | Konsens, dass unterschiedliche ethische Orientierungen gelten, die sich aber gegenseitig ausschliessen. Auswirkung: *moralische Unsicherheit* | • Aushandlung bestmöglicher Lösungen unter Einbezug aller ethisch relevanten Aspekte. • Zeitnahe Evaluation und Anpassung. • Klinisch-ethische Gefäße (Fallbesprechung, Konsil). |

Dies war ein steiler Einstieg in die Untersuchung des Verhältnisses von Pflegeethik und philosophischer Ethik, in die Unterscheidung von Ethik und Moral und Differenzierung dreier Grenzsituationen, in welcher die ethische Reflexion zum Tragen kommt. Schon die erste Unterscheidung zwischen Pflicht-, Folgen- und Tugendethik hat gezeigt, dass in Grenzsituationen der Moral verschiedene ethische Theorien Orientierung geben. Die Vertiefung weiterer Theorien wie die Verantwortungs-, Diskurs- oder Vertragsethik sowie Kasuistik würde den Rahmen dieses Bandes sprengen, sie ist aber den interessierten Leser*innen ausdrücklich empfohlen (vgl. Düwell et al. 2011). Die Care-Ethik wird aufgrund der besonderen Bedeutung für die Pflegeethik im weiteren Verlauf des Buches vertieft (▶ Kap. 1.4.2; ▶ Kap. 4; ▶ Kap. 8). Der sog. *Principlism* (»Prinzipienethik«) von Tom Beauchamp und James Childress hat eine herausragende praktische Bedeutung in der Arbeit Klinischer Ethikkomitees, im Rahmen ethischer Fallbesprechungen und im Ethikunterricht erlangt. Er eignet sich vor allem für Grenzsituationen der Moral, in denen sich ethische Dilemmas zeigen (▶ Kap. 2.3.5).

## 1.2.3 Pflegeethik und die Entwicklung von Pflege

Nicht nur Grenzsituationen der Moral sind es, die den Bedarf an ethischer Reflexion in der Pflege wecken. In einem durch eine Vielzahl von Akteur*innen charakterisierten Umfeld der Gesundheitsversorgung zeigt sich auch ganz grundsätzlich die Notwendigkeit, zu reflektieren, in welcher Hinsicht Pflege *moralische Praxis* ist, und zu zeigen, worin »das Gute« besteht, das Pflege gewährt. Beispielhaft lassen sich dafür folgende Fragen aufführen:

1. Wie lassen sich knappe Ressourcen im Pflegealltag gerecht zuteilen? Welche Verantwortung tragen Akteur*innen auf der Mikro-, Meso- und Makroebene?
2. Wie kann der Zugang von vulnerablen Populationen zu pflegerischer Gesundheitsförderung und Prävention gesichert werden?
3. Unter welchen Umständen ist die Anwesenheit von Pflegenden bei Handlungen der Sterbehilfe zulässig?

Pflegerisches Handeln ist immer in gesellschaftliche Kontexte eingebettet. Hier wirken sich soziale, ökonomische und politische Determinanten auf die Gesundheit von Individuen und Populationen aus – und folglich auch auf den Pflege- und Unterstützungsbedarf (vgl. Thompson 2014). Aus der Vielzahl dieser Einflüsse resultiert eine *strukturelle Komplexität* therapeutischen Handelns, die den Alltag der Akteur*innen im Gesundheitswesen prägt (Chaffee & McNeill 2007). In Industrie- und Schwellenländern hat die professionelle Pflege mit einem hohen Maß an *horizontaler Spezialisierung* auf diese Komplexität geantwortet, z. B. dem Case- und Care-Management, der spezialisierten ambulanten Versorgung, der kardiologischen, palliativen und psychiatrischen Pflege oder dem Public Health Nursing (▶ Kap. 15). Parallel dazu fand eine *Diversifizierung* von Fertigkeits- und Ausbildungsgraden statt, der sog. »Skill- und Grademix«, die dem Bedarf des Praxisfelds angepasst ist (Büker 2018). Vielerorts etablieren sich für definierte Krankheitsbilder Modelle des patient*innenorientierten Versorgungsmanagements (z. B. Disease-Management-Programme bei Diabetes mellitus, Asthma und COPD). Diese zeigen eine gewisse »Permeabilität« der Berufsprofile von Ärzt*in und Pflegefachpersonen innerhalb der Möglichkeiten der rechtlichen Delegation und Substitution, wie sich am Beispiel des Clinical Assessment zeigen lässt (Lindpaintner 2007). Die Implementierung von sog. *Advanced-Practice* Rollen für Pflegefachpersonen mit Masterabschluss ist im US-amerikanischen und kanadischen Raum im Vergleich zum deutschsprachigen Raum schon seit geraumer Zeit etabliert.[6]

*Pflegewissenschaft* und *Pflegeforschung* tragen wesentlich zur horizontalen Spezialisierung professioneller Pflege durch die Sicherung und den Ausbau von Wissens- und Erfahrungsbeständen bei. Diese Expertise kann für die veränderten Rahmenbedingungen der Pflegepraxis fruchtbar gemacht werden und den Patient*innen, der Bevölkerung und der Profession selbst zum Nutzen gereichen. Im *Bildungsbereich* übersetzen zahlreiche Neuordnungen der Curricula beruflicher Aus-, Fort- und Weiterbildung den mit den Herausforderungen des Praxisfelds verbundenen Bedarf an Kompetenzen und Schlüsselqualifikationen beruflich Pflegender. Dazu gehört auch die Befähigung zur interprofessionellen Zusammenarbeit (▶ Kap. 11; ▶ Kap. 23). Als Antwort auf die neuen Bedürfnisse der Praxis hat auch eine *vertikale Spezialisierung* stattgefunden: Pflegende sind in die institutionelle Verantwortung eingebunden, nehmen vermehrt Funktionen und Aufgaben in der Allokation (lat. Zuteilung) von Ressourcen, in der Forschung, im operativen und strategischen Management, im Qualitätsmanagement sowie in der Verwaltung wahr (vgl. Döhler 1997). Sowohl die horizontale als auch die vertikale Spezialisierung zeigen eine *Rollenexpansion Pflegender*, die auch mit neuartigen ethischen Fragestellungen verbunden sind. Der zweite und der dritte Abschnitt des vorliegenden Bandes führt dies exemplarisch anhand ausgewählter Dimensionen aus.

## 1.3 Pflegeethik als Antwort auf die ethische Komplexität pflegerischen Handelns

Als Folge der strukturellen Komplexität pflegerischen Handelns zeigt sich eine ethische Komplexität. In Anlehnung an Fairchild (2010) wird diese vor allem durch die dynamische Interaktion von vier Faktoren innerhalb des Systems, in dem Pflege erbracht wird, getriggert:

a) Ungewissheit (z. B. bezüglich Outcomes, Nutzen, Kosten)
b) Risiko (z. B. bezüglich Schadens bei einer Behandlung oder Verlauf bei einer Nicht-Behandlung)
c) Interdependenz/gegenseitige Abhängigkeit (z. B. bezüglich Nachhaltigkeit einer Behandlung, Indikationsstellung, Gewichtung primärer versus sekundärer Interessen)
d) Interkonnektivität/mehrfach zusammenhängende Abschnitte oder Pfade (z. B. bezüglich patient*innenzentrierter Schnittstellen zwischen ambulanter und stationärer Versorgung)

Die kritische Reflexion von Pflege als moralischer Praxis trägt dazu bei, ethische Komplexität zu erkennen und zu gestalten. Dabei sollen bei der Abwägung von Ungewissheit, Risiko, Interdependenz und Interkonnektivität die Interessen der Adressat*innen von Pflege resp. ihr Wohl und Wille, kategorisch Vorrang haben. Für das Handlungsfeld Pflegender ist von zentraler Bedeutung, dass sich ethische Komplexität nicht ausschließlich durch den »dramatischen« Charakter von

---

6  Zum letzteren siehe die Internetplattformen aus der Schweiz http://www.swiss-anp.ch und aus Deutschland http://www.dnapn.de. Zu den spezifisch ethischen Fragestellungen des Advance Practice Nursing vgl.in diesem Buch (▶ Kap. 6; ▶ Kap. 7; ▶ Kap. 16).

Entscheidungen definiert, die für die Betroffenen eine unmittelbare Zukunftsbedeutung haben, wie z. B. die Einstellung lebenserhaltender Maßnahmen auf der Intensivstation, Kriseninterventionen in der Psychiatrie oder die Akutversorgung von extrem Frühgeborenen. Ethisch komplex im Sinne der vier oben genannten Faktoren können auch Situationen sein, die »undramatisch« erscheinen, wie z. B. die kontinuierliche Beziehungsgestaltung bei kognitiver Vulnerabilität in der Langzeitpflege oder die Förderung der Partizipation von Menschen mit körperlicher und geistiger Behinderung.

Summarisch lässt sich festhalten, dass der Pflegeethik als Bereichsethik professioneller Pflege vier Aufgaben zukommen:

1. Sie stärkt das Verständnis für Grenzsituationen der Moral, die sich im Pflegealltag stellen und führt zur Entwicklung von Strategien, diese wirksam zu bewältigen.
2. Sie übersetzt das überlieferte Pflegeethos in ein Umfeld, das durch eine Rollenexpansion professioneller Pflege und eine damit einhergehende ethische Komplexität pflegerischen Handelns geprägt ist.
3. Sie fördert die Entwicklung ethischer Expertise im Verständnis und im gelingenden Umgang mit ethischer Komplexität.
4. Sie befähigt Pflegende, ethische Expertise zu versprachlichen und im professionellen sowie interprofessionellen Umfeld aktiv einzubringen.

Dass diese Aufgaben die pflegeethische Reflexion vielerorts schon prägen, zeigt die Beobachtung, dass Pflegende in Strukturen ethischer Unterstützung wie z. B. Klinischen Ethikkomitees, Gefäßen der ethischen Fallbesprechung oder Leitlinienentwicklung zunehmend eingebunden sind. Zudem ist Pflegeethik explizit in der Aus- und Weiterbildung curricular verankert und in den Abschlusskompetenzen von Bildungsabschlüssen auf Sekundar- oder Tertiärstufe abgebildet (vgl. SAMW 2019; Riedel et al. 2019; ▸ Kap. 11).

Dem bisher Gesagten liegt ein Verständnis von Pflegeethik zugrunde, das sich an dieser Stelle zu einer *Definition* von Pflegeethik als Bereichsethik pflegerischen Handelns verdichten lässt. Diese vereinigt sowohl philosophische, pflegewissenschaftliche wie auch pflegepraktische Aspekte. Sie ist verankert in der sozialen Wirklichkeit der Menschen, die Pflege bedürfen, der Institutionen, in denen diese stattfindet und der Akteur*innen, die am Versorgungsprozess mitbeteiligt sind:

> Pflegeethik ist die *systematische Reflexion des Pflegeethos* resp. geltender Vorstellungen von Pflege als moralischer Praxis. Diese findet in einem Umfeld statt, das durch *ethische Komplexität* gekennzeichnet ist. Pflegeethik macht sich für diese Reflexion *Instrumente, Methoden und Begriffe der philosophischen Ethik* zunutze, die für jede Bereichsethik konstitutiv sind.

Aus dem Dargelegten ergeben sich fünf Verhältnisbestimmungen von Pflegeethik, die im nächsten Abschnitt näher beschrieben werden.

## 1.4 Fünf Verhältnisbestimmungen der Pflegeethik

### 1.4.1 Erstens: Pflegeethos und Pflegeethik

Ob beim Patient*innenenempfang, beim Verbandswechsel, bei der Beratung von Angehörigen oder bei der Pflegevisite: Pflegerisches Handeln orientiert sich immer an Normen und Werten, die Pflege als moralische Praxis ausweisen. Dieses z. B. in Ethikkodizes oder Leitbildern enthaltene *Pflegeethos* führt oftmals *Tugenden* auf, welche für die Ausübung der Profession als relevant erachtet werden. Waren früher Gehorsam, Unterordnung und Selbstlosigkeit gefordert, so sind es heute Tugenden wie Aufrichtigkeit, Zuverlässigkeit, Mitgefühl oder die Bereitschaft, Verantwortung zu übernehmen und das Wohl der Patient*innen über die Interessen der Institution zu stellen (Schweizer Berufsverband der Pflegefachfrauen und Fachmänner 2013, Armstrong 2007). Vorstellungen davon, welche Haltungen von einer Pflegefachperson eingefordert werden können, sind durchaus wandelbar und spiegeln immer auch das zeitliche und kulturelle Umfeld, aus dem sie stammen. Das Pflegeethos ist somit der Kategorie der *Moral* zuzuordnen (s. o.): Es übt eine orientierende Kraft im Berufsalltag aus, ist aber »perfektibel«, d. h. es muss sich immer auch mit den Fragen der Berufspraxis weiterentwickeln. Es beschreibt, welches Verhalten jeweils als *geboten* (z. B. Respekt vor Menschen, die Pflege bedürfen, Sicherheit in der Durchführung von Pflege), *erlaubt* (z. B. bei hohem Arbeitsanfall Behandlungsprioritäten setzen) oder *verboten* gilt (z. B. Bestechungsgelder annehmen, Menschen vorsätzlich täuschen).

*Ethikkodizes* für die Pflege sind ein besonders gut sichtbarer Ausdruck des Pflegeethos. Sie werden regelmäßig auf neue Fragestellungen hin revidiert, so zum Beispiel in Bezug auf Rationierung und Kostendruck im Gesundheitswesen, Einführung von Fallpauschalen im stationären Bereich, Pflegequalität, Streik, Patient*innensicherheit, Umgang mit Behandlungsfehlern oder moralischen Stress. Ethikkodizes führen eine ganze Reihe an Verhaltensnormen und Tugenden wie Vertrauenswürdigkeit, Empathie oder Verschwiegenheit auf, die Pflege als moralische Praxis ausweisen sollen. Der sog. *Eid von Florence Nightingale* (abgedruckt in Arend van der et al. 1996, S. 49) ist ein berühmtes Beispiel dafür, wie wirkmächtig solche Kodizes sein können, aber auch wie veränderbar ihre Bedeutung werden kann, wenn sie nicht mehr dem Zeitgeist, dem pflegerischen Selbstverständnis oder den ethischen Fragen des Praxisfelds entsprechen. Der Ethikkodex des International Council of Nurses, dessen Wortlaut u. a. auch der Ethikkodex des Deutschen Berufsverbands für Pflegeberufe übernommen hat (Deutscher Berufsverband für Pflegeberufe 2012), wurde deshalb mehrfach überarbeitet, ebenso die Richtlinien des Schweizer Berufsverbands der Pflegefachfrauen und Fachmänner (2013) sowie anderer nationaler Berufsverbände.

Die normierende Wirkung von Ethikkodizes in der Festlegung des Pflegeethos resp. in der inhaltlichen Umschreibung dessen, was Pflege als moralische Praxis kennzeichnet, ist unverzichtbar. Doch kann dieses Ethos, gerade wegen seiner normierenden Funktion und zeitlichen Bedingtheit, nicht immer Verständnis aufweisen für konkurrierende Pflichten oder für abwägende Überlegungen, die im klinischen Alltag notwendig sind. Edgar (2004) beschreibt das Paradox des Ethikkodexes, der einerseits moralisches Verhalten vorschreibt, andererseits aber gerade dadurch die Förderung moralischer Kompetenz hemmen kann: »By insisting on banal or commonly accepted principles, the codes paradoxically imply that the person, as a person rather than as a nurse, has no worthwhile moral competence. [...] This paradox must lead to the ineffectiveness of the codes as moral documents. Without the practitioner's prior moral knowledge, they are useless. Yet, if the practitioner is already morally competent, then he or she will learn nothing from these codes« (a. a. O., S. 171 f.). Dieser Schluss lässt sich freilich nur dann aufrechterhalten, wenn berufsethische Kodizes als Instrumente der Disziplinierung von Professionsangehörigen betrachtet werden, und nicht als Ausdruck ethischer Befähigung, gerade auch im Blick auf einen immer wieder neu herzustellenden Konsens in Bezug auf »alte« und »neue« ethische Fragen.

Wie auch immer das Pflegeethos betrachtet wird: Es ist jederzeit denkbar, dass es Spannungen generiert, wenn sich Pflegende aus Überzeugung, Gewissheit oder reiflicher Überlegung anders entscheiden, als das Ethos es fordert, so etwa im Bereich der Beihilfe zum Suizid oder der aktiven Sterbehilfe auf Verlangen in Ländern mit entsprechender gesetzlicher Regelung (▶ Kap. 17). Um hier zu einer Klärung zu gelangen, bedarf es immer des übergeordneten Standpunkts der *Pflegeethik*, die das Pflegeethos auf dessen Vernünftigkeit, Konsistenz und Nachvollziehbarkeit überprüft. Gerade die Wechselbeziehung zwischen Pflegeethos und Pflegeethik führt zur Weiterentwicklung des Pflegeethos und zur Klärung der darin relevanten Handlungs- und Haltungsaspekte (etwa von der Gehorsamkeits- und Subordinationsmoral zu einem Ethos interprofessioneller Zusammenarbeit), aber auch zur Rückführung der Pflegeethik auf den »Boden« konkreter Fragen des Berufsalltags.

### 1.4.2  Zweitens: Pflegeethik und Care-Ethik

Die Care-Ethik stellt einen wichtigen, jüngeren Ansatz innerhalb der philosophischen Ethik dar. Sie kann entstehungsgeschichtlich als Reaktion auf ein Ethikparadigma gesehen werden, welches in den Augen seiner Kritiker*innen einseitig an der Vernunft orientiert ist und einer Auffassung von Autonomie und Gerechtigkeit folgt, die die Beziehungsdimension des Menschseins marginalisiert. Im Gegenzug hebt die Care-Ethik die Relevanz der Beziehungsdimension und der Gender-Perspektive auf die Moral hervor (Gilligan 1999, Benhabib 1992). Die breite Rezeption der Care-Ethik innerhalb der Pflegeethik – klassisch etwa bei Benner (2001), Fry (1989, 2004a) oder Käppeli (2004) – kann als große Erfolgsgeschichte beschrieben werden (▶ Kap. 4; vgl. Kohlen et al. 2008). Diese Rezeption hob zwei relevante Aspekte hervor:

1. Mit der Fokussierung des *Beziehungsaspekts* therapeutischen Handelns setzte sie ein Gegengewicht zu einer als reduktionistisch betrachteten, starren, »unparteilichen« Orientierung an ethischen Prinzipien wie Autonomie und Gerechtigkeit (Pang 2006). Sie verschaffte einer spezifischen Vorstellung von Pflege als moralischer Praxis Geltung, die sich im Wesentlichen als *Beziehungsarbeit* äußerte, welche »parteilich« war für die Anliegen des verletzlichen Gegenübers.[7] Pflegeethik wurde nicht als starrer Algorithmus zur Lösung von Grenzsituationen der Moral betrachtet, sondern als ethische Reflexion der

---

7 Zur »Parteilichkeit« der Care-Ethik schreibt Brenda Green: »A feminist ethics suggest a conceptual deviation from the standpoint that care is impartial, individualistic and universal and instead argues that care and caring are determined by relationships, partiality, and notions of autonomy« (Green 2012, S. 3), auf Deutsch: »Eine feministische Ethik schlägt eine konzeptuelle Abweichung vom Standpunkt vor, dass Pflege unparteiisch, individualistisch und universell ist. Sie argumentiert stattdessen, dass das Pflegen und Sorgen bestimmt sind durch Beziehungen, Parteilichkeit und Vorstellungen von Autonomie« (Übersetzung des Autors).

Verpflichtungen, welche die pflegerische Beziehung generiert (vgl. Collins 2015).
2. Mit der Einnahme der *Gender-Perspektive* schärfte sie die Wahrnehmung moralischer Konflikte im Pflegealltag, indem sie die Artikulation von Hierarchie- und Autoritätskonflikten und damit verbundenen Gefühlen von Ohnmacht ermöglichte.

Durch diesen Fokus aber war die Care-Ethik für die Pflege- und Medizinethik nicht bloß eine »weitere« Ethiktheorie, sondern nahm die Gestalt einer methodischen und inhaltlichen, ja politischen Ethikkritik an (vgl. Conradi 2010, Tronto 1993; ▸ Kap. 4). Dem *Entscheidungsparadigma* klassischer Medizinethik stellte sie ein tugendethisch motiviertes *Beziehungsparadigma* gegenüber, das geeignet erschien, ein ethisches Grundanliegen der Pflege zum Ausdruck zu bringen, nämlich die Beziehungsdimension, in der sich Pflege ereignet, auch im ethischen Sinne adäquat zu würdigen.

> Die Rezeption der Care-Ethik in der Pflege nimmt zentrale Aspekte eines Pflegeverständnisses auf, das im Wesentlichen von Pflege als Beziehungsarbeit ausgeht, die dem Menschen mit pflegerischen Bedürfnissen auf Augenhöhe begegnet, Asymmetrien der Macht und des Wissens ausgleicht und in der vorbehaltslosen Anerkennung des verletzlichen Gegenübers auch die Verletzlichkeit der Pflegenden erkennt.

Die oben geschilderte horizontale und vertikale Rollenexpansion macht aber deutlich, dass professionelle Pflege heute zunehmend in eine Prozess- und Ergebnisverantwortung eingebunden ist, welche Pflegende in ihrem Handeln konkret wahrnehmen (▸ Kap. 6 für Advance-Practice-Rollen). Diese Verantwortung umfasst nebst der *Sorge um die Beziehung* und dem *Sorgen in der Beziehung* auch den professionellen Umgang mit Grenzsituationen der Moral (▸ Kap. 1.2.2). Die Herstellung der Entscheidungs- und Handlungsfähigkeit in Situationen der Pflegepraxis, in denen sich Probleme *mit* der Moral, *über* die Moral oder *ethische Dilemmas* zeigen, wird dadurch zu einem zentralen Anliegen der Pflegeethik. Als Reflexion des Pflegethos sieht sie deshalb im Entscheidungs- und Beziehungsparadigma keine konkurrierenden Ethiktypen, sondern *komplementäre Sichtweisen*, die für die Pflegepraxis gleichermaßen wichtig sind und in der pflegeethischen Reflexion zu integrieren sind (vgl. dazu Biller-Andorno 2009, Porz 2016).

### 1.4.3 Drittens: Pflegeethik und Gesundheitsethik

Ansätze einer integrativen, die Berufe übergreifenden »Gesundheitsethik« (health care ethics) heben das den therapeutischen Berufen Gemeinsame in ihrer Zuwendung zum Menschen hervor, der gesundheitsbezogene Bedürfnisse hat (SAMW 2019). Eine auf diesem Wege gewonnene gemeinsame Patient*innenzentrierung stellt gerade in einem Umfeld struktureller Komplexität eine unverzichtbare normative Orientierung dar. Sie hat große Potentiale nicht nur für eine wirksame und sichere Patient*innenversorgung, sondern auch für den Umgang mit moralischem Stress und für das moralische Klima in Institutionen (vgl. Doherty & Purtilo 2016). Dieser gemeinsame Blick ist für die »moralische Bewohnbarkeit« von Einrichtungen des Gesundheitswesens unverzichtbar (Peter et al. 2004). Er kann aber die aus dem konkreten Zuständigkeitsbereich und der personalen Verantwortung von Professionsangehörigen erwachsende *spezifische* Beschäftigung mit ethischen Fragen nicht ersetzen, sondern muss diese ergänzen. Zudem herrscht Unklarheit über die Reichweite einer »Gesundheitsethik«, insbesondere bezüglich der Frage, ob sie einen eher gesundheitspolitischen, pädagogischen, berufsethischen, institutionenethischen oder klinischen Fokus haben soll (Bean 2009). Konsensfähiger als der Begriff der Gesundheitsethik hat sich im deutschsprachigen Raum der Begriff der Medizinethik erwiesen, der in den folgenden Abschnitten erörtert wird.

Strategien interprofessioneller Zusammenarbeit lassen sich nicht von Fragen der professionellen Identität trennen. Dies betrifft auch die Weiterentwicklung professioneller Rollen angesichts neuer Fragestellungen, z. B. im Kontext der Digitalisierung und Personalisierung der Medizin, der Generierung von Massendaten (»big data«) im Gesundheitswesen und der Patient*innensicherheit (▶ Kap. 20; ▶ Kap. 21). In diesem Sinne kann die Weiterentwicklung eines *Ethos interprofessioneller Kooperation* innerhalb des tradierten Pflege-, Arzt-, Physiotherapie- oder Hebammenethos, etc. als Ausdruck einer übergreifenden »gesundheitsethischen« Orientierung aller Heilberufe gesehen werden, die auf neue Anforderungen an die heutige Gesundheitsversorgung reagiert (Monteverde 2018).

### 1.4.4 Viertens: Pflegeethik und Ethik der ärztlichen Profession

Obwohl ärztliche und pflegerische Tätigkeit in der Sorge um Menschen mit gesundheitlichen Bedürfnissen auf ein ähnliches kulturelles und religiöses Gedankengut zurückgreift, wird der Pflege – wie eingangs erwähnt – erst relativ spät der Status einer eigenständigen Profession zuerkannt (vgl. Schweikardt 2008). Mit der Indienstnahme der Pflege durch die neu entstandene, dem naturwissenschaftlichen Paradigma verpflichteten Krankenhausmedizin entstand eine Arbeitsteilung zwischen ärztlicher und pflegerischer Profession, die Vorstellungen eines bürgerlichen Familienideals widerspiegelte. Trotz der berechtigten Kritik an dem Modell, die sich vor allem am darin implizierten Rollenverständnis der Beteiligten festmacht, ist dessen organisationspraktischer Erfolg und die Möglichkeit der Pflege, formal anerkannt und qualifiziert zu werden, nicht zu übersehen. Gleichzeitig führt die funktionale Festlegung von ärztlicher und pflegerischer Profession zu einer weiteren Ausdifferenzierung der Perspektive, mit welcher der pflegebedürftige Mensch betrachtet wird. Schulmedizin versteht sich traditionell als Naturwissenschaft und Curing Science (cure, engl. heilen), während sich Pflege und Pflegewissenschaft sowohl im natur- als auch im geistes- und sozialwissenschaftlichen Paradigma verorten, welches *Cure* in der *Perspektive von Care* sieht. Doch mit der Infragestellung eines exklusiven pathogenetischen Zugangs zum kranken Menschen und einer Öffnung zu einem biopsychosozialen Menschenbild, wie ihn etwa die Psychosomatik oder Palliative Care vollziehen, relativieren sich die Stereotype zwischen ärztlicher und pflegerischer Profession. Der Zuwachs an qualitativer Forschung in der Medizin ist ein gutes Beispiel dafür, wie durchlässig die Forschungs- und Wissensparadigmen von »Cure« und »Care« sind. Eine solche Durchlässigkeit ist für den interprofessionellen Zugang zum Menschen, der gesundheitliche Bedürfnisse hat, essenziell. Sie hat auch weitreichende Auswirkungen auf die Wahrnehmung moralischer Konfliktfelder. Ferner zählt sie zu den wesentlichen Ermöglichungsbedingungen einer die ärztliche, pflegerische und weitere Professionsethiken umfassenden *Medizinethik*, in der sich alle therapeutisch tätigen Heilberufe als Partner und Akteur*innen einer patient*innenorientierten Versorgung erkennen und würdigen.

### 1.4.5 Fünftens: Pflegeethik, Ethik der ärztlichen Profession und Medizinethik

Die Ausführungen oben (▶ Kap. 1.1) haben Pflegeethik und philosophische Ethik miteinander in Beziehung gesetzt. Dieses Verhältnis lässt sich nun näher bestimmen:

Als *Bereichsethik* untersucht Pflegeethik das Handlungsfeld professioneller Pflege mit den Instrumenten der philosophischen Ethik. Sie legitimiert sich durch ihren *Bereichs-* und *Problembezug* und fragt nach den darin handlungsleitenden Prinzipien und Werten. Diese können in verschiedenen Ansätzen der philosophischen Ethik (z. B. Pflicht-, Folgen-, Tugend-, Care-Ethik, Principlism, etc.) verwurzelt sein. Methodisch liegt der Schwerpunkt der Bereichsethiken in kontextsensitiven, auf die Kohärenz und Konsistenz der Argumentation achtenden Modellen, die Prinzipien, Tugenden, Werte und Normen sowie vorhandene Intuitionen miteinander abwägen (zur Kontextsensitivität vgl. Krones 2008). Für ein Verständnis von Pflegeethik als Bereichsethik sind deswegen der Evidenz- und Empiriebezug als auch die Kenntnis der konkreten Rahmenbedingungen pflegerischen Handelns unverzichtbar.

Die »klassische« Medizinethik entwickelte sich – ausgehend von den USA – seit den 1970er Jahren als Antwort auf die rasanten Fortschritte innerhalb der Medizin. Sie verstand sich weniger als professions-, sondern vielmehr als problembezogene ethische Reflexion. Der Begriff der *Medizinethik* macht für die Bezeichnung des problemorientierten, berufsumgreifend gedachten Kontextes durchaus Sinn, wenn es um die »Anwendung« medizinischen Wissens und Könnens am Menschen geht, und nicht primär um die »Anwender*in«. Das Feld ist bekanntermaßen weit und kann eine Vielzahl von Akteur*innen und Professionen umfassen. Trotz der terminologischen Unschärfe und der geläufigen Bezeichnung von Ärzt*innen als »Mediziner*innen« lässt sich – im Sinne eines konstruktiven Vorschlags – unschwer behaupten, dass das Pendant zur *Pflegeethik* strenggenommen im Begriff der *Ethik der ärztlichen Profession* zu suchen ist (und nicht im Oberbegriff »Medizinethik«, der aber an dessen Stelle benutzt wird). Vorteile eines solchen Sprachgebrauchs lägen nicht nur in einer begrifflichen Klärung, sondern auch in einer besser greifbaren Nähe zur ärztlichen Praxis. Damit verbunden wäre auch eine Aufwertung der *personalen Dimension* ärztlichen Handelns, die der Oberbegriff Medizinethik wegen der besagten Unschärfe nicht immer adäquat zu erhellen vermag (vgl. auch SAMW 2019).

> Die ersten Klinischen Ethikkomitees in den USA orientierten sich an einem Modell der prinzipiengeleiteten Entscheidungsfindung, die weitgehend dem vier Prinzipien-Ansatz (Principlism) von Beauchamp und Childress folgte und vor allem für Grenzsituationen der Moral, in denen sich *ethische Dilemmas* zeigten, geeignet erschien (Beauchamp & Childress 2013, vgl. Edwards et al. 2007). Sie bestand – stark vereinfacht – im Wesentlichen aus der situationsbezogenen Abwägung von folgenden Prinzipien, die in der Situation miteinander kollidierten, weil sie jeweils konkurrierende Pflichten beinhalteten:
>
> 1. Respekt vor der Autonomie
> 2. Gutes tun
> 3. Nicht-Schaden
> 4. Gerechtigkeit
>
> Die ursprünglich in verschiedenen ethischen Traditionen beheimateten Prinzipien haben hier eine sog. *prima facie* – Geltung, d. h. ein Prinzip gilt jeweils so lange wie sich kein anderes Prinzip in der Situation als zutreffender erweist. Ihre Relevanz und normative Legitimität sehen die Autoren darin, dass diese Prinzipien Ausdruck der *common morality* sind, d. h. allgemein akzeptierte moralische Überzeugungen darstellen, die in einem bestimmten soziokulturellen und politischen Kontext vorherrschen. Die Überzeugungen werden jeweils gegeneinander abgewogen, spezifiziert und auf ihre Kohärenz hin geprüft (sog. Kohärenztheorie der Begründung, Beauchamp und Childress 2013; zur Relevanz der Prinzipien für den Alltag Pflegender: Schweizer Berufsverband der Pflegefachfrauen und Pflegefachmänner 2013).

Spätestens seit der ersten Beschreibung von Phänomenen des moralischen Stresses durch Andrew Jameton (1984) wurde deutlich, dass es bei weitem nicht nur ethische Dilemmas sind, die den Alltag Pflegender prägen, sondern auch andere Grenzsituationen der Moral, die mit einer hohen ethischen Belastung eingehen können (▶ Kap. 1.2.2; ▶ Abb. 1.1). Darüber hinaus setzte sich die Erkenntnis durch, dass es für eine wirksame Lösung ethischer Fragen nicht ausreicht, gleichsam auf mechanische Art Dilemmas und Prinzipien zu identifizieren, aufzulösen und zu priorisieren. Vielmehr bedürfen die Akteur*innen eines spezifischen moralischen Charakters, resp. *Tugenden*, um Prinzipien angemessen zu gewichten und mit der richtigen Haltung umzusetzen. So wurden beispielsweise auch Mitgefühl, Urteilskraft, Vertrauenswürdigkeit, Integrität und Gewissenhaftigkeit als »fokale« Tugenden aufgeführt, die die situativ angepasste Anwendung von Prinzipien unterstützen. Bemerkenswerterweise erwähnen die Autoren des *Principlism* selber seit der 6. Auflage ihres Standardwerks auch *Caring* als Tugend. Dabei nehmen sie die Kritik der Care-Ethik an einer einseitigen »Prinzipienorientierung« auf und betonen die Wichtigkeit der Bereitschaft, im Kontext ethischer Entscheidungen Verantwortung zu übernehmen (»attachment«), Beziehungen einzugehen und Gefühle zu artikulieren (Beauchamp & Childress 2013).

Aus pflegerischer Sicht wurde nicht nur die Prinzipienlastigkeit in der ursprünglichen Form des *Principlism* kritisiert (Storch 2009), sondern auch die Tatsache, dass »undramatische« Themen pflegerischer Beziehungsgestaltung im Modell des *Principlism* nur schwer abbildbar waren. Doch die Hauptkritik war schwerer zu formulieren: Sie betraf den Stellenwert der Pflege in den ethischen Debatten, wie ihn Pflegende innerhalb der Ethikkomitees wahrnahmen (▶ Kap. 24). Viele Autor*innen sahen darin eine Fortsetzung von Hierarchiekonflikten, die in ihren Augen nun auch auf der Ebene institutionalisierter Ethik (wie z. B. Ethikkomitees) ausgetragen wurden (vgl. Cruise Malloy et al. 2009). Bei näherer Betrachtung der historischen Entwicklung wird erkennbar, dass die medizinethische Reflexion und die ersten Komitees primär nicht als professionsimmanente, sondern als gesellschaftliche Antworten auf Auswirkungen des medizinischen Fortschritts entstanden sind (Iltis 2006). Ihre Errichtung wurde als Antwort auf die *rechtliche und moralische Unsicherheit* gefordert (Lo 2007), so z. B. bei Fragen des Therapieabbruchs bei unklarem mutmaßlichen Willen der betroffenen Person, infauster Prognose und zur Verfügung stehenden Therapien, die als potentiell unangemessen galten. Dies vermag zwar den Entscheidungsdruck der Komitees zu erklären, nicht aber das Gefühl von »Heimatlosigkeit« der in ihnen vertretenen Pflegenden (vgl. Arend van der 2003). Die Gründe dafür, dass die ethischen Anliegen Pflegender oftmals wenig Gehör fanden, sind vielschichtig. Sie sagen vieles aus über Hierarchien und Organisationskulturen, aber auch über die mangelnde Sprachfähigkeit Pflegender in Bezug auf ihre moralischen Wahrnehmungen. Um sie zu überwinden, bot der *Principlism* Pflegenden eine erste – freilich nicht für alle erfahrenen Grenzsituationen der Moral ausreichende – Sprache an, um ihre moralischen Wahrnehmungen in einem interprofessionellen Umfeld zu äußern.

Eine *problemorientierte, integrative Medizinethik* ist nicht auf das Stationszimmer begrenzt. Sie findet im öffentlichen Raum statt, der von allen Gesundheitsberufen und -akteur*innen gemeinsam konstituiert wird. Sie teilt ihn mit Patient*innen, Angehörigen einerseits und mit wichtigen Bezugsdisziplinen wie dem Recht und der Ökonomie andererseits (▶ Kap. 9; ▶ Kap. 26). Deshalb sollte die Medizinethik auch in der Lage sein, pflegeethische Fragen, aber auch arztethische und solche, die gemeinsame ethische Anliegen der therapeutischen Berufe

> sind, zu integrieren. David Thomasma spricht in dem Zusammenhang sogar von einer »neuen Medizinethik« (engl. new medical ethics, Thomasma 1994).

Zu einer solchen gehört ein Verständnis dafür, dass jede Profession durch die Art und Weise ihres Zugangs zum Menschen spezifische ethische Fragestellungen aufweist, die sich in »professionstypischen« Grenzsituationen zeigt und einer spezifischen Antwort bedürfen. Ärztliche Schwangerschaftsberatung, der pflegerische Umgang mit »milden« Maßnahmen der Freiheitsbeschränkung bei demenzerkrankten Menschen oder mit »slow codes« im Rahmen der Ausführung von Reanimationsentscheidungen (Ganz et al. 2018) lassen sich als Beispiele solcher Spezifika ärztlicher und pflegerischer Ethik aufführen.

## 1.5 Zusammenfassung und Ausblick

Die fünf Verhältnisbestimmungen haben aufgezeigt, dass sich die Voraussetzungen der Pflegeethik heute in mancherlei Hinsicht gewandelt haben: Als Bereichsethik pflegerischen Handelns ermöglicht sie es, kritisch über das Pflegeethos nachzudenken. In Grenzsituationen der Moral sichert sie die Handlungsfähigkeit des Teams, z. B. durch den Beizug von Ethiktheorien, welche zu Hypothesen für ethisch valide Handlungsoptionen führen, die in der Praxis geprüft werden. Im Austausch mit den weiteren Akteur*innen im Gesundheitswesen ist ihre Caring-Kompetenz gefragt. Mit den Mitgliedern des interprofessionellen Teams nehmen Pflegefachpersonen Verantwortung in der Sicherung einer wirksamen, patient*innenorientierten Versorgung wahr und bestätigen moralische Orientierungen, die den Heilberufen gemeinsam sind. Im Umgang mit Menschen in verschiedensten Lebenslagen übersetzen Pflegende tagtäglich, was Pflege als moralische Praxis im Kern auszeichnet. Die Antworten darauf kritisch zu reflektieren gehört zu den vordringlichsten Aufgaben der Pflegeethik. Nur wenn sie diese von innen her versteht, kann sie sich nach außen darüber verständigen.

## 1.6 Transferfragen

1. Worin liegt der Unterschied zwischen dem Begriff der Pflegeethik und des Pflegethos und wie zeigt sich dieser im Fallbeispiel mit Herrn Schmitt?
2. Welche Grenzsituationen der Moral sind im Umgang mit der Einleitung und Durchführung freiheitsbeschränkender Massnahmen denkbar und mit welchen Strategien können diese angegangen werden?
3. Was besagt die Definition von Pflegeethik als Bereichsethik pflegerischen Handelns?
4. Sie leiten eine onkologische Station, auf der Auszubildende der Pflege Praktika absolvieren. Aufgrund eines unvorhersehbaren Personalengpasses müssen sie diese auch für Patient*innen einteilen, die hochkomplexer Pflege bedürfen. Nach welchen ethischen Kriterien gehen Sie vor? Wie lauten pflicht-,

folgen-, care- oder tugendethische Überlegungen? Wie lautet eine mögliche Abwägung nach dem Ansatz des Principlism?
5. Sie werden von Ihrer nationalen Pflegeorganisation gebeten, in einer Arbeitsgruppe zur Erstellung eines neuen Ethikkodexes für die Pflege mitzuwirken. Sie schreiben dazu einen Entwurf. Was müsste Ihrer Meinung nach dieses Dokument enthalten?

## Literatur

Arend van der A, Gastmans C (1996) Ethik für Pflegende. Bern: Huber

Arend van der A (2003) Research ethics committees and the nurse's role. In: Tadd W (Hrsg.) Ethics in nursing education, research and management. Basingstoke: Palgrave Macmillan. S. 116–141

Armstrong A (2007) Nursing ethics A virtue-based approach. Basingstoke: Palgrave Macmillan

Austin C, Saylor R, Finley P (2017) Moral distress in physicians and nurses: Impact on professional quality of life and turnover, Psychological Trauma: Theory, Research, Practice, and Policy, 9(4), S. 399–406

Bean S (2009) Navigating the murky intersection between clinical and organizational ethics: A hybrid case of taxonomy. Bioethics 25(6), S. 320–325

Beauchamp T, Childress J (2013) Principles of biomedical ethics. Oxford: Oxford University Press (7. Auflage)

Benhabib S (1992) Situating the self. Gender, community and postmodernism in contemporary ethics. New York: Routledge

Benner P (2001) From novice to expert. Excellence and power in clinical nursing practice. Upper Saddle River: Prentice Hall (unveränderter Nachdruck der Erstausgabe von 1984)

Biller-Andorno N (2009) Pflegeethik und ärztliche Ethik: gemeinsame Fragen – unterschiedliche Antworten? Ein Beitrag aus Sicht der biomedizinischen Ethik. In: Schweizerische Gesellschaft für Biomedizinische Ethik. Bulletin 58, S. 3–5

Bishop A, Daly B (2004) Nursing, profession of. In: Post S (Hrsg.) Encyclopedia of bioethics. New York: Macmillan Reference, S. 1903–1909

Boshammer S (2016) Was sind moralische Probleme und (wie) kann man sie lösen? In: Ach J, Bayertz K, Quante M, Siep L (Hrsg.) Grundkurs Ethik. Band 1: Grundlagen. Paderborn: Mentis. 4. Auflage. S. 19–38

Büker C (2018) Perspektiven der akademischen Pflege. In: C Büker C, J Lademann, K Müller: Moderne Pflege heute. Beruf und Profession zeitgemäß verstehen und leben. Stuttgart: Kohlhammer. S. 151–178

Chaffee M, McNeill M (2007) A model of nursing as a complex adaptive system. Nursing Outlook 55(5), S. 232–241, e3

Clarke S (2017) Conscientious objection in healthcare, referral and the military analogy, J Med Ethics 43, S. 218–221

Collins S (2015) The core of care ethics, Palgrave McMillan: New York

Conradi E (2010) Ethik und Politik. Wie eine Ethik der Achtsamkeit mit politischer Verantwortung verbunden werden kann. In Remmers H, Kohlen H (Hrsg.) Bioethics, care and gender. S. 91–118. Göttingen: V&R unipress

Cowley C (2017) Conscientious objection in healthcare and the duty to refer, J Med Ethics 43(4), S. 207–212

Cruise Malloy D, Hadjistavropoulos T, Fahey McCarthy E, Evans R, Zakus D, Park I, Lee Y, Williams J (2009) Culture and organizational climate: Nurses' insights into their relationship with physicians. In: Nurs Ethics 16(6), S. 719–733

Ganz F, Sharfi R, Kaufman N, Einav S (2018) Perceptions of slow codes by nurses working on internal medicine wards, Nurs Ethics. https://doi.org/10.1177/0969733018783222

Döhler M (1997) Die Regulierung von Professionsgrenzen. Struktur und Entwicklungsdynamik von Gesundheitsberufen im internationalen Vergleich. Frankfurt a. M.: Campus

Doherty R F, Purtilo R B (2016) Ethical dimensions in the health professions, Philadelphia, PA: Saunders (6. Auflage)

Düwell M (2008) Bioethik. Methoden, Theorien und Bereiche, Stuttgart: Metzler

Düwell M., Hübenthal C., Werner M. (2011) Handbuch Ethik, Stuttgart: J.B. Metzler (3. Auflage).

Edgar A (2004) How effective are codes of nursing ethics? In: Tadd W (Hrsg.). Ethical and professional issues in nursing. Perspectives from Europe, Basingstoke: Palgrave Macmillan, S. 155–174

Edwards S, Street E (2007) Clinical ethics committees: A practical response to ethical problems in clinical practice. In: Clinical Child Psychology and Psychiatry, 12(2), S. 253–260

Fairchild R (2010) Practical ethical theory for nurses responding to complexity in care. Nurs Ethics, 17(3), S. 353–362

Fins J, Bacchetta M, Miller F (2003) Clinical pragmatism: A method of moral problem solving. In: McGee G (Hrsg.) Pragmatic Bioethics, Cambridge: MIT Press. S. 29–44

Fry S (1989) Toward a theory of nursing ethics. In: Adv Nurs Science 11(4), S. 9–22

Fry S (2004a) Nursing ethics. In: Khushf G (Hrsg.) Handbook of bioethics: Taking stock of the field from a philosophical perspectiv, Dordrecht: Kluwer. S. 489–505

Fry S (2004b) Nursing ethics. In: Post S. (Hrsg.) Encyclopedia of Bioethics, New York: Macmillan Reference. S. 1898–1903

Geissler B (2013) Professionalisierung und Profession. Zum Wandel klientenbezogener Berufe im Übergang zur post-industriellen Gesellschaft. Die Hochschule (1)19–32

Gilligan C (1999) Die andere Stimme, München: Piper. Originalausgabe (2003). Original: In a different voice. Psychological theory and women's development, Cambridge: Harvard University Press (38. Auflage).

Green B (2012) Applying feminist ethics of care to nursing practice, Journal of Nursing Care 1(3), doi:10.4172/2167-1168.1000111

Iltis A (2006) Look who's talking: The interdisciplinarity of bioethics and the implications for bioethics education, J Med Philos 31(6), S. 629–641

International Council of Nurses/Deutscher Berufsverband für Pflegeberufe (2012). ICN-Ethikkodex für Pflegende https://www.dbfk.de/media/docs/download/Allgemein/ICN-Ethikkodex-2012-deutsch.pdf; Zugriff am 17.02.2019

Irlenborn B (2016) Relativismus. Berlin: De Gruyter.

Jameton A (1984) Nursing practice: The ethical issues. New Jersey: Prentice-Hall

Käppeli S (2004) Vom Glaubenswerk zur Pflegewissenschaft. Geschichte des Mit-Leidens in der christlichen, jüdischen und freiberuflichen Krankenpflege. Bern: Huber.

Kohlen H, Kumbruck C (2008) Care-(Ethik) und das Ethos fürsorglicher Praxis (Literaturstudie), Artec-Paper Nr. 151, Universität Bremen

Krampe E (2013) Krankenpflege im Professionalisierungsprozess. Entfeminisierung durch Akademisierung? Die Hochschule (1), S. 43–56

Krones T (2008) Kontextsensitive Ethik. Wissenschaftstheorie und Medizin als Praxis. Frankfurt: Campus

Lademann J (2018) Entwicklung des Pflegeberufs. In: Büker C, Lademann J, Müller M. Moderne Pflege heute. Beruf und Profession zeitgemäß verstehen und leben. Stuttgart: Kohlhammer, S. 44–80.

Lindpaintner L (2007). Der Beitrag der Körperuntersuchung zum klinischen Assessment: Wirksames Instrument der professionellen Pflege. Pflege 20(4), S. 185–190

Lo B (2007) Behind closed doors. Promises and pitfalls of ethics committees. In: Pecker N, Jonsen A, Pearlman R (Hrsg.) Bioethics. An Introduction to the history, methods, and practice. Sudbury: Jones and Bartlett, S. 236–244 (2. Auflage)

Masters K (2015) Nursing theories: A framework for professional practice. Sudbury: Jones & Bartlett (2. Auflage).

Miller F, Fins J, Bacchetta M (1997) Clinical pragmatism: John Dewey and clinical ethics, J. Contemp. Health Law and Policy, 13(1), S. 27–51

Monteverde S (2015) Pflegeethik – eine Standortbestimmung, Pflege 28(6), S. 317

Monteverde S (2016) Pflege als »Caring science«: Implikationen für die Wissenschaft und Ethik professionellen Pflegehandelns, Bulletin Vereinigung der Schweizerischen Hochschuldozierenden 42(2), S. 42–47

Monteverde S (2018) Die Bedeutung der Professionsethiken im Zeitalter der Interprofessionalität, Bioethica Forum 10(3-4), S. 98–99

Monteverde S (2019) Komplexität, Komplizität und moralischer Stress in der Pflege, Ethik in der Medizin 31(4), S. 345-360

Müller K (2018) Berufsverständnis. In: Büker K, Lademann J, Müller K: Moderne Pflege heute. Beruf und Profession zeitgemäß verstehen und leben. Stuttgart: Kohlhammer. S. 81–102

Musto L, Rodney P (2018) What we know about moral distress. In: Ulrich C, Grady C (Hrsg.) Moral distress in the health professions. Cham: Springer. S. 9–20

Nida-Rümelin J (Hrsg.) (2005) Angewandte Ethik. Die Bereichsethiken und ihre theoretische Fundierung. Stuttgart: Kröner (2. Auflage)

Nightingale F (2016) Bemerkungen zur Krankenpflege. Neu übersetzt und kommentiert von Christoph Schweikardt und Susanne Schulze-Jaschock. 3. Auflage, Frankfurt am Main: Mabuse

Pang S (2006) The principle-based approach to nursing ethics: a critical analysis. In: Davis A, Tschudin V, de Raeve L (Hrsg.) Essentials of teaching and learning in nursing ethics. Edinburgh: Churchill Livingstone. S. 67–79

Pauer-Studer H (2010) Einführung in die Ethik. Wien: Facultas (2. Auflage)

Peter E, Macfarlane A, O'Brien-Pallas L (2004) Analysis of the moral habitability of the nursing work environment, J Adv Nurs (47), S. 356–364

Pfabigan D (2007) Theoretische Grundlagen einer Pflegeethik, Wiener Medizinische Wochenschrift 157(9-10), S. 190–192

Porz R (2016). Ethische Theorien als gedankliche Tools: Die Care Ethics, Schweizerische Ärztezeitung, 97(7), S. 262–265

Prentice T, Gillam L (2018) Can the ethical best practice of shared decision-making lead to moral distress? J Bioeth Inquiry 15(2), S. 259–268

Rehbock T (2000) Braucht die Pflege eine eigene Ethik? Pflege, 13, S. 280–289

Repenshek M (2009) Moral distress: Inability to act or discomfort with moral subjectivity? Nurs Ethics 16(6), S. 734–742

Riedel A, Giese, C (2019) Ethikkompetenzentwicklung in der (zukünftigen) pflegeberuflichen Qualifizierung – Konkretion und Stufung als Grundlegung für curriculare Entwicklungen, Ethik Med 31(1), S. 61 79

SAMW (Schweizerische Akademie der Medizinischen Wissenschaften) (2019) Ethikausbildung für Gesundheitsfachpersonen. Bern. SAMW. https://www.samw.ch/de/Publikationen/Richtlinien.html (Abruf 15.04.2019)

Schweidler W (2018) Kleine Einführung in die Angewandte Ethik. Springer: Wiesbaden

Schweikardt C (2008) Die Entwicklung der Krankenpflege zur staatlich anerkannten Tätigkeit im 19. und frühen 20. Jahrhundert. München: Martin Meidenbauer

Schweizer Berufsverband der Pflegefachfrauen und Pflegefachmänner (SBK) (2013) Ethik und Pflegepraxis. Bern: SBK-ASI

Seidler E, Leven K (2003) Geschichte der Medizin und der Krankenpflege. Stuttgart: Kohlhammer (7. Auflage)

Storch J (2009) Ethics in nursing practice. In: Kuhse H, Singer P (Hrsg.) A companion to bioethics. Oxford: Wiley-Blackwell. S. 551–562

Thomasma D (1994) Toward a new medical ethics. Implications for ethics in nursing. In: Benner P. (Hrsg.) Interpretive phenomenology. Embodiment, caring, and ethics in health and illness. London: Sage. S. 85–98

Thompson J (2014) Discourses of social justice – Examining the ethics of democratic professionalism in nursing, Adv Nurs Sci 37, S. E17–E34.

Tronto J (1993) Moral boundaries: A political argument for an ethic of care. New York, London: Routledge.

# 2 Pflegeethik und die Professionalisierung von Pflege[8]

*Megan-Jane Johnstone*

*Professionelle Pflege blickt auf eine reiche, einzigartige Geschichte des Strebens nach Anerkennung als eigenständige Profession zurück. Ausdruck dieses Strebens sind die Einrichtung von Pflegeschulen zur Ausbildung von Pflegefachpersonen, die Forderung nach gesetzlicher Anerkennung und Regulierung sowie die Verabschiedung eines spezifischen Ethikkodexes für die Pflegepraxis. Heute steht Pflege als selbstverwaltete, ethisch und sozial verantwortliche Profession da, die von öffentlicher Bedeutung ist. Dieses Kapitel erläutert die Unterscheidungsmerkmale der Pflege als Profession und die Bedeutung des Ethikkodexes als wesentliches Merkmal einer Profession. Ebenso werden Risiken digitaler Innovationen aufgezeigt für die Fähigkeit von Pflegefachpersonen, auch in Zukunft eine ethisch fundierte professionelle Pflege zu gewährleisten.*

**Ziele:** Nach dem Lesen dieses Kapitels sind Sie in der Lage,

- die Unterscheidung zwischen einer Profession, einem Beruf oder einer Beschäftigung kritisch zu diskutieren,
- zu reflektieren, ob ein Ethikkodex genügt, um eine Berufsgruppe in den Rang einer Profession zu heben,
- die sozialen und philosophischen Grundlagen der Pflege als Profession zu analysieren,
- kritisch zu diskutieren, weshalb die Vorstellung von Pflege als Profession nach wie vor notwendig ist für eine ethisch verantwortete Pflegepraxis im digitalen Zeitalter.

## 2.1 Einführung

Das Streben von Pflegefachpersonen nach formaler Anerkennung von Pflege als eigenständiger Profession hat eine reiche, einzigartige Geschichte, die mit der Gründung des International Council of Nurses (ICN) als internationaler Pflegebewegung (um 1899) beginnt. Die damals führenden Persönlichkeiten wollten Pflege als Profession etablieren, die »säkular, wissenschaftsorientiert und humanitär in ihrer Orientierung war, dadurch auch leicht unterscheidbar wurde von hobbyähnlichen Beschäftigungen und Pflegetätigkeiten durch Personen ohne Ausbildung, Betreuungspersonen oder ältere Ordensschwestern« (Johnstone 2015a, S. XXII). Die Arbeit dieser pflegenden Persönlichkeiten, deren Vermächtnis bis heute Bestand hat, bezeichnete den Beginn des Projekts der Professionalisierung von Pflege, also der Sicherung und Weiterentwicklung von Pflege als selbstverwaltetem, ethisch und sozial verantwortlichem Beruf, der von öffentlicher Bedeutung ist (Johnstone 2015a). Entscheidend dafür war die frühe Einsicht, dass Pflege als Profession einen eigenen Ethikkodex zu

---

[8] Übersetzt aus dem Englischen.

entwickeln und anzunehmen habe. Diejenigen, die dies befürworteten, sahen in einem eigenen Ethikkodex für die Pflege das entscheidende Merkmal der Profession, vergleichbar mit den Professionen der Medizin und des Rechts. Deshalb seien Pflegende aus der Perspektive der Öffentlichkeit als »ordentlich ausgebildete« Fachpersonen anzuerkennen (Robb 1900, S. 103). Eine dieser Persönlichkeiten war die amerikanische Pflegeaktivistin Isabel Hampton Robb, eine der ersten Befürworterinnen eines Kodexes. Sie glaubte jedoch, dass Pflegende zuerst »*organisiert* und anschließend *gesetzlich geregelt*« werden sollten mit staatlicher Zertifizierung oder Registrierung, bevor sie einen Kodex entwickeln (Johnstone 2015a, S. XXXIII). Robb (1900) kam zum Schluss, dass erst nach erfolgter Organisation und gesetzlicher Anerkennung die Profession »die Arbeit aufnehmen könne, unseren Ethikkodex zu definieren« (Robb 1900, S. 103). Trotz dieser ersten Forderungen nach einem eigenen Ethikkodex für die Pflege sollten fünfzig weitere Jahre vergehen, bis dieses Ziel erreicht wurde resp. 1949 durch Liberia, 1950 die USA und 1953 durch den ICN (Sawyer 1989). Diese Verzögerung ist vor allem auf die vernichtenden Auswirkungen der beiden Weltkriege auf die Profession Pflege zurückzuführen: Nach diesen Katastrophen musste die Pflege wiederaufgebaut werden. Nationale Pflegeverbände begannen zwar, eigene Ethikkodizes zu entwickeln, aber es war erst der ICN-Kodex von 1953, der von der Profession *als Ganzes* angenommen wurde. Dies wurde als Zeichen dafür gesehen, dass auch Pflege endlich als weltweit anerkannte Profession etabliert war (Johnstone 2015a).

Der Kodex von 1953 war jedoch umstritten, vor allem, weil er – wie die Revision von 1965 – einen Abschnitt enthielt, der den Status quo von Pflegefachpersonen festigte, welche die Anweisungen der Ärzt*innen »intelligent und loyal« zu befolgen hätten (Johnstone 2015a, S. XXXII). Mit der Ausarbeitung neuer Pflegephilosophien entwickelte sich aber eine neue Generation von Pflegefachpersonen, die diese Haltung hinterfragten. Viele sahen darin eine Absage »an die Urteilskraft der Pflegefachperson und an ihre persönliche Verantwortung. Sie hoben die Abhängigkeit von Ärzt*innen hervor, diese Abhängigkeit würden Pflegefachpersonen weltweit als nicht mehr angemessen betrachten« (American Journal of Nursing 1973, S. 1350). Nach Prüfung dieser Bedenken erklärte sich der ICN bereit, die beanstandeten Aussagen zu überarbeiten. 1973 wurde eine neue Version des Kodexes veröffentlicht, in der das Dogma der Unterordnung der Pflegefachperson unter die ärztliche Profession dauerhaft aufgehoben wurde. Der neue Kodex unterstrich die Verantwortung und Rechenschaftspflicht der Pflegenden für die Erbringung von Pflege, ein Kernelement, das bis heute beibehalten ist. Seit der Revision von 1973 wurde der ICN-Ethikkodex regelmäßig überarbeitet, um sicherzustellen, dass der Kodex Veränderungen in der modernen Welt und in der Pflege widerspiegelt. Für das bessere Verständnis dessen, was die Anerkennung von Pflege als Profession bedeutet, sind weitere Klärungen nötig. Zu diesem Zweck wird im Folgenden ausgeführt:

- was eine Profession ausmacht,
- ob die Annahme eines Ethikkodexes ausreicht, damit eine Berufsgruppe den Status einer Profession erhält,
- weshalb die Einordnung der Pflege als Profession gerechtfertigt ist, sowohl in praktischer als auch philosophischer Hinsicht
- warum die Aufrechterhaltung des traditionellen Ideals der Profession entscheidend ist für eine ganzheitliche und ethisch verantwortete Pflegepraxis im digitalen Zeitalter.

## 2.2 Was ist eine Profession?

Gemäß dem Oxford English Dictionary stammt das Wort »Profession« aus dem lateinischen *professio*, abgeleitet aus dem Verb *profiteri*, was »öffentlich bekennen, erklären« bedeutet. Dies wiederum stammt aus der Vorstellung, dass man einen »Beruf ausübt, von dem man erklärt, dass man darin qualifiziert ist«[9]. Definitionen aus Lexika und Wörterbüchern führen die »klassischen« juristischen, medizinischen und geistlichen Professionen als typische Beispiele auf. Als *Professionsangehörige\*r* wird eine Person bezeichnet, die über eine spezifische Qualifikation verfügt oder zu einer Profession gehört (z. B. Anwält\*innen, Ärzt\*innen oder Geistliche).

Definitionen und Konzepte dessen, was eine Profession ausmacht und wer mit Recht behaupten darf, einer Profession anzugehören, sind jedoch Themen dauernder Debatten und Kontroversen. Die umfangreiche Literatur dazu kann hier aus Platzgründen nicht entfaltet werden. Sie belegt, dass trotz starker Bemühungen, den Begriff der Profession solide und prägnant zu definieren, immer noch kein Konsens darüber besteht. Einige Wissenschaftl\*innen bezweifeln, dass solch ein Konsens überhaupt möglich ist (Susskind & Susskind 2015).

Trotz der geschilderten Zweifel besteht ein Konsens über Merkmale, die Professionen und die Menschen, die darin tätig sind, gemeinsam haben:

- Professionsangehörige verfügen über eine theoretische und praktische Fachausbildung und Wissen, das aufrechtzuerhalten ist. Sie haben fachspezifische Fertigkeiten und Expertisen, welche kontinuierlich nachzuweisen sind.
- Die Zulassung zur Ausübung der Profession bedarf formaler Qualifikationen, die durch eine akkreditierte Institution verliehen werden (z. B. durch eine Hochschule oder tertiäre Bildungseinrichtung).
- Die Tätigkeiten der Angehörigen einer Profession sind geregelt (z. B. durch Registrierungs- oder Zulassungsvorschriften).
- Professionsangehörige sind einem gemeinsamen Katalog ethischer Werte verpflichtet, der in der Regel die Gestalt eines formal verabschiedeten Verhaltens- und/oder Ethikkodexes annimmt.

Von diesen Merkmalen wurde die Annahme eines ethischen Wertekatalogs als dasjenige Element angesehen, das letztlich eine Profession ausmacht und das die *Profession* von einem *Beruf* und einer bloßen *Beschäftigung* unterscheidet. Ein Grund dafür ist, dass die gesetzliche Regulierung allein nicht hinreichend sicherstellen kann, dass diejenigen, die als Professionsangehörige *registriert* sind, die Profession auch gewissenhaft ausüben. Demzufolge braucht es strengere Standards als jene, die im Gesetz festgehalten sind und die einen Vorbildcharakter aufweisen. Dieser Vorbildcharakter geht über denjenigen des »gewöhnlichen Menschen auf der Straße« hinaus, verbindet Kompetenz und Engagement mit dem großen moralischen Anliegen, wie dem öffentlichen Interesse am besten gedient werden kann (Mortensen 2002, S. 175). Professionen haben Ethikkodizes in erster Linie entwickelt, um diesen strengeren Standards Ausdruck zu verleihen, welche ihr Handeln leiten sollen. Wie es Emile Durkheim im Klassiker *Professional ethics and civic morals* (dt. Professionsethik und bürgerliche Moral) formuliert, legt Professionsethik die Regeln fest,

---

[9] https://en.oxforddictionaries.com/definition/profession

»welche die Einzelnen leiten und sie drängen, so oder so zu handeln, persönliche Neigungen einschränken und es untersagen, darüber hinauszugehen« (Durkheim 1957, S. 7).

Zusammenfassend lässt sich sagen, dass Professionsethik die besondere Aufgabe hat, Funktionen zu lenken, die nur Professionsangehörige »ausüben können, faktisch ausüben und ausüben sollten« (Durkheim 1957, S. 6).

> Den Ethikkodizes von Professionen (eingeschlossen der Kodex der Pflege) gemeinsam ist die Erklärung gegenüber der Öffentlichkeit, dass die Profession
>
> - eine spezifische, kompetente und vertrauenswürdige Dienstleistung anbietet,
> - die moralische Pflicht aufrechterhält, den Dienst an den Bedürftigen nicht zu verweigern – zumindest »nicht ohne Grund oder Erklärung« (Wright 1951, S. 753),
> - ihrer Verpflichtung nachkommt, die Interessen derjenigen, denen ihre Dienstleistung zugutekommt, über das Eigeninteresse der Profession zu stellen.

Historisch wurden diese ethischen Standards und die Erwartung, dass ihnen Folge geleistet werde, als das Merkmal einer Profession schlechthin gesehen (Bayles 1981). Kritiker*innen argumentieren jedoch, dass die Merkmale, die Professionen zugeschrieben werden, nicht deutlich genug zwischen einer Profession und anderen Formen qualifizierter Beschäftigung unterscheiden. So erfordern beispielsweise die qualifizierten Fertigkeiten von Klempner*innen, Schreiner*innen, Elektriker*innen, Mechaniker*innen etc. (zu unterscheiden von ungelernten Arbeiter*innen) eine spezialisierte Ausbildung, Kenntnisse und Erfahrung. Eine Zulassung, Registrierung, Beaufsichtigung durch eine autorisierte Fachperson sowie eine kontinuierliche Weiterbildung sind nötig, damit die Praxis in Einklang mit den aktuellen Standards des Gewerbes steht. Darüber hinaus haben die Verbände jeweiliger Branchen wie z. B. der Bau- oder Klempnermeister*innen inzwischen auch Verhaltenskodizes erarbeitet, die für Handwerker*innen verbindlich sind (siehe z. B. die WHO-Verhaltenskodizes für die Klempnerei, WHO 2006, S. 28–39). Die Autorität dieser Kodizes zeigt sich darin, dass bei Nichteinhaltung der brancheneigenen Verhaltensregeln – wie bei registrierten Gesundheitsfachpersonen – erhebliche Strafen drohen bis zum Verlust der praktischen Zulassung.

Ausgehend von der Kritik, dass die vorgebrachten Merkmale zur Unterscheidung einer Profession von anderen Gruppen mit qualifizierten Tätigkeiten einer Prüfung nicht standhalten (siehe z. B. Susskind & Susskind 2015), sind einige zum Schluss gekommen, dass diese Merkmale lediglich »äußere Merkmale der Professionen« sind, die von diesen selbst behauptet werden und auf wenig mehr beruhen als Tradition und selbstsüchtiger Ideologie (Pellegrino 1983, S. 172). So argumentiert etwa Moline (1982) in einem früheren Beitrag zum Thema, dass eine staatliche Lizenzierung zwar wünschenswert sei, aber nicht ausreiche, um einer Berufsgruppe einen Professionsstatus zu verleihen. Nur weil Gewerbetreibende lizenzierungspflichtig seien, heiße dies nicht, dass sie deswegen auch einer Profession angehörten – zumindest nicht im Sinne einer Ehrenbezeichnung.

Noch einen Schritt weiter geht Barker (1992) und argumentiert, dass das Vorhandensein eines Ethikkodexes nicht ausreiche, um einer Berufsgruppe den Status einer Profession zu verleihen. Ein Kodex für Klempner allein mache das Klempnerhandwerk noch nicht zur Profession. Ein Grund dafür, so Barker (1992), ist, dass die Ethik der Professionen von ihren Angehörigen abverlange, das Eigeninteresse einzuschränken oder sogar diesem zuwiderzuhandeln. Im Gegensatz dazu »sieht die Ethik nichtprofessioneller Berufe bei der Anwendung beruflicher Fertigkeiten für das Individuum einen größeren Spielraum vor für eigennütziges Verhalten als die Ethik von Professionen« (Barker 1992, S. 87). So wäre es beispielsweise für eine Ärzt*in oder Pflegefachperson unmoralisch, einer bedürftigen Person die Hilfe zu verweigern, selbst wenn sich erstere im Urlaub befände. Im Gegensatz dazu bestehe bei Klempner*innen ein grösserer Spielraum, Dienstleistungen für die Kund*innenschaft zu verweigern – so etwa, wenn sie urlaubshalber abwesend sind– ohne dass sie deswegen für unmoralisch gelten würden.

Die grösste Kritik an der Liste von Merkmalen, die eine Profession charakterisieren, lautet, dass sie zwar eine nützliche *soziale* Definition von Profession liefern, aber nicht wirklich erfassen, worin der Hauptunterschied zwischen einer echten Profession und einem qualifizierten Beruf besteht. Für eine valide Unterscheidung bedarf es einer genuin philosophischen Grundlage, die »das Wesen dessen, was eine Profession ausmacht«, zu erklären vermag (Pellegrino 1983, S. 172). Der Untersuchung dieser Annahme widmet sich der restliche Teil der Diskussion.

## 2.3 Das Wesen einer Profession

Edmund Pellegrino, ein bekannter US-amerikanischer Professor für Medizin und Medizinethik, argumentiert in einem Beitrag zum Thema »Was ist eine Profession?«, dass das zentrale Unterscheidungsmerkmal einer Profession »das Wesen der menschlichen Bedürfnisse ist, an denen sich die Profession ausrichtet und die menschlichen Beziehungen, in denen diese verwoben sind« (Pellegrino 1983, S. 168). Im Herzen einer wahren Profession steht das Versprechen ihrer Angehörigen, angesichts menschlicher Verletzlichkeit *Hilfe zu leisten* gemeinsam mit der moralischen Verpflichtung, das Wohl derjenigen, denen sie dienen, über das eigene Interesse zu stellen«(Pellegrino 1983, S. 168). Der Autor hebt grundlegende Aspekte hervor, die eine »wahre« Profession (einschließlich der Pflege) von weiteren Beschäftigungen unterscheiden. Bemerkenswert ist dabei die Rolle, die eine Profession im Umgang »mit Menschen in besonderen existenziellen Zuständen der Verletzlichkeit spielt, in denen das Menschsein der bedürftigen Person gewissermaßen verwundet ist«. Menschen, die sich in einem Zustand der Bedürftigkeit befinden, so Pellegrino, »haben keine andere Wahl, als Hilfe zu suchen« (Pellegrino 1983, S. 172). Unter solchen Umständen sind die Bedürfnisse in der Regel ganz persönlicher Natur und erfordern, dass Professionsangehörige sich in die persönliche Erfahrung der hilfesuchenden Person (z. B. mit einer Krankheit oder Verletzung) einbringen. Dies bedingt, dass letztere auch intime Einzelheiten ihres Lebens und ihrer Erfahrung offenbart. Dadurch wird die betroffene Person verletzlich. Es bleibt ihr kaum etwas anderes übrig, als darauf zu vertrauen, dass die Fachperson, die ihr beisteht, über das nötige Wissen und die Fähigkeiten verfügt, ihr zu helfen, aber auch, dass sie *ihre Verletzlichkeit nicht für einen persönlichen Gewinn ausnutzen* wird (Pellegrino 1983).

Diese Überlegungen sind für die Unterscheidung zwischen einer Profession und einem Handwerksberuf grundlegend. Im Gegensatz zur Haltung gegenüber Professionsangehörigen »wird z. B. von Handwerker*innen nicht erwartet, dass sie als oberstes Ziel haben, anderen zu helfen« (Pellegrino 1983, S. 174). Darüber hinaus wird von ihnen kein persönliches Engagement angesichts der gelebten Erfahrung ihrer Kund*innenschaft erwartet. Ist z. B. meine Toilette verstopft, bin ich sicherlich verletzlich – aber nicht im existenziellen Sinne. Zwar benötige ich die Dienstleistung, d. h. das Wissen und die Fertigkeiten einer in Klempnerei erfahrenen Fachperson, um die Verstopfung zu beheben. Ich vertraue darauf, dass sie gute Arbeit leistet. Doch muss ich keine Einzelheiten meines Lebens offenbaren, damit sie mein Problem lösen kann. Ebenso wenig muss sie Anteil an meiner gelebten Erfahrung nehmen. Sie muss einfach meine Toilette reparieren. Wenn ich die Rechnung dafür erhalte, werden die Kosten nahelegen, dass ihre geschäftlichen Interessen Vorrang haben vor meinen Interessen nach einem günstigen Preis.

## 2.4 Pflege als Profession

Pflege zeigt unmissverständliche Merkmale einer Profession. Wie oben dargelegt, erfüllt sie nicht nur die soziale Definition der Profession, sondern verfügt auch über eine robuste philosophische Grundlage, um als Profession anerkannt zu sein. Wie andere »klassische« Professionen zeichnet sich Pflege als Profession durch die unmittelbare und intime Natur pflegerischer Arbeit aus angesichts der Notlage von Menschen, die pflegebedürftig sind. Pflege als Profession kommt seit langem ihrer öffentlich bekundeten moralischen Verpflichtung nach, pflegebedürftigen Menschen zu helfen, ihre Bedürfnisse über das Eigeninteresse zu stellen und niemandem Pflege zu verweigern, zumindest nicht ohne triftigen Grund.

Diese Verpflichtung ist sowohl in nationalen Ethikkodizes für die Pflege festgehalten als auch im Ethikkodex des International Council of Nurses (ICN 2012). Letzterer macht deutlich, dass die Hauptverantwortung der Pflegenden »dem pflegebedürftigen Menschen« gilt und dass Pflege dem bedürftigen Menschen »unabhängig von Alter, Hautfarbe, Glauben, Kultur, Behinderung, Krankheit, Geschlecht, sexueller Orientierung, Nationalität, Politik, Rasse oder sozialem Status« zu erbringen ist (ICN 2012, S. 1). Diese Hauptverantwortung beinhaltet vier weitere grundlegende Verantwortungen, nämlich: »Gesundheit zu fördern, Krankheit vorzubeugen, Gesundheit wiederherzustellen und Leiden zu lindern« (ICN 2012, S. 1). Diese wiederum sind ohne Einschränkungen, z. B. Vorurteile oder Eigeninteressen, zu gewährleisten.

> Obwohl es Fälle gibt, in denen Pflegefachpersonen in ihren moralischen Verpflichtungen gegenüber Pflegebedürftigen kläglich versagt haben und das Eigeninteresse über das Wohlergehen der Allgemeinheit gestellt haben, verwässert dies keineswegs die Bedeutung der Profession oder ihrer ethischen Werte. Vielmehr zeigen solche Fälle, warum Pflegeethik und pflegespezifische Ethikkodizes grundlegend sind. Denn sie erinnern die Öffentlichkeit daran, was Pflegefachpersonen »tun können, tatsächlich tun und tun sollten« innerhalb ihrer professionellen Pflichten, aber auch, welche Rechtsbehelfe bestehen, wenn gegen professionsethische Standards verstoßen wird.

## 2.5 Die Wahrung des Ideals der Profession

Trotz der Bedeutung von Professionen und der besonderen Dienste, die sie zur Unterstützung notleidender und verletzlicher Menschen bieten können, werden Stimmen laut, dass die Zukunft von Professionen prekär sei und dass eine »Ablösung der traditionellen Professionen« unvermeidlich sei (Susskind & Susskind 2015, S. 2). In Kommentaren wird behauptet, dass durch rapide Fortschritte in der Technologie, künstlicher Intelligenz, Automatisierung und durch »lernende Computer« (wie IBM Watson) mit dem niederschwelligen Zugang zu Informationen und Online-»Fachwissen« sich die Art und Weise ändern werde, wie Menschen Hilfe von Fachleuten holen oder Hilfe *wünschen*. Stimmen diese Behauptungen, werden wir bald in eine so genannte »postprofessionelle Gesellschaft« eintreten (Susskind & Susskind 2015, S. 15). Es übersteigt den Rahmen dieses Beitrags, die Art und die Folgen des kulturellen Wandels in eine postprofessionelle Gesellschaft genauer zu untersuchen. Dennoch wäre es naiv zu behaupten, dass die Pflege als Profession und ihre Fähigkeit, den moralischen Verpflichtungen gegenüber Pflegebedürftigen nachzukommen, in Zukunft nicht von digitalen Innovationen und Umbrüchen betroffen sein wird. Vereinzelt ist dieser Wandel heute bereits sichtbar (z. B. die Entwicklung von Pflegerobotern oder der Einsatz von IBM Watson Health; ▶ Kap. 20; ▶ Kap. 21). Zweifellos beunruhigender für die Pflege ist der Vorschlag, die Arbeit von Professionen in »Kernaufgaben« zu zerlegen und diese Aufgaben auf »disziplinunabhängige Einzelpersonen« umzuverteilen (Susskind & Susskind 2015, S. 212 und 265). Ein Beispiel einer solchen Einzelperson wäre die »für Empathie zuständige Person« (engl. empathizer), welche – so der Vorschlag – als »zerlegter Teil eines professionellen Dienstes« arbeiten wird (Susskind & Susskind 2015, S. 265).

> Der Vorschlag der Zerlegung der Professionsarbeit birgt für die Pflege die Gefahr, dass die evidenzbasierte ganzheitliche Pflegepraxis (im Gegensatz zur aufgabenorientierten), die Pflegefachpersonen weltweit seit Jahrzehnten anstreben, fragmentiert und zerstört wird. Ferner besteht die Gefahr, dass die Fähigkeit Pflegender unterwandert wird, ganzheitlich auf Menschen zu reagieren, die existenziell verletzlich sind und die Unterstützung von Menschen mit besonderen Kenntnissen und Fähigkeiten benötigen. Kurz formuliert, würde das heißen, dass das Engagement von Pflegefachpersonen und ihre Fähigkeit hintergangen würden, ethisch verantwortbare und einfühlsame Pflege zu leisten. Pflegefachpersonen als Professionsangehörige müssen wachsam bleiben und auf diese Bedrohungen reagieren, um eine solche Zersetzung der Pflegepraxis zu verhindern.

## 2.6 Zusammenfassung

Was eine Profession ausmacht, kann kontrovers diskutiert werden. Nicht zur Debatte steht aber die Notwendigkeit, dass Pflegefachpersonen bei der Ausübung ihrer Tätigkeit höchsten ethischen Standards folgen. Pflege hat eine starke soziale und philosophische Grundlage, dank derer sie als Profession anerkannt wird. Diese Grundlage legitimiert Ethikkodizes der Pflege als verbindliche Leitlinien für die Praxis. Ohne professionelle Dienstleistungen der Pflege und ohne Ethikkodizes, die die Pflegepraxis lenken, besteht für die Gesellschaft keine Gewissheit, dass die Pflege, die existenziell verletzliche Menschen benötigen, auch sorgfältig, kompetent und vorurteilsfrei erbracht wird – und zwar auf eine Art und Weise, welche die Interessen der Öffentlichkeit über die der Profession stellt, von der sie abhängig ist.

## 2.7 Transferfragen

1. Dank welcher Merkmale ist Pflege als echte Profession anerkannt?
2. Inwiefern ist eine explizite Pflegeethik unerlässlich für eine sichere, selbstverwaltete und professionelle Pflegepraxis?
3. Weshalb ist für die Pflege die Beibehaltung des traditionellen Ideals der Profession von entscheidender Bedeutung im Zeitalter der Digitalisierung?

## Weiterführende Literatur

Johnstone M-J (Hrsg.) (2015b) Nursing ethics. Band 2: Nursing ethics, pedagogy and praxis. Sage Publications, Oxford.

Johnstone M-J (Hrsg.) (2015c) Nursing ethics. Band 3: Politics and future directions of nursing ethics. Sage Publications, Oxford

Johnstone, M-J (2019) Bioethics: A nursing perspective, 7. Auflage. Elsevier Australia, Chatswood, NSW.

## Literatur

American Journal of Nursing (1973) The ICN meets in Mexico City. American Journal of Nursing, 73(8), S. 1344–1359

Barker S F (1992) What is a profession? Professional ethics 1(1&2), S. 73–99

Bayles M D (1981) Professional ethics. Wadsworth: Belmont, CA

Durkheim E (1957) Professional ethics and civil morals (Transl. Cornelia Brookfield). Routledge & Kegan Paul, London

International Council of Nurses (ICN) (2012) Code of ethics for nurses. ICN, Geneva

Johnstone M-J (Hrsg.) (2015a) Nursing ethics. Band 1: Developing theoretical foundations for nursing ethics. Sage Publications, Oxford

Moline J N (1986) Professionals and professions: a philosophical examination of an ideal. Social Science & Medicine, 23(3), S. 501–508

Mortensen R (2002) Lawyers' character, moral insight and ethical blindness. The Queensland Lawyer, (22), S. 166–178

Pellegrino E (1983) What is a profession? Journal of Allied Health, 12(3), S. 168–176

Robb I Hampton (1900) Address of the President. American Journal of Nursing, 1(2): 97–104

Sawyer LM (1989) Nursing code of ethics: an international comparison. International Nursing Review. 36(5): 145–148

Susskind R & Susskind D (2015) The future of the professions: How technology will transform the work of human experts. Oxford University Press, Oxford UK

World Health Organization (WHO)(2006) Health aspects of plumbing. WHO, Geneva: http://www.who.int/water_sanitation_health/hygiene/plumbingtoc.pdf [accessed 10 November 2019]

Wright P (1951) What is a »profession«? The Canadian Bar Review, 29:748–757

# 3 Vulnerabilität in der professionellen Pflegebeziehung

*Berta M. Schrems*

*In diesem Kapitel erfahren Sie, was unter dem objektiven Konzept und dem subjektiven Phänomen Vulnerabilität verstanden wird und welche Faktoren für Vulnerabilität verantwortlich sind. Sie lernen die grundlegenden Elemente der professionellen Pflegebeziehung sowie die Ethik der Begegnung Emmanuel Levinas' kennen. In der Zusammenführung dieser beiden Themen erkennen Sie, wie sich Vulnerabilität in der alltäglichen Pflegepraxis zeigen kann und welche ethischen Herausforderungen und Verantwortlichkeiten sich in der Begegnung von Pflegenden und zu Pflegenden ergeben. Der Beitrag schließt mit den Kompetenzen, die Sie als Pflegefachperson benötigen, um diesen Herausforderungen zu begegnen.*

**Ziele:** Nach dem Lesen dieses Kapitels sollten Sie in der Lage sein,

- spezifische Vulnerabilität von allgemeiner Vulnerabilität zu unterscheiden,
- Merkmale erlebter spezifischer Vulnerabilität zu benennen,
- Vulnerabilität als ein Kernelement der Pflegebeziehung zu verstehen und
- die daraus resultierenden ethischen Implikationen darzulegen.

»I believe that our acknowledgment of this shared vulnerability,
in this common world, is the ultimate touchstone of humanism,
and genuinely patient-based professionalism, in healthcare.«
(Barnard 2016, S. 298)

## 3.1 Einführung

Die Verletzlichkeit[10] des Menschen liegt in seiner Natur, sie wahrzunehmen und wenn möglich zu mildern, in der sozialen Verantwortung aller. Die Auseinandersetzung mit dem Thema Vulnerabilität in Gesundheitsberufen scheint selbstverständlich, obgleich sie bislang eher in theoretischer als in praktischer Hinsicht erfolgt ist. Dass Vulnerabilität jedoch an praktischer Bedeutung gewinnt, wird in der aktualisierten Definition der NANDA-I-Pflegediagnosen deutlich. »Eine Pflegediagnose ist eine klinische Beurteilung (*clinical judgement*) einer menschlichen Reaktion auf Gesundheitszustände/Lebensprozesse oder die Vulnerabilität eines Individuums, einer Familie, Gruppe oder Gemeinschaft für diese Reaktion« (Gallagher-Lepak 2017, S. 49). Vulnerabilität umfasst sehr allgemein die Unfähigkeit eines Menschen, sich selbst aufgrund interner oder externer Faktoren vor einer potenziellen Gefahr zu schützen (Schröder & Gefenas

---

10 Im Beitrag werden die Begriffe Vulnerabilität und Verletzlichkeit synonym verwendet.

2009). Die Folgen bestehen in der Beschränkung sowohl der Selbstbestimmung als auch der Entscheidungsfreiheit des betroffenen Menschen. Das ethische Moment der Vulnerabilität liegt in ihrer Universalität, woraus sich im sozialen Zusammenleben und im Speziellen für Pflegenden eine besondere Verantwortung ergibt. Damit Pflegende diese Verantwortung übernehmen können, müssen sie Vulnerabilität verstehen.

Die Grundlagen dazu werden im ersten Abschnitt des Beitrags vermittelt. Verantwortliches Handeln vollzieht sich in der Interaktion; für die Pflege in der professionellen Pflegebeziehung. Im zweiten Abschnitt werden theoretische und empirische Aspekte einer professionellen Pflegebeziehung sowie die Ethik der Begegnung behandelt. Vulnerabilität in professionellen Pflegebeziehungen ist Thema des dritten Abschnitts. Den Abschluss bilden die Herausforderungen und Erfordernisse für Pflegende, um der Vulnerabilität der zu Pflegenden in der alltäglichen Praxis begegnen zu können.

## 3.2 Vulnerabilität

Dass der Mensch verletzlich ist, ist täglich Brot im Gesundheitsbereich, bestimmen doch Krankheit, Gebrechlichkeit, Leiden und Sterben der zu Pflegenden weitgehend den Daseinszweck der Pflegenden.

> Für Vulnerabilität, begrifflich abgeleitet vom lateinischen *vulnus* für Wunde und übersetzt als Verwund- oder Verletzlichkeit, werden konzeptionell zwei grundlegende Formen unterschieden; die anthropologische Verletzlichkeit als Grundbedingung des Menschseins (Conditio humana) und die spezifische, die sich aus bestimmten Lebensumständen ergibt.

### 3.2.1 Die anthropologische Vulnerabilität

Alle Menschen sind verletzlich, sie können erkranken, von Epidemien oder Naturkatastrophen heimgesucht werden, einem Unfall oder einem Verbrechen zum Opfer fallen. Vulnerabilität ist eine universelle menschliche Grundeigenschaft. Sie ist weder gewählt noch vorherseh- oder kontrollierbar. Die Ursachen und deren Erklärungen sind vielfältig und reichen vom Menschen als Mängelwesen und endlich im Dasein bis zum Menschen als soziales Wesen in gegenseitiger Abhängigkeit (ten Have 2016). Aus der allgemeinen Verletzlichkeit des Menschen erwächst sowohl auf individueller als auch auf institutioneller Ebene eine Verantwortlichkeit, sich und andere vor Verletzungen zu schützen (Fineman 2008). In der Verfassung, in Grund- sowie bereichs- und berufsspezifischen Gesetzen und Ethikkodizes werden dazu Rechte und Pflichten geregelt. Allen Menschen gemeinsam, wenngleich nicht immer bewusst, sind also das qualitative Merkmal des Erlebens und die grundlegende Erfahrung der Verletzlichkeit. Letztere hängt von der spezifischen Situation ab und kann unterschiedliche Ausprägungen haben (Bozzaro et al. 2018).

### 3.2.2 Die situationsspezifische Vulnerabilität

Eine spezifische, situationsbezogene Ausprägung von Vulnerabilität ist z. B. die im Ethikkodex des International Council of Nursing (ICN) erwähnte gesellschaftliche Benachteiligung: »Die Pflegende teilt mit der Gesellschaft die Verantwortung, Maßnahmen zugunsten der gesundheitlichen und sozialen Bedürfnisse der Bevölkerung, besonders der von benachteiligten Gruppen, zu veranlassen und zu unterstützen« (DBFK 2010, S. 2). Aber auch Menschen mit entwicklungsbedingten oder gesundheitlichen Bedürfnissen wie Kinder, schwangere Frauen oder kranke und alte Menschen werden als vulnerabel bezeichnet.

> Die zu einer spezifischen Vulnerabilität führenden Lebensumstände können von internen sowie externen Faktoren verursacht werden. Treffen interne Faktoren wie Krankheit, körperliche Abweichung, kognitive Einschränkungen oder Trauer mit externen Faktoren wie Armut, Bildungsdefiziten, Flucht, Migrationsstatus oder rechtlicher bzw. infrastruktureller Benachteiligung zusammen, verstärkt dies die Vulnerabilität von Menschen (Kottow 2003, Sellman 2005).

Die spezifische Vulnerabilität wird in der Regel Gruppen oder Populationen zugeschrieben, was nicht heißt, dass jedes Individuum innerhalb dieser Gruppe oder Population vulnerabel ist bzw. dass alle gleich vulnerabel sind (Schrems 2014). Die spezifische Vulnerabilität ist individuell und situations- bzw. kontextabhängig und damit nicht einer Person, sondern einer Person oder Personengruppe in einer bestimmten Situation zuzuschreiben. Sie ist im Unterschied zur anthropologischen kein statischer, sondern ein bedingter Zustand und ein Potenzial. Das heißt, wenn bestimmte Faktoren gegeben sind, besteht eine erhöhte Gefahr einer Verletzung. Ob und in welchem Ausmaß eine Verletzung eintritt ist von drei zentralen Aspekten abhängig:

1. von der Tatsache, einer Verletzung ausgesetzt zu sein (*exposure*),
2. von der Sensibilität (*sensitivity*), darauf zu reagieren und
3. von der Möglichkeit, dem Ausgesetztsein schützend begegnen zu können (*adaption*) (ten Have 2016).

Der Grad der Sensibilität und die Adaptionsmöglichkeiten bilden die Unterscheidungsmerkmale zwischen der anthropologischen und der spezifischen Vulnerabilität. So können Menschen denselben Bedrohungen ausgesetzt sein, z. B. krankmachenden Bakterien oder einem Sturz, aber je nach Immunabwehr oder körperlicher Mobilität unterschiedlich darauf reagieren und in unterschiedlicher Weise der Bedrohung begegnen, z. B. wenn die Nutzung des Gesundheitssystems oder die Aktivierung des sozialen Netzwerks möglich ist (▶ Abb. 3.1).

Ist die Immunabwehr eines Menschen beeinträchtigt oder kann das Gesundheitssystem nicht genutzt werden, kann es zum Ausbruch einer Krankheit kommen. Ist die Mobilität eines Menschen stark eingeschränkt und fehlt ein soziales Netzwerk, kann soziale Isolation die Folge sein. Die Adaptionsmöglichkeiten stellen in der spezifischen Vulnerabilität eine Form des Selbstschutzes dar (Purdy 2004). Ein mit Vulnerabilität eng verbundenes Konzept ist daher Resilienz oder Widerstandsfähigkeit. Sie ist im Sinne von Bewältigungsstrategien ein Teilaspekt der Adaptionsfähigkeit. Kann eine Person auf eine Bedrohung nicht angemessen reagieren, ist die Selbstsorge eingeschränkt, wodurch Abhängigkeiten entstehen. Abhängigkeit bedeutet, die Kontrolle über interne oder externe Vorgänge nicht in den eigenen Händen zu haben. Ein Beispiel dafür ist die Wahrung der Intimsphäre. »Um Menschen mit Scham zu erfüllen, kann es genügen, ihr Grundbedürfnis nach Schutz zu verletzen, ihre körperlichen oder seelischen Grenzen nicht zu achten und etwas in die Öffentlichkeit zu zerren, was für sie privat, intim, verletzbar ist« (Immenschuh & Marks

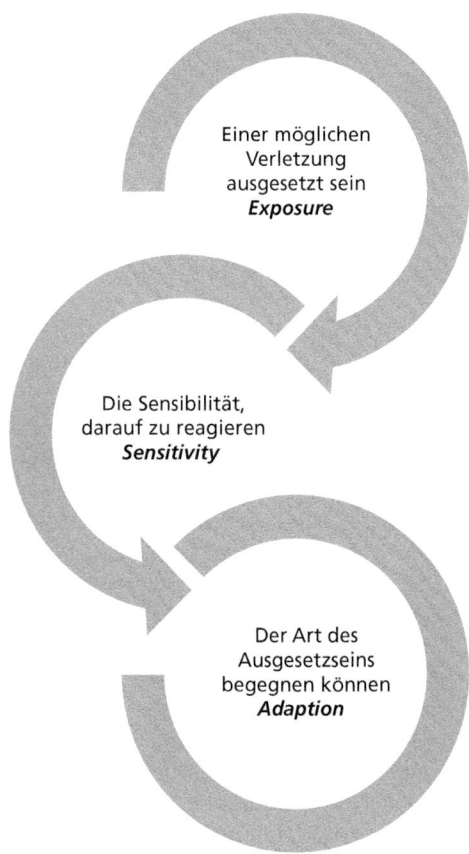

Abb. 3.1: Bestimmende Elemente für den Grad der Vulnerabilität

2014, S. 46). Hier ist der Begriff der Verletzung oder des möglichen Schadens ausgedrückt in Scham. Für die Pflege alltägliche und daher wenig beachtete Phänomene werden von betroffenen Menschen jedoch in besonderer Weise erlebt, möglicherweise auch als Verletzungen.

### 3.2.3 Das Erleben von Vulnerabilität

Wie Verletzlichkeit erlebt und verstärkt wird, soll die Aussage einer Frau nach einem ungeplanten Kaiserschnitt zeigen: »[…], dass das irgendwie alles in der Routine, dass das irgendwie nichts Besonderes war für die Leute dort. Für mich war's so ein kleiner Weltuntergang […]« (Strauss 2015, S. 69). Die Geburt eines Kindes und die Enttäuschung, dieses Kind nicht wie erwartet zur Welt bringen zu können, machten diese Frau verletzlich, und sie war nicht die einzige Frau, die dies so erlebte. Das zentrale Phänomen dieser Untersuchung war: »Sich in einem nicht wahrgenommenen Ausnahmezustand befinden« (Strauss 2015, S. 83). Das für die Person Besondere an der Situation ging in der Routine der alltäglichen Praxis unter. Es ist anzunehmen, dass Krankheit für viele ein Ausnahmezustand ist und somit eine generelle Verletzlichkeit mit sich bringt. Um die Vulnerabilität eines kranken Menschen nicht durch einer der Routine geschuldeten Unachtsamkeit zu vergrößern, müssen Pflegende diese Verletzlichkeit wahrnehmen und verringern, soweit es möglich ist. Im Unterschied zu theoretischen Konzeptionen bestehen zum Erleben von Vulnerabilität nur vereinzelt empirische Erkenntnisse (Bozzaro et al. 2018, Grabovschi et al. 2013, Schröder-Butterfill & Marianti 2006). Die Untersuchungen beziehen sich z. B. auf kranke (Gjengedal et al. 2013), alte (Grøn 2016, Sarvimäki & Stenbock-Hult 2016) und intensivbehandelte Menschen (McKinley et al. 2002), auf Familien mit kranken Kindern (Lough & Fisher 2016, Silveira & Neves 2012) und auf pflegende Angehörige (Sarvimäki et al. 2017) sowie im psychiatrischen Setting auf weibliche Missbrauchsopfer (Örmon & Hörberg 2017).

Eine Gemeinsamkeit der Untersuchungen ist die Bedrohung der Integrität aufgrund einer körperlichen, emotionalen und sozialen Abhängigkeit. Ältere Menschen und Familien mit kranken Kindern berichten zudem von einer gesellschaftlichen Marginalisierung als verstärkenden Effekt. D. h., wer durch die besonderen Lebensumstände spezifisch vulnerabel ist, wird im sozialen Kontext – das können auch Einrichtungen des Gesundheitswesens sein – noch vulnerabler. Wissenschaftliche Studien zeigen aber auch, dass sich Menschen in der Regel im Hinblick auf Gefahren, Bedrohungen und Ressourcen durchaus einschätzen können. Zur Entwicklung eines entsprechenden Selbstkonzepts bedarf es kognitiver Fähigkeiten und der Autonomie der Person (Spiers 2000). Daraus ergeben sich speziell für die Zielgruppen im Gesundheitswesen besondere Herausforderungen. Die Autonomie als Selbstbestimmung und Selbstständigkeit ist entweder im Denken (kognitiv, entwicklungsbedingt) und/oder im Handeln (physisch) dauerhaft oder vorübergehend eingeschränkt, z. B. bei Kindern, schwerkranken, bei mobilitäts- oder bewusstseinseingeschränkten oder demenzkranken Menschen. Besondere Herausforderungen ergeben sich für Menschen mit geringer Gesundheitskompetenz (engl. health literacy). Wenn Menschen Gesundheitsinformationen nur mangelhaft verstehen, entstehen Abhängigkeiten (Kripalani et al. 2008, Sudore et al. 2006).

Vulnerabilität ist nicht nur eine Eigenschaft von zu Pflegenden, auch für Pflegende besteht die Gefahr einer spezifischen Vulnerabilität. Diese Verwundbarkeit entsteht, wenn Pflegende mit Leiden und Sterben konfrontiert werden (Diehl et al. 2018, Thorup et al. 2012) oder wenn sie in ihrem Urteil von anderen abhängig sind. Pflegende sind auch verletzlich, wenn sie die Pflege, die sie leisten wollen, aus organisatorischen oder infrastrukturellen Gründen nicht erbringen können oder wenn sie psychischer oder physischer Gewalt durch zu Pflegende oder im Kollegium ausgesetzt sind. Die Abhängigkeit von Urteilen anderer sowie organisatorische und infrastrukturelle Aspekte, werden im Zusammenhang mit moralischem Stress erforscht. Untersuchungen zum Thema Gewalt der zu Pflegenden finden sich im Zusammenhang mit der Häufigkeit des Auftretens (Edward et al. 2014, Roche et al. 2010), der Einflussfaktoren (Edward et al. 2016) und Strategien des Selbstschutzes (Martinez 2016). Psychische Gewalt unter Arbeitskolleginnen und -kollegen wird auch als »laterale Gewalt« (engl. lateral violence) (Roberts 2015) bezeichnet. Auch wenn dieser Aspekt nicht weiter thematisiert werden kann, muss darauf hingewiesen werden, weil darin mitunter Gründe für die Nichtbeachtung der Vulnerabilität des Gegenübers liegen (Gröning 2014).

### 3.2.4 Die zwei Gesichter der Vulnerabilität

Nicht nur das Verletzlich-Sein ist eine menschliche Grundeigenschaft, sondern auch das Verletzen-Können (Burghardt et al. 2017). In der Pflege zeigt sich Letzteres in Pflegehandlungen, im Unterlassen derselben oder in der Unachtsamkeit. Extreme sind der Missbrauch und die Gewaltausübung gegenüber zu Pflegenden sowie gegenüber Pflegenden. Meist sind es organisatorische Mängel in Gesundheitseinrichtungen, die zu keiner angemessenen Unterstützung der Mitarbeitenden führen, durch die es zu Missständen und zum Missbrauch von Abhängigkeiten kommt (Friesacher 2018, Gröning 2014, Nursing Home Abuse Guide.org o. J.). Auch durch Sprache kann eine Person Verletzung erfahren, weil in der Sprache das Subjekt und dessen Position konstruiert werden (Butler 2006). Sprache ist eine Handlung mit Folgen. Diese Folgen zeigen sich unmittelbar, z. B. in der Art der Ansprache oder Bezeichnung des Zustandes, und mittelbar, z. B. durch eine Drohung, Beleidigung oder Diskriminierung, d. h. wenn die Verletzung in den Folgen davon liegt. Vulnerabilität ist also nicht nur individuell, kontext- und situationsabhängig, sondern birgt auch Gegenseitigkeit, die in der professionellen Pflegebeziehung wirksam wird. Dies gilt sowohl für die Verletzlichkeit als auch für den Aspekt des Verletzens.

## 3.3 Professionelle Pflegebeziehung

Die Pflegebeziehung ist ein Schlüsselelement der personenorientierten Pflege und dient der gemeinsamen Planung und Durchführung zielführender Interventionen zur Erfüllung von physischen und psychosozialen Bedürfnissen. Im Unterschied zur freundschaftlichen Beziehung, die Wechselseitigkeit fordert (Schnell 2017), ist die professionelle Pflegebeziehung durch spezifische Ethikcodes bzw. Standards geregelt. Die Qualität der Beziehung wird jedoch von der Einzigartigkeit der beteiligten Personen bestimmt. Unter Beziehung wird allgemein die »Qualität der Verbundenheit oder Distanz sowie der Verbindung zwischen Menschen aufgrund von Austauschprozessen, z. B. Sprache, Gestik, Mimik, Berührung (Kommunikation)« (Pschyrembel Online 2016) verstanden. Mit dem Austausch wird auf die Wechselseitigkeit hingewiesen, die nicht nur aktiv, sondern auch im vermeintlich nicht vorhandenen Austausch, z. B. wenn nicht verbal kommuniziert werden kann, wirksam wird.

Theoretische Grundlagen zur professionellen Pflegebeziehung finden sich in den interaktionsorientierten normativen Pflegetheorien und -modellen, deren Ausrichtung wie folgt zusammengefasst werden kann (▶ Abb. 3.2): Die Pflege ist ein interpersonaler Prozess (King 1981, Travelbee 1971), der mehrstufig auf Lernen ausgerichtet ist (Peplau 2009) und dynamisch (Orlando 1961) verläuft. In empirischen Untersuchungen zur Beziehungsgestaltung hingegen liegt der Fokus mehrheitlich auf der Perspektive der Pflegenden (Halldorsdottir 2008). Im Mittelpunkt stehen Interaktion und Kommunikation (Fleischer et al. 2009) sowie das Vertrauen als Grundvoraussetzung (Rørtveit et al. 2015, Uhrenfeldt et al. 2018). Der Prozess wird als sich stetig wiederholend (Hagerty & Patusky 2003) und häufig asymmetrisch beschrieben; er lässt jedoch Raum für Patient*innenpartizipation (Mayor & Bietti 2017). Bedeutsame Einflussfaktoren für die Qualität der Beziehung sind die gegenseitigen Erwartungen und das Verhalten der Beteiligten. Die zu Pflegenden erleben die Qualität der Beziehung in kompetentem, mitfühlendem und fürsorglichem Handeln. Bei Pflegeheimbewohner*innen etwa beeinflusst eine zufriedenstellende Interaktion zwischen Pflegenden und zu Pflegenden Hoffnung und Sinn des Lebens und wird als wichtige Ressource für die Gesundheit und das allgemeine Wohlbefinden gesehen (Haugan 2014).

Für die Pflegenden ist das Feedback über die Qualität der Beziehung ein bedeutender Einflussfaktor. Bestimmend für die Beziehungsqualität sind die expliziten und impliziten Werte und Einstellungen der Beteiligten (Wiechula et al. 2016). Im Dialog, der eine vermittelnde Rolle einnimmt und zwischen mindestens zwei Personen stattfindet, wird die Beziehung aufgebaut (Uhrenfeldt et al. 2018). Besondere Aufmerksamkeit erfordern dabei Menschen mit eingeschränkter Kommunikationsfähigkeit. Damit kann den Merkmalen der professionellen Pflegebeziehung ebenfalls Gegenseitigkeit hinzugefügt werden. Emmanuel Levinas' Ethik der Begegnung bietet hierzu das ethische Fundament.

### 3.3.1 Die Ethik der Begegnung nach Emmanuel Levinas

Emmanuel Levinas' Ethik wird bestimmt durch eine allgemeine gegenseitige Angewiesenheit der Menschen. Nach Levinas werden die Begegnung von Angesicht zu Angesicht und die intersubjektive Beziehung in ihrer präkognitiven, d. h. dem Bewusstsein vorausgehenden, Erfahrung erlebt. »Das eigentlich Zwischenmenschliche liegt in einer Nicht-Gleichgültigkeit der einen für die anderen, in einer Verantwortlichkeit der einen für die anderen, jedoch noch bevor die in unpersönlichen Gesetzen festgeschriebene Gegenseitigkeit dieser Verantwortlichkeit den reinen

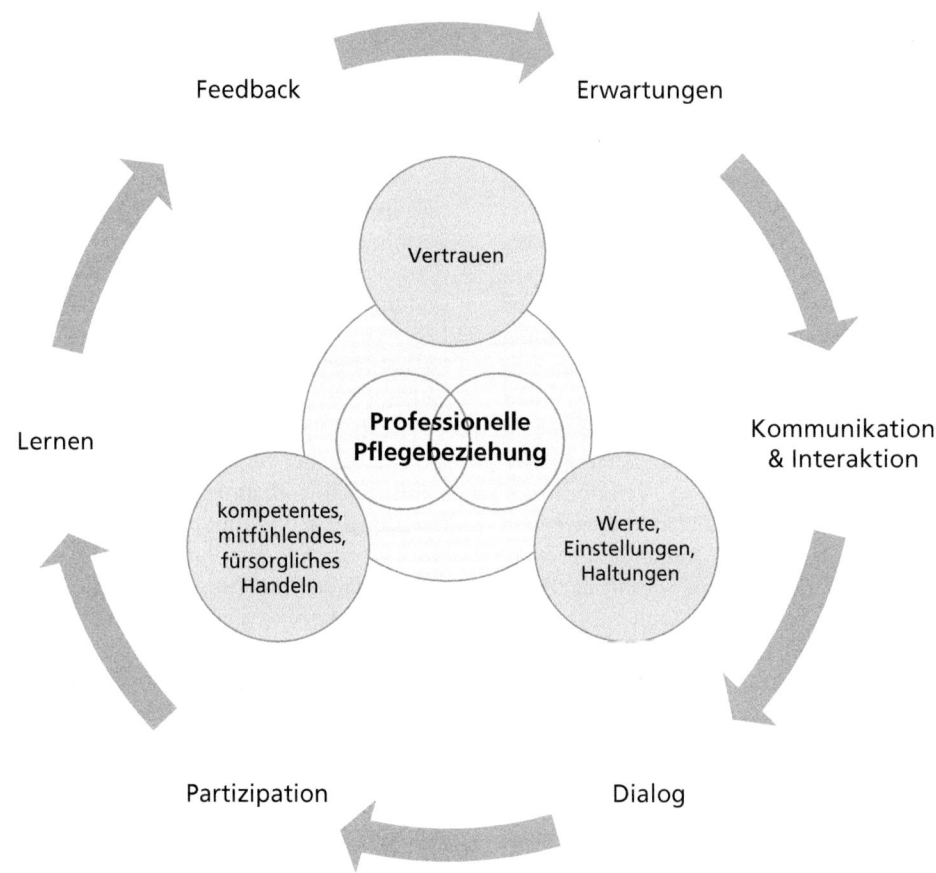

**Abb. 3.2:** Theoretische und empirische Grundlagen der professionellen Pflegebeziehung

Altruismus der Verantwortlichkeit in der ethischen Position des Ichs als Ich überdecken kann« (Levinas 1995, S. 128–129). Es ist dies das reine Erleben, für das es noch keinen Begriff gibt. Das Ethische findet den Ansatzpunkt nicht in der Theorie, sondern geht dem Theoretischen voraus; es wird in der unmittelbaren Begegnung herausgefordert, und so wird die Begegnung zum Ort des Ethischen (Stegmaier 2013). Aus dieser Begegnung erwächst die Verantwortung für den anderen Menschen. Beide haben ihre eigene Würde und können verlangen, respektiert zu werden. Der Anspruch des anderen Menschen, respektiert zu werden, ist so mächtig, dass das Selbst von seinem eigenen Wesen getrennt erscheint, wodurch jeder dem anderen Menschen in der Begegnung schutzlos ausgeliefert ist. Diese Schutzlosigkeit macht verletzlich. Die Verpflichtetheit gegenüber dem anderen Menschen unterliegt nicht dem eigenen Willen. Ein Subjekt ist nach Levinas erst im Handeln frei, das durch die Verantwortung initiiert wird und nicht vorbestimmt ist. »In der Unbestimmtheit, wie es dem Anderen zu antworten hat, erfährt es seine Freiheit« (Buddenberg 2016). Da sich der andere Mensch sehr unterschiedlich zeigen kann, ist die Begegnung von Unsicherheit geprägt. Sich auf diese Unsicherheit einzulassen, bedeutet nach Levinas ethisches Handeln. Unmittelbarkeit und Unbestimmtheit in der Begegnung heißt, dass es kein vermittelndes Drittes wie Regeln und Prinzipien gibt. Feststehende Normen und Werte bergen nach Levinas die Gefahr der Totalität, weil die Verantwortung nicht mehr von Angesicht zu Angesicht, sondern gegenüber Regeln, Logiken oder Prozeduren eingenommen und weil die Frage, was gut und schlecht ist, nicht mehr gestellt wird (Stegmaier 2013). Damit wird das ursprünglich Ethische aufgehoben. Das Gute liegt jenseits des eigenen Wesens im Gegenüber oder, wie er es selbst ausdrückt, im *Antlitz der anderen Person* (Levinas 2014). Das Ethische einer Beziehung tritt als etwas Nötigendes auf, ist weder angenehm noch macht es das Leben einfach. Weil der Mensch sich nicht dauerhaft dieser Nötigung aussetzen kann, braucht es nach Levinas den Genuss. Im Genuss ist der Mensch autonom. In einem sehr allgemeinen Sinne ist damit die Sorge des Menschen um das eigene Wohlergehen gemeint. Mit dieser Selbstsorge kann ein Mensch erst die Verantwortung für Andere tragen.

### 3.3.2 Die professionelle Pflegebeziehung im Lichte der Ethik der Begegnung

Levinas' Ethik schießt am zentralen Merkmal der Gegenseitigkeit professioneller Pflegebeziehungen an. Im Zentrum steht die Begegnung zwischen Pflegenden und zu Pflegenden ohne vermittelndes Drittes. Diese Begegnung wird zuerst erlebt und dann mit Begriffen versehen. Für das Erleben bedarf es keiner kommunikativen bzw. kognitiven Kompetenzen, diese sind nur für den Austausch über das Erleben notwendig. Kognitiv eingeschränkte Menschen werden damit nicht von der ethischen Verantwortlichkeit ausgeschlossen, insbesondere beim Sich-Einlassen auf die Unbestimmtheit, in der sich das Gegenüber zeigt. So kann sich dieselbe Person vor und nach der Diagnosestellung, vor und nach der Therapie, morgens und abends, gestern und heute anders zeigen. In jeder Begegnung gilt es, sich auf die jeweilige Andersheit des Gegenübers und der Situation einzustellen. Vorbestimmt ist nur die fundamentale Verpflichtetheit der und dem Anderen gegenüber. Wie diese erfüllt wird, liegt bei den handelnden Personen. Levinas' Ethik verschiebt den Fokus von den Pflegenden als Außenstehende und ausgestattet mit allgemeinen Standards auf die Ebene der persönlichen Begegnung. Vulnerabilität ist auf beiden Seiten gegeben, wobei jene der zu Pflegenden in der Regel mehrschichtig und die Schutzlosigkeit eine doppelte ist. Zur allgemeinen Vulnerabilität kommt jene des kranken oder beeinträchtigten Menschen hinzu. Dass aber auch Pflegende spezifisch verletzlich sind, macht deutlich, dass Pflegebeziehungen an sich vulnerabel sein können.

## 3.4 Vulnerabilität in der professionellen Pflegebeziehung

Um die Vulnerabilität in der professionellen Pflegebeziehung wahrnehmen zu können, müssen Pflegende ethische Sensibilität aufbringen, d. h. die Fähigkeit, ein ethisches Problem zu erkennen und ein Verständnis für die Situation des Gegenübers zu entwickeln. Pflegende benötigen zudem moralische Handlungskompetenz als die Fähigkeit, mit Intelligenz, Fachlichkeit und Mitgefühl zu entscheiden und ein Bewusstsein für die moralischen Implikationen der Entscheidungen für Menschen zu entwickeln (Milliken 2018). Als Komponenten der professionellen Kompetenz bestimmen sie in der Begegnung die Wahl der Mittel.

### 3.4.1 Die Andersheit des Anderen

Die professionelle Pflegebeziehung hat als Ausgangspunkt, dass jemand Pflege benötigt und andere diese bieten können, wodurch erstere in eine Abhängigkeit versetzt werden.

> Die primäre Bedingung für das Gelingen einer professionellen Pflegebeziehung ist, dass Pflegende sich dieser Asymmetrie der Beziehung bewusst sind, dass sie die Unterschiedlichkeit wahrnehmen und respektieren. Die Instrumente für eine gelingende Pflegebeziehung sind der Dialog und ein verstehender Ansatz, d. h. eine offene Anamnese im Sinne des Erzählens der eigenen Krankengeschichte (engl. storytelling). Damit wird die Bedeutung für die aktuelle Situation von den Betroffenen selbst und nicht durch externe Vorgaben bestimmt (Schrems 2018).

Pflegefachlich relevante Aspekte werden im Nachfragen erfasst. In diesem Austausch entwickeln sich die Regeln des Umgangs miteinander, es wird Vertrauen geschaffen und Integrität gewahrt (▶ Abb. 3.3).

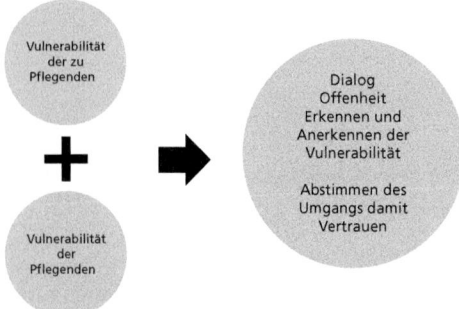

**Abb. 3.3:** Vulnerabilität in der Pflegebeziehung

### 3.4.2 Der Grad der Vulnerabilität

Die Feststellung des Abhängigkeitsgrads und die daraus erwachsene Vulnerabilität der betroffenen Menschen erfolgen durch das Erfassen der verursachenden sowie mildernden internen und externen Faktoren. Dies ist keine zusätzliche Aufgabe oder weitere Checkliste, sondern ein Kernelement des gesamten Pflegeprozesses. Auch dazu ist ein verstehender Zugang notwendig. Nur so können die individuellen Bedürfnisse der zu Pflegenden vor dem Hintergrund der pflegefachlich relevanten Aspekte interpretiert und einer angemessenen Lösung zugeführt werden. Das vermittelnde Dritte sind nicht fertige Standards, sondern die Pflegenden, die im individuellen Fall vor dem Hintergrund dieser Standards entscheiden, abstimmen und handeln (Schrems 2018).

### 3.4.3 Die Offenheit im Dialog

Die Vermittlung zwischen den individuellen Bedürfnissen der Betroffenen und den pflegefachlichen Erfordernissen erfordert Offenheit auf beiden Seiten. Offenheit kann aber auch das Potenzial an Vulnerabilität erhöhen. So müssen zu Pflegende mitunter intime Fragen beantworten, z. B., wenn das Hygieneverhalten, die Ausscheidung, die Familiensituation oder finanzielle Verhältnisse erfragt werden. Dem Pflegeprozess folgend kann auch das Stellen einer Pflegediagnose verletzend sein, wenn z. B. die Kompetenz zur Selbstpflege oder die Adhärenz als mangelhaft beurteilt werden. Dabei rücken möglicherweise verletzende Aspekte der Sprache, ob und wie eine Diagnose kommuniziert wird, in den Vordergrund. Ähnlich ist es bei der Erfassung von Ressourcen, Interventionen und bei der Evaluation der Pflege. Pflegende benötigen dafür die Kompetenz des kritischen Denkens.

## 3.4.4 Reflexion der eigenen Verletzlichkeit

Die spezifische Verletzlichkeit der Pflegenden liegt im Ausgesetztsein des Leidens der Anderen und in der professionellen Verpflichtung, eine angemessene Pflege anzubieten. Letzteres gelingt aufgrund organisatorischer Gegebenheiten, ökonomischen Drucks oder fehlender Fachkenntnisse nicht immer. Es kann auch sein, dass keine Beziehung entstehen kann, weil z. B. den zu Pflegenden das Vertrauen zu den Pflegenden fehlt. Dies kann in der Begegnung die Vulnerabilität verstärken (Angel & Vatne 2017). Levinas' Ethik zufolge ist der Mensch im Genuss frei. Es liegt demnach auch in der Verantwortung der Pflegenden selbst, für das eigene Wohlergehen Sorge zu tragen. Daraus folgt die Pflicht, sich sowohl in pflegespezifischen als auch in ethischen Fragen gezielt weiterzubilden, bei ethischen Konflikten in den Dialog zu treten, bei Missständen im engeren Sinne den Mut zu haben, diese aufzuzeigen und Beratung anzunehmen. Dies dient dem eigenen Wohlergehen und dem der Menschen, denen die beste Pflege zugutekommen soll.

## 3.5 Zusammenfassung

Vulnerabilität ist eine menschliche Eigenschaft, die durch bestimmte Lebensumstände verstärkt werden kann. Da alle Menschen vulnerabel sind, besteht eine soziale Verantwortlichkeit, sich gegenseitig zu schützen. Nach Emmanuel Levinas erleben wir die eigene Verletzlichkeit im Antlitz des Anderen, wobei sich das Gegenüber unterschiedlich zeigen kann. Sich auf diese Unterschiedlichkeit einzulassen, bedeutet, ethisch zu handeln. In der Pflegebeziehung gilt es, Raum zu schaffen für die Entwicklung eines ethisch reflektierten Umgangs mit Vulnerabilität, der dieser Unterschiedlichkeit Rechnung trägt.

## 3.6 Transferfragen

1. Welche Formen und Ursachen der Vulnerabilität können unterschieden werden?
2. Wie lautet die Kernaussage von Emmanuel Levinas' Ethik?
3. Wie zeigt sich Vulnerabilität in der professionellen Pflegebeziehung und wie können ihr Pflegende begegnen?

## Literatur

Angel S, Vatne S (2017) Vulnerability in patients and nurses and the mutual vulnerability in the patient-nurse relationship. Journal of clinical nursing, 26 (9-10), S. 1428–1437

Barnard D (2016) Vulnerability and Trustworthiness: Polestars of Professionalism in Healthcare. Cambridge Quarterly of Healthcare Ethics, 25 (2), S. 288–300

Bozzaro C, Boldt J, Schweda M (2018) Are older people a vulnerable group? Philosophical and bioethical perspectives on ageing and vulnerability. Bioethics, 32 (4), S. 233–239

Buddenberg E (2016) Ethik und Politik im Anschluss an Levinas – Zwischen dem einen und den vielen Anderen? Zeitschrift für Praktische Philosophie, 3 (1), S. 93–124

Burghardt D, Dziabel N, Höhne T (2017) Vulnerabilität: Pädagogische Herausforderungen. Stuttgart: Kohlhammer

Butler J (2006) Hass spricht. Zur Politik des Performativen. Frankfurt am Main: Suhrkamp Verlag

DBFK (2010) ICN-Ethikkodex für Pflegende. (https://deutscher-pflegerat.de/Downloads/DPR%20Dokumente/ICN-Ethik-E04kl-web.pdf, Zugriff 25.01.2019)

Diehl E et al. (2018) Belastungsfaktoren von Pflegekräften in der spezialisierten Palliativversorgung-Ergebnisse einer qualitativen Studie. Zeitschrift für Palliativmedizin, 19 (06), S. 306–311

Edward KL et al. (2014) Nursing and aggression in the workplace: a systematic review. British Journal of Nursing, 23 (12), S. 653–659

Edward KL et al. (2016) A systematic review and meta-analysis of factors that relate to aggression perpetrated against nurses by patients/relatives or staff. Journal of clinical nursing, 25 (3-4), S. 289–299

Fineman MA (2008) The Vulnerable Subject: Anchoring Equality in the Human Condition. Yale Journal of Law & Feminism. Article 2, 20 (1), S. 1–23

Fleischer S, Berg A, Zimmermann M, Wüste K, Behrens J (2009) Nurse-patient interaction and communication: A systematic literature review. Journal of Public Health, 17 (5), S. 339–353

Friesacher H (2018) Nur das Ende einer Spirale. intensiv, 26 (01), S. 30–37

Gallagher-Lepak S (2017) Die Grundlagen der Pflegediagnosen. In: Kamitsuru, H. (Hrsg.) NANDA International, Inc. Pflegediagnosen: Definitionen und Klassifikation 2015-2017. Kassel: Recom

Gjengedal E, Ekra EM, Hol H, et al. (2013) Vulnerability in health care – reflections on encounters in every day practice. Nursing Philosophy, 14 (2), S. 127–138

Grabovschi C, Loignon C, Fortin M (2013) Mapping the concept of vulnerability related to health care disparities: a scoping review. BMC health services research, 12 (13:94), S. 1–11

Grøn L (2016) Old age and vulnerability between first, second and third person perspectives. Ethnographic explorations of aging in contemporary Denmark. Journal of Aging Studies, 39 (4), S. 21–30

Gröning K (2014) Entweihung und Scham. Grenzsituationen bei der Pflege alter Menschen. 6. Auflage. Frankfurt am Main: Mabuse Verlag

Hagerty B, Patusky K (2003) Reconceptualizing the nurse-patient relationship. Journal of Nursing Scholarship, 35 (2), S. 145–150

Halldorsdottir S (2008) The dynamics of the nurse-patient relationship: introduction of a synthesized theory from the patient's perspective. Scandinavian Journal of Caring Sciences, 22 (4), S. 643–652

Haugan G (2014) Nurse-patient interaction is a resource for hope, meaning in life and self-transcendence in nursing home patients. Scandinavian Journal of Caring Sciences, 28 (1), S. 74–88

Immenschuh U, Marks S (2014) Scham und Würde in der Pflege. Frankfurt am Main: Mabuse Verlag

King IM (1981) A Theory for Nursing, Systems, Concepts, Process. New York: Whiley Medical

Kottow MH (2003) The vulnerable and the susceptible. Bioethics, 17 (5-6), S. 460–471

Kripalani S (2008) Clinical Research in Low-Literacy Populations: Using Teach-Back to Assess Comprehension of Informed Consent and Privacy Information. IRB: Ethics & Human Research, 30 (2), S. 13–19

Levinas E (1995) Zwischen uns. Versuche über das Denken an den Anderen. München: Carl Hanser

Levinas E (2014) Totalität und Unendlichkeit: Versuch über die Exteriorität. Freiburg im Breisgau: K. Alber

Lough E (2016) Parent and Self-Report Ratings on the Perceived Levels of Social Vulnerability of Adults with Williams Syndrome. Journal of Autism and Developmental Disorders, 46 (11), S. 3424–3433

Martinez AJS (2016) Managing workplace violence with evidence-based interventions: a literature review. Journal of psychosocial nursing and mental health services, 54 (9), S. 31–36

Mayor E, Bietti L (2017) Ethnomethodological studies of nurse-patient and nurse-relative interactions: A scoping review. International journal of nursing studies, 70, S. 46–57

McKinley S (2002) Vulnerability and security in seriously ill patients in intensive care. Intensive and critical care nursing, 18 (1), S. 27–36

Milliken A (2018) Nurse ethical sensitivity: An integrative review. Nursing ethics, 25 (3), S. 278–303

Nursing Home Abuse Guide.org (o. D.) Nursing Home Abuse Statistics. (http://www.nursinghomeabuseguide.org/nursing-home-abuse-statistics/ Zugriff am: 25.01.2019)

Orlando IJ (1961) The dynamic nurse-patient relationship: function, process and principles of professional nursing practice. New York: GP Putnamses Sons

Örmon K, Hörberg U (2017) Abused women's vulnerability in daily life and in contact with psychiatric care: In the light of a caring science perspective. Journal of clinical nursing, 26 (15-16), S. 2384–2391

Peplau H (2009) Zwischenmenschliche Beziehungen in der Pflege. Ausgewählte Werke. Bern: Huber

Pschyrembel Online (2016) Beziehung. (https://www.pschyrembel.de/Pflegebeziehung/T011G/doc/, Zugriff am: 25.01.2019)

Purdy IB (2004) Vulnerable: a concept analysis. Nursing Forum, 39 (4), S. 25–33

Roberts SJ (2015) Lateral violence in nursing: A review of the past three decades. Nursing Science Quarterly, 28 (1), S. 36–41

Roche M et al. (2010) Violence toward nurses, the work environment, and patient outcomes. Journal of Nursing Scholarship, 42 (1), S. 13–22

Rørtveit K et al. (2015) Patients' Experences of Trust in the Patient-Nurse Relationship – A Systematic Review of Qualitative Studies. Open Journal of Nursing, Doi.org/10.4236/ojn.2015.53024, S. 195–209

Sarvimäki A, Stenbock-Hult B (2016) The meaning of vulnerability to older persons. Nursing Ethics, 23 (4), S. 372–383

Sarvimäki A et al. (2017) The vulnerability of family caregivers in relation to vulnerability as understood by nurses. Scandinavian journal of caring sciences, 31 (1), S. 112–119

Schnell MW (2017) Ethik im Zeichen vulnerabler Personen. Leiblichkeit – Endlichkeit – Nichtexklusivität. Weilerswist: Velbrück

Schrems B (2014) Informed consent, vulnerability and the risks of group-specific attribution. Nursing Ethics, 21 (7), S. 829–843

Schrems B (2017) Moralischer Stress im Gesundheitswesen. Theoretische Grundlagen und empirische Erkenntnisse im Überblick. In: Eisele, C. (Hrsg.) Moralischer Stress in der Pflege. Auseinandersetzung mit ethischen Dilemmasituationen. Wien: Facultas

Schrems B (2018) Verstehende Pflegediagnotik. Grundlagen zum angemessenen Pflegehandeln. 2., über-arbeitete und erweiterte Auflage. Wien: Facultas

Schröder-Butterfill E, Marianti R (2006) A framework for understanding old-age vulnerabilities. Ageing and Society, 26 (1), S. 9–35

Schröder D, Gefenas E (2009) Vulnerability: Too Vague and Too Broad? Cambridge Quarterly of Healthcare Ethics, 18 (2), S. 113–121

Sellman D (2005) Towards an understanding of nursing as a response to human vulnerability. Nursing Philosophy, 6 (1), S. 2–10

Silveira A, Neves E (2012) Vulnerability of children with special health care needs: implications for nursing. Revista Gaúcha de Enfermagem, 33 (4), 172–180

Spiers J (2000) New perspectives on vulnerability using emic and etic approaches. Journal of Advanced Nursing, 31 (3), S. 715–721

Stegmaier W (2013) Emmanuel Levinas zur Einführung. Hamburg: Junius

Strauss M (2015) Der Beziehungsaufbau zwischen Mutter und Kind in den ersten Tagen nach einem ungeplanten Kaiserschnitt und die Rolle der Pflege in diesem Prozess. Unveröffentlichte Masterarbeit: Universität Wien

Sudore RL, Landefeld CS, Williams BA, Barnes DE, Lindquist K, Schillinger D (2006) Use of a modified informed consent process among vulnerable patients: a descriptive study. Journal of general internal medicine, 21 (8), S. 867–873

ten Have H (2016) Vulnerability: Challenging Bioethics. London, New York: Routledge

Thorup CB (2012) Care as a matter of courage: vulnerability, suffering and ethical formation in nursing care. Scandinavian Journal of Caring Sciences, 26 (3), S. 427–435

Travelbee J (1971) Interpersonal aspects of nursing. Philadelphia: FA Davis Company

Uhrenfeldt L et al. (2018) The centrality of the nurse-patient relationship: A Scandinavian perspective. Journal of clinical nursing, DOI: 10.1111/jocn.14381, S. 1–8

Wiechula R et al. (2016) Umbrella review of the evidence: what factors influence the caring relationship between a nurse and patient? Journal of Advanced Nursing, 72 (4), S. 723–734

# 4   Die Bedeutung der Care-Ethik für die Pflegepraxis

*Helen Kohlen*

*Carol Gilligans 1982 erstmals veröffentlichtes Werk »In a different voice« (deutsch: »Die andere Stimme«) gab seit den 1980er Jahren den entscheidenden Impuls für die Entfaltung eines Care- bzw. Sorge-Diskurses. Die Erfahrungen im Leben von Frauen, die Relevanz von Beziehungen und die Notwendigkeit einer Sensibilität für soziale, historische und situative Kontexte für Entscheidungsfindungsprozesse werden seitdem grundsätzlich in care-ethischen Ansätzen geltend gemacht. In den 1990er Jahren kam es zum sogenannten »political turn«, d. h. einer Entwicklung von care-ethischen Ansätzen, die eine Reflexion von Macht, Konflikten und Ungleichheiten einfordern. Während die Pflegewissenschaft die Ansätze der 1980er rezipierte und für ihre Handlungsfelder übersetzte, blieb eine Auseinandersetzung mit den Ansätzen der 1990er Jahre weitestgehend aus. Dieses Kapitel zeichnet die Entwicklung der zentralen Ansätze in ihrer Bedeutung für die Pflegewissenschaft und Pflegepraxis nach und akzentuiert entscheidende Dimensionen für eine kritische Reflexion.*

**Ziele:** Nach dem Lesen des Kapitels sollten Sie in der Lage sein, die Entstehung und weitere Entwicklung des Care-, bzw. Sorgediskurses zu beschreiben, deren Rezeption innerhalb der Pflegewissenschaft zu skizzieren und damit verbundene Chancen und Herausforderungen zu benennen.

## 4.1   Einführung

Demographische Entwicklungen, finanzpolitische Entscheidungen sowie ein durch zunehmende Komplexität gezeichnetes Bündel an sozialen und gesundheitspolitischen Faktoren veranlassen, dass auch die Pflegepraxis immer stärker unter Ökonomisierungsdruck gerät. Mangel und Missstände werden zunehmend in diesen Bereichen deutlich. Beispielsweise machte die jährlich stattfindende *International Philosophy of Nursing* Konferenz im Jahr 2018 unter dem Titel *Missed care, care left undone* die Versäumnisse, Unterlassungen und Fehler in der Pflegepraxis zum Thema. Gute Pflege wird zunehmend aufgrund eines steigenden Mangels an Personal, Kompetenz, Raum oder Zeit in Frage gestellt, d. h. es geht um Rahmenbedingungen, die eine gute Pflegepraxis möglich oder unmöglich machen (Kohlen 2009). Die Frage nach einer Pflegepraxis, die nicht nur »irgendwie« gut, sondern auch in normativem Sinne gut sein soll, ist verbunden mit Vorstellungen einer gelingenden Sorge um kranke, gebrechliche und sterbende Menschen. Anliegen der Care-Ethik ist die Klärung, was eine gelingende Sorge bzw. Fürsorge ausmacht und wie die Bedingungen sowie Beziehungen zu gestalten sind, die dafür notwendig sind. Im Rahmen ethischer Diskurse im Gesundheitswesen wird die Autonomie des Menschen als ein zentraler Wert diskutiert, wie z. B. gesundheitspolitische, ethische und rechtliche Debatten zum Thema Patient*innenverfügung zeigen. Parallel dazu findet spätestens seit Mitte der 1980er Jahre vor allem in den Feldern des Erziehungs- und Bildungswesens eine internationale Care-Debatte statt (Kohlen 2009, 2008). Ein Diskurs in den Pflegewissenschaften hat bisher in deutschsprachigen Ländern kaum stattgefunden, wenngleich von einzelnen Akteur*innen das Caring-Konzept aufgegriffen wurde (Käppeli 2004). In diesem Beitrag geht es um die Entwicklung der Care-Ethik in internationaler Perspektive und die Frage nach ihrem Beitrag für die Pflegepraxis.

## 4.2 Care (-Ethik) – Semantik und historische Wurzeln

In der deutschen Sprache existiert kein Begriff, der dem englischen Care in der ganzen Spannbreite entsprechen würde.

> Während »sorgen« wesentliche Aspekte von »to care« (einerseits emotional »sich sorgen um«, andererseits kompetent helfend handeln »sorgen für«) ausdrückt, assoziiert man mit dem Substantiv »Sorge« oft bedrückende Gefühle. In der deutschsprachigen Pflegeliteratur wird Care u. a. mit pflegerischer Sorge (Stemmer 2003) und pflegekundiger Sorge (Schnepp 1996) gleichgesetzt.

Negativ konnotiert hat Care die Bedeutung von Überwachung, Pflicht, Mühe und Last. Care wird häufig mit Abhängigkeit in Verbindung gebracht, Autonomie hingegen mit Freiheit. Doch wer möchte schon abhängig statt frei sein? Negative Assoziationen entstehen auch bei einer Gegenüberstellung von ›caring‹ und ›curing‹ (to cure, englisch = heilen). Die historisch und inhaltlich nachweisbare Aufspaltung zwischen männlich zugewiesenen Ideen des Heilens, begrifflich gefasst als ›cure‹ und weiblich zugewiesenen Ideen des Pflegens, begrifflich gefasst als ›care‹, können auch als soziale Klassenunterschiede aufgefasst werden: Wenn ›cure‹ – parallel zum Begriff der Autonomie – eine direkte Beziehung zu Macht und Kontrolle in Verbindung mit hohem gesellschaftlichen Status und zumeist männlich definiertem Aufgabenspektrum zugeschrieben wird, so wird ›care‹ mit weiblichen Zügen von Abhängigkeit und Weisungsgebundenheit assoziiert. Positiv konnotiert meint Care Pflege, Obhut, Fürsorge, Betreuung, Achtsamkeit, Zuwendung, akzentuiert Vorsicht und Taktgefühl. Sowohl die Sorge um andere als auch die Selbstsorge ist dabei im positiven Sinne impliziert. Eine ausdrücklich christliche Konnotation erhält Care im Begriff der Caritas. In diesem Beitrag geht es mir um ein Verständnis von Care als fürsorgliche Praxis, die den Kern des Pflegeberufes ausmacht und die durch Aktivitäten wie Achtsamkeit und Zuwendung gekennzeichnet ist.[11] Historisch betrachtet ist das pflegerische und auch ärztliche Ethos von seinen Wurzeln her ein Ethos der Fürsorge, nicht der Autonomie. Im hippokratischen Eid finden sich bereits zwei der vier Prinzipien der modernen Prinzipienethik, nämlich beneficence (Wohltun) und non-maleficence (Nicht-Schaden), Autonomie hingegen kommt nicht vor. Mit der Schwangerschaft und der Geburt beginnt ein Leben in gegenseitiger Abhängigkeit. Wachstum und Entwicklung sind nur möglich, wenn Fürsorge praktiziert wird. In

---

11 Zum Begriff der Fürsorge und zu der Unterscheidung von ›care‹, ›caring‹ und ›caring science‹ ▶ Kap. 8, dort Fußnote

einigen Bereichen des Lebens bedürfen alle Menschen der Fürsorge. Während Neugeborene und heranwachsende Kinder von einer verlässlichen Bindung und Beziehung abhängig sind, sind im Erwachsenenalter insbesondere hilfsbedürftige kranke sowie behinderte und (hoch-) betagte Menschen auf Zuwendung und kompetente Pflegepraxis angewiesen (Kohlen 2009). Weil Fürsorgearbeit – zumindest in westlichen Gesellschaften – im Verlaufe des letzten Jahrhunderts immer stärker institutionalisiert wurde, ist Fürsorge nicht länger eine private Tätigkeit, genauso wenig wie die Pflege.

Wer den Begriff *Ethics of Care* prägte, ist nicht bekannt, wohl aber, wo dieser zuerst genannt wurde: in den frühen sozialwissenschaftlichen Kritiken von Carol Gilligans Studien zu Beginn der 1980er Jahre. Hier ist auch der Beginn der Debatte um eine Care-Ethik anzusiedeln. Die amerikanische Entwicklungspsychologin betrachtet Care als eine umfassende Perspektive der Verbundenheit. Für Gilligan ist Care Ausdruck eines Moralverständnisses, das einen Rahmen für moralische Entscheidungen gibt. Ihre Studien (Interviewserien) haben nicht nur ein empirisches Fundament für eine theoretische Auseinandersetzung einer *Ethics of Care* geboten, sondern auch eine lebhafte Diskussion über das Verhältnis der postulierten Fürsorge- zu einer Gerechtigkeitsperspektive angestoßen. Gilligans Position lässt sich leicht beschreiben, wenn man sie derjenigen von Lawrence Kohlberg (1996) gegenüberstellt, zu der sie ein Gegenentwurf sein soll. Kohlberg entwickelte eine Stufentheorie der Moralentwicklung. Aufgrund von Befragungen mit Jungen und Mädchen arbeitete er heraus, dass lediglich Jungen die höchste Stufe der Moralentwicklung erreichen, da sie von der jeweiligen Situation abstrahieren, einen unparteilichen moralischen Standpunkt einnehmen und Gerechtigkeit als Prinzip in den Vordergrund rücken. Basierend auf den eigenen Interviewserien mit Frauen (1988) weist Gilligan die Möglichkeit eines unparteilichen moralischen Standpunkts zurück und zeigt die Abhängigkeit moralischer Urteile von situativen und relationalen Kontexten. Die Betonung einer Perspektive der Fürsorge – so ein erstes Fazit – beruht auf den empirischen Studien von Gilligan. Die Entwicklung der Care-Ethik wurzelt in Ergebnissen der Empirie, die soziale Tatsachen über das Leben von Frauen ans Licht brachten.

## 4.3 Zur Rezeption care-ethischer Ansätze in der Pflegewissenschaft

Seit Mitte der 1980er Jahre wird vermehrt das Konzept Caring im angelsächsischen Sprachraum und spätestens seit den 1990er Jahren in den skandinavischen Ländern, in Belgien sowie in den Niederlanden diskutiert. Carol Gilligans Buch »In a different voice« (1988) regte die Forderung nach einer Ethik an, die Lebenswelt und die Erfahrungen von Frauen einbezieht. Hierzu gehören auch diejenigen Berufe, die fast ausschließlich von Frauen ausgeübt werden, wie der Pflegeberuf. In der US-amerikanischen pflegewissenschaftlichen Literatur wird zur Beschreibung der Arbeit der Pflegenden mit den Patient*innen meist der Begriff des ›caring‹ (das ›Fürsorgen‹) verwendet. Es ist der zentrale Begriff in der Selbstbeschreibung der Pflege, und das zentrale Konzept, wenn es um das Selbstverständnis der Pflegenden in Hinblick auf ihre Aufgabe geht (vgl. Chambliss 1996, S. 63).

In der Pflegewissenschaft wurden vor allem feminin konnotierte Care-Ethiken rezipiert, insbesondere der Ansatz von Nel Noddings (1984), die spezifisch weibliche »Werte« sowie die Rolle der Intuition in der moralphilosophischen Debatte berücksichtigt wissen will. Die Pflegewissenschaftlerin und Anthropologin Madeleine Leininger gilt als Begründerin einer transkulturellen Pflegekonzeption. Bereits seit den 1960er Jahren hat sie Caring aus einer ethnologischen Perspektive erfasst. Das Studium der Kulturtheorien führte sie zur Erkenntnis, dass Menschen (universell) durch Sorge geleitete und von tätiger Sorge geprägte Wesen sind. Caring sei die Voraussetzung für menschliches Überleben und Voraussetzung für die Heilung von Krankheit. Care gilt für die Pflege als Hauptmotiv zur Pflege und als ihr wichtigstes Element (Leininger 1998). In etwas »nebulösen« Ausformulierungen konzipiert Jean Watson Caring als transzendentes Beziehungshandeln. Caring werde zwar innerhalb der Pflege durch physische Akte vermittelt, impliziere allerdings einen sog. »mind-body spirit« (Watson 1996). Silvia Käppeli hat sich in ihrer Habilitationsschrift mit Watsons Ansatz auseinandergesetzt und versteht ihr Ziel darin, »[...] die feminin-caring-healing Energie der Pflegenden als Archetypus wieder zu entzünden« nachdem er im Laufe des 20. Jahrhunderts unter dem männlichen Archetypus der Naturwissenschaft fast erlöscht sei (Käppeli 2004, S. 331). Die Pflegeethikerin Sara T. Fry betrachtet Caring als konstitutives Element professioneller Pflege, das es zu verteidigen gilt. Sie hat ein explizit feminines Verständnis von Care und sieht Caring als ethisches Ideal für den Pflegeberuf (Fry 1989). Fry äußert sich besorgt, dass eine *ethics of caring* in einer Pflege, die von Pflegenotstand gekennzeichnet ist und durch monetäre Anreize reguliert wird, nicht überleben könne. Pflegende sollten selbst darauf bestehen, dass Caring zentral für die Profession ist. Entsprechend sollten sie ausreichend Zeit fordern, die sie benötigten, damit Care sich überhaupt entfalten könne. Patricia Benner und Judith Wrubel bezeichnen caring als »basic way of being in the world« (Benner & Wrubel 1989, S. 398). Sorge hat ihrem Verständnis nach eine grundlegende Rolle, weil erst sie die Chance bietet, Hilfe zu leisten und Hilfe anzunehmen. Erst durch eine von Sorge geprägten Beziehung erwächst das Vertrauen, das es der umsorgten Person möglich macht, die angebotene Hilfe auch anzunehmen und sich umsorgt zu fühlen. Care, verstanden als sorgende Haltung, bilde die Basis der Pflegepraxis. Denn – so die Autorinnen – in der pflegerischen Praxis gehe es häufig um Menschen in existentiellen Krisen. Die Sorge sei hier die wesentliche Voraussetzung einer jeden erfolgreichen Bewältigung von Krisen. Für Benner handelt es sich bei einer sachgerechten Ausübung von Techniken und einer Erledigung von Aufgaben nicht wirklich um eine Pflegepraxis, so lange kein fürsorgliches Engagement für die Beziehung darin eingebettet ist (Benner 1997).

Bemerkenswert an den Rezeptionen von Care/Caring in der Pflegewissenschaft ist, dass feministische Care-Ansätze, das heißt solche, die Fragen von Macht, Ungleichheit und Konflikt in den Blick nehmen (beispielsweise Conradi 2001, Tronto 1993), kaum beachtet worden sind. Sie bilden eine Grundlage für die Kritik an den Ansätzen, die Autonomie ins Zentrum der Aufmerksamkeit stellen und Aspekte der Macht unberücksichtigt lassen.

> Werden Fragen der Macht (d. h. politische Fragen), der Zuständigkeiten sowie der Verteilung von Verantwortlichkeiten nicht gestellt, kann Caring leicht eine Überforderung für Pflegende bedeuten (Kohlen 2009).

Fürsorgliche Praxis beruht auf Kompetenz und Expertise. Institutionelle sowie strukturell-kulturelle Rahmenbedingungen bedingen ihre Umsetzung. Es ist ein Anliegen der Care-Ethik, zu klären, was eine gelingende

Sorge bzw. Fürsorge ausmacht und die Bedingungen hierzu mit in den Blick zu nehmen. Fragen nach Macht, Ungleichheit und Konflikt werden dabei nicht ausgespart.

## 4.4 Care (-Ethik) als Praxis und Pflege

Care kann wohl am besten als Praxis konzeptualisiert werden. Care als Praxis ist weder eine rein geistige noch eine lediglich automatische und physische Tätigkeit, sondern eine Kombination vieler aufeinander abgestimmter fürsorglicher Praxen des menschlichen Lebens. Eine solche Konzeptualisierung als Praxis unterscheidet sich von einer Konzeptualisierung als Prinzip oder Emotion. Care als Praxis zu fassen impliziert, dass Überlegungen und Handlungen eine Rolle spielen: Gedanken, Emotionen und Handlungen stehen miteinander in Verbindung und sind auf ein bestimmtes Ziel gerichtet. Wenn Care-Arbeit geleistet wird, müssen Beziehungen zu Menschen aufgebaut und gestärkt werden, die abhängig sind – zu Kindern, älteren Menschen, kranken oder sterbenden Patient*innen – unabhängig davon, ob diese Beziehungen freiwillig eingegangen werden, gesellschaftlich oder beruflich vorgeschrieben sind. Im fürsorglichen Handeln spielen daher normative und interaktiv anerkannte Bedürfnisse eine entscheidende Rolle. Kann Pflege geleistet werden, wenn es keine Bereitschaft zur Fürsorge gibt? Die Überwachung der Lebenszeichen eines kranken Neugeborenen kann natürlich als reiner »Job« ausgeführt werden. Doch Fürsorge ist kein Zweck an sich. Sally Gadow (1985) schreibt, dass Fürsorge die Verpflichtung auf ein bestimmtes Ziel in sich birgt. Dieses Ziel besteht laut Gadow im Schutz und in der Förderung der menschlichen Würde.

Richtigerweise spricht Joan Tronto von Care im restriktiven Sinne, d. h. in einem Kontext, in dem sowohl die *Handlung* als auch die *Haltung*, resp. die Bereitschaft zur Fürsorge vorhanden sind. Zum Verständnis der erforderlichen Dimensionen der Fürsorge haben Joan Tronto und Berenice Fisher verschiedene Phasen ausgemacht. Als fortlaufender Prozess setzt sich Fürsorge aus vier in wechselseitiger Abhängigkeit stehenden Phasen zusammen, die analytisch getrennt werden können (Tronto 1993: 105–108):

1. Fürsorge (caring-about) besteht in der Aufmerksamkeit für das Bedürfnis nach bzw. den Bedarf an Fürsorge;
2. Für jemanden sorgen (caring for) bedeutet, Verantwortung zu übernehmen;
3. Fürsorge zu leisten (care-giving) besteht in der praktischen Aufmerksamkeit für und Befriedigung von Bedürfnissen;
4. Fürsorge zu erhalten (care-receiving) bedeutet, auf die erfahrene Aufmerksamkeit und Fürsorge zu reagieren.

Aus diesen vier Elementen entwickelt Tronto vier ethische Dimensionen der Fürsorge: *Achtsamkeit, Verantwortung, Kompetenz* und *Ansprechbarkeit* (vgl. ebd., S. 127). Selbstverständlich ist Fürsorge nicht immer ein problemfreier Prozess, es entstehen auch Konflikte. Selbst wenn diese Phasen idealerweise reibungslos miteinander verbunden sein sollten – in der Realität sind Konflikte innerhalb jeder dieser Phasen sowie zwischen ihnen wahrscheinlich: »Pflegende können eigene Vorstellungen von den Bedürfnissen der Patient*innen haben; tatsächlich kann es sein, dass sie stärker für sie ›sorgen‹ als die behandelnden Ärzt*innen. Ihr Job besteht allerdings selten darin, das Urteil der Ärzt*in zu korrigieren; es ist die Ärzt*in, die für die Patient*innen ›zuständig ist‹, auch wenn die zuständige Pflegende etwas bemerkt, das der Ärzt*in nicht auffällt, oder von ihr als unbedeutend erachtet wird. In Bürokratien sind diejenigen, die festlegen, wie Bedürfnisse befriedigt werden, häufig sehr weit von den tatsächlichen Situationen entfernt, in denen Fürsorge geleistet und empfangen wird, und es ist gut möglich, dass sie aus diesem Grund keine besonders gute Fürsorge bieten« (Tronto 1993, S. 109).

Die Philosophin und Politikwissenschaftlerin Elisabeth Conradi (2001) knüpft an die Arbeit von Carol Gilligan und Joan Tronto an, die Care als eine umfassende Perspektive der Verbundenheit und als Bezugsrahmen für moralische Entscheidungen verstehen. In Anlehnung an Tronto versteht Conradi Care-(Ethik) als Praxis und entfaltet sie anhand von neun Thesen:

1. Care ist eine interaktive menschliche Praxis.
2. Im Verlauf von Care-Interaktionen entsteht zwischen den Beteiligten eine Beziehung.
3. Care umfasst den Aspekt der Bezogenheit ebenso wie sorgende (praktische) Aktivitäten.
4. Care umfasst sowohl das Zuwenden als auch das Annehmen der Zuwendung.
5. Die Asymmetrie von Care-Interaktionen hat eine besondere Bedeutung, da mit ihr eine Dynamik der Macht verbunden ist. Pflegende sind stets neu herausgefordert, Machtdifferenzen wahrzunehmen und zu begrenzen.
6. An Care-Interaktionen beteiligte Menschen sind unterschiedlich autonom, denn sie unterscheiden sich voneinander in ihren Fähigkeiten, Kompetenzen und in ihrer Autonomie.

Conradi ist der Auffassung, dass Achtsamkeit in Care-Interaktionen *keine Autonomie voraussetzt*. Gerade in Care-Interaktionen geht es darum, Menschen in ihrer unterschiedlichen Autonomiefähigkeit zu achten und nicht Autonomie vorauszusetzen. Im Fokus der Care-Ethik stehen nicht Autonomie und Konsens, sondern Bezogenheit und Differenz. Achtsamkeit ist ein Geschenk, das nicht an eine Gegengabe gebunden ist.

7. Achtsamkeit entstand nach Conradi aus der Notwendigkeit, Achtung zu entwickeln.
8. Care-Interaktionen können auch nonverbal sein, d. h. auch körperliche Berührungen miteinschließen.
9. In Care-Interaktionen sind Fühlen, Denken und Handeln miteinander verwoben. Gefühl und Verstand sind zentrale Aspekte von Care als Praxis. Es geht um ein reflektiertes Handeln, das affektiv-emotionale mit kognitiven Anteilen verbindet (Conradi 2001).

Eine Care-Praxis, die Achtsamkeit zur Grundlage hat, sollte insbesondere auch im Bereich der Langzeit- und Alterspflege zur Anwendung kommen. Aus care-ethischer Sicht besteht das Ziel nicht darin, das Falsche zu vermeiden oder gar Güter abzuwägen, sondern konkret etwas im Rahmen einer Pflegebeziehung auf achtsame Weise zu tun. In dieser Perspektive geht es in Situationen der Gebrechlichkeit oder am Lebensende nicht einzig darum, Entscheidungen zu treffen – wie z. B. jene, die eine Beschleunigung des Sterbens in Kauf nehmen – sondern auch darum, sich darauf einzulassen, dass ein Mensch die letzte Lebensphase erreicht hat und in jeder Hinsicht achtsam zu begleiten ist. Da Care stets unter konkreten Bedingungen stattfindet, müssen diese berücksichtigt werden. Institutionelle Mängel, die für eine Care-Praxis eher hinderlich als förderlich sind, müssen auf der Leitungsebene thematisiert werden. Eine Verantwortung der vor Ort praktizierenden Pflegefachpersonen liegt gerade darin, auf defizitäre Umstände, die ethisches Handeln behindern, aufmerksam zu machen (Kohlen 2009). Käppeli betont die Verantwortung der Pflegenden und sieht für sie advokatorische Aufgaben vor (Käppeli 2004, S. 282). Sie spricht von aktivem Eingreifen und Sich-Einmischen, aber auch vom Einstehen für die Rechte, Würde, Bedürfnisse und Interessen von Menschen, denen die pflegerische Zuwendung gilt. Ausgehend von einer Ethik der Achtsamkeit ist es bedeutsam, dass Prozesse der Hilfe und ihre professionellen, gesellschaftlichen und politischen Rahmenbedingungen nicht nur advokatorisch, sondern partizipierend gestaltet werden (Conradi 2010, Young 1994). Dieses demokratische Element muss in nach wie vor streng hierarchisch organisierten Krankenhäusern gewollt sein, entfaltet und eingeübt werden. Das gemeinsame Handeln – verstanden als Gegensatz zum positionsbezogen-individuellen Handeln – ist dabei zentral. Dies gilt auch für die Berufsgruppe der Pflegenden. »Ethischer Aktivismus« (ethical activism) und »ethische Selbstbehauptung« sind Konzepte, die sich im Handeln Pflegender zur Sichtbarmachung ihres ethischen Engagements in einer Beobachtungsstudie von Dodd et al. (2004) identifizieren ließen (▶ Kap. 24).

## 4.5 Zusammenfassung und Ausblick

Die Suche nach einer Pflegepraxis, die nicht nur »irgendwie« gut, sondern auch in normativem Sinne gut sein soll, ist verbunden mit Vorstellungen einer gelingenden Sorge bzw. Fürsorge um kranke, gebrechliche und sterbende Menschen. Anliegen der Care-Ethik ist die Klärung, was eine gelingende Sorge bzw. Fürsorge ausmacht. Joan Tronto und Elisabeth Conradi haben Care-Ethik als eine Praxis konzeptualisiert, die für die Pflege anwendbar sein kann. Seit den 1990er Jahren berücksichtigen Care-Ansätze Fragen von Macht, Ungleichheit und Konflikt. Die Asymmetrie zwischen einer Fachperson, die pflegt, und einer Person, die Pflege empfängt, beinhaltet ein Ungleichgewicht an Macht, das es in der Praxis zu reflektieren gilt. Das Gleiche kann zwischen einer Pflegefachperson und einer Hilfsperson sowie zwischen einer Ärzt*in und Pflegenden gelten. Konflikte gehören zum Berufsalltag sowohl zwischen den verschiedenen Professionen als auch innerhalb einer Profession. Grundsätzlich kann es zwischen allen Akteur*innen innerhalb eines Geschehens zu Konflikten kommen, beispielsweise auch zwischen Professionellen, Angehörigen und Patient*innen. Aus einer care-ethischen Perspektive gilt es, diese Konflikte ernst zu nehmen, nicht an den Rand zu drängen oder sie zu ignorieren.

## 4.6 Transferfragen

1. Welchen entscheidenden Beitrag leistete Carol Gilligan für die Entwicklung einer Fürsorgeperspektive?
2. Beschreiben Sie zentrale Elemente einer Care-Ethik nach Joan Tronto und Elisabeth Conradi und kritisieren Sie die Ansätze auf der Basis Ihrer Erfahrungen in der Pflegepraxis.
3. Warum ist eine Thematisierung von Macht bedeutsam im Rahmen einer Care-Ethik?

4. Wie lässt sich die Rezeption der Care-Ethik innerhalb der Pflegewissenschaft beschreiben? Wo sehen Sie Chancen und Herausforderungen?

## Literatur

Benner P (1997) A dialogue between virtue ethics and care ethics. Theoretical Medicine 18(1-2), S. 47–61

Benner P, Wrubel J (1989) The primacy of caring: Stress and coping in health and illness. Addison-Wesley: Menlo Park

Chambliss D (1996) Beyond caring. Hospitals, nurses, and the social organization of ethics. The University of Chicago Press: Chicago.

Conradi E (2010) Ethik und Politik. Wie eine Ethik der Achtsamkeit mit politischer Verantwortung verbunden werden kann. In: Remmers H, Kohlen H (Hrsg.) Bioethik, Care and Gender. Herausforderungen für Medizin, Pflege und Politik. Göttingen: V&R unipress, S. 91–119

Conradi, Elisabeth (2001) Take Care. Grundlagen einer Ethik der Achtsamkeit. Frankfurt a. M.: Campus.

Dodd S J, Jansson B, Brown-Saltzman K et al. (2004) Expanding nurses' participation in ethics: An empirical examination of ethical activism and ethical assertiveness, Nurs Ethics 11(1), S. 15–27

Fry S T(1989) Toward a theory of nursing ethics, Adv Nurs Sci, 11(4), S. 9–22

Gadow S (1985) Nurse and patient: The caring relationship. In: Bishop A, Scudder J (Hrsg.) Caring, Curing, Coping. Nurse, Physician, Patient, Relationships. Alabama: The University of Alabama Press. S. 31–43

Gilligan C (1988) Die andere Stimme. Lebenskonflikte und Moral der Frau. München: Piper

Käppeli S (2004) Vom Glaubenswerk zur Pflegewissenschaft. Geschichte des Mitleidens in der christlichen, jüdischen und freiberuflichen Krankenpflege. Bern: Huber

Noddings N(1984) Caring. A feminine approach to ethics and morals. Berkeley: University of California Press

Kohlberg L (1996) Die Psychologie der Moralentwicklung. Frankfurt am Main: Suhrkamp

Kohlen H(2009) Conflicts of care. Hospital ethics committees in the USA and Germany. Frankfurt a. M.: Campus

Kohlen H, Kumbruck C (2008) Care (Ethik) und das Ethos fürsorglicher Praxis (Literaturstudie). artec-paper Nr. 151. Bremen: artec

Kohlen H (2008) Pflege im Konflikt – Care-Praxis im Spannungsfeld zwischen Wissenschaft, Ethik und Politik. Festschrift, 50 Jahre Krefelder Verein für Haus- und Krankenpflege e. V.

Leininger M M (1998) Kulturelle Dimensionen menschlicher Pflege. Freiburg i. Br.: Lambertus

Schnepp W (1996) Pflegekundige Sorge. Pflege & Gesellschaft 1(2), S. 13–16

Senghaas-Knobloch E (2008) Zeit für fürsorgliche Praxis. Pflegeethos und Erfahrungen von Frauen und Männern in Pflegeberufen. In: Senghaas-Knobloch E, Kumbruck C (Hrsg.) Vom Liebesdienst zur liebevollen Pflege. Rehburg-Loccum, S. 77–94

Tronto J (1993) Moral boundaries. A political argument for an ethics of care. London: Routledge

Watson J (1996) Watson's philosophy and theory of human caring in nursing. In: Riehl-Sisca P (Hrsg.) Conceptual models for nursing practice. Norwalk: Appelton & Lange. S. 219–235

Young I M (1994) Punishment, treatment, empowerment: Three approaches to policy for pregnant addicts. In: Feminist Studies 20(1), S. 33–57

# 5 Entscheidungen Pflegender zwischen Expertise, Förderung der Selbstbestimmung und Fürsorge

*Monika Bobbert*

Ethisch relevante Entscheidungen in der beruflichen Pflege sind oft zwischen den Normen Patient*innenautonomie und Fürsorge angesiedelt. Zugleich prägen Expertise, Pflegestandards, Qualitätssicherungssysteme und der zeitliche Rahmen das Handeln professionell Pflegender. Angesichts der Abhängigkeit der Pflegebedürftigen stellt sich bei Interaktionen die Frage nach einer guten Balance zwischen diesen Bestimmungsgründen. Das Autonomierecht pflegebedürftiger Menschen ist dabei zentral. Es wird begründet und in vier konkrete moralische Rechte ausdifferenziert: Neben dem Recht auf Nicht-Verletzung enthält es weitergehende Rechte der Unterstützung und Förderung. Die Verantwortung Pflegender hat aber auch Grenzen angesichts eingeschränkter Handlungsspielräume und der Notwendigkeit des Zusammenwirkens aller an der Gesundheitsversorgung beteiligten Berufsgruppen.

**Ziele:** Nach dem Lesen dieses Kapitels sind Sie in der Lage, die Reichweite des Autonomierechts in den Handlungsfeldern der professionellen Pflege nachzuzeichnen. Sie erkennen Dimensionen der Ausdifferenzierung von Autonomie im Pflegealltag. Ferner entwickeln Sie Perspektiven für den konstruktiven Umgang mit Situationen, in denen das Autonomierecht des Individuums an seine Grenzen gerät.

## 5.1 Einleitung

### 5.1.1 Ethische Entscheidungen von Pflegenden

Viele Handlungen von Pflegenden richten sich direkt oder indirekt auf pflegebedürftige Menschen. Aber nicht jedes Mal geht einer Handlung eine Entscheidung voraus und nicht jede Entscheidung ist eine ethisch relevante Entscheidung. So tun wir vieles, ohne nachzudenken. Wir leben in einer Kultur, in der es bestimmte Gewohnheiten gibt, Vieles unterliegt nicht unserer individuellen Entscheidungsmacht, und oft richten wir unsere Handlungen nach vorgegebenen Regeln und Rahmenbedingungen aus.

Reflektierte Entscheidungen werden dann notwendig, wenn es für bestimmte Handlungen keine sozialen Muster gibt, sondern wir aus einer Vielzahl von Möglichkeiten diejenige wählen können, die sich realisieren lässt und unseren Wünschen am nächsten kommt. Für eine reflektierte Entscheidung muss ein Mensch ein Ziel vor Augen haben und in gewissem Umfang wissen, was er mit dem Vollzug der Handlung bewirkt. Darüber hinaus setzen Entscheidungen eine gewisse Fähigkeit zur Selbstbestimmung voraus: Wer sich in einem Zustand der Urteilsunfähigkeit befindet, kann keine Entscheidungen fäl-

> len. Weiterhin muss ein gewisser Grad an Freiheit bestehen: Wenn jemand in seinem Handeln stark eingeschränkt ist, wenn Vorgänge nicht dem individuellen Einflussbereich unterliegen oder wenn es keine Alternativen gibt, sind keine Entscheidungen möglich. Auch muss die betreffende Person Handlungsalternativen aktuell wahrnehmen und über ein gewisses Maß an Vorstellungskraft verfügen, um Zukunftsvisionen zu entwickeln und Alternativen inklusive der jeweiligen Folgen einzuschätzen.

*Ethisch relevante Entscheidungen* unterscheiden sich hinsichtlich ihres Gegenstandsbereichs von anderen Entscheidungen. Die Wahl der eigenen Kleidung oder die Farbe eines neuen Dienstwagens mag zwar eine Entscheidung erfordern, stellt aber keine ethisch relevante Entscheidung dar, bei der sich ein Bezug zu moralischer Richtigkeit oder Falschheit herstellen lässt. In der beruflichen Pflege geht es hauptsächlich um Entscheidungen, durch die andere in ihren Wünschen, Bedürfnissen oder moralischen Rechten betroffen sind, also um Fragen der normativen Ethik. Hier muss geklärt werden, ob die andere Person Schaden erleidet und dies aus ethischer Sicht verboten ist, oder ob wir ihr durch das betreffende Handeln lediglich nichts Gutes tun, weil wir z. B. trotz bestehender Alternativen eine für die andere Person nicht sehr förderliche Handlungsoption – und damit nicht die für sie beste Lösung – gewählt haben.

Pflegende fällen viele ethisch relevante Entscheidungen. Häufig übertragen sie dabei Handlungsoptionen aus bekannten Situationen, nehmen ihre Erfahrung zur Hilfe oder wägen intuitiv zwischen verschiedenen Wünschen und Interessen ab. Die folgenden Ausführungen verstehen sich als Grundlage für eine vertiefende Selbstreflexion, indem sie Problembereiche und Argumentationen darlegen.

## 5.1.2 Expertise, Autonomie und Fürsorge

**Fallbeispiel**

»Frau G. wird von der Hauskrankenpflege versorgt. Sie ist querschnittsgelähmt und braucht unter anderem Hilfe, in den und aus dem Rollstuhl zu kommen. Sowohl morgens wie auch abends kommt jeweils die Hauskrankenpflege und hilft Frau G. beim Transfer zwischen Bett und Rollstuhl. In den letzten Tagen entwickelt sich am Gesäß von Frau G. ein Druckgeschwür. Die Pflegende rät Frau G., für einige Zeit im Bett zu bleiben, damit das Geschwür abheilen kann. Frau G. weigert sich, im Bett zu bleiben: [...] ›Es ist mein Leben und ich will so leben wie ich es will.‹ Die Hauskrankenpflege steht vor der Frage, ob sie Frau G. weiterhin beim Transfer behilflich sein oder diesen verweigern soll.« (Fölsch 2017, S. 123; dort auch weitere einschlägige, treffend reflektierte Fallbeispiele).

Ethisch relevante Entscheidungen in der professionellen Pflege sind oft – wie im obigen Beispiel verdeutlicht – zwischen den Normen der Autonomie von Patient*innen und der Fürsorge angesiedelt. (Bobbert 2015) Im Folgenden werden Autonomie und Selbstbestimmung synonym gebraucht. Die Rede von »Patient*innenautonomie« umfasst alle Menschen, die in Fragen der Gesundheit und Krankheit auf professionelle Hilfe angewiesen sind. Sie umfasst auch Menschen, die durch Altersgebrechen oder Behinderung pflegebedürftig sind.

Durch die Professionalisierung der Pflege sind Expertise, Pflegestandards und Qualitätssicherungssysteme immer wichtiger geworden und prägen die Entscheidungen Pflegender. Angesichts der meist unausweichlichen Abhängigkeit der Pflegebedürftigen von ihren professionellen Helfer*innen stellt sich bei Interaktionen die Frage nach einer guten Balance zwischen diesen drei Bestimmungsgründen pflegerischen Entscheidens und Handelns. Bislang stand in ethischen Reflexionen weniger das Autonomierecht der Pflegebedürftigen im Vordergrund als vielmehr das Anliegen einer professionellen und fürsorglichen Pflege.

Pflegehandlungen können unterstützen und lindern, aber auch einschränken oder entmündigen (vgl. Elsbernd & Glane 1996, Fölsch 2017, Weissenberger-Leduc 2011). Im Unterschied zu manch medizinischer Diagnostik und Therapie ist eine pflegerische Versorgung fast immer unverzichtbar. Daher geht es bei zahlreichen Pflegehandlungen weniger um das »Dass« als um das »Wie« der Versorgung. Der Umgang mit Pflegebedürftigen bedarf – neben engagierter Hilfsbereitschaft und Fachwissen – besonderer Rücksicht und Reflexionsbereitschaft, um wichtigen individuellen Bedürfnissen gerecht zu werden.

### 5.1.3 Das Recht Pflegebedürftiger auf Achtung ihrer Autonomie

Die Achtung der Autonomie ist ein Patient*innenrecht und sollte bei der Gestaltung der Interaktionen zwischen Pflegefachpersonen und Pflegebedürftigen eine zentrale Rolle spielen. Zu seiner Umsetzung bedarf es der verbalen und nonverbalen Kommunikation zwischen Pflegenden und zu Pflegenden. Zwar liegen dann, wenn bei einem Menschen das Urteils- und Artikulationsvermögen eingeschränkt ist, Kommunikationsschwierigkeiten und Missverständnisse nahe. Doch oft kann sich ein Mensch noch über Mimik und Gestik mitteilen, oder die Helfenden können angesichts der aktuellen Situation oder durch Kenntnis der Biografie in das Kommunikationsgefüge der betroffenen Person eintreten (vgl. Nydahl 2016). Solange keine Anbindung an einen ethischen Ansatz und eine daraus abgeleitete Konkretisierung der Inhalte und Grenzen erfolgt, ist die Rede von Autonomie als einem Patient*innenrecht inhaltlich vieldeutig (Bobbert 2002, 2005). Ein moralisch-normatives Autonomierecht lässt sich durch den ethischen Ansatz von Alan Gewirth begründen, inhaltlich näher bestimmen und anderen Individualrechten systematisch zuordnen (Gewirth 1978). Ebenso zeigt dieser Ansatz die Grenzen des Autonomierechts einer pflegebedürftigen Person, die als moralisch verantwortliches Subjekt gleichermaßen die individuellen Rechte anderer, etwa Pflegender, Angehöriger oder Mitpatient*innen, zu achten hat.

## 5.2 Das Autonomierecht von Patient*innen: vier Entfaltungen

Das Autonomierecht von Patient*innen lässt sich in vier konkretere moralische Rechte ausdifferenzieren. Ähnlich wie beim Prinzip der »informierten Zustimmung«, welches in der Medizinethik eine große Rolle spielt, haben die vier Entfaltungen des Autonomierechts ihren Schwerpunkt zunächst in der Betonung der Abwehrrechte. Allerdings gehen sie, wenn es um ihre praktische Umsetzung geht, bald in Anspruchsrechte über: Sobald nämlich die Frage aufkommt, unter welchen Umständen ein pflegebedürftiger Mensch sein Autonomierecht überhaupt wahrnehmen kann. Neben den stark kognitiven Voraussetzungen ausreichender Information und individuellem Verstehen spielen noch weitere Faktoren eine Rolle: u. a. ein Klima, in dem der pflegebedürftige Mensch ein Gefühl von Sicherheit und Akzeptiertsein entwickeln kann, und eine ruhige Pflegesituation, in der Pflegende sich nonverbalen Kommunikationswegen widmen können.

Das hier dargelegte Autonomierecht beansprucht nicht, für eine *umfassende Ethik des Pflegens* zu stehen. Dafür wäre es erforderlich, weitere moralische Rechte anzuführen und zu entfalten – etwa das Recht auf eine qualitativ gute und ausreichende Versorgung. Denn in der Pflege können in besonderer Weise Unterlassungen problematisch sein. Gerade dann, wenn ein Mensch seine Bedürfnisse und Wünsche nicht mehr verbal artikulieren kann, oder bereits dann, wenn aufgrund von Personalknappheit berechtigte Bedürfnisse und Wünsche von Pflegebedürftigen ignoriert werden, ist weniger das Autonomierecht als Abwehrrecht verletzt als das Recht auf Hilfe bei alltäglichen Verrichtungen und Aktivitäten des täglichen Lebens (vgl. Bobbert 2002).

> Unterlassungen können einzelne Handlungen betreffen, wenn jemand beispielsweise nicht rechtzeitig zur Toilette geführt wird. Sie können aber ebenso die Versorgung insgesamt betreffen, indem das tägliche An- und Auskleiden entfällt, obwohl jemand nicht bettlägerig ist oder kaum noch Rasuren ausgeführt werden, sodass ein Gefühl des Ungepflegtseins und eine gewisse Unansehnlichkeit entstehen. Für eine fundierte ethische Diskussion ist es wichtig, das Autonomierecht plausibel zu konturieren und nicht mit sämtlichen moralischen Forderungen in Bezug auf die professionelle Pflege zu überladen.

Als inhaltliche Präzisierung und Ausdifferenzierung des Autonomierechts lassen sich vier Rechte anführen:

- Das Recht auf informierte Zustimmung oder Ablehnung,
- das Recht auf Festlegung des eigenen Wohls,
- das Recht auf Wahl zwischen möglichen Alternativen und
- das Recht auf eine möglichst geringe Einschränkung des Handlungsspielraums durch Institutionen.

### 5.2.1 Das Recht auf »informierte Zustimmung«

Das Recht auf »informierte Zustimmung« besteht zum einen aus dem Recht auf Einwilligung in oder Ablehnung von Handlungen anderer, welche den Leib oder intime psychische Belange berühren. Zum anderen besteht es aus dem Recht auf Übermittlung ausreichender und verständlicher Informationen. Der Leib ist dem Menschen das Eigenste und Nächste, sodass unerlaubte physische »Zugriffe« und Eingriffe anderer als schwerwiegende Beeinträchtigungen gelten. Verletzungen der psychischen Integrität sind schwerer fassbar, wären aber beispielsweise beim achtlosen Umgang mit persönlichen Informationen gegeben. Die physische und psychische Integrität und die Selbstbestimmung über den eigenen Leib ist zentrale Voraussetzung dafür, überhaupt handeln zu können. Zu verstehen bzw. wahrzunehmen, was mit dem eigenen Leib passiert und damit einverstanden zu sein, ist daher ein sehr grundlegendes Recht. Auch ein Mensch, der sich nicht oder nur eingeschränkt verbal äußern kann, hat das Recht auf »informierte Zustimmung«. Insofern sind alle Möglichkeiten auszuschöpfen, die ihm eine Ausübung seines Rechts erlauben.

Insbesondere bei Menschen mit kognitiven Veränderungen sollten nicht nur verbale Hinweise gegeben, sondern der körperliche Kontakt bewusst als Kommunikation eingesetzt werden. Dies bedeutet z. B. in der Pflege, zunächst an der Körperperipherie Kontakt aufzunehmen. Bei Menschen mit Demenz bildet vor allem die »Autonomie des Augenblicks« (Schwerdt 2005) eine Grundlage für das Recht auf »informierte Zustimmung«. Bei Menschen mit kognitiven Einschränkungen ist nach verbalen und nonverbalen Hinweisen (Mimik, Gestik, Körperspannung etc.) der Zustimmung bzw. Nicht-Ablehnung Ausschau zu halten. Insbesondere Zeichen der Ablehnung sind sehr ernst zu nehmen. In diesem Fall muss die Ursache erkundet und behoben werden, da die Pflegehandlung zwar als solche meist erforderlich sein mag, aber häufig erst durch eine Abwandlung des Wie oder Wann für den Pflegebedürftigen akzeptabel wird. Weiterhin können biografische Informationen, darunter das Wissen über frühere Alltagsabläufe und persönliche Vorlieben und Abneigungen die Interpretation situativer mimischer oder gestischer Aktionen und Reaktionen stützen.

## 5.2.2 Das Recht auf Selbstbestimmung in Bezug auf das Eigenwohl

Das Autonomierecht beinhaltet, dass eine Person letztendlich selbst festlegt, was sie für gut erachtet und möchte, d. h. welche Wünsche, Wertvorstellungen und Ziele sie verfolgen, wie sie ihren Alltag, ihr Leben gestalten will. Dementsprechend hat ein Mensch das Recht, über pflegerische Eingriffe gemäß seinen individuellen Präferenzen zu entscheiden. Dabei darf die Festlegung des Eigenwohls nicht an die Bedingung einer positiven Bejahung durch Außenstehende, etwa unter Berufung auf Kriterien wie »Konsistenz mit dem bisherigen Lebensentwurf« oder »Wohlüberlegtheit« geknüpft sein.

Nun besteht in der Kranken- und Altenversorgung bis heute oft die Tendenz, nicht die Vorstellungen der Pflegebedürftigen selbst, was ihr Wohl anbelangt, gelten zu lassen. Stattdessen wird vielfach auf »objektives« (allgemein akzeptiertes) Fachwissen, neue Pflegeforschungsergebnisse, sog. evidenzbasierte Pflege, sozialwissenschaftliche Untersuchungen zur »Lebensqualität« oder die Präferenzen der »meisten« Menschen verwiesen und damit impliziert, dass »vernünftige« Patient*innen dementsprechend entscheiden würden. Weiterhin enthalten professionsbezogene Kriterien und Instrumente wie z. B. Pflegediagnosen oder Pflegestandards Bestimmungen des Wohls von Menschen. Und schließlich deuten »wohlmeinende« Außenstehende aufgrund ihres Einfühlungsvermögens, was der betroffene Mensch »wirklich« wollen würde, wenn er nur »genauer hinschaute« oder sich nicht beeinflussen ließe. All diese Versuche der Bestimmung eines »objektiven« Wohls pflegebedürftiger Menschen beziehen sich auf das »gute Leben«. Doch Vorstellungen zu Lebensführung und Lebenszielen sind individuell unterschiedlich und können keine allgemeine Gültigkeit beanspruchen. Daher können sie das Recht einer pflegebedürftigen Person, ihr Wohl selbst zu bestimmen, nicht infrage stellen.

Die Bestimmung des eigenen Wohls geschieht im Rahmen des Rechts auf freie Selbstbestimmung. Seine Grenzen hat es vor dem Anspruch auf moralisch gerechtfertigte Selbstbestimmung dort, wo grundlegende moralische Rechte anderer berührt werden (z. B. Schutzvorkehrungen bei einer ansteckenden Krankheit, Anspruch auf ein transplantierbares Organ). Zudem zeigen sich in der Praxis Hindernisse, die in den Betroffenen selbst liegen. So weisen ältere Menschen, die aus der Kriegsgeneration stammen, in Befragungen meist einen hohen Zufriedenheitsgrad auf, weil sie lernen mussten, sich »zusammenzureißen« bzw. sich mit den jeweiligen Umständen zu arrangieren. Weiterhin fällt es älteren Frauen oft schwer, Forderungen zu stellen. Zudem lässt sich bei der älteren Generation teilweise ein starkes Bemühen um Selbstständigkeit bzw. Unabhängigkeit von anderen beobachten und gleichzeitig ein Vernachlässigen eigener Bedürfnisse und Emotionen (Heuft et al. 2005). Aus diesen Gründen sollte das Augenmerk bei der Erkundung und Respektierung des »eigenmächtig« bestimmten Wohls nicht ausschließlich auf situativ artikulierten Willensäußerungen pflegebedürftiger Menschen liegen, sondern seitens der Pflegenden auch *Rückfragen* und *erkundende Gespräche* beinhalten.

Weiterhin stellt der Umgang mit Patient*innen mit psychischen Erkrankungen oder Demenz, die sich selbst gefährden, eine Herausforderung dar. Hier sind teilweise Gratwanderungen zwischen dem Respekt vor den Wünschen der Betroffenen und der Schutzpflicht vor Selbst- oder Fremdgefährdung erforderlich. In Ergänzung zur psychologischen Forschung (z. B. Kruse 2005, S. 51) bietet die jüngere Pflegeforschung in Bezug auf Selbst- und Fremdgefährdung oder »störendes Verhalten« wichtige Ansätze, um solche Konflikte konstruktiv, d. h. unter Achtung des Autonomierechts, zu bewältigen und Verhaltensveränderungen zu bewirken (Schwerdt 2005, Böhm 2019, Lind 2007; Weissenberger-Leduc 2011; zur Schmerzreduktion mittels pflegerischer Interventionen vgl. Nydahl 2004; Nydahl 2012).

## 5.2.3 Das Recht auf Wahl zwischen möglichen Alternativen

Patient*innen haben das Recht auf Wahl zwischen möglichen Alternativen, um das Recht auf Festlegung des eigenen Wohls bestmöglich zu realisieren. Bei mehr Wahlmöglichkeiten vergrößert sich die Wahrscheinlichkeit, individuelle Präferenzen verfolgen zu können (Dworkin 1988, S. 78 ff). Denn ein von den Pflegefachpersonen favorisiertes Pflegeziel und die darauf bezogene Maßnahme entsprechen unter Umständen nicht den Vorstellungen der Betroffenen. Die Forderung, mögliche Alternativen anzubieten, schließt ausdrücklich mit ein, dass Pflegefachpersonen eine Handlungsoption vorschlagen und plausibel begründen, die sie aufgrund ihrer Nähe zu Patient*innen und ihrer Kenntnisse für geeignet erachten. Nicht immer, jedoch in zahlreichen Fällen existieren mehrere »ernstzunehmende« Handlungsalternativen. Wohl geben die pflegefachlichen Routinen und Standards sowie die institutionellen und gesetzlichen Rahmenbedingungen, z. B. die Ablauforganisation einer Einrichtung, die Angebotsstruktur sozialer Dienste oder die Leistungen der gesetzlichen Versicherungen das »Machbare« vor. Doch können auch sie nochmals hinterfragt werden oder durch ihre Mängel zur Suche nach anderen Wegen motivieren. Pflegende haben die Aufgabe, Alternativen zu erkunden, um sie dem zu Pflegenden zu eröffnen. Es gilt also, den »Möglichkeitssinn« zu kultivieren. Davon abgesehen stellen die in erster Näherung »indizierten« Pflegehandlungen immer »gemischte« Urteile, die sich aus Sachinformationen und Bewertungen zusammensetzen, und keinesfalls rein fachlich-»objektive« Urteile dar. Jeweils andere Wertungen liegen z. B. mobilisierenden Pflegemaßnahmen in Bezug auf die Aktivitäten des täglichen Lebens (z. B. Roper et al. 2016) oder einer lediglich »versorgenden« Pflege zugrunde.

> Inbesondere hinsichtlich des Rechts auf Selbstbestimmung in Bezug auf das Eigenwohl und das Recht auf Wahl zwischen möglichen Alternativen lässt sich das Interaktionskonzept des *Shared Decision Making*, das auf einen gemeinsamen Entscheidungsprozess von Patient*in und Ärzt*in abzielt, auch für die pflegerische Versorgung fruchtbar machen (Messer 2013, Légaré & Witteman 2013). Dabei präzisieren aus ethischer Sicht die vier Entfaltungen des Autonomierechts den Prozess der »gemeinsamen« Entscheidungsfindung.

## 5.2.4 Das Recht auf eine möglichst geringe Einschränkung des Handlungsspielraums

In stationären Einrichtungen müssen sich Patient*innen bzw. Bewohner*innen an Vorschriften halten und Abläufen folgen, die den eigenen Gewohnheiten und Vorhaben nicht immer entsprechen. Dies bringt zahlreiche Einschränkungen des persönlichen Handlungsspielraums mit sich. In der ambulanten Pflege entstehen Einschränkungen eher durch Verzögerungen oder Abwesenheit. Nun lassen sich aus organisatorischen und finanziellen Gründen viele Tagesstrukturierungen nicht entsprechend der bisherigen Lebensweise der betroffenen Person einrichten. Das Recht der zu Pflegenden auf eine möglichst geringe Einschränkung ihres Handlungsspielraums bedeutet aber für Pflegende, auf der Ebene konkreter pflegerischer Versorgung, beständig nach Handlungs- und Organisationsformen zu streben, welche möglichst wenig in die Handlungsfreiheit der Betroffenen eingreifen.

Weil der Einsatz begrenzter Ressourcen wie Personal, Fachwissen und Material immer unter bestimmten gesellschaftspolitischen und ökonomischen Rahmenbedingungen geschieht, gibt es komplexe wechselseitige Abhängigkeiten zwischen der Ebene der Versorgung einer konkreten Person, der Ebene der Routinen auf einer Station, einem ambulanten Stützpunkt oder einer Wohngruppe, der Ebene der Gesamtinstitution, der Ebene der versicherungsrechtlichen Vorgaben etc. Doch bei aller Komplexität unterliegen die Regelungen und Standards dem grundsätzlichen Anspruch, diejenigen Mittel und Wege zu sein, die einerseits effektiv und effizient sind, andererseits aber den Handlungsspielraum der Betroffenen möglichst wenig einschränken. Darüber hinaus unterliegen einschränkende Regelungen dem Anspruch, sehr grundlegende moralische Interessen bzw. Individualrechte aller Betroffenen zu schützen und außerdem dem Ziel einer physischen und psychischen Grundversorgung aller Pflegebedürftigen zu dienen.

Einschränkende Regelungen unterliegen nicht alle in gleicher Weise dem Anspruch auf Rechtfertigung. Vielmehr kommt es darauf an, hinsichtlich welchen »Guts« und in welchem Ausmaß der Handlungsspielraum eingeschränkt wird. Ob jemand entgegen seiner Gewohnheit sehr früh geweckt wird, bedarf beispielsweise weniger starker Gründe als streng reglementierte Besuchszeiten. Allerdings dürfen keine Individualrechte verletzt werden. Letzteres wäre etwa der Fall, wenn ein ambulanter Pflegedienst einer bettlägerigen Person abends sehr früh das Abendbrot bereitet und am nächsten Morgen erst gegen Mittag das Frühstück, sodass diese neben großem Hunger unter Umständen noch Kreislaufprobleme bekommt.

Das auf institutionelle Strukturen ausgerichtete Recht auf eine möglichst geringe Einschränkung des Handlungsspielraums ist jedoch kein reines Abwehrrecht, sondern beinhaltet als Anspruchsrecht auch, Handlungsspielraum zu erhalten. So ist bei Menschen mit kognitiven Einschränkungen nicht nur die Achtung der »Autonomie des Augenblicks« relevant, sondern ebenso ein Alltag, der Freiräume enthält. So fördert es das Wohlbefinden dementer Menschen, wenn ihnen unterschiedliche Alltagsaktivitäten und Räumlichkeiten angeboten werden, statt den Weg der Sedierung oder Fixierung zu wählen (Kruse 2005, S. 51).

## 5.2.5 Pflichten der Unterstützung und Förderung des Autonomierechts

Drei große Asymmetrien zwischen Patient*innen und professionellen Helfer*innen sind der Grund dafür, dass dem Recht auf

Nicht-Verletzung der Autonomie weitergehende Rechte der Unterstützung und Förderung zur Seite stehen: Zum ersten haben die professionellen Helfer*innen einen fachlichen Wissensvorsprung gegenüber den betroffenen Laien. Zum zweiten bewegen sie sich in einer ihnen vertrauten Rolle innerhalb einer Institution, deren Regeln, Abläufe und Zuständigkeitsbereiche sie kennen. Hingegen müssen Menschen, die pflegebedürftig sind, häufig ihr gewohntes Umfeld verlassen und eine neue Rolle innerhalb einer Institution einnehmen, deren Strukturen oft unbekannt sind. Zum dritten sind die Pflegenden nicht akut gesundheitlich beeinträchtigt, die zu Pflegenden hingegen gebrechlich oder krank, dadurch möglicherweise emotional aufgewühlt, von großer Angst oder Schmerzen geplagt und auf konkrete Hilfe angewiesen. Durch die Abhängigkeit von den Helfer*innen und deren vermeintlichen oder tatsächlichen Erwartungen sowie aus institutionellen Abläufen heraus, können sich Pflegebedürftige zu Anpassung oder Zustimmung veranlasst sehen – allein aus der Befürchtung heraus, Routineabläufe zu stören oder die professionellen Helfer zu verärgern.

Die meisten dieser einschränkenden Rahmenbedingungen lassen sich nicht vollständig verhindern oder aufheben. Dennoch können Pflegende dazu beitragen, Informationsdefizite und Freiheitseinschränkungen zu erkennen und zu beseitigen bzw. nicht abwendbare Zwänge zu mildern. Sie können pflegebedürftige Menschen ermutigen, Fragen zu stellen und auf mögliche Irritationen oder Missverständnisse zu achten. Sie können beobachten, ob Betroffene aufgrund ihrer schlechten Verfassung aktuell nicht in der Lage sind, bewusst und absichtsvoll zu entscheiden oder wann sie »gute Momente« haben. Patient*innen werden in ihrer aktuellen Fähigkeit zur Selbstbestimmung gefördert, wenn Pflegende für nicht offen gestellte Fragen oder nicht explizit geäußerte Weigerungen sensibel sind und kontinuierlich Gesprächsbereitschaft signalisieren.

> Die Achtung des Autonomierechts erschöpft sich nicht darin, lediglich die Entscheidung von Patient*innen einzuholen und diese kommentarlos zu befolgen. Es ist erlaubt, ja sogar moralisch geboten, bei ungewöhnlichen Entscheidungen vorsichtig zu *erkunden* – nicht jedoch inquisitorisch zur Rechtfertigung herauszufordern und die Beweggründe der Person zu bewerten –, ob Informationsdefizite vorliegen, ob jemand bestehende Alternativen vielleicht als solche nicht wahrnimmt oder ob eine Entscheidung durch Druck von außen motiviert ist.

Unter Umständen sind weitere Informationen sowie Überzeugungs-, nicht jedoch Überredungsversuche angebracht. Diese praktischen Bemühungen um eine fürsorgende Unterstützung im Sinne einer »Hilfe zur Selbsthilfe« sind zwischen dem Extrem einer *paternalistischen Bevormundung* auf der einen Seite und dem Extrem *gleichgültiger Akzeptanz* auf der anderen Seite angesiedelt. Andererseits haben auch Patient*innen und Bewohner*innen die Aufgabe, Verantwortung für sich und die anstehenden Entscheidungen zu übernehmen, also Informationen einzufordern, die eigenen Präferenzen zu artikulieren und sich nicht schicksalsergeben dem Tun anderer zu überlassen.

Die Achtung des Autonomierechts bei Menschen mit kognitiven Veränderungen stellt die Pflege vor besondere Aufgaben. Die generell hohe Verletzbarkeit verwirrter Menschen hat mehrere Gründe: die gesellschaftliche Tendenz der Abwertung, Überforderungsreaktionen der Angehörigen, die Überforderung des Pflegepersonals, bedingt durch einen unzureichenden Personalschlüssel und oft unzureichende fachliche Qualifizierung, sowie verschiedenartige Symptome der Betroffenen selbst, die sich in einem für Außenstehende »problematischen« oder unverständlichen Verhalten äußern. Um hier den Willen der Betroffenen zu erkunden, bedarf es spezieller Kommunikationsformen und therapeutischer Strategien (Kruse 2005, Moskwa 2001, Böhm 2019, Feil 2017, Bienstein & Fröhlich 2017, Coors 2017, Kojer 2011).

## 5.3 Handlungsbereiche professioneller Pflege und das Autonomierecht

Diese vier Entfaltungen des Autonomierechts werden wie folgt in unterschiedlichen Handlungsbereichen professioneller Pflege relevant.

### 5.3.1 Autonomierecht und direkte Pflege

Bei der direkten Pflege werden Handlungen ausgeführt, die Patient*innen unmittelbar physisch oder psychisch betreffen. Die Grundpflege umfasst Hilfestellungen bei der Körperpflege, Nahrungsaufnahme und beim Bewegen. Weiterhin können pflegerische Handlungen Beschwerden lindern. Darüber hinaus – und auch dies ist zentraler Bestandteil professioneller Pflege – führen Pflegende gezielte Maßnahmen der Prävention, Rehabilitation sowie Palliation durch. Die meisten pflegerischen Handlungen werden direkt am Körper der Patient*innen vollzogen. Auch wenn Patient*innen auf diese Hilfestellungen angewiesen sind, würden sie ohne ihre Erlaubnis unzulässige Übergriffe darstellen. Es bedarf deshalb auch im Vorfeld einer Pflegemaßnahme der informierten Zustimmung der urteilsfähigen Person – nach vorausgegangener Aufklärung über die Notwendigkeit, den Ablauf und mögliche Belastungen. Doch nicht vor jeder einzelnen Pflegehandlung ist eine umfangreiche Informationsphase erforderlich. Insbesondere dann, wenn ein*e Patient*in die Pflegemaßnahme bereits kennt, können die Pflegenden nach einer kurzen Ankündigung dessen, was sie zu tun beabsichtigen, von einer stillschweigenden Zustimmung ausgehen.

Doch weder eine explizite noch eine stillschweigende Zustimmung zu Beginn reichen aus. Denn die Pflegehandlung als solche ist eine Interaktion, die die betroffene Person als Hilfe, als gerade noch erträgliche Handreichung oder aber als verletzenden Eingriff empfinden kann – in Abhängigkeit davon, wann, unter welchen Umständen und wie die Handlung ausgeführt wird. Das Recht auf Information und Zustimmung bezieht sich also nicht nur auf das *Ob* einer Handlung, sondern auch auf das *Wie*. Entsprechend müssen Pflegende während ihres Tuns auf mögliche Einwände – in verbaler oder nonverbaler Form – achten. So kann eine pflegedürftige Person generell damit einverstanden sein, umgelagert zu werden, wünscht dies jedoch nur auf eine bestimmte Weise, weil sie ansonsten Schmerzen hat. Des Weiteren kann der Zeitpunkt oder aber das Geschlecht der Pflegenden eine wichtige Rolle spielen, etwa wenn bei einer muslimischen Patientin der Blasenkatheter gewechselt werden soll.

Bei präventiven oder rehabilitativen Pflegemaßnahmen werden zum Teil Handlungen vollzogen, deren Zweck Patient*innen nicht ohne Weiteres verstehen, deren Ziele sie unter Umständen nicht teilen oder andere Prioritäten setzen würden. So kann einer Harninkontinenz entweder rein versorgend mit Vorlagen begegnet werden oder rehabilitierend mit gymnastischen Übungen oder einem Toilettentraining. Die zentrale Frage ist, ob die betroffene Person die mit der Rehabilitation verbundenen Pflegemaßnahmen sowie eigene Mühen auf sich nehmen will. Denn sie hat das Recht, ihr Wohl selbst zu bestimmen, ebenso wie das Recht auf die Wahl zwischen Alternativen, selbst wenn diese aus pflegerischer Sicht vielleicht nicht optimal sein mögen. Nicht nur über Therapieziele, sondern ebenso über die Maßnahmen muss sie informiert werden und wählen können. Als weiteres Beispiel sei hier noch die Thromboseprophylaxe genannt, bei der Patient*innen unter Umständen zwischen Heparininjektionen, dem Tragen von Antithrombosestrümpfen oder regelmäßigen Bewegungsübungen wählen können. Bei der Versorgung von Menschen mit kognitiven Einschränkungen können Alternativen im Hinblick auf die Art und Weise der Körperberührung und Körperpflege angeboten und durch aufmerksames Beobachten bewertet werden. Insbesondere bei Anzeichen von Unwohlsein oder Weigerung sollten vorsichtig andere Wege der Gestaltung des Körperkontakts und der -pflege gesucht werden.

### 5.3.2 Autonomierecht, Pflegediagnosen und Pflegestandards

Zunehmend gewinnen in der Pflege einheitliche Klassifikationsschemas für Pflegediagnosen (z. B. NANDA 2017; International Classification of Nursing Practice, vgl. Hinz 2003) und daran orientierte Maßnahmen an Bedeutung (vgl. Doenges et al. 2018). Pflegestandards wurden 1983 von der Weltgesundheitsorganisation allgemein als »vereinbartes Maß an für einen bestimmten Zweck benötigter pflegerischer Betreuung« definiert (WHO 1983, zit. nach Ullrich et al. 1995, S. 439). Standardpflegepläne geben Pflegemaßnahmen für bestimmte Patient*innengruppen vor, die einen ähnlichen Pflegebedarf haben – etwa aufgrund der gleichen Krankheit (Kellnhauser 1998; Schewior-Popp u. a. 2017). Bei den Pflegestandards, die sich auf die direkte Pflege beziehen, machen Einzelstandards Vorgaben zur Ausführung von Pflegehandlungen, die sich häufig wiederholen, etwa zur Aufnahme von Patient*innen, zum Verbandswechsel oder zur Mundpflege. Pflegediagnosen und Pflegestandards sind implizit oder explizit mit Pflegezielen verbunden, die letztlich Einfluss auf die Lebensführung eines pflegebedürftigen Menschen nehmen und sich daher nicht unabhängig von seinen Präferenzen und Prioritäten festlegen lassen.

Doch inwieweit lassen Pflegediagnosen und Pflegestandards es zu, ein von der Person selbst definiertes Wohl zu berücksichtigen? Pflegestandards lassen sich durchaus so konzipieren und konkretisieren, dass sie Raum zur individuellen Anpassung enthalten. Im Hinblick auf das Autonomierecht sind diejenigen zu bevorzugen, welche Alternativmaßnahmen ausdrücklich vorsehen bzw. so flexibel gestaltet sind, dass sie Abwandlungen generell zulassen. Ist eine Orientierung an den Äußerungen und Wünschen von Patient*innen vorgegeben oder sind Abwandlungsmöglichkeiten aufgeführt, fördert dies das Autonomierecht. In den Pflegestandards der Autorinnen von Germeten-Ortmann, Venhaus-Schreiber und Fritsch beispielsweise werden die Pflegenden angehalten, die Gewohnheiten der Person, d. h. ihren sozio-kulturellen Hintergrund und religiöse Gebräuche zu beachten, für die Körperpflege die eigenen Utensilien zu verwenden und ihre Wünsche zu erfragen (von Germeten-Ortmann et al. 1991).

Sicherlich werden Standards in der Praxis zuweilen unflexibel gehandhabt. Zudem finden sich in der Literatur überwiegend solche, die Abwandlungsmöglichkeiten nicht eigens thematisieren. Neue Unflexibilitäten ergeben sich unter Umständen durch elektronische Verfahren zur Planung und Dokumentation von Pflegemaßnahmen, wenn Pflegediagnosen und Handlungskorridore vorgegeben sind und sich nur bestimmte Pflegemaßnahmen eingeben lassen (Hübner 2010; Hülsken-Giesler 2016). Insgesamt scheinen sich Pflegende aber darin einig zu sein, dass sie an die Patient*innen in der Bereitschaft herantreten, einen Pflegestandard je nach Bedarf zu modifizieren. Damit ist das Autonomierecht von

Patient*innen bereits implizit mitgedacht. Es gilt also, einerseits die professionellen Klassifikationen und Standards zu nutzen und diese andererseits an die einzelne Person anzupassen. Neben der Frage der Individualisierbarkeit von Pflegestandards spielen jedoch die in ihnen enthaltenen *impliziten Wertungen* insbesondere für das Recht auf die Festlegung des Eigenwohls eine Rolle. Denn Pflegestandards sind immer auch auf Ziele gerichtet, die über die betreffende Pflegehandlung hinausgehen. Die an einen bestimmten Kontext gebundenen Übereinkünfte orientieren sich zum einen an bewährten Routineabläufen, den konkreten Bedingungen und Möglichkeiten vor Ort sowie an institutionellen Zielen, beispielsweise dem kostensparenden Einsatz von Pflegematerial und Fachpersonal. Zum anderen orientieren sich viele Standards an Pflegetheorien, die in ihren Zielsetzungen nicht nur unterschiedlich sind, sondern sich häufig auf die Lebensführung der Patient*innen beziehen – beispielsweise auf Gesundheitsverhalten und Alltagsverrichtungen. Vorannahmen darüber, was Patient*innen wichtig ist bzw. was sie anstreben, müssen nicht nur den Pflegenden selbst transparent gemacht werden. Auch Patient*innen sollten wissen, welche übergeordneten Ziele verfolgt werden, um diese entsprechend ihrem Recht auf Bestimmung des eigenen Wohls billigen zu können.

Weiterhin lässt sich mit Blick auf das Patient*innenrecht auf informierte Zustimmung der dienstrechtliche Stellenwert von Pflegestandards präzisieren (z. B. Jacobs 2000). Zwar haben Standards per se eine größere fachliche und verfahrensbedingte Autorität als das pflegerische Vorgehen einer einzelnen Pflegenden. Doch bei jedem Standard – sei er von höchster dienstlicher Stelle verordnet und fachlich abgesichert, sei er bei den Pflegenden weit verbreitet und akzeptiert – gelten ebenso die Forderungen nach Information und Zustimmung. Prozedurale oder fachliche Kriterien können die Zustimmung der Patient*innen nicht ersetzen.

## 5.4 Entscheidungs- und Handlungsmöglichkeiten der Pflegenden

### 5.4.1 Verantwortung der Pflegebedürftigen

Immer noch sehen viele Menschen Pflegebedürftigkeit als eine Lebenssituation an, in der man Autonomie abgeben muss und Fremdbestimmung unausweichlich ist – allerdings in der Hoffnung, dass die Versorgung aus einer Haltung der Fürsorge und Rücksicht heraus geschehen wird. Doch ohne Initiative und Rückmeldung seitens der Pflegebedürftigen selbst, entstehen leicht Missverständnisse und schmerzliche Grenzüberschreitungen. Auch ein pflegebedürftiger Mensch trägt, sofern er sich noch verbal oder nonverbal mitteilen kann, Verantwortung, nämlich die, sein Autonomierecht anzunehmen. Er muss gegebenenfalls Informationen einfordern, eigene Vorstellungen artikulieren und Entscheidungen fällen. Zwar lässt sich einwenden, dass solche Aufgaben einen Menschen im Zustand der Schwäche und des Krankseins unter Umständen überfordern. Aber nur dann, wenn die Pflegefachpersonen erfahren, was ein pflegebedürftiger Mensch sich wünscht und was ihn belastet, können sie sich darauf einstellen. Andererseits erleben zu Pflegende, die durchaus noch kommunikationsfähig sind, nicht selten, dass vorschnell Entscheidungsunfähigkeit unterstellt oder ihr Wille übergangen wird. Hier müssen Pflegende Zeit und Geduld mitbringen.

> Über die konkrete Interaktion hinaus besteht eine gesellschaftliche Verantwortung dahingehend, die Autonomie von Menschen, die sich in einer schwierigen Lebenssituation befinden, zu erhalten oder zu erweitern. Ein solidarisches gesellschaftliches Klima kann dazu beitragen, dass jede*r von uns auch noch im Zustand der Pflegebedürftigkeit das Selbstbewusstsein hat, Forderungen zu stellen und sich nicht in erster Linie als abhängige Bittsteller*in zu sehen. Doch dazu bedarf es einer Sozialpolitik, in der Menschen bei Bedarf selbstverständlich mit fremder Hilfe rechnen können, sowie einer Kultur des professionellen Helfens, in der Pflegebedürftige eine Stimme als Auftraggebende haben. Darüber hinaus muss die Öffentlichkeit verstärkt über die Inhalte professioneller Pflege und Betreuung informiert werden, u. a. darüber, dass Pflegefachpersonen verschiedene Ziele verfolgen können und inwiefern sich eine fachlich gute von einer unsicheren oder gefährlichen Pflege unterscheidet.

## 5.4.2 Eingeschränkte Handlungsspielräume Pflegender

Wollen Pflegende dem Autonomierecht Genüge tun, wird ihr Teil der Verantwortung für die pflegefachlichen, institutionellen und ökonomischen Rahmenbedingungen deutlich. Gleichzeitig zeigen sich jedoch auch die Grenzen individuellen pflegerischen Handelns. Der Alltag der Pflegenden, die bislang als Akteur*innen dargestellt wurden, ist oft durch Fremdbestimmung und Machtlosigkeit gekennzeichnet. Vielerorts gibt es Reibungsverluste durch das wenig ausgeprägte Interesse der Ärzt*innenschaft an Kommunikation und Zusammenarbeit. Zudem schlägt sich der Mangel an gesellschaftlicher und gesundheitspolitischer Wertschätzung u. a. im Personalschlüssel und Fortbildungsetat nieder.

Bei Prioritätensetzungen im Gesundheitswesen muss der Pflege kranker, behinderter und hochbetagter Menschen sicher mehr Bedeutung als bisher beigemessen werden – eventuell zu Lasten der Notfallversorgung, der oft ein weniger differenziertes Netz der Rehabilitation folgt, oder zu Lasten einer hochtechnologisch ausgerichteten medizinischen Diagnostik. Die Pflege hat eine humanitäre Schlüsselfunktion im Gesundheitswesen und wartet trotz ihrer Professionalisierung und Akademisierung noch auf ihre gesundheitspolitische, juristische und finanzielle Aufwertung. Stattdessen betrafen die Rationalisierungs- und Sparmaßnahmen der letzten Jahre diese Berufsgruppe besonders stark, und in der Pflege wird teilweise diskutiert, wie zu verfahren ist, wenn sich eine pflegerische Versorgung entsprechend den Regeln der Kunst und den Vorstellungen von Humanität nicht mehr gewährleisten lässt.

## 5.5 Ausblick

Die Problematisierung des Autonomierechts von Patient*innen bzw. Bewohner*innen darf nicht bei Forderungen an die Adresse der Pflegenden stehen bleiben. Alle anderen Professionen im Gesundheitswesen haben ebenso die moralische Pflicht, dieses Autonomierecht bei der Versorgung und Therapie zu achten und zu fördern. Herrscht an anderen Stellen etwa ein unsensibler oder repressiver Umgangston, werden Pflegende große Mühe haben, Patient*innen zu vermitteln, dass sie anders verfahren wollen. Außerdem werden sie ständig zu Mitwissenden, die moralische Konflikte kompensieren, welche andere verursachen. Nur in der interprofessionellen Zusammenarbeit und mit dem Zusammenspiel aller Kräfte kann sich letztlich eine fachlich gute und im Sinne des Autonomierechts moralisch richtige Hilfe ergeben.

Generell ist es erforderlich, auch die institutionellen Strukturen am Autonomierecht zu messen. Anzustreben sind solche Strukturen und Regelungen, die dem Patient*innenrecht in seinen vier Konkretisierungen gerecht werden. So ließen sich am Patient*innenrecht als Leitlinie und Korrektiv auch die Organisationsentwicklung und Qualitätssicherung innerhalb einer Institution ausrichten.

## 5.6 Transferfragen

Diskutieren Sie folgendes Fallbeispiel (vgl. Fölsch 2017, S. 60 f; hier gekürzt) im Blick auf das Autonomierecht der Patientin, die Verantwortung von Pflegebedürftigen und Pflegenden sowie die Handlungsspielräume Pflegender:

> Frau G. wird auf einer chirurgischen Station aufgenommen, da eine Operation des Hüftgelenks geplant ist. Die Pflegende bespricht mit Frau G. die in diesem Fall üblichen Ziele, wie z. B. Schmerzfreiheit und Mobilisation, und erklärt die postoperativen Pflegemaßnahmen. Frau G. äußert Angst vor dem ersten Aufstehen nach der Operation und vor den Schmerzen. Sie weist darauf hin, dass es für sie nicht wichtig ist, ob sie einen Tag früher oder später mobil sein wird. Vor allem möchte sie keine Schmerzen haben.

Entwickeln Sie einen Pflegestandard zur Mobilisation Hochbetagter nach einem größeren operativen Eingriff – unter besonderer Berücksichtigung der Pflegeziele Aktivierung, des Rechts auf Bestimmung des eigenen Wohls und des Rechts auf Wahl zwischen Alternativen.

## Literatur

Bienstein C, Fröhlich A (2017) Basale Stimulation in der Pflege. Die Grundlagen. 8. Aufl. Bern: Huber

Bobbert M (2002) Patientenautonomie und Pflege. Begründung und Anwendung eines moralischen Rechts. Frankfurt a. M.: Campus.

Bobbert M (2005) Zur Notwendigkeit der Rückbindung eines Autonomieprinzips an einen ethischen Ansatz. In: Düwell M., Neumann J. (Hrsg.). Wie viel Ethik verträgt die Medizin? Paderborn: Mentis. S. 105–124.

Bobbert, M (2015) Keine Autonomie ohne Kompetenz und Fürsorge. Plädoyer für die Reflexion innerer und äußerer Voraussetzungen. In: Mathwig. M., Meireis, P., Porz, R., Zimmermann, M. (Hrsg.), Macht der Fürsorge? Zürich: Theologischer Verlag TVZ, 69–92.

Böhm E (2019) Psychobiografisches Pflegemodell nach Böhm. Wien: Maudrich-Verlag.

Coors, M (2017) Demenz und Selbstbestimmung. Über das Verhältnis von Willen und Reflexionsfähigkeit. In: Angewandte Gerontologie Appliquée 2/3.

Doenges M, Moorhouse M, Geissler-Murr A (2018) Pflegediagnosen und Pflegemaßnahmen. 6. Über. Aufl. Bern: Huber

Dworkin G (1988) The Theory and Practice of Autonomy. Chicago: University of Chicago Press

Elsbernd A, Glane A (1996) Ich bin doch nicht aus Holz. Wie Patienten verletzende und schädigende Pflege erleben. Berlin, Wiesbaden: Ullstein Mosby

Feil N (2017) Validation. Ein Weg zum Verständnis verwirrter alter Menschen. 11. Aufl. München: Reinhardt

Fölsch D (2017) Ethik in der Pflegepraxis. Anwendung moralischer Prinzipien auf den Pflegealltag. 3. Aufl. Wien: Facultas

von Germeten-Ortmann B, Venhaus-Schreiber B, Fritsch E (1991) Pflegestandards Bd. 1. Paderborn: Pabeba

Gewirth A (1978) Reason and Morality. Chicago: University of Chicago Press

Gordon M (2019) Handbuch Pflegediagnosen. 6. Aufl. Göttingen: Hogrefe

Heuft G, Kruse A, Radebold H (2005) Lehrbuch der Gerontopsychosomatik und Alterspsychotherapie. 2. Aufl. München: Reinhard UTB

Hinz M et al. (Hrsg.) (2003) ICNP. Internationale Klassifikation für die Pflegepraxis. Bern: Huber

Hübner U (2010) Pflegeinformatik. Mehrwert für die Versorgung von Patienten. In: Deutsches Ärzteblatt 107. Jg., Heft 4, A 134–136

Hülsken-Giesler, M (2016) Vorteile und Grenzen der Technisierung in der Pflege. In: Dabrowski M, Wolf J. (Hrsg.) Menschenwürde in der Pflege, Paderborn: Schöningh. S. 159–187

Jacobs P (2000) Zur Eigenverantwortung in der Pflege bei postoperativer Mobilisation. In: Pflege & Krankenhausrecht 3. Jg, Heft 1, 13–16

Kellnhauser E (Hrsg.) (1998) Der diagnoseorientierte Pflegeprozess. Exemplarische Pflegepläne auf der Grundlage ausgewählter Pflegetheorien. In: Band 1: Innere Medizin, pulmonale Erkrankungen, dermatologische Erkrankungen. Melsungen: Bibliomed

Kojer M, Schmidl M (Hrsg.) (2011) Demenz und palliative Geriatrie in der Praxis: Heilsame Betreuung unheilbar demenzkranker Menschen, Wien: Springer

Kruse A (2005) Lebensqualität demenzkranker Menschen. In: Zeitschrift für medizinische Ethik 51. Jg, Heft 1, 41–57

Légaré, France, Witteman, Holly O (2013) Shared Decision Making: Examining Key Elements and Barriers to Adoption into Routine Clinical Practice. In: Health Affairs 32/2, 276–284.

Lind S (2007) Demenzkranke Menschen pflegen. Grundlagen – Strategien – Konzepte. 2. Aufl. Bern: Huber

Messer, Melanie (2013) Shared decision-making – Kein Thema für die Pflege? Ein internationaler Überblick. In: Pflegewissenschaft Heft 5, 261–267

Moskwa E (2001) Verwirrtheit bei älteren Menschen als pflegerisches Problem. In: Evangelische Fachhochschule Darmstadt (Hrsg.) Soziale und ethische Probleme in der Gerontologie. Frankfurt a. M.: Mabuse. S. 131–182.

North American Nurses Diagnosis Association (NANDA) (2017) International NANDA Nursing Diagnoses: Definitions and Classification 2018 – 2020. Stuttgart: Thieme (11th ed.)

Nydahl P (Hrsg.) (2016) Wachkoma. Betreuung, Pflege und Förderung eines Menschen im Wachkoma. 4. Aufl. München: Urban & Fischer

Nydahl P (2004) Basale Stimulation zur Begleitung von Schmerzpatienten. In: Pflegezeitschrift 57. Jg., Heft 6, 2–7

Roper N, Logan W, Tierney A (2016). Das Roper-Logan-Tierney-Modell: basierend auf den Lebensaktivitäten (LA). Göttingen: Hogrefe

Schewior-Popp, S, Sitzmann, F, Ulrich, L-E et al. (2017) Thiemes Pflege: Das Lehrbuch für Pflegende in der Ausbildung, 11. Aufl. Stuttgart: Thieme

Schwerdt R. (2005) Lernen der Pflege von Menschen mit Demenz bei Alzheimer-Krankheit. In: Zeitschrift für medizinische Ethik 51. Jg, Heft 1, 59–76.

Ullrich L, Lamers-Abdella A (1995) Pflegestandards und Dokumentation. In: Die Schwester/Der Pfleger 34. Jg., Heft 5, 439–444

Weissenberger-Leduc, M, Weiberg, A (2011) Gewalt und Demenz. Ursachen und Lösungsansätze für ein Tabuthema in der Pflege, Wien: Springer

# 6 Advanced Nursing Practice: Pflegeethische Implikationen anhand eines Fallbeispiels

*Ruth Schwerdt*

*Pflege erscheint als Ausprägung universalmenschlicher Sorge und Abhängigkeit als anthropologische Grundkonstante. Das daraus abgeleitete Menschenverständnis hat ethische Implikationen und macht die Anwendung des Pflegekontinuums auf die Versorgung von Menschen aller Altersstufen unabdingbar. Der vorliegende Beitrag assoziiert fortgeschrittene Pflegepraxis (Advanced Nursing Practice) mit dem Verständnis von Pflege als Sorge.*

*Ein Fallbeispiel zu einem Dilemma zwischen Autonomie und Fürsorge wird vorgestellt, in der eine junge Pflegefachperson Mitleid mit einer alten Patientin empfindet, die einen Sterbewunsch äußert. Die Pflegefachperson votiert für die Unterlassung medizinischer Maßnahmen, damit der Wunsch erfüllt werden kann. In der folgenden Analyse wird festgestellt, dass der Falldarstellung durch die Pflegende elementare Aspekte professioneller Pflege fehlen: Kontext- und Verlaufsorientierung, Präventionsfokus und das Bewusstsein der Wirksamkeit der pflegerischen Interaktion. Als nächstes werden Elemente professionellen Handelns aufgezeigt, die in dem Fall fortgeschrittene Pflegepraxis auszeichnen. Dabei besteht ein ethischer Fokus in der Notwendigkeit, das Pflegekontinuum im Auge zu behalten, um zu vermeiden, dass vorschnell pflegerische Aufgaben der Gesundheitsförderung, Prävention und Rehabilitation vernachlässigt werden, insbesondere in Situationen, in denen zwischen Pflegefachperson und Person mit Pflegebedarf ein sehr großer Altersunterschied besteht. Schließlich wird der umfassende Anspruch auch an Palliation skizziert, der über die bloße Durchführung lindernder Maßnahmen hinausgeht.*

**Ziele:** Dem Fallbeispiel folgend können Sie erkennen, dass die umfassende Einschätzung einer Pflegesituation eine ethische Dimension aufweist und dass fatale Fehleinschätzungen dann verhindert werden, wenn professionelle Kompetenzen der urteilenden Person ausgereift sind, das Pflegekontinuum angewendet, die interaktive Wirkung der Pflege gezielt gestaltet und der Pflegeprozess in ein interprofessionelles und interinstitutionelles Versorgungskonzept integriert wird. In pflegeethischer Hinsicht können Sie die Begründungsfähigkeit von Advanced Nursing Practice als Sorge i. S. der Care-Ethik nachvollziehen und Kennzeichen dieses Qualifikationsniveaus identifizieren.

## 6.1 Ein Fallbeispiel

Das folgende Fallbeispiel stammt aus dem Ethikunterricht im Rahmen der beruflichen Weiterbildung. Pflegefachpersonen üben die Fallbesprechung von als problematisch erlebten Pflegesituationen ein. Sie lernen dabei, die Problematik so knapp wie möglich und so ausführlich wie nötig zusammenzufassen und eine Frage zu formulieren, auf die sie eine handlungsleitende Orientierung von der Gruppenarbeit erhoffen. In der letzten Phase der Fallbesprechung erfolgt eine Reflexion und Metadiskussion über Inhalt und Methode. Hierbei können weitere Aspekte des Falls hervortreten. Die folgende Falldarstellung ist in der originalen Ausdrucksweise der fallbringenden Person belassen.

**Fallbeispiel**

Eine 84-jährige Frau wurde aus der selbst bewohnten Wohnung in die Klinik überwiesen wegen Verdachts auf Ileus. Sie ist aufgeregt und jammert viel: »Oh je, lieber Gott, hilf mir!«. Immer wieder ruft sie: »Ich will sterben!« Die fallbringende Pflegefachperson betreut sie seit einigen Tagen in der Nachtwache und klagt: »Die Frau kann eigentlich gar nicht sterben. Es wird alles getan, um sie am Sterben zu hindern: Wegen ihrer Herzinsuffizienz erhält sie herzstärkende Mittel. Wenn sie Wasser einlagert, bekommt sie Lasix® und Albumine, bei Atemnot erhält sie Sauerstoff und gegen Schmerzen erhält sie Dolantin® alle sechs Stunden parenteral! Muss all dies noch getan werden? Darf sie nicht endlich sterben?«

## 6.2 Fallanalyse: Der Professionalisierungsbedarf zu einer Advanced Nursing Practice

Advanced Practice Nursing und Advanced Nursing Practice sind Sammelbegriffe für eine Vielzahl von Rollen, Konzepten und Modellen in der Pflegepraxis, die zurzeit in vielen Ländern entwickelt werden. Ihre gemeinsamen Kennzeichen bestehen darin, dass Forschung, Bildung und klinisches Management integriert werden. Es werden nicht nur fortgeschrittene Fähigkeiten im Assessment, in der Beurteilung und in Entscheidungen sowie im klinischen Interventionshandeln eingesetzt, sondern Pflegeprozesse in ein Case Management überführt, in dem die Hilfeleistungen auch anderer Gesundheitsprofessionen koordiniert werden und die Pflege erster Anlaufpunkt für Dienstleistungen im Gesundheitsversorgungssystem sein kann. Die Praxis wird unabhängig und mit hochentwickelter professioneller Autonomie und Verantwortung ausgeführt (ICN Nurse Practitioner/Advanced Practice Nursing Network 2019, Bryant-Lukosius et al. 2004). Eine Pflegefachperson auf Advanced Nursing Practice-Niveau agiert nicht nur in einem erweiterten Aufgabenfeld, in dem sie eine vertiefte Pflegeexpertise einsetzt, sondern sie trägt auch zum Fortschritt des Gesundheitsversorgungsgeschehens bei, indem sie zeitlich adäquate, zugängliche, kosteneffektive Konzepte hoher Qualität für Individuen, Familien und Populationen mit komplexem, unvorhersehbarem und/oder intensivem Versorgungsbedarf oder mit Versorgungsrisiken vorausschauend entwickelt. Entscheidend ist dabei eine konsequente Klientel- und Gesundheitsorientierung und eine ganzheitliche Sichtweise auf den Bedarf und die Bedürfnisse, die von einem aktuellen Gesundheitsproblem oder -risiko tangiert sind (vgl. Sachverständigenrat zur Begutachtung der Entwicklung im Gesundheitswesen 2007). Diese Merkmale implizieren vom Begriff untrennbar moralische und ethische Kompetenzen in Bezug auf die eigene Werthaltung, den Dialog mit Klient*innen oder Patient*innen und ihren sozialen Netzwerken sowie für die interprofessionelle und transinstitutionelle Vernetzung, die den Erfolg fortgeschrittener Pflegepraxis erst ermöglichen.

Im vorgelegten Fall engagiert sich die 23-jährige fallbringende Pflegefachperson für das Recht der alten Frau zu sterben. Sie tritt anwaltschaftlich für sie ein, indem sie ihrer Äußerung, sterben zu wollen, als Willenserklärung Geltung verschafft. Diesem Willen werde von ärztlicher Seite zuwidergehandelt, weil jede gesundheitliche Einschränkung bekämpft werde. Sie nimmt offensichtlich an, dass die Patientin sterben würde, wenn die aufgezählten ärztlichen Maßnahmen eingestellt würden. Die Unterlassung wäre demnach die Erlaubnis für die alte Frau »sterben zu dürfen«, die ihr bisher nicht zuteilwerde. Für dieses Votum sucht sie Rückhalt in der Gruppe. Die ärztlichen Maßnahmen erscheinen der Pflegefachperson unsinnig angesichts der vermeintlich konträren Präferenzen der Patientin. Von einer Verständigung mit den ärztlichen Kolleg*innen über die Therapieziele wird allerdings nicht berichtet. Es entsteht der Eindruck, dass die ärztliche und die pflegerische Arbeit nicht aufeinander abgestimmt sind, dass ärztliche und pflegerische Teamangehörige keinem integrierten Konzept folgen. Doch es wird auch kein solitäres pflegerisches oder ärztliches Diagnose- und Interventionskonzept ersichtlich.

Diese Situation beinhaltet eine klassische Problemkonstellation, die in praxisbezogenen Pflegeethikunterrichten sehr häufig von Personen vorgetragen wird, die über eine pflegerische Grundausbildung und einige Jahre Berufserfahrung verfügen. Nicht selten sehen sie ihre Gestaltungsspielräume als sehr eng und als abhängig von ärztlichen Entscheidungen an (vgl. Wettreck 2007). Dazu gehört, dass eigene Möglichkeiten des Handelns nicht nur als stark begrenzt angesehen werden, sondern auch der eigene Einfluss auf das Handeln anderer Berufsgruppen verkannt oder als gering eingeschätzt wird. Dabei wird das Vorgehen anderer Berufsgruppen vor Ort oft nicht direkt und differentiell in Frage gestellt, und im Unterricht werden Zweifel in der Regel zaghaft und zurückhaltend geäußert. Auffällig ist auch, dass Einflussmöglichkeiten auf das Verhalten von Patient*innen kaum gesehen werden. Gegen Handlungsvorschläge im Verlauf der Fallbesprechungen wird häufig die Macht der Praxis hervorgehoben (vgl. Wettreck 2007).

### 6.2.1 Fehlende Kontextorientierung

Autonomie ist ein ethischer Leitwert für alle helfenden Berufe. Sie ausüben zu können setzt voraus, dass die Person Intentionen entwickeln und Ziele verfolgen kann. Sie muss sich in ein Verhältnis zu sich selbst setzen, ihre gegenwärtige Situation betrachten und Folgen ihrer Entscheidungen und ihres Handelns antizipieren können (vgl. Bobbert 2002). Eine schwere gesundheitliche Krise schränkt als Widerfahrnis die Souveränität ein, die für eine ideale Autonomie erforderlich ist. Im Fallbeispiel hinterfragt die Pflegefachperson nicht die wörtlichen Äußerungen der Patientin oder sucht nach deren kontextueller Bedeutung: Die alte Frau könnte überfordert sein in dieser Situation, in die sie aus einem stabilen Alltag infolge eskalierender Symptome der Verstopfung, Übelkeit oder Schmerzen geraten ist. In dieser für sie neuen Umgebung des Krankenhauses mit einem klar vorgegebenen Organisations- und Interaktionssystem kennt sie sich nicht aus. Die fremde Situation könnte ihr Angst machen. Ihre kognitive Leistungsfähigkeit könnte durch den Situationswechsel eingeschränkt sein, erst recht dann, wenn sie während ihrer akuten Erkrankung dehydriert ist.

Der folgende Fragenkatalog eignet sich, die Ebenen der kontextuellen Bedeutung in der geschilderten Situation sichtbar zu machen:

- Könnten die Äußerungen der Patientin Ausdruck ihrer Überforderung in der Krise sein? Stehen sie für Angst und Verzweiflung?
- Klagt sie, weil sie keine Selbstwirksamkeit mehr erfährt?
- Erlebt sie die in aktiven Rollen funktionierenden Personen in ihrer Umgebung nicht als helfend?
- Ruft sie zu Gott, weil sie es vor Schmerzen oder Übelkeit nicht mehr aushält und nur von ihm noch Hilfe erwartet?

- Ist sie in ihrer sinngebenden Existenz so erschüttert, dass sie keine Hoffnung mehr für sich sieht?
- Und schließlich: Worauf richtet sich ihr Wille – sofern er von einer fremden Person allein aufgrund ihres Verhaltens auf dieser Krankenhausstation in einer akuten körperlichen und emotionalen Krise beurteilt werden kann: Will sie sterben oder kann sie so nicht leben?

Diese Ebene der Reflexion erreicht die Pflegefachperson nicht. Sie ist selbst überfordert in dieser Situation. Methodisch steht ihr wenig mehr als Zuschauen und Mitleiden zur Verfügung. Der Versuch, der Patientin Mut zuzusprechen, wird nicht erwähnt. Ein pflegeanamnestisches Gespräch scheint nicht stattgefunden zu haben, was auch mit der momentanen Situation der emotionalen und körperlichen Krise der Patientin erklärbar ist. Ebenso wenig ist ein pflegediagnostischer Prozess erkennbar. Ein Pflegeassessment zu den Selbstpflegedefiziten, zu Belastbarkeit, Mobilität, Atmung, Schmerzen und Delir erfolgt nicht. Sie plant keine Information oder Beratung, auch keine Absprache mit weiteren in die Versorgung eingebundenen Personen und Institutionen.

### 6.2.2 Fehlende Verlaufsorientierung, fehlender Präventionsfokus

Weiter fällt auf, dass die Pflegefachperson die aktuelle Situation nicht in einen Krankheits- und Pflegeverlauf einzuordnen versucht und nicht ergründet, wie es zu dem Ileusverdacht kommen konnte. Hatten sich ihre Ernährungsgewohnheiten geändert? Hatte sie Zahnprobleme, Schmerzen? Oder liegen Veränderungen im sozialen Bereich vor, wie z. B. der Verlust einer Bezugsperson, die ihr den Alltag bewältigen half und Besorgungen für die Patientin gemacht hat? Trauert sie? Gab es ein Sturzereignis? Zeichnet sich eine beginnende Demenz ab? Wenn die Pflegende klären könnte, wie es zu der Krise gekommen war, könnte sie an der Rehabilitation in eine postkritische und in eine möglichst stabile Phase mitwirken und z. B. präventiv darauf hinwirken, eine erneute Krise zu vermeiden. Sie könnte dazu beitragen, dass die Frau nach der Krise in eine präferierte und bedarfsgerechte Lebens- und Wohnform entlassen werden kann.

### 6.2.3 Fehlendes Bewusstsein über die Wirksamkeit der therapeutischen Interaktion

Es wird kein pflegerisches Aufgaben- und Verantwortungsverständnis erkennbar, demgemäß die Pflegende ihr Verhalten und Handeln als therapeutisch bedeutsam wertet, weshalb auch ihre Untätigkeit auf den Gesundheitsprozess der Patientin und auf ihr Situationserleben wirkt. Offensichtlich stützt sie ihr Pflegeverständnis nicht auf eine der zahlreichen klassischen Pflegetheorien, die die pflegerische Interaktion als Wirkfaktor der Pflege beschreiben (z. B. Peplau 1991, Paterson et al. 1999), oder auf die vor allem in den 80er und 90er Jahren generierten und vielfach bestätigten empirischen Forschungsergebnisse, die belegen, dass die Art, wie Menschen, die Pflege erfahren, das Handeln von Pflegefachpersonen erleben, höchst einflussreich auf die Befindlichkeit und die Regeneration – auf Hoffnung oder Hoffnungslosigkeit, Neudefinitionen der Krise und die Bereitschaft und Fähigkeit zu Veränderungen des eigenen Gesundheitsverhaltens – ist (z. B. Halldórsdóttir 1996).

Die Pflegende verankert den Impetus zur Gesundheitsförderung und zum Empowerment wohl ebenfalls nicht in ihrem Berufsverständnis. Andernfalls wäre ihr bewusst, dass sie das Kohärenzgefühl der Patientin –

das im Rahmen der Theorie der Salutogenese als maßgeblich für die Gesundheit beschrieben wird (vgl. Franke 2015) – beeinflusst. Ihre Beschreibung lässt nicht erkennen, dass sie der Patientin die Verstehbarkeit, die Handhabbarkeit und die Sinnhaftigkeit ihrer Situation erleichtern will. Dadurch verstärkt sie aber ihre Hilflosigkeit. Professionelles pflegerisches Handeln, das ein Methodenrepertoire zum Assessment und zu Interventionen in einen Kontext der Interaktion als »Kunst« (Paterson et al. 1999) stellt, ist dialogische Pflegeperformanz: Die Pflegefachperson wirkt nicht nur ein, sondern sie steht im Dialog mit der Person mit Pflegebedarf, die befähigt werden soll, mit ihrer gesundheitlichen Einschränkung umzugehen, sie zu verstehen, zu handhaben und sie in das eigene Sinnkonzept zu integrieren. Für diesen Dialog stehen Organisationsformen wie die Pflegevisite (Heering 2018) zur Verfügung. In dem Fallbeispiel wurde jedoch offensichtlich noch keine therapeutische Beziehung aufgebaut, daher kann die Pflege nicht als Dialog stattfinden.

## 6.2.4 Potentiale einer Advanced Nursing Practice

Bevor im Folgenden die Potentiale einer Advanced Nursing Practice in Bezug auf das Fallbeispiel aufgezeigt werden, soll ein Hinweis auf die Bedingungen für deren Wirksamkeit und Effizienz gegeben werden: Pflege auf Advanced Nursing Practice – Niveau wäre in der Lage, in einem partizipativen pflegediagnosenbasierten Problemlösungsprozess die bedarfs- und bedürfnisgerechte Versorgung der alten Frau im Fallbeispiel zu leiten und dabei transprofessionelle und transinstitutionelle Möglichkeiten für nachhaltige Outcomes auszuschöpfen. Ethische Kompetenz ist ein Element im Kompetenzprofil dieses Niveaus, das einen Master- oder Doktoratsabschluss erfordert. Eine Voraussetzung ist ein Personalmanagementkonzept in den Einrichtungen, welches Versorgungsteams in einem geeigneten Skills- und Grade-Mix zusammenstellt. Gesetzliche und organisatorische Rahmenbedingungen sind so anzupassen, dass die einrichtungsübergreifende Kooperation betriebswirtschaftlich erstrebenswert wird und die Ergebnisqualität über den Aufenthalt in einer Einrichtung hinaus bezogen auf die Gesundheit und Lebensqualität der Patient*innen bestimmt wird. Ann Baile Hamric gibt in Kap. 7 in diesem Band einen Eindruck von dem »System« Advanced Nursing Practice, in dem nicht eine einzelne Advanced Practice Nurse allein dieses Versorgungsniveau gewährleisten kann, sondern Teams in organisatorischem kulturellem und gesellschaftlichem Rahmen (▶ Kap. 7).

> Advanced Nursing Practice beinhaltet nicht nur entwickelte klinische Fähigkeiten, sondern impliziert fortgeschrittene moralische und ethische Fähigkeiten zur Reflexion, Analyse, zum Dialog und zur Kooperation, die die vorhandenen Potentiale des Gesundheitsversorgungssystems zum Nutzen der Pflegebedürftigen ausschöpfen helfen.

Das Fallbeispiel zeigt, dass ärztliche Maßnahmen noch mit einem Fremdblick und als »sinnlose Lebensverlängerung« wahrgenommen werden. Es werden weder der diagnostische Plan der ärztlichen Kolleg*innen noch die Therapieentscheidungen erwähnt. Die weitere Entwicklung des Falls führt zu dem Ergebnis, dass eine Darminfektion die Ursache für die Krise war, die medikamentös erfolgreich behandelt wurde. Die fatale Fehleinschätzung dieser Kollegin, die Unverhältnismäßigkeit ihres Urteils und ihres Votums angesichts der geradezu »profanen« Problematik unterstreicht die Notwendigkeit der Professionalisierung der Pflege nicht nur aus einer klinischen, sondern auch aus einer genuin ethischen Perspektive. Der Qualifikationssprung, der zu einer Advanced Nursing Practice zu vollziehen ist, kommt allerdings einer *Kopernikanischen Wende im Pflegeverständnis* gleich, in der erstens das »Mitleiden« durch Beurteilung und Dialog ersetzt wird, zweitens die geradezu solipsistische Perspektive der Pflegenden abgelöst wird durch einen Beurteilungs- und Interventionsprozess, in den die Patientin und ihre Bezugspersonen sowie weitere Berufsgruppen einbezogen sind und in dem drittens die Krisensituation verlaufsorientiert betrachtet wird:

1. Der *Perspektivenwechsel* ist nicht nur eine Grundtechnik der Pflege, sofern sie nicht in erster Linie kompensatorisch versorgend, sondern gesundheitsfördernd, präventiv, rehabilitativ und palliativ wirken soll, sondern auch der praktischen *Ethik*, insofern sie positive bzw. materiale Gerechtigkeit (hier als Bedürfnis- und Bedarfsgerechtigkeit) verwirklichen soll.
2. Der *Pflegeprozess* ist ein Mittel zur Problemlösung, mit dem die aktuelle Situation in einen Gesundheitsprozess eingebettet werden kann, in dem Ziele im Sinne des pflegebedürftigen Menschen bestimmt und priorisiert und der Erfolg an definierten Kriterien gemessen werden kann (vgl. Wilkinson 2011). Als zirkuläres Verfahren weist er methodisch, aber auch inhaltlich eine große Affinität zum Prozess der ethischen Entscheidungsfindung auf (Multiperspektivität und Lösungsorientierung, Sammlung relevanter Fakten, Normen, Werte und Zusammenhänge und darauf basierende Prioritätensetzung, Shared bzw. Supported Decision Making in Priorisierung und Zielsetzung und für Handlungsalternativen) und verleiht dadurch einem wichtigen Anliegen aus der Verfahrensethik Geltung, Voraussetzungen für eine gute Entscheidung zu schaffen (vgl. Tschudin 1988).
3. Der diagnostische Prozess erfordert *qualitatives klinisches und moralisches Urteilsvermögen*, um ein Gesundheitsproblem nicht nur klinisch sicher einschätzen zu können, sondern auch die Bedeutung des aktuellen Geschehens für die Person in ihrer Lebenssituation und in ihrem Lebensentwurf bestimmen zu können.

> Klinisches und moralisches Urteilsvermögen stellen die Grundkompetenzen für die sog. *situative Kompetenz* dar, die auch als Intuition der Experten beschrieben wurde (Benner 2017, Rubin 2000). Sie stellt ein wichtiges Merkmal der höchsten pflegerischen Kompetenzstufe, dem *ethisch-aktiven Handeln* (Olbrich 2018), dar.

4. Erst die *dialogische Performanz* der pflegerischen Diagnostik und der Interventionen, die im *Pflegeprozess als therapeutischem Beziehungsprozess* legitimiert sind, kann Pflege wirksam werden lassen, weil durch sie aus dem Repertoire pflegerischer Optionen eine personen- und situationsgerechte Auswahl bestimmt werden kann (vgl. Peplau 1991).
5. Die *Kontextualisierung* der akuten Krise bzw. des Verhaltens der Patientin erlaubt eine wirksame Einmündung in eine Alltagsbewältigung, die an das bisherige Alltagsmanagement der Person anknüpft und die an den Gesundheitsprozess adaptiert wird. Dazu gehört nicht nur das personenbezogene pflegerische Assessment, sondern ein soziales Assessment der Familie (Verwandte, Freunde, Nachbarn) und der Umwelt (vgl. Friedemann et al. 2017), hier insbesondere der Wohnsituation der Person mit Pflegebedarf. Weiterhin ist eine Orientierung am Pflege- und Krankheitsverlauf (vgl. Corbin et al. 2010) wichtig, um der objektiven und subjektiven Lebensqualität Kontinuität zu verleihen.
6. Eine effiziente und nachhaltige Krisenbewältigung verlangt die Erweiterung des

Blickfelds über das Handeln der einzelnen Pflegefachperson und die dyadische Pflegebeziehung hinaus. Die Pflegefachperson im Fallbeispiel denkt nicht in der *dyadischen Pflegekonstellation* (Pflegende – Patientin), da sie den therapeutischen Beziehungs- und Pflegeprozess noch gar nicht begonnen hat. Sie spricht auch nicht über ein geplantes Pflegekonzept für diese Patientin im Team dieser Krankenhausstation. Der größtmögliche Pflegeerfolg wäre aber nur denkbar, wenn ein bedarfs- und bedürfnisgerechter Pflegeprozess für diese Patientin gestaltet würde, den alle Pflegenden kennen und befolgen – auch in der Nacht.

7. Die Arbeit der Medizin und Pflege erscheint parallelisiert statt integriert. Effizienter und nachhaltiger aber wäre der Gesundheitsversorgungsprozess, wenn alle in der Krise relevanten Bedarfe und Bedürfnisse in ein *transprofessionelles und transinstitutionelles Interventionskonzept* integriert würden. Organisatorische Modelle dazu bieten Critical Pathways, Entlassungs-, Case und Care Management. Verfahren zur Abstimmung bieten Methoden der Sozialvisite (z. B. Höhmann 2002), hier mit der Patientin und ihren Bezugspersonen und mit den Verantwortlichen der fach- und hausärztlichen, stationär und ambulant pflegerischen sowie physiotherapeutischen Versorgung, der Sozialen Arbeit, der Wohnberatung und Nachbarschaftshilfe.

## 6.2.5 Was war der Hintergrund der fatalen Fehleinschätzung?

Die Oberflächlichkeit des Blicks und die Zurückhaltung wirksamer Interventionen mögen zum Teil damit erklärt werden, dass die Pflegende im Nachtdienst in Teilzeit arbeitet und weniger eingebunden ist in die gestaltende Versorgung. Es hat wohl auch keine pflegerische oder eine integrierte Versorgungskonzeption für diese Patientin gegeben – sonst hätte die Pflegefachperson es aus der Dokumentation und aus Übergaben erfahren müssen – oder sie hätte zumindest in der Fallbesprechung angezeigt, dass ihr darüber Informationen fehlen. Eine Rolle spielt sicherlich auch der enorme Altersunterschied zwischen der 23-jährigen Pflegefachperson und der beinahe viermal so alten Patientin. Allzu schnell denkt die junge Pflegende an das Lebensende bei einer so viel Älteren und unterliegt leicht dem Bias der Altersdistanz. Der Pflegenden ist nicht bewusst, dass das *Kontinuum der Pflege* in jedem Lebensalter seinen Platz hat. Dieses Kontinuum, das Miriam Hirschfeld (2019) während ihrer Arbeit in der Weltgesundheitsorganisation beschrieben hat, umfasst:

- die Phase der Gesundheitsförderung, Gesundheitserhaltung und Prävention, die sich über alle weiteren erstreckt,
- die Phase der Rehabilitation,
- die Phase der akuten Gesundheitseinbrüche,
- die Phase der chronischen Langzeitverläufe mit wachsender Abhängigkeit,
- die Phase der Palliation und Sterbebegleitung.

Im Rahmen dieser Systematik ist auch im hohen Lebensalter *Gesundheitsförderung* eine zentrale Aufgabe der Pflege wie aller anderen Gesundheitsberufe. In diesem Fall besteht der Impetus zur Stärkung der *Selbstbestimmung über die eigene Gesundheit* (WHO 1986) auf Basis einer den Bedürfnissen und Kompetenzen angemessenen Information, Anleitung und Unterstützung, die ihrerseits auf Informationen über die Lebenssituation der Seniorin angewiesen ist. Welche Bedarfe und Bedürfnisse bestehen in Hinsicht auf Ernährung und Mobilität, wenn sie in ihre alte Wohnsituation zurückkehrt? Welche Unterstützung wird gebraucht? Welches soziales Unterstützungssystem besteht; wie muss es angepasst und ergänzt werden? Ist eine Wohnraumanpassung sinnvoll? Wie kann Verantwortung verteilt werden? Welcher Notfallplan wird benötigt? Sollte sie nicht zurückkehren können, muss diese Entscheidung auf einem soliden diagnostischen Prozess beruhen. Die *Prävention* einer erneuten Krise ist in diesem Fall ebenfalls eine elementare Aufgabe. Einige mögliche Bedingungsfaktoren für die Eskalation sind oben bereits angesprochen worden. Insbesondere ist zu fragen, welchen Anteil die Lebensumstände der Patientin selbst an der Darminfektion hatten (veränderte Fähigkeiten zum Ernährungsmanagement, z. B. mangelnde Hygiene im Umgang mit Nahrungsmitteln, Kräfteverlust aufgrund eines unerkannten Krankheitsprozesses), und warum die Krise nicht zu einem früheren Zeitpunkt entdeckt wurde (verändertes soziales Netzwerk, Verlust an sensorischen und motorischen oder kognitiven Fähigkeiten). Die *Rehabilitation* richtet sich im Fallbeispiel darauf, Fähigkeiten wiederzuerlangen (z. B. in der Mobilität und Ernährung), die notwendig sind, damit die Patientin in ihr voriges Umfeld zurückkehren kann. Die Pflegende nimmt irrtümlich an, bei ihr bestehe ein *palliatives Therapieziel*, zieht aber dennoch nicht die Konsequenz, eine der Situation angemessene Palliativversorgung anzuregen und durchzuführen. Es folgt also aus dem Votum nicht ein Handlungsappell, den sie auch selbst konkretisiert.

Die einzelnen Phasen des Pflegekontinuums können sich innerhalb der Lebensspanne immer wieder abwechseln. Ethisch fragwürdig erscheint deshalb die Fixierung einzelner Phasen des Pflegekontinuums auf einzelne Lebensabschnitte. Im erwähnten Fallbeispiel etwa hätte dies fatale Folgen gehabt: Wäre dem Votum der Pflegenden unreflektiert gefolgt worden, hätte eine reversible, aber zunächst schwer zu diagnostizierende Gesundheitsstörung, die im Laufe des Diagnosestandards aber identifiziert und dann effektiv zu beseitigen war, zum Tode der Patientin geführt. Tatsächlich stand der Gesundheitsprozess der Patientin in der »Phase der akuten Gesundheitseinbrüche«, möglicherweise auch bereits in der »Phase der chronischen Langzeitverläufe mit wachsender Abhängigkeit«, insofern die Krise bereits begonnene chronische Langzeitverläufe offenbar macht oder aber diese initiiert. Die Phasen der Gesundheitsförderung, Gesundheitserhaltung, Prävention sowie die der Rehabilitation sind gemäß der Systematik des Pflegekontinuums von Hirschfeld (2019) ebenfalls zuzuordnen: Gesundheitsförderung als Empowerment und Gesundheitserhaltung sind die Ziele von Anleitung, Gesprächsmoderation und Beratung, die dem Zweck dienen, die vorhandenen Kompetenzen der Patientin in ihren Alltagsaktivitäten zu erhalten und an die aktuellen Erfordernisse anzupassen.

Vorzubeugen ist einem Verlust von Selbstständigkeit, insofern diese Anpassung vorübergehend oder dauernd professionelle Hilfen erfordern sollte (z. B. bei der Einnahme von Medikamenten oder infolge der Mahlzeitenversorgung durch mobile Bringdienste). Zu vermeiden ist auch eine erneute Krise infolge einer Darminfektion. Da die Patientin durch die Krise und den Krankenhausaufenthalt in eine Situation ausgeprägter Hilflosigkeit geraten ist, ist es wichtig, die vorigen Kompetenzen zum Alltagsmanagement wieder zu aktivieren. Besonders in die rehabilitierenden Interventionen ist das soziale Netzwerk der Patientin direkt einzubeziehen. Hätte die Patientin hingegen an einer Krankheit mit einer infausten Prognose gelitten, wäre nicht die Unterlassung von Maßnahmen gemäß dem Votum der Pflegenden angezeigt gewesen, sondern im Gegenteil Maßnahmen zur umfassenden Linderung von Leiden. Die Reduktion von Atemnot und Schmerz im Fallbeispiel sind bereits Maßnahmen zur Symptomkontrolle. Einen Eindruck des enormen Anspruchs an Palliative Care gibt die Präambel der WHO-Definition von Palliative Care (WHO 2019):

> »Palliative care is an approach that improves the quality of life of patients and their families facing the problem associated with life-threatening illness, through the prevention and relief of suffering by means of early identification and impeccable assessment and treatment of pain and other problems, physical, psychosocial and spiritual.«

Den ganzheitlichen Anspruch dieser Versorgung, die auf die Gestaltung der Interaktion mit den Sterbenden besonderen Wert legt, drücken Student und Napiwotzky in Anlehnung an die lateinische Wortbedeutung von Palliation aus, indem sie Palliativversorgung als »liebevoll-umhüllende Fürsorge für Menschen in der letzten Lebenskrise« definieren (Student & Napiwotzky 2011, S. 7). Eine solche Sorge kann freilich nicht durch eine einzelne Berufsgruppe geleistet werden. Die Pflege leistet ihren Beitrag zur Palliative Care in onkologischen, neurologischen und weiteren Settings (z. B. chronische Erkrankungen) im Rahmen der spezifischen Zielsetzungen von Pflege. Sie unterstützt und begleitet dabei unheilbar Erkrankte, Sterbende und Angehörige in der Bewältigung ihrer Erfahrungen und Reaktionen auf Gesundheits- und Lebensprozesse.

## 6.3 Das Verständnis von Pflege als Sorge: ein normatives Fundament der Advanced Nursing Practice

Der Anwendung des Pflegekontinuums auf alle Lebensphasen im Kontext fortgeschrittener Pflegepraxis entspricht in ethischer Perspektive eine Orientierung an den Prinzipien der Integration, Partizipation und Inklusion pflegebedürftiger Menschen, wie sie ethische Charten zum Ausdruck bringen, so z. B. das Übereinkommen der Vereinten Nationen über die Rechte des Kindes (Bundesministerium für Familie, Senioren, Frauen und Jugend 2007) und die Charta der Rechte hilfe- und pflegebedürftiger Menschen der Bundesrepublik Deutschland (Bundesministerium für Familie, Senioren, Frauen und Jugend 2010). Letztere nimmt vor allem ältere Menschen ins Blickfeld. Dabei widerspiegelt sie die Reichweite des – bezüglich des Integrationsanspruchs bisher unübertroffenen – Übereinkommens über die Rechte von Menschen mit Behinderungen der Vereinten Nationen (Graumann 2009, Beauftragte der Bundesregierung für die Belange behinderter Menschen 2017). In diesen repräsentativen Dokumenten wird u. a. gefordert, dass Nutzen und Vorteile der Sozial- und Gesundheitsversorgung allen Menschen gemäß einem gleichen Anspruch zuteilwerden sollen. Die Integration und Inklusion erfordert mehr als »soziale Eingliederung«, Wohltätigkeit und Rücksichtnahme – eine solche Intention würde immer noch einen Statusunterschied zwischen Wohltätigen und Bedürftigen festigen. Integration und Inklusion folgen einem »bedingungslosen Anspruch auf Mitgliedschaft in der primären moralischen Gemeinschaft« (Graumann 2009, S. 250). Sie sollen die Haltung des Miteinanders als Gemeinschaft aller Menschen und ihre Gemeinschaftsidentität kennzeichnen, in der Abhängigkeit und Bedürftigkeit nicht einzelnen Gruppen, sondern Menschen universal als menschliche Grundkonstante zugeschrieben werden (Schwerdt 1998). Abhängigkeit und Sorge stehen in einem Kontinuum, in dem die Neigung zum einen oder zum anderen Pol stets veränderbar bleibt.

Die normative Dimension eines solchen Menschenverständnisses wird in der Care-Ethik vertreten. »Care-Ethik« wird hier als Bezeichnung einer Gruppe ethischer Theorien verstanden, in denen fördernde Beziehungen zwischen Mitgliedern der menschlichen Gemeinschaft als Bedingung ihrer Funktionsfähigkeit thematisiert werden (▶ Kap. 4). Beispielhaft soll Seyla Benhabibs »kommunikative Ethik der Bedürfnisinterpretation und das beziehungsorientierte Modell moralischer Autonomie« erwähnt werden. Hier wird nicht nur auf Rechte, sondern auch auf Bedürfnisse Bezug genommen, nicht nur auf (formale) Gerechtigkeit, sondern auf ein »gutes Leben« (Benhabib 1989, S. 477).

> Sorge erfolgt nicht allein aufgrund eines gleichen Rechtsanspruchs in Gegenseitigkeit, sondern ist Grundlage jeder intakten Gemeinschaft. Dabei können die Bereiche des Abhängigkeit-Sorge-Kontinuums in Ausmaß und Umfang variieren. Mithilfe professioneller Pflege zu beantwortende Pflegebedürftigkeit ist folglich nur eine Steigerung allgemeiner Pflegebedürftigkeit.

Die *Vulnerabilität*, die durch das Angewiesensein auf die Hilfe- und Pflegebereitschaft von Personen im sozialen Netzwerk und von professionell Pflegenden gegeben ist, ist nicht absolut. Sie ist bloß punktuell oder bereichsbezogen gesteigert im Vergleich zur allgemeinen Vulnerabilität von Gemeinschaftsmitgliedern, die in vielfältiger Weise auf die Hilfe anderer angewiesen sind (▶ Kap. 3). Dabei verbleiben die Einzelnen nicht als individuelle Rechts- und Bedürfnistragende, sondern die Partizipation an der Gemeinschaft wird durch das Kontinuum der Kommunikation konstituiert; »Universalität« wird »dialogisch, interaktiv« hervorgebracht (Benhabib 1989, S. 477).

In Bezug auf die Selbst- und Fremdwahrnehmung weist ein solches Menschenbild eine *individual- und sozialethische Dimension* auf: Es erfordert, dass der Lebensentwurf immer auch die Option von gesteigerter Hilfe- und Pflegebedürftigkeit als Möglichkeit auch für das eigene Leben, in jeder Entwicklungsphase der Lebensspanne, einbezieht (vgl. Schwerdt 2005), und sie nicht stereotyp mit dem höheren Lebensalter assoziiert. Die Relevanz eines solchen Einbezugs könnte z. B. die Aussagekraft mancher *Patient\*innenverfügung* steigern. Wenn diese den Reflexionsprozess der verfügenden Person im Blick auf ihre spätere Behandlung und Betreuung, z. B. bei fortgeschrittener Demenz, nicht widerspiegelt, sind Interpretationskonflikte in der Regel vorprogrammiert (Triplett et al. 2008). Dass dieses Selbstverständnis des Individuums und einer Gemeinschaft schwerfällt, wenn die Gestaltung der aktiven Rollen überwiegend Menschen im mittleren Erwachsenenalter vorbehalten ist, liegt in der Entwicklungsaufgabe der *Generativität* (Erikson 2002) begründet, die zu dieser Lebensphase gehört, und die in diesem Anspruch bereits Bedürftigkeit ausschließt. Die fallbringende Pflegefachperson befindet sich als junge Erwachsene noch nicht ganz in dieser Phase, ist noch unsicher in der Übernahme aktiv gestaltender Rollen, die Autonomie und Verantwortungsbereitschaft erfordern. Sie erkennt den Autonomieanspruch der alten Frau an, bettet ihn aber nicht in den Situationskontext und den Krankheits- und Pflegeverlauf ein, um ihre Hilfe darauf zu justieren. Die Alterskluft zwischen beiden stellt an die junge Pflegefachperson hohe Anforderungen: Will sie ihre Pflege unterstützend und fördernd wirken lassen, muss sie versuchen, die Perspektive der alten Frau zu ergründen: Wie erlebt sie ihre Situation? Welche Erfahrungen macht sie gerade? Aus welchen Zusammenhängen kommt sie hierher? Welches Wertesystem, welchen Lebensentwurf hat sie? Wohin kehrt sie zurück nach dem Krankenaufenthalt? Da sie viel jünger ist, braucht sie dazu die Kompetenz einer fürsorglichen Haltung, die in der Gerontologie in Bezug auf das Verhältnis erwachsener

Kinder zu ihren alt gewordenen Eltern als »*filiale Reife*« (Blenkner 1965) gekennzeichnet wurde: In einer Rollenumkehrung sorgen nun die Jungen für die Älteren. Konflikte können distanzierter betrachtet werden, über unübersehbar gewordene persönliche Schwächen und Unzulänglichkeiten der Älteren kann hinweggesehen werden.

## 6.4 Caring als Haltung

Caring ist eine Haltung, die in der professionellen Pflege einen Wirkfaktor in der therapeutischen Beziehung darstellt (vgl. z. B. Dunphy et al. 2007). Sie erfordert auf professioneller Ebene, dass der Blickwinkel die konkrete Krankenhausversorgung überschreitet und die aktuelle Situation in ein Kontinuum der Pflege einbettet. Insofern kann die Auseinandersetzung mit dem pflegerischen Selbst- und Aufgabenverständnis als »Sorge«-Beruf dazu beitragen, den pflegerischen Beitrag zur Gesundheitsförderung und Prävention, zur Kuration, Rehabilitation und Palliation effizienter und nachhaltiger wirken zu lassen. Im Rahmen des interdisziplinären Gesundheitsversorgungsauftrags kann Pflege auf Advanced-Practice -Niveau zeigen, dass der ganzheitliche Anspruch an die Gesundheitsversorgung, der in Bezug auf die Palliativversorgung inzwischen allgemein akzeptiert ist, in Bezug auf alle anderen Phasen des Pflegekontinuums ebenfalls zu erheben ist, weil gesundheitliche Beeinträchtigungen Auswirkungen auf alle Aktivitäten des Lebens haben. Da gerade diese Erfahrungen und Auswirkungen im pflegefachlichen Fokus stehen, kann qualitativ hochwertige Pflege diesen Nachweis führen. Dass nicht nur pflegefachliche Hilfe zur Krisenbewältigung und zum Alltagsmanagement (als gesellschaftlich delegierte Form) nötig ist, sondern dass vor allem die Hilfe der tragenden sozialen Netzwerke, in die eine Person mit Pflegebedarf ohnehin eingebunden ist, gefördert und unterstützt werden muss, veranschaulicht gerade ein Krankheits- und Pflegeverlauf, wie er im Fallbeispiel angedeutet ist, gut. Er weist auf die Gültigkeit des Menschenbilds der Sorge-Ethik hin.

> Gelingt es, die Patientin in ihren Versorgungsprozess aktiv einzubeziehen mit einer an ihre Bedürfnisse und Fähigkeiten angepassten Kommunikation, lässt sich das gesundheitsförderliche, präventive und rehabilitative Potential pflegerischer und interprofessioneller Kooperation stärker nutzen:
>
> - Die Patientin gewänne früher die Kontrolle über ihre Situation – dieser Erfolg ist für die Bewältigung einer gesundheitlichen Krise entscheidend, wie schon in der klassischen Studiensammlung von Morse und Johnson (1991) veranschaulicht wurde. Dadurch würde sie nicht auf eine passive, hilflose Rolle festgelegt.
> - Im Rahmen sorgender Kommunikation könnte sie in den Versorgungsprozess inkludiert werden und an ihm partizipieren, sie könnte früher über ihre Gesundheit selbst bestimmen und dem Pflegeverlauf eine präferierte Richtung geben. Sie könnte die Pflegefachperson als helfend und unterstützend erfahren.

> Pflegeethisch von Bedeutung ist schließlich, dass ihre Hilflosigkeit nicht mit Autonomie verwechselt würde. Ihre Autonomie könnte sich mit der Erfahrung der wiedererworbenen Selbstwirksamkeit entwickeln und sie könnte die Erfahrungen und Auswirkungen dieser Krise nutzen, um ihre Aktivitäten des Lebens – im Bedarfsfall mit neu orchestrierter Hilfe – angemessen zu gestalten.

## 6.5 Zusammenfassung und Ausblick

Anhand eines Fallbeispiels, in dem eine junge Pflegefachperson Äußerungen einer alten Patientin vorschnell als Sterbewunsch deutet, wurde gezeigt, welche Defizite eine Pflege aufweisen kann, die professionelle Grundannahmen, Instrumente und Techniken nicht zur Verfügung hat und welche moralischen Implikationen dies hat. Gegenüber gestellt wurde eine Advanced Nursing Practice, die als Ausprägung von Sorge erscheint, die alle Grundaufgaben der Gesundheitsversorgung (von Gesundheitsförderung bis zur Palliation) in ihrem Verantwortungsbereich übernimmt. Es wurde postuliert, dass die Performanz von Advanced Nursing Practice mit dieser normativen Grundannahme erst uneingeschränkt erfolgen kann, wenn das allgemeine Menschenverständnis von einem Abhängigkeit-Sorge-Kontinuum ausgeht, in dem Abhängigkeit in allen Lebensphasen und -situationen besteht und gesteigert werden kann, Sorge in allen Lebensphasen und -situationen geleistet wird, und die pflegefachliche Sorge eine Steigerung und Ausprägung dieser allgemeinen Sorge darstellt.

Der Diskurs über Umfang und Gegenstand, Rollen, Konzepte und Aufgaben von Advanced Nursing Practice, einschließlich ihrer ethischen Implikationen, ist in den deutschsprachigen Ländern noch jung. In dieser Anfangsphase sollte der Begriff der »Ganzheitlichkeit« neu beleuchtet werden, um den Gewinn an Qualität, den die pflegerische Versorgung durch die Einführung von Advanced Nursing Practice erreichen kann, deutlich zu machen. Dies betrifft auch seine ethische Orientierungsleistung. Angesichts der Erfahrungen und Reaktionen von Einzelnen, Gruppen und Populationen auf gesundheitliche Einschränkungen, die konzeptionell und konsensuell gestützt in Pflegediagnosen identifiziert werden können (NANDA International 2019), gilt es, den spezifischen Gegenstand der Pflege und die Reichweite ihrer Aufgaben im Pflegekontinuum möglichst genau zu konturieren.

## 6.6 Transferfragen

1. Wie lassen sich verbale Äußerungen von Menschen, die einen komplexen Pflegebedarf aufweisen und in Krisensituationen sind, von Bedürfnissen unterscheiden? Beschreiben Sie die zugrunde liegende ethische Problematik anhand des eingangs geschilderten Fallbeispiels.

2. Wo sehen Sie Möglichkeiten im Kontext fortgeschrittener Pflegepraxis, die Selbstbestimmung von Menschen in akuten gesundheitlichen Krisen zu fördern? Formulieren Sie Beispiele für verschiedene Lebensabschnitte.

3. Warum ist interprofessionelle und interinstitutionelle Kommunikation und Kooperation notwendig, um Pflegeerfolge zu steigern? Nennen Sie zu jedem Grund Strategien, wie diese gesichert werden können.

## Literatur

Beauftragte der Bundesregierung für die Belange von Menschen mit Behinderungen (2017) Die Behindertenrechtskonvention. Übereinkommen über die Rechte von Menschen mit Behinderungen. Berlin: Beauftragte der Bundesregierung für die Belange von Menschen mit Behinderungen https://www.behindertenbeauftragte.de/SharedDocs/Publikationen/UN_Konvention_deutsch.pdf?__blob=publicationFile&v=2; Zugriff am: 02.01.2019)

Benhabib S (1989) Der verallgemeinerte und der konkrete Andere. Ansätze zu einer feministischen Moraltheorie. In: List E, Studer H (Hrsg.) Denkverhältnisse. Feminismus und Kritik. 3. Aufl. Frankfurt a. M.: Suhrkamp, S. 454–487

Benner P (2017) Stufen zur Pflegekompetenz. From Novice to Expert. Bern: Hogrefe

Blenkner M (1965) Social work and family relationships in later life with some thoughts on filial Maturity. In: Shanas E, Streib G (Hrsg.). Social structure and the family: Generational relations. Engelwood Cliffs: Prentice-Hall. S. 46–59

Bobbert M (2002) Patientenautonomie und berufliche Pflege. Begründung und Anwendung eines moralischen Rechts. Frankfurt a. M.: Campus

Bryant-Lukosius et al. (2004) Advanced practice nursing roles: development, implementation and evaluation. J Adv Nursing 48(5), S. 519–529.

Bundesministerium für Familie, Senioren, Frauen und Jugend (2014) Übereinkommen über die Rechte des Kindes. UN-Kinderrechtskonvention im Wortlaut mit Materialien. Berlin: Bundesministerium für Familie, Senioren, Frauen und Jugend (https://www.bmfsfj.de/blob/jump/93140/uebereinkommen-ueber-die-rechte-des-kindes-data.pdf; Zugriff am: 2.01.2019)

Bundesministerium für Familie, Senioren, Frauen und Jugend (2014). Charta der Rechte hilfe- und pflegebedürftiger Menschen. 11. Aufl. Berlin: Bundesministerium für Familie, Senioren, Frauen und Jugend. (http://www.bmfsfj.de/BMFSFJ/Service/Publikationen/publikationen,did=92830.html, Zugriff am 2.01.2019)

Corbin J, Strauss A (2010) Weiterleben lernen. Verlauf und Bewältigung chronischer Krankheit. 3. Aufl. Bern: Huber

Dunphy L M et al. (2007) Primary care: The art and science of advanced practice nursing. 2. Aufl. Philadelphia: F.A. Davis

Erikson E (2002) Identität und Lebenszyklus. 20. Aufl. Frankfurt a. M.: Suhrkamp

Franke, Alexa (2015) Salutogenetische Perspektive. In: Bundeszentrale für gesundheitliche Aufklärung (Hrsg) 2018. Leitbegriffe der Gesundheitsförderung und Prävention. Glossar zu Konzepten, Strategien und Methoden. Doi 10.17623/BZGA:224-E-Bbook-2018. S. 878–882

Friedemann M L, Köhlen C (2017) Familien- und umweltbezogene Pflege: Die Theorie des systemischen Gleichgewichts und ihre Umsetzung. 4. Aufl. Bern: Hogrefe

Graumann S (2009) Assistierte Freiheit. Von einer Behindertenpolitik der Wohltätigkeit zu einer Politik der Menschenrechte. Dissertation. Utrecht: Universitätsbibliotheek

Halldórsdóttir S (1996) Caring and uncaring encounters in nursing and health Care – Developing a theory. Medical dissertation. Linköping (Sweden): Department of Caring Sciences, Faculty of Health Sciences, Linköping University

Heering C (Hrsg.) (2018) Das Pflegevisiten-Buch. 4. Aufl. Bern: Hogrefe

Hirschfeld M (2019) Das Hirschfeld-Versorgungsmodell. Bern: Hogrefe

Höhmann U (2002) Spezifische Vernetzungserfordernisse für chronisch kranke, langzeitpflegebedürftige hochaltrige Menschen. Anhang II: Exemplarische Fallstudie im Bezugsrahmen des Trajekt-Modells (Krankheits- und Pflegeverlauf von Frau C.). In: Deutsches Zentrum für Altersfragen (DZA; Hrsg. Expertisen zum Vierten

Altenbericht der Bundesregierung III: Hochaltrigkeit und Demenz als Herausforderung an die Gesundheits- und Pflegeversorgung. Hannover: Vincentz. S. 289–428 (Anhang II: S. 408–428)

ICN Nurse Practitioner/Advanced Practice Nursing Network (2019). Definition and Characteristics of the Role (https://international.aanp.org/Practice/APNRoles, Zugriff am: 02.01.2019)

Morse J M, Johnson J L (1991) The illness experience – dimensions of suffering. Lonodon: Sage

NANDA International (2019) Defining the knowledge of nursing (http://kb.nanda.org/article/AA-00226/30/English-/Resources/Glossary-of-Terms.html, Zugriff am: 2.01.2019)

Olbrich C (2018) Pflegekompetenz. 3. Aufl. Bern: Hogrefe

Paterson J G, Zderad L T (1999) Humanistische Pflege. Bern: Huber

Peplau H (1991) Interpersonal relations in nursing. A conceptual frame of reference for psychodynamic nursing. New York: Springer

Rubin J (2000) Hindernisse bei der Entwicklung des klinischen Wissens und des ethischen Urteilsvermögens. In: Benner, Tanner C, Chesla C (Hrsg.) Pflegeexperten. Pflegekompetenz, klinisches Wissen und alltägliche Ethik. Bern: Huber. S. 217–242

Sachverständigenrat zur Begutachtung der Entwicklung im Gesundheitswesen (2007) Gesundheitsversorgung: Kooperation und Verantwortung. Voraussetzungen einer zielorientierten Gesundheitsversorgung. Gutachten 2007. Deutscher Bundestag. Drucksache 16/6339. Bonn: Bundesministerium für Gesundheit (http://dipbt.bundestag.de/dip21/btd/16/063/1606339.pdf; Zugriff am: 2.01.2019)

Schwerdt R (1998) Eine Ethik für die Altenpflege. Ein transdisziplinärer Versuch aus der Auseinandersetzung mit Peter Singer, Hans Jonas und Martin Buber. Bern: Huber

Schwerdt R. (2005) Prävention für Menschen mit Demenz: Sackgasse oder Einbahnstraße? Eine Durchsicht von Konzepten und Modellen. In: Schwerdt R. (Hrsg.). Prävention in der Pflege und Betreuung von Menschen mit Demenz. Konzepte und Modelle zur Qualifikation und Kooperation. Frankfurt a. M.: Fachhochschulverlag. S. 64–95

Student J-C, Napiwotzky A (2011) Palliative Care. Wahrnehmen – verstehen – stützen. 2. Aufl. Stuttgart: Thieme

Triplett P et al. (2008) Content of advance directives for individuals with advanced dementia, J Aging Health 20(5), S. 583–596

Tschudin V (1988) Ethik in der Krankenpflege. Basel: Recom

Wettreck R (2007) »Am Bett ist alles anders« – Perspektiven professioneller Pflegeethik. 2. Aufl. Münster: Lit

WHO (1986) The Ottawa Charter for Health Promotion (https://www.who.int/healthpromotion/conferences/previous/ottawa/en/ Zugriff 2.01.2019)

WHO (2019) WHO Definition of Palliative Care (http://www.who.int/cancer/palliative/definition/en/ Zugriff am: 2.01.2019)

Wilkinson J M, (2011) Das Pflegeprozess-Lehrbuch. Bern: Huber

# 7 Ethische Kompetenzen von Advanced Practice Nurses[12]

Ann Baile Hamric (†)

*Pflege ist eine zutiefst moralische Tätigkeit. Aus diesem Grunde sollten alle Pflegefachpersonen ethisch handeln können. So stellt sich die Frage: Was ist am ethischen Handeln von Pflegefachpersonen mit fortgeschrittener Praxis (Advanced Practice Nurses, APNs) anders?*

> Die Autorin hat fortgeschrittene Praxis vorgängig konzeptionell definiert als »patient\*innenfokussierte Anwendung eines erweiterten Spektrums an Kompetenzen, zur Verbesserung gesundheitlicher Ergebnisse für Patient\*innen und Populationen in einem spezialisierten klinischen Bereich der übergreifenden Disziplin Pflege« (Hamric & Tracy 2019, S. 65).

*Fortgeschrittene Pflegepraxis ist weder eine eigene Rolle noch ein Ersatz für ärztliche Praxis. Vielmehr handelt es sich um eine Ergänzung, die einen Mehrwert für die medizinische Versorgung bringt und sich vom traditionellen ärztlichen und pflegerischen Handeln unterscheidet. Die Ursprünge dieser Praxisstufe reichen mehr als ein Jahrhundert zurück, als Pflegende ihr Wissen und ihre Fähigkeiten zur besseren Versorgung von Patient\*innen ausweiteten.*

*Wieso ist es wichtig, die Praxis einer APN von der einer erfahrenen Pflegefachperson, Ärzt\*in oder anderen Fachperson zu unterscheiden? Der Hauptgrund liegt darin, dass fortgeschrittene Praxis der Pflege als Disziplin gut für die Patient\*innen ist: APNs können auf erweitertes Wissen und Fähigkeiten zurückgreifen, um in komplexen Situationen einen Mehrwert an Pflege zu erzeugen, das Umfeld der Gesundheitsversorgung zu optimieren und die Pflegepraxis zu stärken. Damit ein solches Praxisniveau existieren kann, muss es klar definiert sein. Die Profession muss die dafür erforderlichen Kompetenzen klären und angehende APNs darin schulen. Ebenso muss sie deren Auswirkungen auf die Behandlungsergebnisse von Patient\*innen überprüfen und sich überall im klinischen Umfeld für dieses Praxisniveau einsetzen. In den USA wird heute Pflege mit fortgeschrittener Praxis als Kompetenzstufe verstanden, die einen Hochschulabschluss auf Masterniveau voraussetzt. Diese Kompetenzstufe baut auf der Grundausbildung auf und beinhaltet eine fortgeschrittene Zertifizierung mit einer patient\*innenfokussierten Praxis. Das APN-Modell der Autorin (Hamric, 2014a) umfasst sieben Kernkompetenzen (resp. breite Domänen spezifischer Fähigkeiten), wovon eine die ethische Entscheidungsfindung ist. Obwohl die Definition fortgeschrittener Pflegepraxis international variieren kann, ist Leadership bei der Bewältigung ethischer Probleme in der klinischen Praxis weltweit ein dringendes Bedürfnis.*

**Ziel:** Nach der Lektüre dieses Kapitels sind Sie in der Lage, die spezifische Kompetenz der APN in der ethischen Entscheidungsfindung (engl. ethical decision-making competency, Anm. d. Hrsg.) auszuarbeiten.

---

12 Übersetzt aus dem Englischen.

## 7.1 Elemente der Kompetenz in der ethischen Entscheidungsfindung

Eine grundlegende Erwartung an APNs besteht darin, dass »sobald eine fortgeschrittene Rolle in der Pflege eingenommen wird, die APN die Verantwortung übernimmt, vollwertig bei der Lösung moralischer Dilemmas beteiligt zu sein, und nicht nur als interessierte Beobachter*in oder als eine von vielen Parteien, die miteinander im Konflikt stehen« (Hamric & Delgado, 2014, S. 341). APNs sollen gegenüber anderen Pflegenden Führungs- und Vorbildqualitäten bei der Erkennung und Lösung moralischer Probleme zeigen. Ferner sollen APNs das Umfeld für eine ethisch reflektierte Praxis schaffen, fördern und sich für die soziale Gerechtigkeit in der Gesundheitsversorgung einsetzen. Die Kompetenz in der ethischen Entscheidungsfindung besteht aus vier Phasen eines kontinuierlichen Prozesses des Wissens- und Kompetenzerwerbs. Dabei baut jede Phase auf der vorherigen auf (▶ Tab. 7.1) (Hamric & Delgado, 2014).

**Tab. 7.1:** Phasen der Entwicklung der Kernkompetenz in der ethischen Entscheidungsfindung (modifiziert übernommen aus Hamric & Delgado, S. 334)

| Phase | Wissen | Fähigkeit oder Verhalten |
|---|---|---|
| Erste Phase: Wissensentwicklung – moralische Sensibilität | Ethiktheorien | Sensibilität für ethische Dimensionen der klinischen Praxis |
| | | Identifikation alternativer Perspektiven durch Neustrukturierung (Reframing) |
| | Ethikkodex | Klärung der Werte, Selbstreflexion |
| | | Mäßigung der Gefühle durch Einsicht und Erfahrung |
| | Professionelle Standards | Sensibilität für Loyalitätskonflikte |
| | Rechtlicher Präzedenzfall | Relevante Literatur für die festgestellten Probleme sammeln |
| | Moralischer Stress | Emotionen und Reaktionen anderer Betroffener interpretieren |
| | Ethische Fragen im Spezialgebiet | Ethische Fragen im praktischen Umfeld ermitteln und Teammitglieder darauf aufmerksam machen |
| Zweite Phase: Wissensanwendung – ethisches Urteil und Motivation | Modelle ethischer Entscheidungsfindung | Modelle ethischer Entscheidungsfindung bei klinischen Problemen anwenden |
| | Mediations- und Befähigungsstrategien | Kommunikative Fähigkeiten im Umgang mit ethischen Fragen anwenden |
| | | Entscheidungsfindung durch ausgewählte Strategien fördern |
| | | Moralischen Stress bei sich und anderen erkennen und bewusst damit umgehen |

Tab. 7.1: Phasen der Entwicklung der Kernkompetenz in der ethischen Entscheidungsfindung (modifiziert übernommen aus Hamric & Delgado, S. 334) – Fortsetzung

| Phase | Wissen | Fähigkeit oder Verhalten |
|---|---|---|
| Dritte Phase: *Ein ethisches Umfeld schaffen – moralisches Handeln* | Präventive Ethik | Präventive Maßnahmen der Ethik anwenden, um moralischen Stress auf der Abteilung zu vermindern |
| | | Situationen mit dem Risiko ethischer Konflikte erkennen |
| | Bewusstsein von Schwierigkeiten aus dem Umfeld für eine ethische Praxis | Andere Fachpersonen durch Mentoring unterstützen, eine ethische Praxis zu entwickeln |
| | | Schwierigkeiten einer ethischen Praxis mit systemischen Änderungen angehen |
| | | Ein Vorbild sein in der Zusammenarbeit für die Problemlösung |
| Vierte Phase: *Soziale Gerechtigkeit innerhalb des Gesundheitssystems fördern* | Konzepte der Gerechtigkeit | Fähigkeit, den Prozess von Leitlinien und Vorgaben zu analysieren |
| | Gesundheitspolitik zugunsten einer betroffenen Zielgruppe | Anwaltschaft, Kommunikation und Fähigkeiten zu Leadership |
| | | Beteiligung an gesundheitspolitischen Massnahmen zur Förderung sozialer Gerechtigkeit |

Die erste Phase besteht in der Wissensentwicklung und in der Entwicklung moralischer Sensibilität. Diese Phase sollte in der Ausbildung auf Masterniveau stattfinden. Hier liegt der Schwerpunkt im Erlernen der Sprache des ethischen Diskurses und im Verstehen der Zugänge und Prozesse, die in der klinischen Ethik Anwendung finden. Der sichere Umgang damit ist der Beginn einer erweiterten Kompetenz in ethischen Fragen. Die zweite Phase, der Wissenserwerb, beinhaltet die Fähigkeit zur ethischen Beurteilung und zur Vermittlung bei ethischen Auseinandersetzungen in der Praxis. Diese Phase sollte inhaltlich in der Ausbildung eingeführt werden. Entsprechendes Verhalten und angemessene Fähigkeiten werden sich aber erst mit dem Aufbau der klinischen Expertise der APN entwickeln und sich mit der Reifung ihrer Rollen und der Verankerung im Praxisumfeld festigen. Phase drei und vier, die Schaffung eines ethisch reflektierten Umfelds und die Förderung sozialer Gerechtigkeit, stellen Leadership-Verhaltensweisen dar. Dabei hat sich die vierte Phase aus der Erwartung an Absolvierende von Doctor of Nursing Practice-Programmen (DNP) entwickelt. Viele APNs in den USA verfügen zwar nicht über ein solches Praxisdoktorat, aber der Einsatz für soziale Gerechtigkeit erweitert die Führungsqualitäten der APNs hin zum größeren gesellschaftlichen Kontext.

Diese vier Phasen können als Ausweitung des Wirkungsfelds der APN betrachtet werden. Sie beginnen mit dem Verstehen von Ethik, führen zur Anwendung dieses Wissens im eigenen klinischen Umfeld und zur Ausübung einer vermittelnden Rolle bei ethischen Problemen in der Institution. Schliesslich münden sie in die Übernahme von Leadership für die Gesellschaft in ethischen Fragen, die sich bei Patient*innengruppen zeigen, die durch APNs betreut werden. Für die Autorin bauen diese Phasen aufeinander auf, da jede spätere vom Erwerb der Kenntnisse und der Fähigkeiten der vorherigen Phase abhängt. Selbst wenn eine einzelne APN nicht alle vier Kompetenzstufen voll umsetzen kann, sollte sie zumindest ihr ethisches Wissen und ihre Fähigkeiten dahingehend entwickeln, dass Elemente aller vier Phasen erkennbar sind. Im Folgenden wird jede Phase genauer untersucht. Eine detailliertere Beschreibung findet sich in Hamric & Delgado (2014) sowie Wocial (2019).

## 7.2 Erste Phase – Wissensentwicklung

Die erste Phase besteht in der Aneignung des Grundwissens und der Terminologie ethischer Theorien und Prinzipien sowie in der Bearbeitung ethischer Fragen, welche die spezifische Patient*innengruppe der APN oder das klinische Setting betreffen. Die Sprache des ethischen Diskurses zu lernen ist unerlässlich. Nur auf diesem Wege können Pflegefachpersonen ethische Probleme erkennen, ethische Probleme von anderen Problemen unterscheiden und dadurch Glaubwürdigkeit bei anderen Teammitgliedern gewinnen. Gleichermassen sollten berufsethische Kodizes und Richtlinien in Ergänzung zu rechtlichen und organisatorischen Vorgaben in der Hochschulausbildung und in klinischen Praktika vertieft werden. Dies ermöglicht den Studierenden, philosophische und rechtliche Konzepte mit spezifischen klinischen Fragen zu verbinden. Die Klärung von Werten unterstützt APNs in der Entwicklung eines individuellen ethischen Bezugsrahmens. Diese initiale Phase sollte Gegenstand der hochschulischen Ausbildung von APNs sein. Ethische Grundlagen aufzubauen, schließt die Vertiefung verschiedener ethischer Zugänge zur Entscheidungsfindung ein (▶ Kap. 1; ▶ Kap. 22). APNs müssen diese Zugänge kennen, da viele von ihnen im klinischen Alltag und in der Ethikberatung eingesetzt werden auf dem Weg zu einem Konsens über die richtige Vorgehensweise.

## 7.3 Zweite Phase – Wissensanwendung

Die zweite Phase umfasst die Umsetzung des in der ersten Stufe erworbenen Wissens im klinischen Setting der APN. Mit dem erworbenen Grundwissen verstärkt sich die Verpflichtung der APN, ethische Dilemmas anzusprechen und moralisch zu handeln. Ebenso müssen APNs in Positionen sein, die solches Handeln als Teil des Verantwortungsbereichs einfordern. Die Grundkenntnisse in ethischen Konzepten auf Situationen der Patient*innenversorgung zu übertragen, fördert die praktische Weisheit beim moralischen Argumentieren. Ethische Probleme zu erkennen sowie Kommunikations- und Konfliktlösungsfähigkeiten in schwierigen Gesprächen anzuwenden, bilden erste Bausteine des Leadership-Profils einer APN. Der Erwerb dieser Fähigkeiten erfordert, dass Mentor*innen im klinischen Umfeld sowie APNs bereit sind, sich auf ethische Diskussionen einzulassen. Ferner kann das Engagement von APNs in Strukturen der Ethik, welche in Institutionen vorhanden sind, wie z. B. Ethikkomitees, dazu beitragen, dass APNs ihr ethisches Wissen anwenden können. Die folgende Tabelle (▶ Tab. 7.2) zeigt das Beispiel eines schrittweisen Zugangs zur ethischen Entscheidungsfindung (Doherty & Purtilo 2016). Dieser Zugang nimmt viele Elemente der zuvor diskutierten ethischen Ansätze auf. Er beschreibt die Sammlung vollständiger Informationen, die Berücksichtigung von Kontextfaktoren bis zur spezifischen Anwendung ethischer Theorien. Dieser Ansatz eignet sich für alle Gesundheitsfachpersonen und für eine Vielzahl von Situationen.

Tab. 7.2: Modell zur ethischen Entscheidungsfindung (adaptiert aus Doherty & Purtilo 2016)

| Schritt | Konkretisierung, Leitfragen |
| --- | --- |
| Sammle Informationen. | Hole erforderliche zusätzliche Informationen ein; relevante Informationen umfassen klinische Indikationen, Präferenzen von Patient*innen, Lebensqualität und Kontextfaktoren.<br>Achte darauf, dass dieser Schritt nicht zum Selbstzweck gerät. |
| Halte fest, dass es sich um ein ethisches Problem handelt und ermittle die Art des Problems. | *Verantwortungsträger*: Der Konflikt besteht in der Frage, wer die Entscheidung treffen soll.<br>*Ethisches Dilemma:* Der Konflikt besteht zwischen zwei gegenläufigen Handlungsoptionen, die beide ethisch begründbar sind, aber nicht gleichzeitig beachtet werden können.<br>*Moralischer Stress:* Die handelnde Person erkennt eine ethisch begründete Vorgehensweise. Der Konflikt entsteht, weil sie sich außerstande sieht, diese umzusetzen. |
| Setze ethische Theorien oder weitere Ansätze ein, um das Problem zu analysieren. | Ein folgenethischer (utilitaristischer) Ansatz achtet auf die Konsequenzen möglicher Handlungen.<br>Ein pflichtethischer (deontologischer) Ansatz fragt nach den Pflichten der beteiligten Parteien.<br>Weitere Ethiktheorien zeigen zusätzliche Perspektiven auf. |
| Erkunde die praktischen Alternativen. | Es braucht Vorstellungskraft, um ein großes Spektrum an Alternativen aufzustellen.<br>Sind Lösungen gefunden, braucht es Sorgfalt bei der Ermittlung ihrer Umsetzbarkeit. |
| Führe die Handlung aus. | Ist der ethische Entscheid getroffen, braucht es Motivation, um diese umzusetzen.<br>Zu diesem Zeitpunkt nicht handeln zu wollen ist ein Entscheid, der Konsequenzen hat. |
| Evaluiere den Prozess und das Ergebnis. | Was hat sich gut entwickelt und aus welchem Grund?<br>Auf welche anderen Situationen kann diese Erfahrung übertragen werden?<br>Wie äußern sich Patient*innen, Familienangehörige und weitere Fachpersonen über die Entscheidung und deren Umsetzung? |

Der kompetente Umgang mit ethischen Konfliktsituationen hat zum Ziel, dass alle Beteiligten auf die Perspektiven des anderen hören und so zusammenarbeiten, dass eine Lösung erreicht wird, welche die Integrität der Betroffenen schützt und für alle Beteiligten zufriedenstellend ist. Ein interprofessioneller, kooperativer Ansatz (Interprofessional Education Collaborative Expert Panel 2011) ist der beste Weg dazu, doch er ist nicht immer möglich. In vielen Fällen übernimmt die APN die Vermittlung zwischen den Konfliktparteien. Dabei muss sie auf negative Strategien achten, mit denen ethische Konflikte gelöst werden könnten, z. B. auf Anpassungs-, Nötigungs- oder Vermeidungsverhalten.

> Gerade dort, wo Vermeidungsverhalten die Regel ist, sind sich klinisch Tätige der ethischen Dimension des Praxisproblems möglicherweise nicht bewusst.

> »Das Benennen und Ansprechen von Eigenschaften eines Systems, welche die moralische Sensibilität aller Leistungserbringenden zum Abstumpfen bringen oder untergraben, ist eine entscheidende Komponente von Leadership von APNs« (Hamric & Delgado, 2014, S. 344). Solches Handeln führt die APN zur dritten Phase.

## 7.4 Dritte Phase – Schaffung eines ethischen Umfelds

Das ethische Umfeld des Praxisalltags ist ein kritischer Faktor, der darüber entscheidet, ob ethische Probleme erkannt und angegangen werden. APNs entwickeln ihr Wissen und ihre Fähigkeiten kontinuierlich. Mit zunehmender Erfahrung weitet sich ihr Einflussbereich von der individuellen Begegnung mit Patient*innen zur Schaffung eines Klimas, das die moralische Integrität von Individuen achtet, sowie ethische Anliegen routinemäßig und proaktiv anspricht. Ein ethisches Umfeld zu schaffen ist Ausdruck eines Leadership-Verhaltens. Erfahrene APNs sollten integraler Bestandteil der Entwicklung und Erhaltung von Kulturen der Zusammenarbeit sein. Diese Kultur sollte die einzelne Person nicht nur befähigen, ethische Konflikte zu lösen, sondern auch über die Einzelsituation hinauszuschauen, um ethische Probleme vorwegzunehmen und zu verhindern. Ein ethisch reaktionsfähiges Umfeld zeichnet sich aus durch Zeit, Strukturen und Prozesse, die routinemäßige und gründliche ethische Diskussionen ermöglichen (Hamric & Wocial 2016). Margaret Urban Walker charakterisierte diese als »moralische Räume«, d. h. Räume der Reflexion innerhalb von Institutionen, in denen Werte und ethische Pflichten, welche für die Ziele der Gesundheitsversorgung wesentlich sind, ermittelt und kommuniziert werden (Walker 1993).

Tätigkeiten in dieser Phase umfassen die Vorbildfunktion der APN gegenüber Kolleg*innen sowie das Mentoring, um ethische Probleme anzugehen und Entscheidungen herbeizuführen. »In ihrer Tätigkeit als Mentorin fördert die APN andere Teammitglieder im Umgang mit moralischer Ungewissheit und in der Entwicklung der Fähigkeit, ethische Anliegen zur Sprache zu bringen. Dadurch unterstützt und befähigt die APN andere Teammitglieder, Vertrauen zu entwickeln. Sie fördert ein Umfeld, in dem unterschiedliche Ansichten zum Ausdruck kommen und in dem an der Lösung von Problemen gearbeitet wird« (Hamric & Delgado 2014, S. 344). Diese letzten beiden Phasen leiten hin zu weiteren APN-Kompetenzen wie Coaching, Beratung, Leadership und Zusammenarbeit (Hamric & Delgado 2014). Zur Entwicklung und Erhaltung eines ethischen Umfelds gehört die Aufmerksamkeit für moralischen Stress, auf den später eingegangen wird. Die proaktive Bewältigung von Problemen aus dem Umfeld erfordert Ausdauer sowie kontinuierliche Ausarbeitung neuer Strategien, damit komplexe und zusammenhängende Eigenschaften des Systems verändert werden können.

## 7.5 Vierte Phase – Förderung der sozialen Gerechtigkeit

Die letzte Phase zeigt sich bei erfahrenen APNs, die den Fokus über die Institution hinaus auf die gesellschaftlichen Bedürfnisse der von ihnen fachlich betreuten Bevölkerungsgruppe ausgeweitet haben. In den USA wird die Entwicklung zu dieser Phase vorgesehen für die Ausbildung von APNs auf Doktoratsniveau, dem Doctor of Nursing Practice (DNP). Diese Qualifikation fördert ausdrücklich den Einsatz von DNP-Pflegefachpersonen in politischen und öffentlichen Foren für soziale Gerechtigkeit für Patient*innen. Die Notwendigkeit, das Feld der sozialen Gerechtigkeit zu erschließen, ergibt sich nicht nur aus dem historischen Erbe der Pflege, sondern ist auch ein Gebot der Zeit. Falk-Raphael (2005) hat festgestellt, dass das Werk von Nightingale der Pflege als Profession »ein Vermächtnis der Gerechtigkeit als Ausdruck von Fürsorge und Mitgefühl« hinterlassen hat (S. 212). In der US-amerikanischen und internationalen Pflegeliteratur ist eine zunehmende Aufmerksamkeit für soziale Gerechtigkeit zu beobachten (Bell & Hulbert 2008; Buettner-Schmidt & Lobo 2011; Grace & Willis 2012; Tarlier & Browne 2011). Die Gleichbehandlung ist in erster Linie ein Anliegen der Gerechtigkeit; Fragen des Zugangs und der Verteilung von Ressourcen sind zentrale Gerechtigkeitsfragen für APNs.

Im Interesse von Patient*innen an der Umgestaltung ungerechter Systeme zu arbeiten ist eine große Aufgabe in den komplexen, gesellschaftlichen Strukturen der Gesundheitsversorgung. Die Umsetzung dieses Niveaus der APN-Expertise erfordert von den entsprechenden Fachleuten die kontinuierliche Weiterentwicklung ihrer Fähigkeiten und das Engagement in nationalen Organisationen. Wesentlich dafür ist das Verständnis von Gerechtigkeitskonzepten sowie der Dynamik allgemeiner und spezifischer Prozesse der Gesundheitspolitik, die Patient*innen von APNs betreffen. Eine umsichtige Nutzung aller Kernkompetenzen fortgeschrittener Praxis ist erforderlich, doch wird ein solches Niveau selbst bei erfahrenen APNs nur selten beobachtet. Trotzdem gibt es immer mehr Beispiele von APNs in den USA, die ihre Anliegen gegenüber einzelnen Patient*innen auf das Engagement für soziale Gerechtigkeit im Bereich bundesstaatlicher und nationaler Politik ausgeweitet haben (Hamric & Delgado 2014).

## 7.6 Eine Anmerkung zur Forschung

APNs können in der Forschung in einer leitenden Funktion tätig sein, häufiger nehmen sie in klinischen Studien andere Aufgaben wahr. Die klinische Forschung birgt viele ethische Fragen, so etwa die Rekrutierung und der Verbleib von Teilnehmenden in Studien, der Schutz vulnerabler Personen vor übermäßigen Risiken, die Gewährung des informierten Einverständnisses und der Schutz der Privatsphäre (▶ Kap. 13). Der faire Zugang zu Forschung wirft auch Fragen der Gerechtigkeit auf.

> Als Kliniker*innen setzen APNs einen allgemeinen Fokus auf *grundlegende Interessen einzelner Patient*innen*. Als Forschende kann sich die anwaltschaftliche Rolle der APN jedoch auf die *Gruppe der Studienteilnehmenden* verschieben (z. B. Patient*innen, die zu

> Studienteilnehmenden gewordenen sind) oder auf *die Studie selbst* (Davis et al. 2002). Davis und Kolleg*innen stellen die Spannungen zwischen diesen drei Ausrichtungen von Anwaltschaft in einer Studie mit Koordinator*innen klinischer Forschung fest, von denen viele Pflegefachpersonen waren.

Diese unterschiedlichen Orientierungen der Anwaltschaft können bei der APN zu Spannungen führen, wenn sie einen patient*innenzentrierten Ansatz gewährleisten möchte, gleichzeitig aber die Integrität einer bestimmten Studie erhalten möchte. APNs, die in der klinischen Forschung tätig sind, profitieren stark von zusätzlicher Ausbildung in Forschungsethik und von der Möglichkeit, ihre ethischen Fragen mit anderen Mitgliedern des Forschungsteams zu diskutieren.

## 7.7 Eine Anmerkung zu moralischem Stress

> Moralischer Stress entsteht dann, wenn Gesundheitsfachpersonen glauben, dass sie unfreiwillig an einer unethischen Handlung beteiligt sind. Das heißt, sie sehen sich als Kompliz*innen eines moralischen Fehlverhaltens, haben aber wenig Macht, anders zu handeln oder an der Situation etwas zu ändern. »In der Folge haben Fachpersonen das Gefühl, dass sie ihre eigene moralische Integrität sowie ihre Fähigkeit, Patient*innen zu schützen und angemessen zu versorgen, kompromittieren« (Hamric & Epstein 2017, S. 127).

Moralischer Stress stellt in vielen Bereichen des Gesundheitswesens eine große Herausforderung dar. Je mehr über dieses Phänomen bekannt ist, umso deutlicher wird, dass es zwar eine konkrete Situation ist, die moralischen Stress verursacht, dass aber diese Situationen meist auch team- oder systembezogene Aspekte beinhalten, die dazu führen, dass sich die Situationen wiederholen. Eine Evaluation von 56 Beratungen zu moralischem Stress zeigte, dass sich 96 % der Gespräche auf Probleme bezogen, die über den Einzelfall hinausgingen und auf der Team- oder Organisationsebene angesiedelt waren. 27 % der Fälle betrafen alle drei Ebenen (Hamric & Epstein 2017). Aus diesem Grund müssen Strategien zur Reduktion von moralischem Stress bei Pflegenden und Kolleg*innen aus anderen Berufen über den Einzelfall hinausgehen. Leadership-Qualitäten bringen die APNs bei dieser Arbeit dazu, ein ethisches Umfeld zu schaffen und aufrechtzuerhalten, aber auch für Veränderungen in den größeren Strukturen einzustehen, in denen die Gesundheitsversorgung erfolgt. Die Entwicklung des Wissens und der Fähigkeiten der APNs, welche dritte und vierte Phase umfassen, ist unverzichtbar, wenn wir den Ursachen moralischen Stresses wirklich auf den Grund gehen möchten.

## 7.8 APNs auf die Kompetenz in der ethischen Entscheidungsfindung vorbereiten

Wie aus Tabelle 7.1 (▶ Tab. 7.1) hervorgeht, braucht die APN für die vollständige Umsetzung der Kompetenz in der ethischen Entscheidungsfindung umfangreiche Kenntnisse und Fähigkeiten. Lehrpersonen gehen zu oft davon aus, dass Ethik angeboren ist, wie die Aussage zum Ausdruck bringt: »Ihr seid doch gute Menschen, ihr werdet schon wissen, was zu tun richtig ist.« Eine solche Feststellung verleugnet die reichhaltige Wissensgrundlage der Ethik und das Bündel an Fähigkeiten, welches für die Umsetzung einer ethisch fundierten Praxis nötig ist. Pavlish und Kolleg*innen (2015) konnten Risikofaktoren und frühe Indikatoren für einen ethischen Konflikt ermitteln. Solche Informationen ermöglichen es APNs, im klinischen Umfeld in der Früherkennung von Situationen, in denen ein hohes Risiko für ethische Konflikte besteht, zielorientiert vorzugehen. Sowohl die formale Hochschulausbildung als auch ein Engagement für die kontinuierliche Weiterbildung sind Voraussetzung dafür, dass eine APN darin ihren Expert*innenstatus festigt. Die Hochschulausbildung baut auf den ethischen Grundlagen der professionellen Praxis auf. In den USA hatten viele APN-Studierende während ihrer Grundausbildung keine Möglichkeit, sich mit ethischen Fragen vertieft auseinanderzusetzen (Wocial 2019). Die Auseinandersetzung mit ethischen Theorien, Prinzipien und Konzepten ist zwar notwendig, aber nicht hinreichend. Eine Klärung der eigenen Werte sowie Selbstreflexion sind für die APN bei der Entwicklung eines eigenen »moralischen Kompasses« unabdingbar. Dabei muss die Wissensentwicklung über das Klassenzimmer hinausgehen. Sie muss die Diskussion der ethischen Dimensionen von Erfahrungen in klinischen Praktika explizit einschließen, damit Studierende die Verbindung zwischen ethischen Konzepten und konkreten Problemen des Praxisalltags herstellen können.

»Die Fähigkeit, eine führende Rolle bei der Schaffung eines ethischen Umfelds zu übernehmen, beinhaltet die Verpflichtung zu lebenslangem Lernen über ethische Fragen. Die Grundausbildung setzt hier lediglich den Anfang« (Wocial 2019, S. 321). APNs müssen in ihrem Arbeitsumfeld der Beteiligung an bestehenden Ethik-Plattformen eine Priorität einräumen und nach Gelegenheiten zum Dialog über die ethischen Dimensionen der Praxis suchen. Mit zunehmender Erfahrung, sich ändernden gesellschaftlichen und neuen ethischen Fragen ist es unabdingbar, dass APNs nach Möglichkeiten der Weiterbildung suchen und sich darauf vorbereiten, andere Mitarbeitende bei der Bewältigung der Herausforderungen anzuleiten.

## 7.9 Fazit

Weltweit stellen veränderte Rahmenbedingungen und Aufgaben in der Gesundheitsversorgung hohe Anforderungen an Pflegefachpersonen in unterschiedlichen Settings. Mit der Verpflichtung zu einer ethischen Praxis, zum Erwerb des Wissens und der Fähigkeiten für die Umsetzung der Kompetenz in der ethischen Entscheidungsfindung sind APNs vermehrt in Schlüsselpositionen. Damit übernehmen sie entscheidende Funktionen bei der

Lösung ethischer Probleme und tragen dazu bei, ein ethisch reaktionsfähiges Umfeld der Versorgung zu schaffen. Gemeinsam mit der klinischen Expertise und der Übernahme von Leadership kann diese Kompetenz APNs weiter befähigen, die Arena der öffentlichen Gesundheitspolitik zu betreten und soziale Gerechtigkeit für ihre Patient*innengruppen einzufordern. Die Befähigung zu dieser Kompetenz sollte in der APN-Hochschulausbildung beginnen und während der gesamten Laufbahn der APN gefestigt werden.

## 7.10 Transferfragen

1. Denken Sie über Ihre bisherige Ausbildung nach und über Ihre Erfahrungen bei der Übernahme erweiterter Kompetenz, wie sie in diesem Kapitel beschrieben ist: Hatten Sie Unterricht in der »Sprache der Ethik« und praktische Erfahrungen bei der Ausübung einer vermittelnden Tätigkeit in ethischen Konfliktsituationen? Wie wirken sich diese auf Ihre Praxis aus?
2. Wo sehen Sie für APNs Möglichkeiten in der klinischen Praxis, ein ethisches Umfeld zu schaffen? Nutzen APNs diese Möglichkeiten?
3. Denken Sie über eine Erfahrung mit moralischem Stress nach. Können Sie Ursachen dafür auf der Ebene von Patient*innen, Familien, Abteilung, Team, Organisation und System feststellen (siehe ein Beispiel dazu in Hamric 2014b)? Wie würden Sie als APN die Situation angehen, um den von den beteiligten Personen wahrgenommenen moralischen Stress zu verringern?

## Literatur

Bell S E, Hulbert J R (2008) Translating social justice into clinical nurse specialist practice, Clin Nurse Spec, 22(6), S. 293–299

Buettner-Schmidt K, Lobo M L (2011) Social justice: A concept analysis, J Adv Nurs, 68(4), S. 948–958

Davis A M, et al.(2002). The invisible hand in clinical research: the study coordinator's critical role in human subjects' protection, J Law Med Ethics 30(3), S. 411–491.

Doherty R F, Purtilo R B (2016) Ethical dimensions in the health professions. 6. Aufl. Philadelphia, PA: Saunders

Falk-Raphael A (2005) Speaking truth to power, nursing's legacy and moral imperative, Adv Nurs Sci, 28(3), S. 212–223

Grace P J, Willis D G (2012) Nursing responsibilities and social justice: An analysis in support of disciplinary goals, Nurs Outlook 60(4), S. 198–207

Hamric A B (2014a) A definition of advanced practice nursing. In: Hamric A B, Hanson C M, Tracy M F, O'Grady E T (Hrsg.) Advanced Practice Nursing: An integrative approach. St. Louis, MO: Elsevier Saunders, S. 67–85 (5. Auflage)

Hamric A B (2014b) A case study of moral distress, J Hosp PAlliat Nurs, 16(8), S. 457–463

Hamric A B, Delgado S A (2014) Ethical decision making. In: Hamric A B, Hanson C M, Tracy M F, O'Grady E T (Hrsg.) Advanced Practice Nursing: An integrative approach. 5. Aufl. St. Louis, MO: Elsevier Saunders, S. 328–358

Hamric A B, Tracy M F (2019) A definition of advanced practice nursing. In: Tracy M F, O'Grady E T (Hrsg.) Hamric and Hanson's Advanced Practice Nursing: An integrative approach. 6. Aufl. St. Louis, MO: Elsevier. S. 61–79

Hamric A B, Wocial L D (2016) Institutional ethics resources: creating moral spaces, Hastings Cent Rep, 46 (Suppl 1), S. S22–S27

Hamric A B, Epstein E G (2017) A health system-wide moral distress consultation service: development and evaluation, HEC Forum, 29(2), S. 127–143

Interprofessional Education Collaborative Expert Panel (2011) Core competencies for interprofessional collaborative practice: report of an expert panel. Washington, DC: Interprofessional Education Collaborative [IPEC]. (https://www.aacom.org/docs/default-source/insideome/ccrpt05-10-11.pdf?sfvrsn=77937f97_2, Zugriff am: 25.09.2019)

Maxfield D et al. (2005) Silence kills: The seven crucial conversations for healthcare (https://www.vitalsmarts.com/resource/silence-kills/, Zugriff am: 25.09.2019)

Pavlish C L et al. (2015) Screening situations of risk of ethical conflicts: A pilot study, Am J Crit Care, 24(3), S. 248–256

Tarlier D S, Browne A J (2011) Remote nursing certified practice: Viewing nursing and nurse practitioner practice through a social justice lens, CJNR 43(2), S. 38–61

Walker M U (1993) Keeping moral space open: new images of ethics consulting. Hastings Cent Rep 23(2), S. 33–40

Wocial L (2019) Ethical decision making. In: Tracy M F, O'Grady E T (Hrsg.) Hamric and Hanson's Advanced Practice Nursing: An integrative approach. 6. Aufl. St. Louis, MO: Elsevier. S. 310–342

# 8 Pflegeethik als kritische Organisationsethik

*Marion Großklaus-Seidel*

*Pflegeethik nimmt Individuen wie Patient\*innen, Angehörige, Pflegende oder Mitglieder benachbarter Professionen in den Blick. Aus dieser Perspektive heraus formuliert sie Maßstäbe für den verantwortungsvollen Umgang miteinander. Pflegende arbeiten heute jedoch in komplexen und arbeitsteilig organisierten Einrichtungen des Gesundheitswesens. In diesen Systemen lässt sich die moralische Verantwortung für Fehlverhalten oder entstandenen Schaden nicht auf die in ihr wirkenden Akteur\*innen reduzieren. Vielmehr haben strukturelle Wertvorgaben und Regelwerke sowie die Organisationskultur einen erheblichen Einfluss auf das Geschehen. Im folgenden Beitrag wird deshalb der Ansatz der Organisationsethik vorgestellt und auf seine Nutzungsmöglichkeiten für die normative Orientierung von Pflegenden in Institutionen untersucht.*

**Ziele:** In diesem Kapitel erfahren Sie, wie Rahmenbedingungen und Prozessabläufe in der Organisation Verursacher für ethische Probleme sein können. Sie entwickeln daraus organisationsethische Perspektiven für die Problemlösung im Pflegealltag.

## 8.1 Einführung und Problemstellung

Pflegerisches Handeln erfolgt in Institutionen. Unter »Institutionen« sind dauerhafte Muster menschlicher Beziehungen zu verstehen, in denen sich Menschen mit wiederkehrender Regelmäßigkeit und abgrenzbarer Gleichförmigkeit verhalten (Girschner 1990). Die Familie ist beispielsweise eine Institution, in deren Handlungsmuster die Versorgung von Familienangehörigen fällt, die alt, krank oder hilfsbedürftig sind. Die nichtberufliche Pflege von Personen gehört in diesen Kontext. Doch solche »einfachen« Institutionen sind nicht Gegenstand der weiteren Überlegungen, sondern die professionelle Pflege, welche durch entsprechend ausgebildete und formell qualifizierte Fachpersonen erbracht wird (SAMW 2004).

Organisationen sind komplexe Institutionen, die von Menschen aus einer Leitidee, z. B. der Versorgung von Kranken, Alten und Hilfsbedürftigen, heraus geschaffen wurden und die der Erfüllung spezifischer Ziele und Zwecke dienen. Sie werden notwendig durch die funktionelle Ausdifferenzierung der Gesellschaft, in der zentrale Aufgaben nicht mehr durch Interaktionssysteme wie familiäre Pflege oder Nachbarschaftshilfe bewältigt werden können (Özlü 2017). Das Charakteristikum von Organisationen ist die bewusst geregelte und auf Dauer angelegte Kooperation von Menschen und der Einsatz von entsprechenden Mitteln (Girschner 1990). Als komplexe Organisation im Gesundheitswesen gilt die »Gesamtheit der Einrichtungen und Maßnahmen zur Gesundheitsförderung bzw. zur

Krankheitsverhütung, Diagnostik und Behandlung von Gesundheitsstörungen, Krankheit und Unfall sowie zur nachfolgenden Rehabilitation« (Gutzwiller, Paccaud 1996, zit. in: SAMW 2004, S. 14). Bei der Umsetzung ihrer Ziele verfolgen Organisationen formelle und informelle Ziele, sie geben sich Regelwerke und strukturieren ihre Aufgaben, Tätigkeiten und Prozesse. Die in ihr wirkenden Akteur*innen werden den materiellen, technischen und finanziellen Mitteln zugeordnet und zu effizienter Arbeit verbunden.

Einrichtungen im Gesundheitswesen sind durch die Präsenz von Kund*innen bedingte Dienstleistungsbetriebe, die wie andere Organisationen auch einer effektiven Aufgabenbewältigung und der Rationalität wirtschaftlichen Handelns unterliegen. Die Primärleistung der Gesundheitseinrichtungen besteht in der Verbesserung des Gesundheitszustands der Patient*innen bzw. in der Linderung von Leiden und der Begleitung im Sterben. Patient*innen werden zum »Krankheitsartenmuster«, das mit dem Ressourcenmuster der jeweiligen Einrichtung in einen gesteuerten Versorgungsprozess gebracht werden muss (vgl. Eichhorn 1998). Die Komplexität erhöht sich dadurch, dass Patient*innen im Verlaufe ihrer Erkrankung mehrere Einrichtungen zur Behandlung durchlaufen. Dabei können nicht nur auf fachlicher Ebene Versorgungsbrüche entstehen, sondern auch ethische Probleme, deren Wahrnehmung und Bearbeitung durch Zugänge der pflegerischen Berufsethik nur schwer möglich ist. Patient*innen können in systemisch strukturierten und vernetzten Versorgungsprozessen zu Schaden kommen, ohne dass es auffällt oder thematisiert wird (Großklaus-Seidel 2002). Dieser Zusammenhang soll an einer Fallgeschichte verdeutlicht werden:

### Fallbeispiel

Ein Krankenhaus wirbt auf seiner Homepage und in einer Hochglanzbroschüre mit einem Leitbild, in dem sich u. a. folgende Sätze finden: 1. »Unser Krankenhaus ist seinem Versorgungsauftrag verpflichtet und strebt die bestmögliche Patient*innenversorgung an.« 2. »Wir schätzen konstruktive Kritik und haben immer Bedarf an Verbesserungsvorschlägen.«

Ein 35-jähriger Mann befindet sich nach einem Autounfall, der zu seiner Querschnittslähmung geführt hat, in diesem Krankenhaus zur Behandlung. Therapieziel ist die gesundheitliche Stabilisierung des Patienten zwecks baldiger Überleitung in die Rehabilitation. Die Pflegenden erleben den Patienten als Menschen, der trotz schwerer Beeinträchtigungen zuversichtlich in die Zukunft schaut. Plötzlich aber verschlechtert sich sein Zustand. Er hat sich aus unerklärten Gründen mit einem multiresistenten Keim infiziert, der die Wundheilung negativ beeinflusst. Die baldige Überleitung ist nicht nur aus gesundheitlichen Gründen gefährdet, sondern auch, weil die vorgesehene Reha-Einrichtung neue Patient*innen durch Nasenabstrich auf mögliche Infektionen testet und den Risikopatienten wegen des erhöhten Versorgungsaufwands ablehnen wird.

Die Pflegenden haben angesichts der Situation ein schlechtes Gewissen. Die wahren Gründe für die Verschlechterung des Gesundheitszustands werden dem Patienten von Seiten des Krankenhauses verschwiegen. Man fürchtet eine Schädigung des Rufes. Die Pflegenden wissen sich in ihrer Not nicht anders zu helfen, als dass sie in Eigeninitiative Reha-Einrichtungen in der Umgebung anrufen und um Aufnahme ihres Patienten bitten.

Auf den ersten Blick geht es in der Fallgeschichte um das Hygieneproblem eines Krankenhauses. Bei genauer Betrachtung agieren Menschen in einer existenziell bedeutsamen Situation miteinander und es stellt sich die Frage, welche normativen Verbindlichkeiten gelten sollen. Bei der entstandenen ethischen Problematik stellt die Organisation »Krankenhaus« nicht nur den Hintergrund dar, vor dem sich das Geschehen abspielt, sondern sie beeinflusst das Handeln der Beteiligten maßgeblich, ohne dass dieser Sachverhalt den Beteiligten bewusst ist. Unausgesprochene Werthaltungen und Regelwerke sowie die ungeklärte Zuordnung von Verantwortlichkeiten wirken auf die handelnden Akteur*innen ein und überlagern Patient*innenrechte einerseits und berufsethische Maßstäbe andererseits (Großklaus-Seidel 2002). Auch die Werte des Leitbildes können so nicht wirksam werden. Die Pflegenden in der Fallgeschichte erahnen die Problematik eher als dass sie reflektiert und problemlösend mit ihr umgehen können. Doch auf welche Möglichkeiten für die normative Orientierung ihres beruflichen Handelns in Organisationen können sie zurückgreifen?

## 8.2 Pflegeethik als Orientierungsrahmen für das Handeln in Organisationen

Pflegerisches Handeln ist mit sittlichen Maßstäben verbunden. Menschen sind mit der Fähigkeit ausgestattet, Mitgefühl, Sorge und helfendes Handeln für andere menschliche Wesen zu entwickeln. Füreinander sorgen und einander pflegen macht sogar ein wesentliches Charakteristikum des Menschseins aus. Die berufliche Pflege baut auf dieser sittlichen Ausrichtung auf. Sie hat sich aber vor dem Hintergrund von fachspezifischem Wissen und Können und einem gesellschaftlichen Mandat weiterentwickelt, bringt eine berufsständische Organisations- und Ausbildungsstruktur hervor und kodifiziert auch dies in ihren berufsspezifischen Normen. Diese thematisieren das Handeln der Pflegenden gegenüber Patient*innen, gegenüber sich selbst, den Mitgliedern der eigenen und der benachbarten Berufsgruppen sowie der Gesellschaft (Großklaus-Seidel 2001).

Pflegeethik wurde im deutschsprachigen Raum bislang vorwiegend als Berufsethik verstanden. Diese »bezieht sich im Sinne angewandter Ethik auf die wissenschaftliche Reflexion der mit einem Beruf verbundenen sittlichen Verbindlichkeiten« (Münk 1998, S. 330). Damit geht es in der Berufsethik weniger um die Reflexion des Handelns einzelner Personen oder um die Bewältigung konkreter Situationen der Praxis, sondern vielmehr um die Frage, wie eine Berufsgruppe sich im Rahmen ihrer Tätigkeitsbereiche im Gesundheitswesen verhalten soll. Die gegenüber den Berufskodizes komplexeren Überlegungen zu einer berufsbezogenen normativen Orientierung thematisieren jedoch nach wie vor Individuen und ihre Interaktionen. Berufsethik konturiert mithilfe norm- und tugendethischer Leitvorstellungen den verantwortlich zu gestaltenden Handlungsraum eines Berufs. Sie trifft außerdem Aussagen über Rechte, Pflichten und Werthaltungen der Berufsangehörigen, die notwendig sind, um der beruflichen Tätigkeit gerecht zu werden (vgl. ebd., S. 331). Berufsethik hat ferner die Aufgabe, den Blick der Berufstätigen für berufsethische Probleme zu schärfen, berufstypische Handlungskonflikte differenziert wahrzunehmen und zu beurteilen sowie ethische Lösungskompetenz zu fördern. Über Handlungsweisen in komplexen Organisationsstrukturen äußert sich die pflegerische Berufsethik nicht (Großklaus-Seidel 2002), was sich auch im erwähnten Fallbeispiel als Grenze der Berufsethik zeigt.

Die Lösungsversuche der Pflegenden sind aus der Gewissensproblematik heraus zwar verständlich, tragen jedoch nicht zu einer Verbesserung der Situation für den Patienten bei. Die Rolle, die die Organisation »Krankenhaus« spielt, scheint ausgeblendet zu sein. Auch die in ihr herrschende Atmosphäre, bei der ein Verschweigen von wichtigen Informationen gegenüber Patienten und von ethischen Problemlagen üblich zu sein scheint, wird nicht in den Blick genommen. Die Last einer problemlösenden Handlung ruht allein auf den Schultern der beteiligten Pflegenden, obwohl sie die Problematik nicht verursacht haben. Es stellt sich deshalb die Frage, ob der Zugang über eine berufsethische Reflexion der geeignete Weg zur normativen Orientierung für Pflegende in Organisationskontexten ist oder ob andere Ansätze die entstandene Problematik besser fokussieren und dabei das Krankenhaus in die Verantwortung einbeziehen. Der organisationsethische Ansatz betrachtet die Fallgeschichte aus einer völlig anderen Perspektive. Die Werthaltung der Organisation und ihre Umsetzung bilden den Ansatz für die ethische Betrachtung und Problemanalyse (Worthley 1999, Hall 2000, Spencer et al. 2000, Weber 2001).

## 8.3  Der Umgang mit Werten in einer Organisation und der Ansatz der Organisationsethik

Organisationen sind den Werten und Normen verpflichtet, die sie sich zum Ziel gesetzt haben. Sie richten sich an einer übergeordneten Leitidee aus, die ihre Existenz legitimiert und über ihre konkrete Verfasstheit hinausgeht. Dadurch werden Organisationen als Institutionen in die jeweilige historisch-gesellschaftlich-politische Umwelt eingebunden (Gehlen 2004).

> Einrichtungen des Gesundheitswesens verstehen sich nicht nur als betriebswirtschaftliche Einheiten. Vielmehr sind sie auf das »Gute« ausgerichtet, indem sie Menschen in existentiellen Krisensituationen um Krankheit, Leid und Tod beistehen und damit etwas anbieten, was nach geltenden Wertvorstellungen als gesellschaftlich sinnvoll erscheint.

»Gesundheit ist ein menschliches Gut, das weit über die Grenzen und Zuständigkeiten des Gesundheitswesens hinausgeht. Im Grunde steht hier die Frage im Vordergrund, wie wir leben wollen. Das Gesundheitswesen bildet gewissermaßen die Antwort ab, die wir auf diese Frage geben (Wils/Baumann-Hölzle 2019, S. 15). Das alltägliche Handeln in einer Organisation wie dem Krankenhaus vollzieht sich auf der Basis dieser Werte und Normen und wird damit Gegenstand einer ethischen Reflexion. Die Auseinandersetzung mit ethischen Fragestellungen stellt keine der Organisation von außen aufgetragene Betrachtungsweise dar, sondern entwickelt sich aus elementaren Prozessen und Strukturen der Organisation selbst. Ein gemeinsam geteiltes Werte- und Normensystem trägt dazu bei, Wahrnehmungen zu filtern und das Verhalten sowie die Entscheidungen der Organisationsmitglieder zu beeinflussen bzw. zu legitimieren.

In den 90er Jahren des 20. Jahrhunderts wurde Organisationsethik als Denkansatz in den USA entwickelt, weil durch die Verkettung unglücklicher Umstände, komplexe Arbeitsteilung und die daraus resultierende Nichtzurechnung von Verantwortung die Auswirkungen von fehlerhaftem Organisationshandeln und nicht nachvollziehbaren Organisationsentscheidungen deutlich wurden (Lenk & Maring 1998, Großklaus-Seidel 2002). Zahlreiche Menschen kamen z. B. durch schadhafte Medikamente oder kontaminierte Blutkonserven zu Schaden, ohne dass es über einen langen Zeitraum auffiel. Dabei wurde deutlich: Ethische Konflikte können nicht nur durch das Fehlverhalten von Individuen zustande kommen, sondern ebenso durch organisatorische Rahmenbedingungen. Der Schwerpunkt der ethischen Analyse und Problemlösung verlagerte sich. Nun ging es darum, auftretende ethische Probleme in ihrem Organisationskontext wahrzunehmen und Fehlentwicklungen durch geeignete Maßnahmen und Entscheidungsprozesse der Organisation entgegen zu wirken. Erkenntnisse aus bewährten Zugängen der Berufsethik in Medizin und Pflege wurden dabei gezielt mit organisationsethischen Elementen verknüpft (Weber 2001, Kettner 2005). Organisationsethik beschäftigt sich mit dem Wesen und der Funktion der Institution. Hier geht es nicht nur um Individuen wie Patient*innen, Angehörige oder Mitarbeitende, sondern auch um die Verwaltung, die Öffentlichkeit, andere Anbieter und viele andere Aspekte. Die soziale Verantwortung in der Region wird ebenso thematisiert wie Werbung, Marketing, Umgang mit den Medien, Irreführung der Öffentlichkeit, Dokumentation, Datenschutz, aber auch Korruption oder Unterdrückung von Kritik (Hall 2000, Kettner 2005).

Organisationen, die ihrer aus der Leitidee hervorgegangenen moralischen Verantwortung nachkommen, äußern sich häufig in Form einer Selbstverpflichtung über die für sie geltenden Werte und Normen (Weber 2001). Die Entwicklung von Leitbildern, Führungsrichtlinien oder ethischen Grundsatzerklärungen haben sich in diesem Zusammenhang bewährt. Werte werden so gegenüber den Organisationsmitgliedern und der Kund*innenschaft kommuniziert und fließen in die strategische und operative Ausrichtung der Einrichtung ein.

> Die *Moralfähigkeit* einer Organisation bildet sich in ihrer »inneren Struktur« ab: Sie ist gleichsam das »Gewissen« der Einrichtung, gestaltet die Rahmenbedingungen und hat Auswirkungen auf das ethische Handeln der Individuen.

Trotzdem kann die Organisationspraxis erheblich von den strukturellen Wertvorgaben des Leitbildes abweichen. Tatsächlich gelebte Werte und Normen werden von der Organisationskultur bestimmt. Als *Organisationskultur* lassen sich die gewohnheitsmäßigen Arten, zu denken oder Dinge zu tun, beschreiben, die in einem größeren oder kleineren Ausmaß von allen Mitgliedern der Organisation geteilt werden und die neue Mitglieder der Organisation lernen und zumindest teilweise akzeptieren müssen, um in der Einrichtung arbeiten zu können (vgl. Spencer et al. 2000). Kühl beschreibt Organisationskultur als die »informale Struktur der Organisation«. Informalität füllt Regelungslücken in der Organisation und hilft, formale Erwartungen zusätzlich abzusichern. Dabei können sich jedoch auch Formen entwickeln, die regelverletzend oder rechtswidrig sind (vgl. Kühl 2011, S. 121 ff.). Die Informalität bzw. die spezifische Kultur einer Organisation ist Anknüpfungspunkt für die organisationsethische Analyse und Lösung problematischer Situationen. Sie bildet sich ab in Artefakten, in Umgangsformen, Ritualen, Sprachregelungen, Gebäuden und Symbolen. Die Organisationskultur ist das soziale Produkt der Organisationsmitglieder und wirkt durch sekundäre Sozialisation, institutionelle Subwelten sowie das Erlernen und Verinnerlichen spezifischer Rollen handlungsleitend. Die »heimlichen Spielregeln« der Organisationskultur können die Ethik in einer Organisation fördern, hemmen oder in ihrer Umsetzung verhindern.

Ein Bestandteil der Organisationskultur ist das »ethische Klima« – es kommt in einer Ansammlung relativ stabiler Wesensmerkmale zum Ausdruck und bestimmt durch allgemein geteilte Vorstellungen darüber, wie ethisch korrektes Verhalten aussieht und wie ethische Fragen behandelt werden sollten. Wie Personen haben Organisationen charakteristische Verfahrensweisen, mit konkurrierenden ethischen Werten und Prinzipien umzugehen (vgl. Spencer et al. 2000). Die Atmosphäre, die in einer Organisation herrscht, verweist auf den Umgang mit auftretenden ethischen Konflikten und Problemen (Worthley 1999). Dies ist nicht von der unmittelbaren Präsenz der Personen abhängig, die diese Atmosphäre prägen. In der Fallgeschichte um den Patienten mit dem multiresistenten Keim thematisieren die beteiligten Pflegenden die entstandene Problematik nicht, obwohl nichts dagegenspricht, dass sie dies tun. Sie werden durch niemanden direkt daran gehindert. Das Leitbild des Krankenhauses fordert sie sogar zu »konstruktiver Kritik« auf und signalisiert einen »Bedarf an Verbesserungsvorschlägen«. Doch erweisen sich diese Vorgaben in der Umsetzung als unwirksam, denn die eingespielten Denkmuster, Werthaltungen und informalen Handlungsnormen wirken stärker. Die Pflegenden befürchten negative Sanktionierung, wenn sie den informellen Erwartungen an ihre Loyalität dem Krankenhaus gegenüber zuwiderhandeln (Kühl 2011).

Organisationsethisch gilt es, sich eine andere Logik in der Analyse von auftretenden ethischen Problemen und deren Lösung nutzbar zu machen. Durch einen reflektierten Rückgriff auf die Handlungsleitlinien der Organisation, z. B. auf das Leitbild oder Führungsrichtlinien, gelingt es, die Organisation einzubeziehen. Sie sind der Maßstab für die Beurteilung einer ethisch relevanten Problematik. Das Handeln in der Organisation ist an den Organisationszielen orientiert und die Ethik in der Organisation entwickelt und schärft sich kontinuierlich durch die Präzisierung von Wertvorgaben (vgl. Worthley 1999).

> Organisationen sind stets unterschiedlichsten Herausforderungen im Blick auf ihr Handeln ausgesetzt. Weber unterscheidet zwischen *vier Werten*, die im Organisationskontext häufig in Konflikt miteinander geraten (vgl. Weber 2000, S. 16 f):
>
> - grundlegende individuelle Rechte
> - individuelle Interessen
> - Interessen der Organisation
> - öffentliche Güter und das Wohlergehen der Gemeinschaft

Zwischen diesen Elementen werden Prioritätsregeln aufgestellt und über das Leitbild oder eine Führungsrichtlinie kommuniziert. Individuelle Rechte von Patient*innen auf Unversehrtheit und auf Aufklärung sowie das öffentliche Interesse am Wohlergehen von Menschen, die in dieser Organisation versorgt werden, sollten beispielsweise in der eingangs geschilderten Fallgeschichte Vorrang haben gegenüber dem Interesse der Organisation, den guten Ruf nicht zu gefährden. Eine Organisation kann ihre Ziele als ethisch handelnde Einrichtung allerdings nur dann umsetzen, wenn sie individuelle Rechte wahrt und öffentliches Wohlergehen fördert. Ansonsten stellt sie die Werthaltung ihrer Leitidee prinzipiell in Frage.

Eine Leitlinie setzt Orientierungspunkte, wie Handlungen auf allen Ebenen der Organisation in der richtigen Weise auszuführen sind (Hall 2000). Präzise erarbeitete Leitlinien bieten eine gute Orientierung für alle Mitarbeitenden in schwierigen Situationen und beugen ethisch unredlichem Verhalten vor (vgl. ebd., S. 17 ff). Der Lösungsansatz besteht auch nach Kühl darin, möglichst viele Erwartungen in der Organisation zu formalisieren und ihre Erfüllung zu einem kontrollierbaren Kriterium zu machen: »Mit viel Aufwand werden Regelkommunikationen festgelegt, und es wird genau bestimmt, in welchen Fällen davon abgewichen werden darf (Kühl 2011, S. 130). Deutlich wird, dass es in der

Organisationsethik nicht darum geht, das Verhalten von beteiligten Individuen zu beobachten und zu beurteilen. Am Handeln von Individuen lässt sich allenfalls die Ausprägung der Organisationskultur ablesen. Vielmehr geht es darum, Werte und Normen in der Organisationsstruktur zu präzisieren und die Organisationskultur so zu modifizieren, dass die Umsetzung von ethischen Standards möglich wird. Zielrichtung ist die »Integrität der Organisation«, die sich daran zeigt, wie ethisches Handeln und Entscheiden umgesetzt werden. Eine ethisch handelnde Organisation ist eine Einrichtung, in der Leitung und Organisationskultur ermutigen, unterstützen und belohnen, wenn Bemühungen erfolgen, einen höheren ethischen Standard bei der Aufgabenerfüllung zu erreichen (Weber 2000).

## 8.4   Die Frage nach der Verantwortung in der Organisation

Strukturelle Wertvorgaben und tatsächlich gelebte Organisationskultur können nicht nur voneinander abweichen und dabei Handlungsunsicherheit erzeugen, sondern die auftretende Diskrepanz kann auch beträchtlichen Schaden verursachen. In der Fallgeschichte wird ein Patient nicht nur körperlich geschädigt, sondern auch in seinen weiteren Lebensmöglichkeiten erheblich eingeschränkt. Wer trägt die Verantwortung für den entstandenen Schaden? Verantwortung setzt ein »moralisches Subjekt« voraus, d. h. in aller Regel eine Person. Nur Personen können sich Vorstellungen von ihrem Tun und Lassen machen, in Freiheit zwischen unterschiedlichen Handlungsalternativen wählen und sich für die Ziele und Zwecke, die sie letztendlich anstreben, sowie für die Mittel und Wege, die sie zur Umsetzung nutzen, entscheiden (vgl. Höffe 2008). Aus diesen Voraussetzungen für eine Handlung lässt sich Verantwortung zurechnen. Wo aber liegt die Verantwortung für »gutes Handeln« in systemischen Organisationszusammenhängen? Was geschieht, wenn mehrere »moralische Subjekte« innerhalb einer Organisation unkoordiniert interagieren oder eine Organisationskultur des Stillschweigens unmoralisches Handeln zur Folge hat? Organisationen sind keine Personen, gleichwohl agieren sie als »handelnde Kräfte« (»moral agents«) in mehrfacher Hinsicht moralisch (Spencer et al. 2000, Kettner 2005). Sie bewegen sich im Kontext der sie umgebenden Gesellschaft, sie interagieren mit anderen Organisationen, sie verhalten sich gegenüber eigenen Mitarbeiter*innen, Patient*innen bzw. der Kund*innenschaft. Organisationen setzen wie Individuen Ziele. Diese definieren die grundlegenden Rahmenbedingungen, die die Organisation in ihrer Gesamtheit bestimmen. Ziele können – moralisch betrachtet – in sich gut oder schlecht sein. Organisationen »handeln«, obwohl diese Handlungen oft das Ergebnis von kollektiven Entscheidungen sind. Die Entscheidungswege und Diskursmöglichkeiten sind vorgegeben und entsprechen den Organisationszielen. Wie Individuen werden Organisationen für ihr Handeln beurteilt. Es werden Aussagen darüber getroffen, ob Aktionen oder Verhaltensweisen moralisch akzeptabel sind oder nicht – und dies aus der Sicht der Organisationsmitglieder und der Organisationsnutzer*innen. Von Organisationen wird erwartet, dass sie Verantwortung übernehmen, und sie werden bei Fehlverhalten gerügt.

Organisationen haben zwar Charakteristika wie Personen, doch diese Analogie führt Überlegungen zur Problemlösung in eine falsche Richtung (Spencer et al. 2000). Organisationen sind komplexe Systeme (Bahrdt 2003, Luhmann 2006). In Systemen sind Teilstrukturen in besonderer Weise einander zugeordnet und die Einzelhandlungen der Subjekte greifen funktional im Sinne des Organisationsziels ineinander, wobei sich eine Stabilität ergibt, die wiederum die Rahmenbedingung für die Einzelhandlungen darstellt. Das Individuum als »moralisches Subjekt« wird zu einem »kleinen Rädchen« im Getriebe. So entsteht ein geschlossener, sich selbst erhaltender Funktionszusammenhang, der sich nach außen abgrenzt. Luhmann (2006) bezeichnet dies als »Autopoiesis« und meint damit in Anlehnung an biologische Konzepte den Prozess der Selbsterschaffung und -erhaltung eines sozialen Systems. Eine Betrachtung der Organisation als System verdeutlicht auch, wieso in der Fallgeschichte um den Patienten mit dem multiresistenten Keim keiner Meldepflicht nachgekommen wird, die in der BRD seit dem 01.07.2009 bei gehäuftem Auftreten gilt (Siegmund-Schultze 2009). Es gehört aber zum Wesen von Systemen, dass gewisse Bereiche äußeren Einflüssen entzogen sind, denn nur so lassen sich Regelmäßigkeiten im Inneren des Systems erzielen. Ein System dient der Reduktion von Komplexität und dies kann nur gelingen, wenn sich das Interagieren auf überschaubare Erwartungshaltungen stützen kann. Eine Organisationskultur, in der das Verschweigen einer Kontaminierung mit multiresistenten Keimen zu einer geteilten Werthaltung geworden ist, beeinflusst das Handeln von Mitarbeitenden unter Umständen stärker als gesetzliche Vorgaben zum Schutz von Patient*innen oder berufsethische Traditionen in der Pflege.

Organisationen als Systeme verhalten sich nicht statisch, sondern stellen Stabilität immer wieder prozesshaft her. In Handlungszusammenhängen gibt es keine vollkommene Regelmäßigkeit, sondern stets kleine Abweichungen. Diese können sich im Laufe der Zeit zu systemgefährdenden Abweichungen akkumulieren (Bahrdt 2003, Luhmann 2006). Das System »Krankenhaus« gerät in der Fallgeschichte dann in Gefahr, wenn bekannt wird, dass eine gute Versorgung für Patient*innen nicht gewährleistet ist oder wenn die Pflegenden ihre Mitarbeit verweigern. Deshalb verfügt das System über Rückkopplungsmöglichkeiten, die die Unregelmäßigkeiten kompensieren oder »ausmendeln«. Es entsteht dann für die Organisationsmitglieder der Eindruck, als entwickle die Organisation eine »Eigendynamik«. So wird es erst im Einzelfall und dann immer häufiger toleriert, dass Krankheiten als »Gründe« für die Verschlechterung des Gesundheitszustands oder den Tod von Patient*innen vorgeschoben werden und die sich kritisch äußernden Pflegenden befürchten müssen, dass sie sanktioniert, gemobbt oder zur Kündigung getrieben werden. Hier setzt der organisationsethische Aspekt der Verantwortung ein: Die Duldung oder Förderung einer solchen Kultur ist nicht akzeptabel. Eine Organisation, die sich ihrer wertorientierten Leitideen bewusst ist, wird die Einrichtung von Kontrollinstanzen im Systemzusammenhang und eine gezielte Steuerung der Arbeits- und Kommunikationsprozesse betreiben (Deutscher Ethikrat 2016).

## 8.5 Wege zu einer kritischen Institutionenethik

Normative Kontroll-, Orientierungs- und Entscheidungsprozesse in Systemen lassen sich über den »Stakeholder-Ansatz« gestalten (Ozar et al. 2000, Deix 2005, Kettner 2005, Göbel 2006). »Stakes« sind Steine in einem Brettspiel und »Stakeholder« lassen sich als Gruppierungen beschreiben, die bildlich gesprochen ihre »Einsätze« im Alltagsgeschehen einer Organisation haben und deshalb legitime Ansprüche an die Organisation richten. Ansprüche haben eine andere normative Logik als Interessen, deshalb werden Stakeholder an den Entscheidungsprozessen der Organisation beteiligt. Dieser Prozess in Systemen ist komplex, denn die *verschiedenen Stakeholder-Ansprüche* erweisen sich als nicht deckungsgleich. Die Unterschiede erklären sich durch die Position der Gruppen innerhalb oder in Relation zur Organisation (Kettner 2005, Göbel 2006):

- Stakeholder als Personengruppen, die wichtig und unverzichtbar für das Überleben der Organisation sind wie Kunden bzw. Patienten, Mitarbeitende, Eigentümer, Lieferanten, Partner u. a.
- Stakeholder als wichtige, aber nicht unverzichtbare Gruppen, die von den Aktivitäten einer Organisation in irgendeiner Weise betroffen sind wie die Öffentlichkeit, Medien, Gewerkschaften u. a.

Es ist Aufgabe von Führungspersonen, unterschiedliche Stakeholder-Ansprüche wahrzunehmen und gegeneinander abzugleichen. Bestimmte Anspruchsgruppen dürfen dabei nicht bevorzugt werden, weil sonst die Gefahr besteht, dass andere Anspruchsgruppen instrumentalisiert werden. Eine symmetrische Stakeholder-Kommunikation hat vor diesem Hintergrund eine zentrale Funktion (Deix 2005). Alle beteiligten Stakeholder im Kommunikationsprozess der Organisation sind als »moralische Subjekte« zu betrachten, die einen Anspruch auf korrekte Information und Mitsprachemöglichkeiten haben. Die Voraussetzungen müssen gegeben sein, dass Stakeholder ihre Meinung frei bilden können und nicht manipuliert werden. Die Risiken des Vertrauensverlustes sind zu groß, als dass eine Organisation die kurzfristigen Vorteile bei manipulativer Kommunikation oder Verschweigen wesentlicher Sachverhalte erwägen sollte. Bei auftretenden ethischen Problemen hat die Organisation die Aufgabe, die Grundprinzipien der Stakeholder-Kommunikation wie Transparenz, Vollständigkeit, Relevanz, Kontextberücksichtigung, Überprüfbarkeit u. a. umzusetzen (vgl. Deix 2005).

Die »ethisch« handelnde Organisation ist verpflichtet, normativ anspruchsvolle Kommunikationsformen zu entwickeln. Fehlverhalten und Schäden werden gemäß den Kommunikationsprinzipien und durch eine Optimierung von Handlungsabläufen und Prozessen bearbeitet, sodass sie zukünftig vermieden werden können. Bei allen Beteiligten soll durch diese Vorgehensweise das Vertrauen in die ethische Integrität der Organisation gestärkt werden und die Organisation selbst betreibt eine kritische Institutionenethik: Im Vordergrund des Stakeholder-Ansatzes steht die soziale Verpflichtung der Organisation im Blick auf die Auswirkungen ihres Handelns. Damit erfolgt eine Abkehr vom »Shareholder-Ansatz«, bei dem lediglich Anteilseigner und Besitzer, Aktionäre und Investoren einer Organisation entscheidungsberechtigt waren.

Stakeholder-Dialoge verfolgen eine andere Logik als traditionelle Wege der ethischen Entscheidungsfindung (Ozar et al. 2000), die auf der Abwägung von ethischen Prinzipien basieren. Sie enthalten utilitaristische Elemente, zielen auf eine *Konsensbildung* zum größten Nutzen aller Beteiligten und orientieren sich an den folgenden Fragestellungen (vgl. Hall 2000, S. 30 f):

- Welche Individuen haben in einer konkreten ethischen Konfliktsituation die stärksten Ansprüche und welche Rechte oder Werte sind am bedeutsamsten?
- Welche sozialen Überlegungen sollten in die Entscheidung mit einbezogen werden? Was wird die Gesellschaft von der Organisation erwarten?
- Wird nur Rücksicht auf Individuen mit Prestige und Macht genommen und werden dabei die Ansprüche der Schwächeren ignoriert?

> Hall macht darauf aufmerksam, dass in organisationsethischen Konfliktsituationen im Zweifelsfall nach berufsethischen Maßstäben vorgegangen werden sollte, wenn Schaden vermieden werden kann und ein organisationsethischer Entscheidungsprozess nicht oder nicht mehr möglich ist (Hall 2000). Pflegeethik mit ihrem Fokus auf Patient*innen kann in solchen Situationen als kritische Institutionenethik fungieren und das Korrektiv in einer Organisation sein, in der vulnerable Individuen durch fehlerhafte Strukturen, Regelwerke und Ablaufprozesse geschädigt werden.

Eine ethisch handelnde Organisation wird in ihren Leitlinien sogar einen entsprechenden Passus aufnehmen, der – anders als allgemeine Formulierungen wie »Wir schätzen konstruktive Kritik« und »Bedarf an Verbesserungsvorschlägen« – den Mitarbeitenden Handlungssicherheit in Problemsituationen gibt. Damit wird das übergeordnete Organisationsziel, eine gute Versorgung der Patient*innen, sichergestellt.

## 8.6 Zusammenfassung

Pflegende sind bei ethischen Problemen in den komplexen Systemzusammenhängen einer Organisation mit einer anderen Handlungslogik konfrontiert als bei Interaktionen mit Personen. Traditionelle Entscheidungsmodelle der Pflegeethik helfen deshalb nicht weiter, denn sie stellen keine kritischen Anfragen an den Organisationskontext, in dem ein Konflikt auftritt. Problemlösend wirkt hingegen der reflektierte Rückbezug auf die vorhandenen Leitbilder und die Nutzung des Stakeholder-Ansatzes für die Verdeutlichung von Patient*innenrechten und berufsethischen Handlungsmaßstäben. Die Organisation hat ihrerseits die Aufgabe, durch ständige Präzisierung ihrer Wertvorgaben und durch die Optimierung von Prozessen den notwendigen Spielraum für ethisches Handeln zu gewährleisten. Engagierte Mitarbeitende und Führungspersonen in der Pflege, die sich der eigenen Werthaltung gewiss und darüber hinaus sensibel für die Werte ihrer Organisation sind, können Schäden für alle beteiligten Individuen verhindern. Organisationsethik kann somit die Pflegeethik ergänzen, aber nicht ersetzen.

## 8.7 Transferfragen

1. Welche Aufgaben hat die Organisation im Formulieren von Wertvorgaben und welche Rolle spielen dabei Elemente der Berufsethik? Gehen Sie vom eingangs beschriebenen Fallbeispiel aus.

2. Wie kann die »bestmögliche Patient*innenversorgung« auch dann im Mittelpunkt stehen, wenn sich in einer konkreten Konfliktsituation nachteilige Effekte für die Organisation ergeben? Welche kommunikativen Aufgaben erkennen Sie darin für Pflegende?

# Literatur

Bahrdt H P (2003) Schlüsselbegriffe der Soziologie. Eine Einführung mit Lehrbeispielen. 9. Aufl. München: C.H. Beck

Deix G (2005) Ethische Grundlagen von Unternehmenskommunikation und Stakeholder-Dialog. In: Brink A, Tiberius V A (Hrsg.) Ethisches Management. Grundlagen eines wert(e)orientierten Führungskräfte-Kodex. Bern: Haupt-Verlag, S. 333–377

Deutscher Ethikrat (2016) Patientenwohl als ethischer Maßstab für das Krankenhaus. Stellungnahme. Berlin: Deutscher Ethikrat

Eichhorn S (1998) Krankenhaus/Klinik – Strukturell. In: Lexikon der Bioethik, Band 2. Gütersloh: Gütersloher Verlagshaus, S. 460–463

Gehlen A (2004) Urmensch und Spätkultur. Philosophische Ergebnisse und Aussagen. 6. Aufl. Frankfurt a. M.: Athenäum

Girschner W (1990) Theorie sozialer Organisationen. Weinheim: Juventa

Göbel E (2006) Unternehmensethik. Grundlagen und praktische Umsetzung. Stuttgart: Lucius & Lucius

Großklaus-Seidel M (2001) Artikel »Pflegeethik«. In: Honecker M, Dahlhaus H., Hübner J, Jähnichen T, Tempel H (Hrsg.) Evangelisches Soziallexikon. Neuausgabe. Stuttgart: Kohlhammer, S. 1226–1230

Großklaus-Seidel M (2002) Ethik im Pflegealltag. Wie Pflegende ihr Handeln begründen können. Stuttgart: Kohlhammer

Hall R T (2000) An introduction to healthcare organizational ethics. Oxford: University Press

Höffe O (2008) Lexikon der Ethik. 7. Aufl. München: C.H. Beck

Kettner M (2005) Wozu Organisationsethik im Krankenhaus? In: Krukemeyer M G, Marckmann G, Wiesing U (Hrsg.) Krankenhaus und soziale Gerechtigkeit. Stuttgart: Schattauer, S. 30–38

Kühl, S. (2011) Organisationen. Eine sehr kurze Einführung, Wiesbaden: VS Verlag

Lenk H, Maring M (1998) Das moralphilosophische Fundament einer Ethik für Organisationen – korporative und individuelle Verantwortung. In: Blickle G (Hrsg.) Ethik in Organisationen. Konzepte, Befunde, Praxisbeispiele. Göttingen: Verlag für Angewandte Psychologie, S. 19–35

Luhmann N (2006) Organisation und Entscheidung. 2. Aufl. Wiesbaden: Verlag für Sozialwissenschaften

Münk H J (1998) Artikel »Berufsethik«. In: Lexikon der Bioethik, Band 1. Gütersloh: Gütersloher Verlagshaus, S. 330–334

Özlü I (2017) Organisation und Interaktion in der organisierten Krankenbehandlung, Baden-Baden: Tectum Verlag

Ozar D, Berg J, Werhane P, Emanuel L (2000) Organizational ethics in health care: Towards a mode for ethical decision making by provider organizations. Chicago: American Medical Association

Reinbacher P (2009) Gewissensmanagement in Organisationen. Möglichkeiten zum Umgang mit Corporate Social Resonsibility. Wiesbaden: VS Verlag

Schweizerische Akademie der Medizinischen Wissenschaften (SAMW) (2004) Projekt »Zukunft Medizin Schweiz«. Ziele und Aufgaben der Medizin zu Beginn des 21. Jahrhunderts. Basel: Schwabe

Sigmund-Schultze N (2009) Meldepflicht für MRSA-Infektionen, Deutsches Ärzteblatt 106 (25), S. A1278.

Spencer E, Mills A, Rorty M, Werhane P (2000) Organizational ethics in health care. New York: Oxford University Press

Weber L (2001) Business ethics in healthcare. Beyond compliance. Bloomington, Indianapolis: Indiana University Press

Wils J P, Baumann-Hölzle R (2019) Die normative Idee des Gesundheitswesens, Baden-Baden: Nomos Verlagsgesellschaft

Worthley J A (1999) Organizational ethics in the compliance context. Chicago: Health Administration Press

# 9 Interprofessionelle Kooperation zwischen Ethik und Recht

*Pierre-André Wagner*

*Gesundheitsleistungen sind ein Gemeinschaftswerk, das aus der Zusammenarbeit von Ärzt\*innen, Pflegefachpersonen und den Angehörigen medizinisch-therapeutischer und -technischer Berufe mit den Patient\*innen und ihrem sozialen Umfeld entsteht. Die Formenvielfalt dieser Kooperation reicht von enger Weisungsgebundenheit bis zu weitgehender Autonomie. Das vorliegende Kapitel erörtert sowohl rechtliche als auch ethische Fragen, welche damit verbunden sind, sowie auch Spannungsfelder, die dadurch entstehen.*

**Ziele:** Nach dem Lesen dieses Kapitels sind Sie in der Lage, das ethische und juristische Spannungsfeld der interprofessionellen Kooperation zwischen Angehörigen des ärztlichen und pflegerischen Berufs nachzuzeichnen. Sie erkennen Zuständigkeitsbereiche, Grenzen und Möglichkeiten gelungener interprofessioneller Zusammenarbeit im Blick auf ein durch beide Berufe gemeinsam gefördertes Patient\*innenwohl.

## 9.1 Einführung

Vom ersten Fall dysfunktionaler Kooperation innerhalb des therapeutischen Teams, an den sich der Autor erinnern mag, berichtete diesem noch vor seiner Pflegeausbildung eine Freundin, die im Nachtdienst bei einem Patienten der Gastroenterologie Symptome festgestellt hatte, welche ihres Erachtens eindeutig auf einen Ileus schließen ließen. Trotz der exakten Schilderung ihrer Beobachtungen am Telefon und ihrer eindringlichen Bitte um Unterstützung, erachtete es der zuständige Belegarzt nicht als nötig, sich vor dem nächsten Morgen ins Krankenhaus zu begeben. Nach Stunden unnötiger Qualen konnte der Patient dann tatsächlich nur durch eine notfallmäßig angesetzte Reoperation gerettet werden.

## 9.2 Über das »Doctor-Nurse-Game« hinaus

Pflegefachpersonen erleben immer wieder, wie ihre Beobachtungen, Einschätzungen, Meinungen und Argumente von Ärzt\*innen unzureichend berücksichtigt, als irrelevant eingestuft oder gar zurückgewiesen werden. Es kann im Folgenden nicht darum gehen, soviel sei bereits festgehalten, den Spieß im verhängnisvollen und unfruchtbaren »Doctor-Nurse-Game« (Gordon 2005, S. 55 ff) umzudrehen, es Ärzt*innen sozusagen »heimzuzahlen«. Es ist weniger die persönliche Kränkung durch die Unterstellung fachlicher Inkompetenz, die die Pflegenden frustriert, als die bittere Feststellung, dass bestmögliche Pflege durch pathologische Kooperationsmuster vereitelt wird, und dass, kurzum, Patient*innen, Ärzt*innen und Pflegende die negativen Folgen einer unklaren und widersprüchlichen Zuständigkeitszuordnung auszubaden haben. Indessen: Wer die Vorherrschaft der ärztlichen Medizin in Frage stellt, auf die Diskrepanz zwischen ritualisierter Rollenzuteilung und realem Besitz sowie realer Verteilung von Wissen und Können hinweist, um echte Kooperation einzufordern, rührt nach wie vor an einem Tabu und kann sich auf brachialen Widerspruch einstellen. So verwahren sich die Interessenvertreter*innen des ärztlichen Berufs in der aktuell in der Schweiz geführten politischen Diskussion um die Umstrukturierung der medizinischen Grundversorgung vehement gegen einen stärkeren Einbezug der Pflege, etwa in Form der Advanced Nursing Practice, und fördern stattdessen den Ausbau der Rolle der Medizinischen Praxisassistent*innen. Ein weiteres Beispiel liefert der untergeordnete Stellenwert der Pflege bei der Berechnung der Fallpauschalen im Rahmen der Spitalfinanzierung nach SwissDRG.

## 9.3    Irrtümer und Stereotype mit Gesetzeskraft

Die Erbringung von Gesundheitsleistungen stellt ein Gemeinschaftswerk von pflegerischen, ärztlichen und weiteren Fachpersonen therapeutischer und technischer Berufe und selbstverständlich von Patient*innen und ihrem Umfeld. Dabei wirken die verschiedenen professionellen Akteur*innen mit je auf verschiedenen Stufen angesiedelten Ausbildungsabschlüssen. Dies geschieht teilweise autonom, teilweise in einem dichten Geflecht verschiedenartiger Zusammenarbeitsformen mit Angehörigen der eigenen und weiterer Berufsgruppen. Die konkrete Gestalt der gemeinschaftlichen Leistungserbringung wirft Fragen auf. Deren Beantwortung wird maßgeblich dadurch erschwert, dass die einschlägigen Gesetzesvorgaben allzu oft keine Rücksicht auf die sich wandelnde professionelle Realität nehmen: In der Schweiz etwa geht erst auf Verordnungsstufe hervor, dass die Pflege unter den Berufen mitgemeint ist, die laut Art. 25 des Krankenversicherungsgesetzes zwar befugt sind, zulasten der sozialen Krankenversicherung tätig zu sein, dafür aber die Anordnung oder den Auftrag einer Ärzt*in benötigen. Laut § 15 (1) des österreichischen Bundesgesetzes über Gesundheits- und Krankenpflegeberufe stehen Diagnostik und Therapie unter ausschließlich ärztlicher Kompetenz; dem eigenverantwortlichen Bereich der Pflege samt Pflegeprozess gibt § 14 aber eine klare gesetzliche Grundlage. Im gleichen Sinn zählt bspw. die Verordnung des Kantons Bern über die beruflichen Tätigkeiten im Gesundheitswesen die diplomierten Pflegenden seit 2005 zu den Fachpersonen, die ihre Tätigkeit in eigener fachlicher Verantwortung ausüben.

Die gesetzliche Regelung, die im Arbeitsalltag gelebte Realität und die subjektive Auffassung des hierarchischen Verhältnisses der verschiedenen Akteur*innen zueinander können also stark divergieren. So geht die Gesetzgebung regelmäßig von einem Modell von Aufgabenteilung zwischen Ärzt*innen und Pflegefachpersonen aus, das eher populären Stereotypen entspringt oder diesen zumindest entspricht. Einem besonders verbreiteten Klischee gemäß ist die Krankenpflege kaum mehr als die erwerbsmäßige Operationalisierung von gemeinhin als »weiblich« angesehenen Tugenden und Fertigkeiten, eine Vorstellung, die zwangsläufig zur Disqualifizierung der Pflege als »medizinischem Hilfsberuf« führen muss. Zusammenfassend besteht der zweifache Irrtum erstens. in der Meinung, dass sich Pflege und Medizin restlos klar voneinander abgrenzen lassen, und zweitens in der Annahme, dass das Abgrenzungskriterium primär hierarchischer (und nicht fachlicher, auftrags- oder gar kontextbezogener) Natur sei. Wo aber die Angehörigen unterschiedlicher Berufe in der Praxis faktisch anders zusammenarbeiten als es das Gesetz vorsieht und der landläufigen Meinung (einschließlich eines Teils jener Berufsangehörigen selber) entspricht, sind rechtliche, professionelle und ethische Konflikte vorprogrammiert.

## 9.4 Vom Primat der Ökonomie zum »moral distress«

Seit den neunziger Jahren des letzten Jahrhunderts hat im ethischen Spannungsfeld, in dem die professionelle Pflege operiert, eine weitere Komponente die Toxizität des eben beschriebenen patriarchalen Paradigmas potenziert: das Primat der Ökonomie. Aus dem Gesundheitswesen, lange selbstverständlicher Teil des »Service public«, ist ein boomender, auf Rendite ausgerichteter Wirtschaftszweig geworden. Patient*innen (neudeutsch: Klient*innen) stehen nicht mehr im Mittelpunkt humanistisch motivierter Fürsorge, sondern kapitalistisch motivierten Profitstrebens. Interessant sind kapitalintensive Entwicklungen (E-Health, Medizin- und Pflegerobotik., Hightech-Medizin, teure Arzneimittel). Anders der personalintensive Pflegebetrieb: Gemessen am Gesamtumsatz der Gesundheitswirtschaft bilden die Löhne der Pflegenden eine »quantité négligeable« (frz. eine vernachlässigbare Menge). Da sie aber gleichzeitig den größten Haushaltsposten der Krankenhäuser, Heime etc. bilden, erscheinen sie primär als Kostenfaktor und als prädestiniertes Opfer politisch diktierter Sparübungen. Diese nehmen die Gestalt massiver Einsparungen beim Personaletat an, bei gleichzeitigem Ausufern der Kontrollbürokratie. Dabei wird die Umsetzung dieser politisch induzierten »impliziten Rationierung« den Leistungserbringenden überlassen bzw. die Verantwortung (durchaus auch, aber nicht nur im juristischen Sinn) für deren Folgen auf sie überwälzt. Für das Leiden an der objektiven Unmöglichkeit, ihren Auftrag mit den zugestandenen Mitteln auf eine Art zu erfüllen, die den beruflichen Wertmaßstäben genügt, hat die Arbeitswissenschaft den Begriff des »moral distress« geprägt – mittlerweile ein eminenter Faktor des Attraktivitätsverlustes des Pflegeberufes.

Im Kontext eines Berufsbildungssystems, das die Bildungsziele unverblümt den Bedürfnissen der Wirtschaft unterstellt, ist kaum zu erwarten, dass die zur Erbringung einer ethisch verantwortbaren Pflege erforderlichen Ressourcen zur Verfügung gestellt werden; stattdessen ist zu befürchten, dass jene Wertmaßstäbe einfach gesenkt werden und der Notstand zur neuen Normalität erklärt wird. Genau dort setzt die vom Schweizer Berufsverband der Pflegefachfrauen und Pflegefachmänner (SBK) eingereichte Volksinitiative »Für eine starke Pflege« an, die unter anderem und nicht zuletzt eine »angemessene Abgeltung der Pflegeleistungen« fordert. Die (von der Schweizer Bundesregierung – nicht ganz überraschenderweise – rundum zur Ablehnung empfohlene) Initiative ist der neueste und bislang umfassendste Versuch aus den Reihen des Pflegeberufs, den realen Stellenwert der Pflege rechtlich abzubilden und zu verankern. Der Aufruf an das Volk war die Ultima Ratio, nachdem alle bisherigen parlamentarischen Bemühungen gescheitert waren. Erinnern wir uns daran, dass das Recht nichts anderes darstellt als »koagulierte Politik«; es ist das Ergebnis gesellschaftlicher Interessenlagen, ergo politischer Machtverhältnisse. Dass dies das Potenzial ernster Konflikte mit per definitionem nicht verhandelbaren ethischen Werten birgt, liegt auf der Hand.

## 9.5 »Just a Nurse«?

**Fallbeispiel**

Im Rahmen eines Disziplinarverfahrens mussten Verwaltungsrichter die Rechtmäßigkeit eines Verweises beurteilen, dem folgende Begebenheit zugrunde lag: Ein Säugling war wegen Krämpfen auf die Kindernotfallstation eingeliefert worden. Die ersten vom Assistenzarzt und vom Notfallpflegefachmann getroffenen Maßnahmen waren erfolglos geblieben. Der daraufhin beigezogene Chefarzt verordnete die Verabreichung eines Benzodiazepin-Antagonisten, von der beide wussten, dass sie kontraindiziert war. Während der Assistenzarzt seine Bedenken für sich behielt, äußerte der Notfallpflegefachmann seine starken Zweifel laut, doch der Chefarzt bestätigte nachdrücklich die erteilte Verordnung. Kurz nach Verabreichung des Medikamentes verstarb das Baby. Die drei Beteiligten wurden im Strafprozess mangels nachweisbaren Kausalzusammenhangs vom Vorwurf der fahrlässigen Tötung zwar freigesprochen. Doch wurden sie disziplinarisch wegen des erwiesenen Behandlungsfehlers mit einer Verwarnung sanktioniert, die der Chefarzt annahm, während der Assistenzarzt und der Pflegefachmann sie, wie erwähnt, vor Gericht anfochten. Dieses bestätigte die Abmahnung des ersteren, hob aber die Sanktion gegen den Notfallpflegefachmann auf. Ihren Entscheid begründeten die Richter sinngemäß damit, es könne von einem Pflegefachmann nicht erwartet werden, die Richtigkeit einer ärztlichen Verordnung zu beurteilen bzw. sich gegen deren Ausführung zur Wehr zu setzen.

Dieses offensichtliche Fehlurteil kann sich der Autor nur dadurch erklären, dass das Gericht sich von der Vorstellung hat leiten lassen, Diagnostik und Therapie seien ausschließlich Sache von Ärzt*innen, und Pflegende gleichsam »Wahrnehmungsorgane«, deren Aufgabe sich darin erschöpfe, Beobachtungen ungefiltert weiterzuleiten, auf keinen Fall aber, sie zu verarbeiten, geschweige denn eigenständig entsprechend zu reagieren. Im Alltag besteht jedoch faktisch eine wesentliche Aufgabe der Pflegenden gerade darin, Beobachtungen zu analysieren, zu gewichten, pflegerische Interventionen daraus zu erwägen und einzuleiten.

Den Schlüssel bildet eine Kompetenz, die aus dem professionellen Selbstverständnis der Pflege wächst und ethischer Natur ist: Die Grenzen des eigenen Wissens und Könnens erkennen und innerhalb dieser Grenzen handeln – im Wissen, dass Pflegende für solches Handeln Verantwortung tragen und juristisch haftbar sind. Und in der Tat bringen Pflegende einen großen Teil ihrer Arbeit damit zu, Zustandsveränderungen ihrer Patient*innen, insbesondere Symptome irgendwelcher Komplikationen, zu erkennen und angezeigte Maßnahmen entweder selber zu treffen oder einer Ärzt*in zu überlassen.

Auf das Fallbeispiel übertragen bedeutet dies, dass Therapieentscheide einerseits in den Kompetenzbereich von Ärzt*innen fallen – weil sie zu deren Kernaufgaben gehören und sie darin spezifisch ausgebildet sind. Andererseits sind Pflegefachpersonen aufgrund ihrer Ausbildung und ihres Erfahrungswissens durchaus in der Lage, eine falsche Verordnung zu erkennen, was nicht zuletzt dadurch belegt wird, dass die Mehrzahl der ärztlichen Verordnungsfehler von Pflegefachpersonen erkannt bzw. aufgefangen wird (was gewiss umgekehrt auch auf pflegerische Verabreichungsfehler zutrifft). War der Notfallpflegefachmann aber in der Lage, die Verordnung des Chefarztes als falsch und gefährlich zu erkennen, so traf ihn die Verantwortung, deren Ausführung zu verweigern, ja nötigenfalls zu verhindern. Ein solches Ethos der Kooperation ist aus dem Selbstverständnis der Heilberufe direkt ableitbar, insbesondere aus der Verpflichtung, nach bestem Wissen und Gewissen zum Wohl der Patient*innen beizutragen.

Das fatale Missverständnis im Hinblick auf den jeweiligen Auftrag von Pflege und ärztlicher Medizin lässt sich auf die schablonenhafte Kurzformel zurückführen: »doctors cure, nurses care«. Abgesehen davon, dass solche Stereotype ärztliches und pflegerisches Handeln gegeneinander ausspielen, verstellen sie den Blick für das komplexe Zusammenspiel und Ineinandergreifen beider Disziplinen. So geht das Dokument »Zukunft Medizin Schweiz« der Schweizerischen Akademie der Medizinischen Wissenschaften nicht nur von einer Definition von »Medizin« aus, die pflegerisches *und* ärztliches Handeln umfasst, sondern spricht auch von einer »pflegenden Medizin« (SAMW 2007, S. 1942 ff). Hier zeigt sich, wie weit Politik und Gesetz (die das Spannungsverhältnis zwischen wirtschaftlichen Interessen, Standesprivilegien, Patient*innenrechten und ethischen Imperativen widerspiegeln) einerseits und die alleine dem Patient*innenwohl verpflichtete Berufsethik andererseits auseinander klaffen können.

## 9.6 Kapitän*innen und Lots*innen an Bord

In einer wunderbaren Metapher hat Suzanne Gordon (2005) das oben beschriebene Zusammenwirken mit der Überfahrt eines Supertankers verglichen: Unter dem Kommando seiner Kapitänin durchpflügt das Schiff einen ganzen Ozean; einige Kilometer vor der Küste steigt eine Lotsin an Bord und die Kapitänin übergibt dieser das Ruder. Die Lotsin übernimmt die Kontrolle über das Schiff und dessen Besatzung. Die Kapitänin kann den Kurs auf hoher See noch so geschickt halten, ohne die Lotsin, die die Untiefen und Strömungen in Küstennähe kennt und den Tanker sicher in den Hafen manövriert, bräuchte das Schiff den Heimathafen gar nicht erst zu verlassen, wäre die weite Reise umsonst.

Ähnlich verhält es sich in der Medizin: Ohne die Pflege ist die raffinierteste Behandlung, ist die aufwändigste Operation nutzlos, erst das Miteinander von Medizin und Pflege sichert den Erfolg. Es ist bezeichnend, dass in dem von Gordon (2005) entworfenen Bild die Zuordnung der Rolle der Kapitänin und der Lotsin durchaus austauschbar sind, weil die beiden Akteur*innen hinsichtlich der Autorität gleichgestellt sind. Was die Komplexität des Mitwirkens von Ärzt*innen und Pflegefachpersonen allerdings potenziert, ist, dass die Akteur*innen hier nicht nach-, sondern eng neben- und miteinander

> handeln, von der Aufnahme von Patient*innen bis zu deren Entlassung, mitunter darüber hinaus.

Im Laufe ihrer Grundausbildung lernen Pflegende nicht nur Techniken, wie etwa diejenige der Subkutaninjektion oder der Venenpunktion, sondern ebenfalls die Bedeutung und Interpretation der geläufigsten Laborwerte. Professionelles Handeln bezieht sich nicht nur auf die Anwendung erworbener Fertigkeiten, sondern erstreckt sich auch auf die Erkenntnis der Reichweite und Grenzen der eigenen Kompetenz – sowie der Kompetenz aller mitwirkenden Akteur*innen. Einfach ausgedrückt: Eine Pflegefachperson sollte wissen, wann eine Ärzt*in beigezogen werden muss. Wenn ihr bspw. eine Blutentnahme delegiert wird, sie den Zweck der Untersuchung kennt und das Ergebnis einzuordnen weiß, dann darf sie letzteres auch Patient*innen mitteilen und erläutern, sofern keine ausdrückliche und begründete Gegenanweisung der zuständigen Ärzt*in vorliegt. Dabei ist unbestritten, dass die Verordnung resp. Einleitung eventuell erforderlicher weiterer Maßnahmen der Ärzt*in zusteht. Ähnlich verhält es sich, wenn Angehörige des therapeutischen Teams sich unter Berufung auf ihre Schweigepflicht weigern, betreuungsrelevante Patient*innendaten an Kolleg*innen weiterzugeben: Jeder Person, die sich in Spitalpflege begibt, ist bewusst, dass sie ausnahmslos von einem multiprofessionellen, interdisziplinären, arbeitsteiligen Team betreut wird. Deshalb geht die schweizerische Rechtsprechung von der stillschweigenden Einwilligung der Patient*innen in den Austausch aller notwendigen Daten unter den Teammitgliedern aus. Das Zurückhalten von Informationen setzt Patient*innen dem Risiko gefährlicher, aufgrund lückenhafter Kommunikation unzureichend fundierter medizinischer und pflegerischer Betreuung aus. Die genuin ethische Dimension der Kooperation wird dadurch ersichtlich: Sie erfordert im Blick auf eine Risikominimierung und Nutzenmaximierung für die individuelle Person eine optimale interprofessionelle Kommunikation, die um die Reichweite beruflicher Kompetenzen weiß und nach einer Komplementarität der Zuständigkeiten strebt. Aus dem Blickwinkel der Patient*innensicherheit genauso gefährlich wie die verweigerte Kooperation erweist sich die aufgezwungene Delegation. Diese illustriert folgendes Beispiel: Ein Chirurg beauftragt das Pflegepersonal mit dem Anzeichnen des Operationsgebiets sowie mit der vorbereitenden Rasur. Zwischen beiden Verrichtungen besteht indessen ein wesentlicher Unterschied: So wird etwa das rechte Bein rasiert, damit es einwandfrei desinfiziert und für den Eingriff vorbereitet werden kann – und sicher nicht, damit der Chirurg weiß, welches Bein er zu operieren hat – was hingegen genau Sinn und Zweck des Anzeichnens ist. Die von dieser ärztlichen Verrichtung induzierte Verantwortung ist so groß, dass deren Delegation ausgeschlossen erscheint.

> Die Praxis zieht die Parameter der *Komplexität* und/oder des *Risikos* heran bei der Unterscheidung zwischen
>
> a) Verrichtungen, die prinzipiell, sprich ohne Weiteres, delegierbar sind
> b) Verrichtungen, deren Delegation prinzipiell unzulässig ist
> c) Verrichtungen, deren Delegation von Fall zu Fall, je nach den Umständen des Einzelfalles, möglich ist.
>
> Eine Verrichtung kann also noch so simpel sein – wenn ihre Ausführung oder ihre Folgen Patient*innen einer großen Gefahr aussetzen, darf sie nicht delegiert werden. Wird sie es dennoch, muss die Delegation von der Empfänger*in zurückgewiesen werden.

Die Gefahr unsachgemäßer Delegationen wird dadurch erhöht, dass nur die empfangende Seite – die Pflegefachperson – aufgrund ihres Ausbildungsgrades, ihrer Erfahrung und der darin erworbenen praktischen Fertigkeiten wegen einschätzen kann, wo ihre Kunst aufhört und wo jene der delegierenden Person anfängt. Das Gesetz gesteht den Delegationsempfänger*innen ein Vetorecht zu bzw. unterstellt sie einer Vetopflicht (Wagner 2009, S. 30 ff, Landolt 2004, S. 171, 180).

## 9.7 Bekannte und unbekannte Variablen (known unknowns and unknown unknowns)

Gefährlich wird es, wenn sowohl die delegierende als auch die delegationsempfangende Person der Meinung sind, der Delegation einer bestimmten Verrichtung stehe nichts im Wege – sich aber faktisch täuschen. Im Zusammenhang mit dem Irakkrieg wies der damalige amerikanische Verteidigungsminister Rumsfeld auf folgende erkenntnistheoretische Problematik hin: Es gebe Dinge, sagte er, von denen wir wissen, dass wir sie wissen; sodann Dinge, von denen wir, wie Sokrates, wissen, dass wir sie nicht wissen – eine ärgerliche, wenn auch berechenbare Größe. Heikel und potentiell katastrophal seien aber die Dinge, von denen wir gar nicht wissen, dass wir sie nicht wissen. So gesehen besteht ein wesentliches Ziel jeder Ausbildung, aber auch eines Organisations- und Qualitätsmanagements darin, die Gefährlichkeit dieser letzten Kategorie ein Stück weit zu neutralisieren: Erstens dadurch, dass das Bewusstsein ihrer bloßen Existenz (also die Erkenntnis unserer Wissensgrenzen) geschärft wird und zweitens dadurch, dass ihr Umfang zugunsten der Kategorie der Dinge, von denen wir mindestens wissen, dass wir sie nicht wissen, verkleinert wird.

Eine weitere Absicherung und ein zusätzliches Maß an Verlässlichkeit und an Alltagskompatibilität erhält die interprofessionelle Zusammenarbeit durch eine klare institutionelle Regelung der jeweiligen Kompetenzen, welche allgemeinverbindlich festhält, welche Verrichtungen (allenfalls unter welchen Bedingungen und Umständen) delegiert werden können, und damit die Entscheidungsfindung der Delegierenden erleichtert. Ob die postoperative Überwachung von Patient*innen, die Essenseingabe, die Mobilisierung oder Körperpflege von diplomierten Pflegefachpersonen an Pflegeassistent*innen übertragen werden darf, hängt somit davon ab, ob die delegierende Person davon ausgehen darf, dass die delegationsempfangende Person nicht nur die entsprechende Technik beherrscht, sondern den Sinn und Zweck der entsprechenden Verrichtung versteht und in der Lage ist, bestimmte Zeichen zu erkennen, sie zu deuten und richtig zu reagieren: Sei es, dass sie auch die erforderlichen Maßnahmen beherrscht, sei es, dass sie weiß, wann jene Maßnahmen ihre Fähigkeiten übersteigen und eine diplomierte Pflegefachperson hinzugezogen werden muss. Im günstigsten Fall werden diese Fragen standardmäßig – wie oben erwähnt – durch allgemein verbindliche Richtlinien beantwortet, an deren Erstellung idealerweise beide Seiten der zu regelnden Delegation beteiligt sind und für die die Institution die Verantwortung übernimmt.

Wo hört sinnvolle Arbeitsteilung und Komplementarität auf und wo fängt ökonomisch diktierte »Fordisierung« oder »Funktionspflege« an? Dies zu erkennen ist eine Herausforderung, der sich eine an humanistischen Grundwerten orientierende Pflege ständig – und ständig mehr – stellen muss.

Es gibt zahlreiche Management- und Personalführungsmodelle, die (unter sich an Trendigkeit überbietenden Bezeichnungen) jede pflegerische Aufgabe fragmentieren und gebieten, die einzelnen Fragmente aus Kostengründen der jeweils tiefstqualifizierten »Fachkraft« zuzuordnen. Durch alle bildungspolitischen Turbulenzen hindurch hat die diplomierte Pflege ihr Monopol für den Pflegeprozess verteidigen können; jetzt besteht die Gefahr, dass sie nur noch für den Pflegeprozess zuständig ist – und dass die Pflege am Bett von einer Truppe von Helfer*innen und Helfershelfer*innen besorgt wird. Hinsichtlich der Curricula, der Berufsbezeichnungen, der Berufskleidung etc. findet eine schleichende Verwischung statt. Von weiten Teilen der Öffentlichkeit unbemerkt, erfolgt damit eine Dequalifizierung der Pflege und ein Abbau der pflegerischen Versorgung (in einem vergleichbaren Kontext hielt der amerikanische Pflegeverband Patient*innen vor einigen Jahren an, die sie betreuenden Personen systematisch mit der Frage zu konfrontieren: »Are you a RN =Real Nurse?«).

Jener Abbau zeigt zweierlei Nutzen: mikroökonomisch entlastet er das Budget der Betriebe; makro-ökonomisch betrachtet steigert jede Komplikation das Bruttosozialprodukt. Das Nachsehen haben Patient*innen in ihrer Individualität und Integrität. Und: Die von den Steuer- und Krankenversicherungsprämienzahler*innen zu begleichenden Folgekosten sind gewaltig: Etliche Studien belegen mittlerweile einwandfrei den Zusammenhang zwischen Personaldotation (in quantitativer *und* qualitativer Hinsicht) und Outcomes (Aiken et al. 2014).

## 9.8 Angst vor der eigenen Courage

2001 debattierte das Schweizer Parlament erstmals über den Status des Pflegeberufs. Den Anlass bildete ein Vorstoß, der forderte, die Stellung der Krankenpflege im Krankenversicherungsgesetz aufzuwerten und die diplomierten Pflegefachpersonen als selbstständige Leistungserbringende anzuerkennen. Der Vorstoß wurde von der Volkskammer überraschenderweise angenommen, von der Länderkammer ein halbes Jahr später aber bis zur Unkenntlichkeit verwässert und dann ganz ad acta gelegt. Damals zeigten sich nicht wenige Pflegende besorgt, mehr Autonomie könne auch mehr Verantwortung bedeuten. Sie übersahen dabei, dass sie diese Verantwortung bereits tragen. Dies ergibt sich u. a. aus dem Umstand, dass die Rechtsordnung im Hinblick auf den Status der Pflege weder homogen noch widerspruchsfrei ist: In Lohngleichheitsprozessen und bei der Lohneinreihung durch die Gesetzgebung wird oft unhinterfragt postuliert, dass die Pflegenden über nur wenig Autonomie verfügten. Im Haftpflicht- und im Strafrecht hingegen rechnen die Gerichte den Pflegenden die volle Ausführungsverantwortung für jene grundsätzlich medizinischen Verrichtungen an, für die sie ausgebildet worden sind. Dabei entlarvt sich die gesetzlich statuierte Abhängigkeit der Pflege in dem Maß als Fiktion, als es sich bei jener gesetzlich geforderten ärztlichen Verordnung oft um die pro forma Unterschrift einer Ärzt*in unter ein von der Pflegefachperson erstelltes Assessment handelt.

Als der SBK im Rahmen einer Sichtbarkeitskampagne Suzanne Gordons auf die Pflege gemünzten Slogan »Saving lives, saving money« übernahm, zuckten etliche erschrocken zusammen oder protestierten: »Ärzt*innen retten Leben – aber Pflegende? Können sie das? Dürfen sie das? Tun sie das wirklich?« Sie mussten daran erinnert werden, dass, wenn sie Patient*innen lagern, mobilisieren, Schmerzen behandeln, informieren, beraten usw., sie damit nicht nur den Komfort ihrer Patient*innen im Sinn haben, sondern immer möglicherweise lebensgefährlichen, oftmals auch äußerst kostspieligen Komplikationen vorbeugen. Doch Pflegende lassen gerade jenes Selbstbewusstsein in Bezug auf ihre Kompetenz, und das heißt eben auch auf ihren Auftrag und auf ihre Verantwortung, allzu oft vermissen.

Von einem ähnlich getrübten Realitätssinn zeugt etwa jener Dünkel, der 2004 am Jahreskongress des Royal College of Nursing in einem visionären Vorstoß mit dem provokativen Titel »Too posh to wash?« (sinngemäß: »Ist Körperpflege unter unserer Würde?«) thematisiert wurde. Wer meint, mit der Akademisierung des Pflegeberufes sei dieser nun zu »Höherem« berufen und sei sich fortan für die »Niederungen der Grundpflege« zu schade, gibt paradoxerweise jenen Kräften recht, die der guten alten barmherzigen Schwester nachtrauern. Die Akademisierung der Pflege bietet Gelegenheit, die Wirksamkeit der Pflege mit den Instrumenten der Wissenschaft auf neue Art sichtbar zu machen. Sie dient nicht dazu, sich bei der Ärzt*innenschaft »anzubiedern« oder aber sich deren Kompetenzen anzueignen. Akademisierung und Tertiarisierung der Pflegeausbildung beinhalten vielmehr die Chance, den eigenen Platz der Pflege zu behaupten und den Raum, den sie faktisch – allerdings oft mit hohen Reibungsverlusten – schon manchenorts einnimmt, nun auch rechtmäßig auszufüllen.

## 9.10 Ausblick: Anerkennung und Patient*innenorientierung

Ein Teil der Pflegenden hat zur ärztlichen Medizin sozusagen ein »negatives Bindungsverhältnis«, das auf die geschichtliche Entwicklung beider Berufe und auf deren Geschlechterrollenzuteilung zurückzuführen ist. Jahrzehntelange Subordination kann Aggression produzieren, gekoppelt mit einer Art negativer Fixation: Die »dienende Person« kann sich nicht vorstellen, einfach frei zu werden – sie will so werden wie die Person, unter deren »Herrschaft« sie früher stand.

Doch die Zeiten wandeln sich. Nicht nur Pflegende, mit einer langen Tradition der Unterordnung, sondern auch Ärzt*innen, deren Beruf noch bis vor kurzem als besonders privilegiert galt, laufen Gefahr, unter die Räder einer die gesamte Gesellschaft erfassenden, total außer Kontrolle geratenen Merkantilisierung zu geraten, die das humanistische Wertefundament beider Berufe angreift. Die einzig adäquate Antwort darauf ist ein Ethos gelebter Kooperation, das um die Grenzen des eigenen Berufshandelns weiß. Ein solches impliziert, dass sich Pflegende und Ärzt*innen ihrer je eigenen und ihrer gemeinsamen Kraft bewusst werden, die Kraft des anderen anerkennen und zum Wohle der Menschen, die ihnen gemeinsam anvertraut sind, den Schulterschluss üben.

## 9.11 Transferfragen

1. Die Gesundheitsbehörde erklärt es für zulässig, wenn in Einrichtungen der Langzeitpflege der Nachtdienst durch nicht diplomierte Pflegende abgedeckt wird, solange eine diplomierte Pflegende auf Abruf einsatzbereit ist. Diskutieren Sie diesen Beschluss aus ethischer und aus rechtlicher Perspektive.
2. Entgegen einer regelmäßig wiederholten Weisung lässt eine Pflegeassistentin eine Heimbewohnerin einige Minuten alleine im warmen Bad, weil sie den Haartrockner im Stationsbüro vergessen hat. In ihrer Abwesenheit erleidet die betagte Frau einen Kreislaufkollaps und ertrinkt. Die Assistentin wird wegen fahrlässiger Tötung verurteilt, die Abteilungsleiterin freigesprochen. Halten Sie diesen Entscheid für richtig? Welche Parameter sind für die Beurteilung der Situation wichtig und wie wirken sich diese auf Ihre Beurteilung aus?

## Literatur

Aiken L, Sloane D, Bruyneel L, Van den Heede K, Griffiths P, Busse R et al. (2014) Nurse staffing and education and hospital mortality in nine european countries: A retrospective observational study, The Lancet 383 S. 1824–1830

Gordon S (2005) Nursing Against the Odds. Ithaca, London: Cornell University Press

Landolt H (2004) Rechtskunde für Gesundheits- und Pflegeberufe. Bern: Huber

Schweizerische Akademie der Medizinischen Wissenschaften (SAMW) (2007) Die zukünftigen Berufsbilder von Ärztinnen/Ärzten und Pflegenden in der ambulanten und klinischen Praxis. In: Schweizerische Ärztezeitung 88. Jg., Heft 46, 1942–1952

Wagner P-A (2009) Pflege und Recht. Bern: Schweizer Berufsverband der Pflegefachfrauen und Pflegefachmänner

# 10 Konturen einer ethisch nachhaltigen Pflegepraxis[13]

*Linda Nyholm, Susanne Salmela, Lisbet Nyström, Camilla Koskinen*

*Dieses Kapitel gibt einen Überblick darüber, was eine ethisch nachhaltige Pflegepraxis beinhaltet. Ausgangspunkt bildet das Ethos der Pflege resp. die Wertebasis, die pflegerischem Handeln zugrunde liegt. Eine nachhaltige Pflegepraxis erfordert, dass dieses Ethos in der vorherrschenden Sorgekultur erkennbar ist und im Pflegealltag umgesetzt wird. Ethische Nachhaltigkeit in der Pflege kann sowohl aus der Perspektive der Bildung, des Managements als auch der Forschung verwirklicht werden. Dies wird am Ende des Kapitels anhand konkreter Beispiele verdeutlicht.*[14]

**Ziele:** Nach dem Lesen dieses Kapitels sollten Sie in der Lage sein, das Konzept der Nachhaltigkeit aus einer pflegewissenschaftlichen Perspektive zu beschreiben und den Zusammenhang zwischen Ethik und nachhaltiger Pflegepraxis zu erklären.

## 10.1 Einführung

Das Konzept der Nachhaltigkeit wurde Ende der 1980er-Jahre mit der Veröffentlichung des Brundtland-Berichts der UN-Weltkommission für Umwelt und Entwicklung in den Vordergrund gerückt (auch bekannt als »Our Common Future«). Der Bericht definiert Nachhaltigkeit als grundlegenden Prozess, der eine langfristige Entwicklung begünstigt. Seither ist Nachhaltigkeit zu einem festen Bestandteil vieler Fachgebiete geworden, z. B. der Soziologie, Ökologie oder Ökonomie. Die Europäische Union stellte 2009 ihre Strategie zur Nachhaltigkeit vor und bezog die öffentliche Gesundheit als zentrales Thema ein. 2015 starteten die Vereinten Nationen ihre Agenda 2030 für nachhaltige Entwicklung, die auf 17 globalen Zielen beruht. Während die Arbeit an einer nachhaltigen Entwicklung auf verschiedenen Ebenen stattfindet, betonen Forschende aus Gesundheit und Pflege, dass Nachhaltigkeit als Konzept immer noch nicht ausreichend erforscht ist (Schröder et al. 2013).

---

13 Übersetzt aus dem Englischen.
14 Hinweis des Herausgebers: Eine adäquate Übersetzung des englischen Begriffs »care«, die sowohl der technisch-handwerklichen als auch der philosophischen und moralischen Dimension Genüge tut, sich aber gleichzeitig auch hinreichend deutlich vom Begriff »nursing« unterscheidet, ist ein bekanntermaßen schwieriges Unterfangen. Aus diesem Grunde werden im Folgenden die englischen Begriffe »care« kontextabhängig mit »Fürsorge« oder »Versorgung« wiedergegeben, »care staff« mit »Behandlungsteam«, das Gerundiv »caring« mit »Fürsorgen« sowie »caring culture« mit »Sorgekultur« und »caring science« mit »Wissenschaft des Fürsorgens«.

> Üblicherweise wird Nachhaltigkeit in drei Dimensionen aufgeteilt:
>
> - ökologische Nachhaltigkeit: Schutz der Umwelt, Schonung der Ressourcen und wirksame Nutzung von Energie
> - soziale Nachhaltigkeit: Schaffung einer stabilen Gesellschaft mit Fokus auf menschliche Bedürfnisse und »sanfte« Werte wie Demokratie, Menschenrechte, Gesundheit und Gleichheit
> - wirtschaftliche Nachhaltigkeit: Beseitigung der Armut, wirtschaftliche Tragfähigkeit ohne Nachteile für die Umwelt und die menschliche Gesundheit
>
> Diesen hinzugefügt werden kann die *ethische Dimension* als gemeinsamer roter Faden, der sich durch alle Dimensionen zieht. Nachhaltigkeit beruht demzufolge nicht nur auf der ökologischen, sozialen und wirtschaftlichen Dimension, sondern auch auf der ethischen. Diese ist auch für die Nachhaltigkeit im Gesundheitswesen grundlegend.

## 10.2 Der Zusammenhang zwischen Ethik, Ethos, ethischen Werten und nachhaltiger Pflegepraxis

Die Dimension der Ethik ist der zentrale Ausgangspunkt für eine Pflegepraxis, die nachhaltig sein soll. Gemäß der Theorie des karitativen Sorgens, die Katie Eriksson und Kolleginnen entwickelt haben (vgl. Lindström et al. 2017), stellt das *Ethos* resp. die Wertebasis, die pflegerischem Handeln zugrunde liegt, die Grundlage für eine ethisch angemessene Versorgung dar. Ethos leitet sich vom Griechischen ab und bezeichnet Sitte oder Charakter, d. h. ein fundamentaler Wert. Das ethische Denken einer betreuenden Person, ihre Haltung und ihr Handeln sind direkter Ausdruck dieses Ethos. Gemäß Eriksson steht das Ethos einer Person für das, was sie im Innersten ist und was ihr Herz will. Im Ethos gibt es eine innere Stimme, ein »Sollen«, das der Fürsorge die Richtung gibt. Nach Eriksson (vgl. Lindström et al. 2017) umfasst das Ethos der Fürsorge Gedanken von Liebe, Wohltun und Würde. Es beruht auf Werten wie Respekt und Wertschätzung für den Menschen in seiner Einzigartigkeit. Das Ethos einer Person zeigt sich in ihrem Handeln. Eine ethisch nachhaltige Pflegepraxis setzt deshalb voraus, dass Pflegende im Handeln und in der persönlichen Begegnung Patient*innen Wertschätzung und Respekt entgegenbringen. Ethos ist also nicht etwas, was Menschen »besitzen«, sondern etwas, was sich kontinuierlich weiterentwickelt. Menschen müssen das Ethos »zum Leben bringen« und kontinuierlich reflektieren. Auch die Ethik ist letzten Endes im Ethos verwurzelt (▶ Kap. 1) und ermöglicht eine tiefere Reflexion grundlegender Werte. Ethik wird dadurch zu etwas Größerem als die Summe von Normen und Regeln, nach denen Menschen handeln sollten resp. tun oder lassen sollen, was gut oder schlecht, richtig oder falsch, zulässig oder unzulässig ist (Östman et al. 2017).

Für den Philosophen Peter Kemp (2005) schließt ethische Nachhaltigkeit die Verantwortung sowohl für Menschen der Gegenwart als auch der Zukunft mit ein. Nachhaltigkeit könne, so Kemp, als »Antidot« gegen den Zerfall ethischer Werte wirken. Diese Werte sind für die Art und Weise wichtig, wie Menschen kooperieren. Menschenwürde ist historisch gesehen solch ein ethischer Wert, der für die Gesundheitssorge zentral ist (Lindström et al. 2017). Mit der Menschenwürde verbunden ist einerseits die Grundannahme, dass jeder Mensch eine Wertvorstellung von sich selber *hat*, aber aufgrund seines Menschseins auch ein Wert an sich *ist*. Aus diesem Grunde sind alle Menschen gleichberechtigt und haben eine absolute Menschenwürde. Während die absolute Würde von Menschen unveränderlich und unverlierbar ist, wird die relative Würde durch die Kultur und die Gesellschaft beeinflusst. Ein ethischer Zugang zum Menschen setzt voraus, dass man aufgrund seines absoluten Würdeanspruchs seine Einzigartigkeit respektiert. Jedem Menschen steht es zu, Anerkennung zu erfahren und in seiner Einzigartigkeit angesprochen und behandelt zu werden. Wird einer Person etwas vorenthalten, was für sie von fundamentaler Bedeutung ist oder erfährt sie eine Behandlung oder Berührung, die unachtsam ist, erlebt sie eine Verletzung ihrer Würde, die Leiden verursacht (Lindström et al. 2017). Aus diesem Grunde sind die ethischen Werte Respekt und Würde Ausgangspunkte für eine ethisch nachhaltige Pflegepraxis (vgl. Nyholm et al. 2018a).

## 10.3 Die Bedeutung der Sorgekultur für eine ethisch nachhaltige Pflegepraxis

Das Gesundheitswesen unterliegt einem kontinuierlichen Wandel, deshalb braucht eine Verankerung von Nachhaltigkeit in der Pflegepraxis feste Bezugspunkte. Nachhaltigkeit spiegelt sich in den ethischen Werten einer Sorgekultur (Nyström 2014). Ethische Werte sind gewissermaßen ein Kompass, der Orientierung gibt, wie eine Sorgekultur auszugestalten ist. Dabei steht das Konzept der Kultur für die Bereitschaft, füreinander Sorge zu tragen, sich zu verändern und zu entwickeln sowie Erfahrungswissen zu schätzen.

> Für eine Sorgekultur grundlegend ist die Erfahrung ihre Sinnhaftigkeit für die Menschen, die in ihr leben. Sie wird sichtbar an ihrer Wertebasis, die Menschen motiviert, aufeinander zuzugehen (Lindström et al. 2017). Kultur ist aber immer auch unter der Oberfläche gegenwärtig (Schein 2004).

Kulturen kennen unterschiedliche Traditionen, Bräuche und Praktiken. Mensch tragen Werte und Traditionen in sich und vermitteln diese an andere weiter, was eine Kultur am Leben erhält. Mit der Änderung von Werten ändert sich auch die Kultur. Aus diesem Grund muss geklärt werden, welche Werte eine Sorgekultur prägen. Denn eine Kultur kann fördernd oder hemmend, heilsam oder spaltend sein. Laut Nyström (2014) sollte eine Sorgekultur immer gesundheitsförderlich und lebensbejahend sein. Sie zeichnet sich durch eine nachhaltige Wertebasis aus, die es Menschen ermöglicht, sich »zuhause« zu fühlen, sowohl bei sich selbst als auch ganz allgemein im Leben. Nicht die persönlichen Werte der Fachperson sind es, welche die Nachhaltigkeit der Sorgekultur gewährleisten. Vielmehr ist es die gemeinsame Wertebasis des betreuenden Teams, welche die Nachhaltigkeit lenkt. Soll Fürsorge nachhaltig sein, so Kemp (2005), müssen wir Erfahrungswissen achten, Respekt für das Vergangene zeigen, uns aber auch hüten, Fehler zu wiederholen, die dazu geführt haben, dass Menschen leiden. Eine Sorgekultur wird stark, wenn sie Werte hat, die verinnerlicht sind und weitergegeben werden. Dies kann im praktischen Alltag auf unterschiedliche Weise geschehen (Rytterström et al. 2009). Es gibt gute Verhaltensweisen, die eine ethische Praxis fördern.

Und es gibt schlechte Verhaltensweisen, die eine ethische Praxis hemmen und verborgene Machtstrukturen aufrechterhalten. Damit Fürsorge in einer Sorgekultur nachhaltig wird, ist es unabdingbar, Verhaltensweisen aufzudecken und zu reflektieren. Widersprechen diese der Wertebasis einer Sorgekultur, sollten diese Verhaltensweisen ersetzt werden.

## 10.4 Nachhaltigkeit in der Pflegepraxis durch Bildung

Eine wichtige Voraussetzung für eine nachhaltige Pflegepraxis ist die Ausbildung kompetenter Fachpersonen, die sich Kenntnisse in der Wissenschaft des Fürsorgens (engl. caring science) angeeignet haben sowie Haltungen gefestigt haben, in denen sich die innere Wertebasis zeigt. Wie diese vermittelt werden kann erläutert die Didaktik der Wissenschaft des Fürsorgens (Matilainen & Eriksson, 2004), die auf das Menschenbild Hans Gadamers (1997) zurückgeht. Dieses Menschenbild achtet einerseits die Einzigartigkeit des Menschen und seine Würde, andererseits fordert es Möglichkeiten zur Bildung, zum Verständnis und zur Aneignung von Wissen, die durch Beziehung, Dialog und Reflexion geschehen. Aus diesem Grund ist es wichtig, dass die Pflegeausbildung sowohl einen Theorie- als auch einen Forschungsbezug herstellt. Trotzdem zeigt der Trend, dass analytisches Denken und problemorientierte Ansätze der Didaktik und Methodik im Unterricht überwiegen. Zudem lenken oftmals wirtschaftliche und politische Überlegungen die Bildungsfinanzierung. Forderungen werden immer lauter, dass Studienbewerbende ein Bildungsprofil anstreben, das sich an einem schnellen (»effizienten«) Ausbildungsabschluss orientiert. Dadurch riskieren Studierende, dass sie sich während der Ausbildung nicht vertieft genug mit dem Lernstoff auseinandersetzen und somit weniger Gelegenheiten zur Weiterentwicklung haben (vgl. Rolfe 2015). Für angehende Gesundheitsfachpersonen ist es daher wichtig, dass sie eine Kultur der Ausbildung erleben, die Raum fürs Lernen und fürs persönliche Wachstum bietet.

Das Ethos der Bildung legt das Fundament einer nachhaltigen Pflegepraxis. Dieses Fundament umfasst sowohl den Kerngehalt des Unterrichts als auch die didaktische Umsetzung. Es ist grundlegend ethischer Natur und setzt voraus, dass der Unterricht auf die einzelnen Studierenden ausgerichtet ist, die Beziehung zwischen studierender und lehrender Person als sinnhaft erfahren wird und das Lernen als Wachstums- und Bildungsprozess betrachtet wird. Die Lehrperson sollte am Vorwissen und an der Wertebasis der Studierenden anknüpfen. Die ethische Kompetenz der Lehrperson, d. h. ihre Art, den Studierenden Respekt und Fürsorglichkeit zu zeigen, beeinflusst die Art und Weise, wie letztere ihr Ethos entwickeln. Die Lehrperson ist ein Vorbild, sie spiegelt in ihren Einstellungen und Handlungen ihre Sichtweise auf die Menschen, ihre Weltanschauung, aber auch ihr wissenschaftliches Denken.

> Damit Studierende eine ethisch nachhaltige Pflegepraxis entwickeln können, brauchen sie Gelegenheiten, um über existenzielle Fragen nachzudenken. Das wäre z. B. die Frage nach dem zutiefst Menschlichen im Akt des Fürsorgens oder die Bedeutung ethischen Handelns in der Begegnung mit Patient*innen. So erhalten Studierende die Gelegenheit, sich vom Leiden pflegebedürftiger Menschen »berühren« zu lassen, ihre eigene Verletzlichkeit zu erkennen und über die Komplexität der Ethik zu staunen.

Sandvik et al. (2015) betonen, wie wichtig es sei, dass Studierende für sich selbst Verantwortung übernehmen, um ihr Ethos zu entwickeln und als Fachpersonen in der Praxis der Fürsorge zu wachsen.

## 10.5 Nachhaltigkeit im Pflegemanagement

Wer als Führungsperson in der Pflege eine nachhaltige Pflegepraxis anstrebt, setzt sich dafür ein, dass Handlungen auf nachhaltige Weise vollzogen werden. Eine solche Führungsperson zeigt sich für die Etablierung einer Sorgekultur verantwortlich, in der Patient*innen eine respekt- und würdevolle Pflege erfahren. Es gibt zahlreiche Theorien zur Führung. Bondas (2003) bezieht sich auf die karitative Führung, in der menschliche Zuneigung und Dienst an den Patient*innen kombiniert sind mit einer wirksamen Verwaltung des Hilfeangebots, der eigentlichen Führung und dem Dienst an Patient*innen. Bondas hebt als Hauptmotiv der karitativen Führung den Willen hervor, das Beste für die Patient*innen tun zu wollen, wie es aus der Menschenfreundlichkeit und der Liebe, d. h. der Caritas, hervorgeht. Zu den wichtigsten Aufgaben einer Führungsperson in der Pflege gehört die Schaffung von kontextspezifischen, professionellen und kulturellen Voraussetzungen für eine nachhaltige Pflegepraxis (Salmela et al. 2017). Damit stellt sie sicher, dass das Behandlungsteam die Prozesse der Versorgung kontinuierlich verbessert. Zusammen mit den Mitarbeitenden strebt das Pflegemanagement das gemeinsame Ziel an, für die Patient*innen da zu sein. Solches Fürsorgehandeln stellt die Ansprechbarkeit und Freundlichkeit gleichermaßen sicher.

Die professionellen Voraussetzungen beziehen sich auf die ethischen und fachlichen Kompetenzen des Behandlungsteams. Eine Führungsperson in der Pflege, die eine nachhaltige Pflegepraxis fördert, setzt sich dafür ein, dass Mitarbeitende sachkundig und engagiert sind (Avery & Bergsteiner 2011). Dabei wirkt sie nicht nur als Manager*in, sondern auch als Brückenbauer*in (Salmela et al. 2017). Ihre Bestrebungen sind sowohl für die Gesundheit der Mitarbeitenden als auch für ihre Leistung von Bedeutung. Sie sieht alle Mitarbeitenden als Personen und unterstützt jede bei der Entwicklung ihres Potenzials. Eine Führungsaufgabe zu übernehmen bedeutet nicht nur »vorwärts zu gehen«, sondern auch »mitzugehen« und Mitarbeitende in ihrer Einzigartigkeit zu sehen (vgl. Bondas 2003). Eine Führungsperson in der Pflege stärkt die Kompetenz des Teams und fördert dessen Gesundheit durch die Schaffung einer Sorgekultur und eines positiven Arbeitsklimas. Die Sorgekultur wiederum trägt zur Entwicklung und zum Wachstum des Teams bei, durch die Anerkennung des Beitrags jeder einzelnen Person. Die Führungsperson in der Pflege drängt Mitarbeitende nicht, unrealistische Ziele anzustreben (Hargreaves & Fink 2004). Damit die Pflegepraxis nachhaltig ist, muss sich das Team einbezogen fühlen und Wertschätzung erfahren, d.h. die Gewissheit haben, dass das vorhandene Wissen und die Expertise sowohl Entscheidungen als auch Entwicklungen der Pflegepraxis beeinflussen können (Salmela et al. 2017). So erfährt das Team den Sinn der eigenen Arbeit.

Die kulturellen Voraussetzungen schließlich beinhalten die Entwicklung einer Sorgekultur, in der ethische Werte die Grundlage der Pflegepraxis bilden. Diese Werte sind der Respekt für die Einzigartigkeit des Menschen und für seine Würde, die Goldene Regel (das bedeutet, andere so zu behandeln, wie man selber behandelt sein möchte), Gerechtigkeit, Verantwortung, aber auch, dass Patient*innen im Zentrum stehen, unabhängig davon, wer für diese zuständig ist. Eine gemeinsame Wertebasis bedingt eine gemeinsame Vision und das gemeinsame Arbeiten an langfristigen Zielen. Eine auf Nachhaltigkeit ausgerichtete pflegerische Führung investiert folglich in langfristige Lösungen (vgl. Avery & Bergsteiner 2011). Sie unterstützt eine Sorgekultur, indem sie z.B. den Kern des Fürsorgens hervorhebt. Wird das Gespräch über diesen Kern nicht aktiv geführt, entsteht das Risiko, dass die Grundidee, im Dienste der Patient*innen zu stehen, vergessen geht. Nachhaltigkeit setzt voraus, dass die Führungsperson im Dialog mit dem Team steht und auf eine offene, engagierte und großzügige Sorgekultur hinarbeitet (vgl. Salmela et al. 2017). Auf diese Weise arbeiten alle auf dasselbe Ziel hin und treffen gemeinsame Entscheidungen.

## 10.6 Nachhaltigkeit in der Pflegepraxis durch Forschung, Theorien und Modelle

Die Wissenschaft des Fürsorgens (engl. caring science) vermittelt der Pflegewissenschaft neues Wissen und ein neues Verständnis. Beide beeinflussen den Versorgungsalltag positiv (Watson 2005). Das vordringlichste Ziel der Wissenschaft des Fürsorgens besteht immer in der Besserung der Bedingungen, die das Leiden von Patient*innen lindern. Keine andere Wissenschaft widmet sich in gleicher Weise diesem Thema. Forschung und Theorieentwicklung sind für die Wissenschaft des Fürsorgens zentral. Dabei dienen Theorien als eine Art »Landkarte des Denkens«, die das Verständnis für verschiedene Phänomene des Fürsorgens und für Pflegehandlungen fördern und die komplexe Wirklichkeit verständlicher machen. Theorien zeigen, wie etwas sein kann oder sein sollte oder wie eine Situation besser verstanden werden kann. Sie haben zum Ziel, die Entwicklung der Pflegepraxis zu fördern, z.B. sie ethisch nachhaltig zu gestalten. In der Praxis wird Nachhaltigkeit durch die Theorie hervorgebracht resp. durch evidenzbasierte theoretische Modelle. Pflegefachpersonen sind ständig dazu aufgerufen, ihre Praxis auf Evidenz zu stützen. Theoretische Modelle spielen eine wichtige Rolle bei der Verwirklichung einer evidenzbasierten Versorgung. Es bestehen unterschiedliche theoretische Modelle, z.B. *Theorien, Konzepte* oder *Praxismodelle*, mit denen Phänomene des Versorgungsalltags auf verschiedenen Ebenen beschrieben werden. Unterschiedliche Theorien und Modelle sind notwendig, denn sie erlauben je nach Kontext verschiedene Grade der Anwendung. Weil die Wirklichkeit komplex und veränderbar ist, muss sich auch das Wissen ständig weiterentwickeln. Ein *theoretisches Modell* lässt sich als eine Art »Vereinfachung« der Wirklichkeit verstehen, diese

Vereinfachung trägt dazu bei, eine »handhabbare« Sicht auf etwas Komplexes zu haben. Theoretische Modelle sind vielgestaltig: Sie können eindimensional sein (z. B. ein Diagramm oder Bild). Einige von ihnen werden zwar in der Praxis selten direkt verwendet, tragen aber dazu bei, wesentliche Aspekte und ethische Werte dieser Modelle zu verstehen. Dadurch können sie dazu beitragen, dass beteiligte Fachleute Distanz gewinnen und eine neue Sicht auf ein Phänomen entwickeln. *Praxismodelle* helfen Fachpersonen, ein im Praxisalltag beobachtetes Phänomen zu verstehen. Dieses Verständnis von Phänomenen, die zuvor gar nicht wahrgenommen wurden, kann dazu führen, aus Verantwortung anders zu handeln. Dies wiederum entwickelt und verbessert die klinische Pflegepraxis. Dadurch schaffen evidenzbasierte Versorgungsmodelle Nachhaltigkeit in der Pflegepraxis.

Die *hermeneutische Anwendungsforschung* (Koskinen & Lindholm 2017), die auf Gadamers philosophischer Hermeneutik gründet (Gadamer 1997), stellt sicher, dass sowohl Theorien der Wissenschaft des Fürsorgens als auch Modelle in einen »Dialog« mit der Pflegepraxis integriert werden. Dies erfolgte auch im Rahmen des Forschungsprojektes »Ethisch nachhaltige Sorgekulturen« (Nyholm et al. 2018a, 2018b). Das Hauptziel des Projekts war es, ein vertieftes Verständnis der ethischen Werte zu gewinnen, die für die Verwirklichung von Nachhaltigkeit in der Pflegepraxis zentral sind. Das Ziel hermeneutischer Anwendungsforschung ist die parallele Entwicklung sowohl der neuen wissenschaftlichen Theorie als auch der Pflegepraxis. Dabei ist der Gedanke wichtig, dass Theorie und Praxis keine Gegensätze sind, sondern zwei Seiten derselben Wirklichkeit. Die hermeneutische Anwendungsforschung nutzt Dialoge, in denen sich Forschende aus der Wissenschaft und Mitforschende aus der klinischen Versorgung begegnen und sich durch die Reflexion für neue Ideen und Erkenntnisse öffnen.

Die Grundlagen einer ethisch nachhaltigen Pflegepraxis bestehen in der gemeinsamen Diskussion und Reflexion von ethischen Fragen in individuellen Patient*innensituationen. Die Anwendungsforschung geht von der Annahme aus, dass ein neues oder tieferes Verständnis des Fürsorgens auch eine Verantwortung für die Anwendung dieses Wissens beinhaltet (vgl. Austgard 2012). Dies bedeutet, dass das Behandlungsteam ständig darum bemüht sein sollte, die Situation der Patient*innen besser zu verstehen und neue Wege zu finden, verbunden mit der Bereitschaft, die eigene ethische Einstellung und das eigene ethische Handeln zu überdenken und zu ändern. Die hermeneutische Anwendungsforschung hat sozusagen einen fundamentalen ethischen »Grundton« oder einen ethischen Sollensanspruch: Teilnehmende sollten bei dieser Forschung offen und voller Neugier sein sowie die Fähigkeit besitzen, eigene Vorurteile abzulegen, um zusammen ein neues Verständnis einer ethisch nachhaltigen Pflegepraxis zu entwickeln. Dies ermöglicht auch eine Veränderung dieser Praxis.

## 10.7 Implementierung einer ethisch nachhaltigen Pflegepraxis

Es ist durchaus möglich, konkret für eine ethisch nachhaltige Pflegepraxis zu arbeiten. So haben wir im Rahmen des Forschungsprojektes »Ethisch nachhaltige Sorgekulturen«, das an einem Spital im Westen Finnlands durchgeführt wurde (vgl. Nyholm et al.

2018a), ein Praxismodell entwickelt und umgesetzt, das neue Handlungsmuster und Routinen umfasst. Die Implementierung erforderte einen Plan oder ein Modell. Führungspersonen aus der Pflege wurden frühzeitig einbezogen, damit die neuen Handlungsmuster und Routinen umgesetzt werden können. Dabei war es wichtig, kontinuierlich auf die ethischen Werte zu achten, die den gewählten Ansatz prägen. Die neuen Routinen, die im Rahmen des Forschungsprojekts eingeführt wurden, umfassten unter anderem eine Überarbeitung der ethischen Aspekte bei der Personalrekrutierung, das Absolvieren eines Online-Ethikkurses für neue Mitarbeitende und für die bestehenden einen Zeitraum von zwei Jahren, um diesen Kurs abzuschliessen. Von Vorteil war, dass Pflegestudierende der Hochschulen der Region am selben Kurs teilnahmen wie das Behandlungsteam, welches am Forschungsprojekt mitwirkte. Die Studierenden bekamen dafür Kreditpunkte, die sie bei Bewerbungen vorweisen konnten. Desweiteren standen die Fragen und/oder Patient*innensituationen aus dem Onlinekurs auch später zur Verfügung und konnten im Praxisalltag für Diskussionen eigener Erfahrungen von Patient*innensituationen genutzt werden.

Ethisches Verhalten und ethische Kompetenz sind in der Folge des Projektes zu wichtigen Elementen in den jährlichen Mitarbeitergesprächen geworden. In der Klinik, an der das oben genannte Forschungsprojekt durchgeführt worden ist, werden heute Fragen über und Gedanken zu Ethik in der Pflegepraxis (ethische Anliegen, Sorgen, Stress etc.) routinemäßig diskutiert. Heute zeigen die Abteilungen gut sichtbar die ethischen Versprechen, die sie einhalten wollen. Patient*innen, Familien und Nahestehende kennen diese. Die Klinik überprüft diese bei Bedarf jährlich. Es ist hervorzuheben, dass alle Abteilungen die Gelegenheit haben, diese Versprechen anzupassen, so dass sie zu ihrem Profil passen, ohne jedoch in Widerspruch zu stehen mit dem Dienstversprechen der Organisation als Ganzem. Diskussionen auf Abteilung zu ethischen Werten wie Verantwortung, Würde, Respekt, Pflichten oder Engagement sind Teil der neuen Routine geworden, welche die Organisation als Ergebnis dieses Forschungsprojekts realisiert hat. Diese Werte wurden innerhalb des Projekts in reflexiven Dialogen mit dem Behandlungsteam ermittelt. Es ist vorgesehen, dass ethische Diskussionen auf den Abteilungen laufend fortgesetzt werden. Sie sollen jeweils von einem aktuellen ethischen Thema ausgehen und von einer für Ethik verantwortlichen Person geleitet werden. Als praktisches Instrument für den Pflegealltag steht ein neues Arbeitshandbuch Ethik zur Verfügung. Dieses hat zum Ziel, dass sich Patient*innen »in guten Händen«, willkommen sowie in ihrer Würde als Menschen geachtet fühlen.

## 10.8 Zusammenfassung

Aus dem Blickwinkel der Bildung entsteht ethische Nachhaltigkeit, wenn Studierende zu kompetenten sorgenden Fachpersonen ausgebildet werden, welche die Wissenschaft des Fürsorgens und die entsprechende ethische Wertebasis verinnerlicht haben. Aus der Sicht des Managements bilden Führungspersonen aus der Pflege und weiteren Professionen das ethische Gewissen eines Unternehmens ab. Sie stärken die ethische Kompetenz des Teams und fördern die Schaffung von Sorgekulturen. Führungspersonen aus der Pflege unterstützen die Sorgekultur, indem sie auf die gemeinsame ethische Wertebasis aufmerksam machen. Dies kann mit evidenzbasierten Modellen geschehen, die den Horizont von Fachpersonen erweitern hin zu dem, was ethisch nachhaltig ist. Aus Forschungssicht zeigt sich schließlich, wie ein neues Verständnis entstehen kann, wenn pflegewissenschaftliches Wissen in einen »Dialog« tritt mit der Pflegepraxis und wenn dieses Wissen das ethische Denken, die Haltung und das Handeln von Pflegenden verwandelt.

## 10.9 Transferfragen

1. Was bedeutet das Konzept der Nachhaltigkeit und wie bezieht sich dieses auf die Ethik?
2. Wie kann aus den Perspektiven der Bildung, des Managements und der Forschung auf eine ethisch nachhaltige Pflegepraxis hingearbeitet werden?
3. Denken Sie über Ihre eigene Pflegepraxis nach. Welche Möglichkeiten sehen Sie im Berufsalltag, ethische Nachhaltigkeit zu verwirklichen?

## Literatur

Austgard K (2012) Doing it the Gadamerian way – using philosophical hermeneutics as a methodological approach in nursing science, Scand J Caring Sci, 26, S. 829–834

Avery G, Bergsteiner H (2011) Sustainable leadership: Honeybee and locust approaches. New York, NY: Routledge

Bondas T (2003) Caritative leadership. Ministering to the Patients, Nurs Adm Q, 27(3), S. 249–253

Gadamer H-G (1997) Truth and Method. [Wahrheit und Methode]. Second revision edition. The Continuum Publishing Company, New York

Hargreaves A, Fink D (2004) The seven principles of sustainable leadership, Educ leaders, 61, S. 8–13

Kemp P (2005) Citizen of the world. The cosmopolitan ideal for the twenty-first century, Göteborg: Daidalos.

Koskinen C, Nyström L (2017) Hermeneutic application research – finding a common understanding and consensus on care and caring, Scand J Caring Sci, 31(1), S. 175–182

Lindström UÅ, Lindholm Nyström L, Zetterlund J (2017) Katie Eriksson: theory of caritative caring. In: Marriner Tomey A and Alligood MR (eds) Nursing Theorists and their work. St. Louis, MO: Mosby Elsevier, S. 140–163

Matilainen D, Eriksson K (Hrsg.) 2004. Vårdvetenskapens didaktik. Caritativ didaktik i vårdandets tjänst. [The didactics of caring science. Caritative didactics in the service of caring] Department of Caring Science, Åbo Akademi, Vaasa, Finland

Nyholm L et al. (2018a) Sustainability in care through an ethical practice model, Nurs Ethics, 25(2), S. 264–272

Nyholm L, Salmela S, Nyström L (2018b) Application in the world of understanding: Researchers Experiences of participation in reflective dialogues, Glob Qual Nurs Res, 5, S. 1–8

Nyström L (2014) Hälsa, lidande och liv. In: Wärnå-Furu C (red) Hälsans praxis. Stockholm, Liber. S. 13–47

Rolfe G (2015) Foundation for a human science of nursing: Gadamer, Laing, and the hermeneutics of caring, Nurs Phil, 16, S. 141–152

Rytterström P, Cedersund, E, Arman M. (2009) Care and caring culture as experienced by nurses working in different care environments: A phenomenological hermeneutic study, Int J Nurs Stud, 46(5), S. 689–698

Salmela S, Koskinen C, Eriksson K (2017) Nurse Leaders as Managers of Ethical Sustainable Caring Cultures, J Adv Nurs, 73(4), S. 871–882

Sandvik AH, Eriksson K, Hilli Y (2015) Understanding and becoming – the heart of the matter in nurse education, Scand J Caring Sci, 29, S. 62–72

Schein EH. (2004) Organizational culture and leadership. 3rd edition. Jossey-Bass cop. San Francisco, USA

Schroeder K, Thompson T, Frith K, Pencheon D. (2013) Sustainable healthcare, Oxford: John Wiley & Sons

Östman L, Näsman Y, Eriksson K, Nyström L. (2017) Ethos: The heart of ethics and health. Nurs Ethics, S. 1–11

Watson, J (2005). Caring science as sacred science. Philadelphia, PA: F. A. Davis

**Teil II
Klinische und gesellschaftliche Handlungsfelder**

# 11 Die Vermittlung von Ethik in der Pflege

*Marianne Rabe*

*Als Grundlage des Konzepts zur Vermittlung von Ethik wird zunächst das Ethikverständnis geklärt, das diesem Konzept zugrunde liegt. Im Anschluss an diese Erörterung folgt eine Darstellung der didaktischen Orientierungen und Bildungsziele, die verdeutlicht, worauf sich ein beispielhaft vorgestelltes curriculares Konzept für die pflegerische Grundausbildung stützen kann. Einzelne Module des Konzepts werden vorgestellt, dazu die Bezüge zu den ethischen Prinzipien und den Lerneinheiten, denen sie angegliedert werden können. Die wichtigsten methodischen Ansätze werden kurz dargestellt. Gedanken über die Ethik des Lehrens und über die Haltung, welche gute Lehrpersonen kennzeichnet, schließen das Kapitel ab.*

**Ziele:** Nach dem Lesen dieses Kapitels sollten Sie Ethik als Querschnittsthema der Pflege mit anderen Themen verbinden können, didaktische Grundsätze für die Vermittlung von Ethik kennen und für eigene Aktivitäten nutzbar machen können sowie Anregungen haben, sich in verschiedenen Kontexten der Vermittlung von Pflegeethik mit der eigenen Haltung als Lehrperson auseinanderzusetzen.

## 11.1 Einführung

Erinnern Sie sich an den Ethikunterricht in Ihrer Ausbildung? Wenn ja, ist das schon einmal ein gutes Zeichen. Noch besser, wenn die Erinnerung auch eine positive ist. In Deutschland führt das Thema Ethik in vielen Bildungseinrichtungen der Pflege noch ein Schattendasein, sodass ein entsprechender Unterricht nicht stattfindet, oft unter dem Vorwand, Ethik werde ja überall »mitbedacht«. Selbstredend ist, dass dies für die Entwicklung eines reflektierten Berufshandelns und Selbstverständnisses nicht förderlich ist. Im Zuge der Professionalisierung entdeckte die Pflege auch die Ethik (Bobbert 2002, Rabe 2017) und erkannte die Notwendigkeit, Ethik auf verschiedenen Ebenen der Pflegebildung zum Thema zu machen.

> Die *Vermittlung von Ethik in der Pflege* ist nicht auf den Unterricht in der Ausbildung beschränkt, sondern findet insgesamt in *mehreren Kontexten* statt: 1. in der theoretischen Grundausbildung resp. im grundständigen Studium, 2. im Rahmen der Praxisanleitung, 3. in Fortbildungen für Pflegende, 4. in der Klinik, z. B. durch Falldiskussionen im Team, und 5. im Bereich der akademischen bzw. nichtakademischen Weiterbildungen.

So manche Lehrperson wurde plötzlich mit diesem Thema betraut und war zunächst ratlos. Wer sich daran macht, Ethikunterricht für die Pflege zu konzipieren und vorzubereiten, steht vor mehreren Fragen:

- Wie ist die »*Sache*«, die es hier zu vermitteln gilt, einzugrenzen und zu bestimmen?
- Mit welchem *Ziel* soll Ethik in dem jeweiligen Lehr-Lernsetting vermittelt werden?
- Welche *Methoden* haben sich bewährt und sind in der eigenen Einrichtung umsetzbar? und schließlich:
- Welche *Rolle* hat die Lehrperson in diesem Fach? Ist sie bloß Moderatorin? Wie soll sie mit kontroversen Themen umgehen, wie mit den eigenen Überzeugungen?

## 11.2 Zum Verständnis von Ethik

Bis in die 1970er Jahre hinein überwog in der Pflege die traditionelle Orientierung an »bürgerlich-weiblichen und caritativen Tugenden« (Bobbert 2002, S. 53 ff). Sie wurde abgelöst von den Ideen der Ganzheitlichkeit und Patient*innenorientierung, die parallel auch in der Medizin diskutiert wurden. Erst ab Mitte der 1980er Jahre begann die deutschsprachige Pflege, sich an die schon entwickelte Diskussion in den angloamerikanischen Ländern und damit auch an eine philosophische Fundierung anzunähern (▸ Kap. 1). Die neu entstehende Pflegeethik stellte sich die Frage nach ihrem Verhältnis zur schon etwas mehr etablierten Medizinethik, denn von vielen wurde Pflegeethik als Teil der Medizinethik verstanden. Angesichts des historischen Machtgefälles zwischen den Berufen, des Standesdenkens der ärztlichen Profession und der traditionellen Subordination der Pflege ist eine erneute, diesmal »disziplinäre« Unterordnung nicht sinnvoll. Stattdessen sind Medizinethik und Pflegeethik als Teile einer Ethik im Gesundheitswesen zu sehen, wobei beide auf dieselben theoretischen Begriffe rekurrieren. Es gibt also keine pflege- oder medizinspezifische Moraltheorie. Letzteres wäre nicht nur moralphilosophisch fragwürdig, sondern angesichts der großen Überschneidungen der Arbeitsfelder und der Verwiesenheit auf den berufsübergreifenden Dialog auch kontraproduktiv. In der Medizinethik herrschte lange Zeit ein rationalistisches Verständnis von Ethik vor. Alternativ dazu wurden bald kontextbezogene philosophische Konzepte diskutiert, die für komplexe Alltagssituationen und Grenzsituationen des Lebens angemessener sind.

Es gibt verschiedene Ansätze, Ethik in der Pflege philosophisch zu fundieren. Neben theoretischen Unterschieden gibt es aber auch die Gemeinsamkeit, dass diese Theoriekonzepte auf das Ethos und das Handlungsfeld der Pflege bezogen sind. Dem hier vorzustellenden didaktischen Konzept liegt ein phänomenologisch-anthropologischer Ethik-Ansatz zugrunde, wie er etwa von Theda Rehbock vertreten wird. Er vereint die universale Reichweite von Prinzipien mit ihrer situationsgerechten Auslegung. Dafür wird an die Stelle der Idee einer externen Begründbarkeit von Ethik die anthropologische Reflexion gesetzt, die sich im Sinnhorizont der menschlichen Grundsituation – und damit grundsätzlich aus einer Teilnehmer*innenperspektive – abspielt (Rehbock 2005). Leiblichkeit, Zeitlichkeit, Sprachlichkeit, Kulturalität und Interpersonalität – also die Grundbedingungen menschlicher Existenz – bilden den Bezugsrahmen der Reflexion und werden ergänzt durch formale ethische Prinzipien, die ihrerseits sowohl Konkretisierungen des Moralprinzips, ethische Reflexionsbegriffe als auch didaktische Strukturelemente sind (Rabe 2017). Solche Prinzipien sind Würde, Autonomie, Fürsorge, Verantwortung, Dialog und Gerechtigkeit (▸ Abb. 11.1).

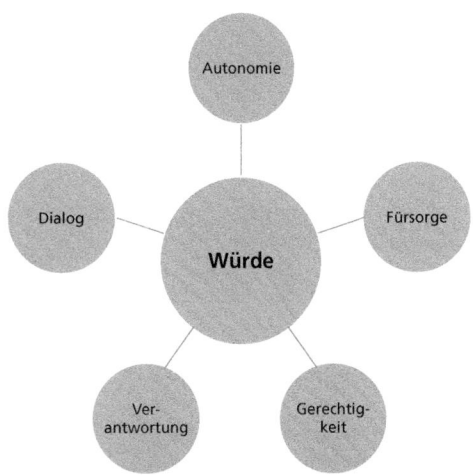

Abb. 11.1: Ethische Prinzipien

Die universale Geltung der Prinzipien bedeutet nicht, dass sich aus ihnen moralische Regeln für alle ableiten lassen, sondern unterstreicht die Existenz eines universalen Kerns der Moral. Die Ethik hat die Aufgabe, diesen Kern der Moralität zu explizieren und begrifflich zu fassen. Entgegen der üblichen Trennung von gutem Leben und Moral wird hier die Auffassung vertreten, »dass es genau genommen nichts Gutes außerhalb der Moral gibt« (Rehbock 2005, S. 70). Das, was als »gut« eingeschätzt wird, kann nicht als gut bezeichnet werden, wenn es nicht moralisch rechtfertigbar ist. Eine Prinzipienethik bleibt ohne Bezug zur Lebenspraxis – und damit zu Fragen des guten Lebens – abstrakt und bedeutungslos. Dass die Bedeutung des guten Lebens eng an die Bedeutung von Gesund- und Kranksein sowie Leiden gebunden ist, zeigt die Relevanz eines solchen Praxisbezugs auf. Eine Verbindung zwischen der Ebene der Prinzipien und der konkreten Situation wird durch die Urteilskraft hergestellt, einer bereits von Kant beschriebenen Fähigkeit, die eine Brücke zwischen Theorie und Praxis bildet (Kant 1983). Diese Fähigkeit, so Kant, könne nicht gelehrt, sondern nur geübt werden. Sie ist damit eine Herausforderung für die Didaktik.

## 11.3  Didaktische Grundorientierung und Bildungsziele

Der Zugang zur Didaktik ist bestimmt von dem soeben skizzierten Verständnis von Ethik als theoretischer Klärung, Bewusstmachung und kritischer Überprüfung von Moral. Er nimmt daher solche Konzeptionen von Didaktik auf, die geeignet sind, die Lernenden zum eigenständigen Denken, Argumentieren und Reflektieren anzuregen und zu befähigen. Es geht also um mehr als um Wissensaneignung, es geht auch um die Herausbildung der eigenen Haltung und somit auch um persönliche Entwicklung.

### 11.3.1  Bildungsorientierung

Gerade in der Berufsbildung ist der Verwertbarkeitsanspruch an Bildungsmaßnahmen so allgegenwärtig, dass man mitunter daran zweifeln kann, ob ein Bildungsanspruch im eigentlichen Sinn noch erhoben wird. Stattdessen dominiert eine Handlungsorientierung, die oft mit einem instrumentalistischen Verständnis von Lehren und Lernen im Sinne einer Erzeugungsdidaktik verbunden ist. Da es aber in der Pflege nach inzwischen allgemeiner Überzeugung um mehr geht als um technische Fertigkeiten und abfragbares Faktenwissen, kommt dem Aspekt der Persönlichkeitsentwicklung und damit auch den »soft skills« wie personale und psychosoziale Kompetenz eine hohe Bedeutung zu. Dass dies in besonderem Maße für die Pflegeethik zutrifft, ist offensichtlich. Mit Wolfgang Klafki ist die Unverzichtbarkeit der Bildung als

Leitkategorie auch der berufsbezogenen Didaktik zu betonen (Klafki 1996). Klafkis Verständnis von Bildung als Befähigung zur Autonomie im Kantischen Sinn und als lebenslange Auseinandersetzung mit der Welt sowie seine Forderung nach Allgemeinbildung und Bildung für alle haben auch für die Berufsbildung Gültigkeit.

> Bildendes Lernen braucht *unverzweckte Freiräume*, in denen Einzelne oder eine Gruppe eigenen Fragen nachgehen können, Freiräume, die Suchbewegungen im Feld der existenziellen Fragen erlauben. Nur so können die Lernenden die Selbst- und Mitverantwortung und die Solidarität entwickeln, die Klafki als oberste Bildungsziele beschreibt. Besonders für die Lehrperson in der Praxis heißt das, vom Geplanten auch einmal abzuweichen, wenn aktuelle Probleme sich als Lernanlass anbieten. Manchmal sind Lernende betroffen oder frustriert von der Diskrepanz zwischen ihrem Ethos und der Realität in der Praxis. Wenn sie ein moralisches Problem in der Praxis selbst als solches erkennen, ist das bereits ein Lernfortschritt. Wo immer möglich, sollten hier Zeit und Hilfestellung gegeben werden, das Problem eigenständig zu analysieren und nach Lösungsmöglichkeiten zu suchen.

Freiräume sind auch deshalb nötig, weil uns trotz aller Theorien über das Lernen eine unmittelbare Erkenntnis des Lernvorgangs versagt ist (Meyer-Drawe 1996). Diese Unverfügbarkeit des Lernens muss aber nicht in didaktischen Nihilismus führen, sondern erfordert eine sorgfältige mehrperspektivische Planung und eine Selbstbescheidung der Didaktik.: Lehrpersonen können Lernen und Bildung nicht erzeugen, sondern bestenfalls durch ihren Unterricht fördern und ermöglichen. Dies kann für Lernende krisenhafte Erfahrungen hervorrufen, wenn sie stark auf der Suche nach allgemeingültigen Handlungsmustern und sicherem Wissen sind. Gleichzeitig wird aber der Bruch zwischen theoretischem Unterricht und Praxisanforderungen gemildert, wenn die Lernenden darin gestärkt und angeleitet werden, individuelle und situationsangemessene Lösungen gemeinsam mit den Betroffenen zu finden.

## 11.3.2 Erfahrungs- und Praxisorientierung

Im Zuge der Akademisierung .der Gesundheitsberufe stellt sich viel deutlicher als bisher die Frage, welchen Raum Theoriewissen haben sollte. Dies gilt auch für die Ethik. In der Didaktik wird über zwei grundsätzliche »Zugangswege« diskutiert: Sollte man von der Theorie ausgehen und zunächst ein begriffliches Hintergrundwissen vermitteln, und sich dann praktischen Fragen zuwenden? Oder sollte man von der Praxis ausgehen und die eigene Erfahrung zur Grundlage von Theoriebildung machen, wie es im Bereich der Ethik etwa in der Kasuistik geschieht? Ilse Bürmann plädiert für eine Überwindung des falschen »Dualismus zwischen Person und Sache« und fordert stattdessen, beides immer wieder miteinander zu verschränken (Bürmann 1997). Ein einseitiger Zugang ist auch wegen der verschiedenen Lerntypen und -biografien problematisch.

Einen *erfahrungsorientierten Zugang* zu naturwissenschaftlichem Unterricht hat Martin Wagenschein mit seiner »genetisch-sokratisch-exemplarischen« Methode beschrieben, die ursprünglich für den Physik- und Mathematikunterricht entwickelt wurde. Die Methode ist genetisch, weil sich die Pädagogik sowohl mit dem werdenden Menschen als auch mit dem werdenden Wissen befasst; sokratisch, weil diese Methode dieses Werden besonders gut unterstützt und exemplarisch, weil diese Arbeitsform mehr Zeit und deshalb eine Begrenzung der Themen erfordert (Wagenschein 1999). Anstatt über Formeln physikalische Gesetze zu erfassen, werden Experimente zum Ausgangspunkt genommen. Schüler*innen sollen das dort Erlebte mit eigenen Worten zu beschreiben und zu erklären suchen. Den so entstehenden Lernprozess beschreibt Wagenschein so: »Erst erfahre etwas, dann sage es beteiligt, schließlich fasse es nüchtern« (Wagenschein 1976, S. 138). Die »nüchterne« Fassung ist die Abstraktion, im Falle der Physik die Formeln. Wagenschein sieht jedoch in der Abstraktion nicht die eigentliche Erkenntnis, sondern nur ihre allgemeingültige Umformulierung. Verstehen entsteht dann, wenn es eine Hin- und Herbewegung gibt zwischen Erfahrung und Begriff, zwischen Grundlagenwissen und Fallverstehen. Dies ist für die Frage des Verhältnisses von Theorie und Praxis von großer Bedeutung. Für die Vermittlung von Ethik kann der Wagenscheinsche Dreierschritt Impulse für den Umgang mit Fällen und Geschichten geben. Ein eigenes dreischrittiges Modell zur ethischen Reflexion orientiert sich an diesem Erkenntnisweg (Rabe 2017): Zuerst wird »beteiligt« über die geschilderte oder erlebte Situation gesprochen, dann erfolgt in der ethischen Analyse eine Distanzierung von der konkreten Situation, und es wird ein Bezug zu theoretischen Begriffen (Prinzipien) hergestellt. Im letzten Schritt wird erneut die Praxis in den Blick genommen, wenn nach den praktischen Folgen gefragt wird, die sich aus der Diskussion ergeben und nach den Hindernissen, die ihrer Umsetzung im Wege stehen.

## 11.3.3 Schlüsselqualifikationen als Bildungsziele

In der Berufspädagogik wurde die überwiegend lernzielorientierte Didaktik seit den 1980er Jahren von der Orientierung an sog. Schlüsselqualifikationen abgelöst. Hier geht es jeweils um ein Bündel von Fähigkeiten, die geeignet sind, gelernte Lösungsansätze in einer komplexen und nicht normierbaren Praxis auf neue Situationen zu übertragen und ein entsprechendes Verhalten zu zeigen (Kultusministerkonferenz der Länder [Deutschland] 2000, Ertl-Schmuck 2000). Für die Gesundheitsberufe wurden die Schlüsselqualifikationen als *fachliche, psychosoziale, methodische* und *personale Kompetenz* beschrieben. Sie wurden zur Grundlage curricularer Konzepte in der Pflegeausbildung (z. B. Oelke/Menke 2002). Inzwischen hat sich die Diskussion um berufliche Kompetenzen weiterentwickelt, vor allem unter dem Einfluss der zunehmenden Akademisierung der Gesundheitsberufe. Zwei Ansätze seien hier exemplarisch skizziert: Der in einem längeren Prozess entwickelte Europäische Qualifikationsrahmen (EQR) wurde 2009 unter Vorsitz des deutschen Bundesministeriums für Bildung und Forschung sowie der Kultusministerkonferenz für Deutschland konkretisiert (DQR). Die o. g. Schlüsselqualifikationen wurden neu gefasst, wobei in der Tabelle zunächst die Niveauindikatoren stehen und in der untersten Zeile die Anforderungsstruktur angedeutet wird (AK DQR 2011).

Tab. 11.1: Fachkompetenz und personale Kompetenz

| Fachkompetenz | | Personale Kompetenz | |
|---|---|---|---|
| Wissen | Fertigkeiten | Sozialkompetenz | Selbständigkeit |
| Tiefe und Breite | Instrumentale und systemische Fertigkeiten, Beurteilungsfähigkeit | Team/Führungsfähigkeit, Mitgestaltung und Kommunikation | Eigenständigkeit |

Die Neufassung der Kompetenzen ist ein Ansatz, sie begrifflich zu vereinheitlichen und für verschiedene Bildungsniveaus zu differenzieren. Wie Manfred Hülsken-Giesler (vgl.

Hülsken-Giesler 2011) sehe ich bei dieser Konzeption von operationalisierbaren Fähigkeiten als gewünschten Ergebnissen von Bildungsprozessen jedoch mehrere Gefahren:

- Das eingangs skizzierte Verständnis von Bildung wird unterlaufen.
- Es werden überwiegend fachliche und kognitive Fähigkeiten beschrieben.
- Die Kompetenzen und Wissensformen, die für die Pflege neben den genannten eine besondere Bedeutung haben, werden vernachlässigt (implizite Wissensformen, Fallverstehen, Erfahrung).
- Ein Kernbereich des pflegerischen Handelns, die spezifische Leibnähe und die damit verbundene Gefühls- und Beziehungsebene, die in der ursprünglichen Kompetenzdimension im Verständnis der personalen Kompetenz mitgedacht war (vgl. Oelke 2005), wird nicht erfasst.

Dies sollte in der Weiterentwicklung Berücksichtigung finden. Die Schweiz hat für die Gesundheitsberufe ein Kompetenzkonzept entwickelt, das auf dem kanadischen Rollenkonzept CanMEDs basiert, hier aber für alle Berufe konkretisiert wurde (Sottas 2011). Aus den allgemeinen und berufsspezifischen Kompetenzen werden fachspezifische Lernziele abgeleitet. Die allgemeinen Kompetenzen unterteilen sich in vier Dimensionen (Sottas 2011, S. 3):

- Gesundheitspolitisches Orientierungswissen
- Berufsspezifische Expertise und Methodenkompetenz
- Professionalität und Verantwortungsbewusstsein (hier sind wichtige Teile der ethischen Kompetenz verortet, wie etwa das Handeln nach ethischen Prinzipien und die Respektierung des Selbstbestimmungsrechts)
- Fähigkeiten betr. Kommunikation.

Die berufsspezifischen Kompetenzen, die entsprechend dem kanadischen CanMEDs-Konzept entwickelt wurden, konkretisieren in sieben Rollen, was für die Berufsausübung wichtig ist: »Experte/in… [hier ist der Berufsabschluss zu nennen, z. B. Physiotherapie, Anm. MR], Kommunikator, Teamworker, Manager, Health Advocate, Lernender/Lehrperson, Professionsangehörige« (Sottas 2011, S. 4). Beide Ansätze spiegeln die Professionalisierung sowohl der Gesundheitsberufe als auch ihrer Lehre. Bei den Weiterentwicklungen sollte berücksichtigt werden, dass der Bildungsgedanke nicht verschwindet, der sich etwa bei dem »Orientierungswissen« im oben genannten Konzept zeigt. Solches nicht primär an der Anwendung ausgerichtetes Orientierungswissen ist auch für andere Bereiche nötig, z. B. als Grundlage der Selbstreflexion und des situativen Fallverstehens. Für die ethische Bildung wird deutlich, dass ethische Kompetenz Elemente verschiedener Fähigkeitsdimensionen verbindet. Wie alle Kompetenzen überschreitet sie eine »Fächerlogik«. Ethische Kompetenz beinhaltet Elemente wie die Fähigkeit zur Formulierung der eigenen moralischen Überzeugungen, die Fähigkeit zum Erkennen moralischer Probleme in der eigenen Praxis, Urteilsfähigkeit, Diskursfähigkeit, die Fähigkeit zum Perspektivenwechsel, Konflikt- und Kompromissfähigkeit, aber auch die Wachheit und den Mut, tatsächlich moralisch zu handeln und für die Rahmenbedingungen des eigenen Handelns Mitverantwortung zu übernehmen (Rabe 2017).

## 11.3.4 Didaktische Grundsätze für den Ethikunterricht

Aus dieser Orientierung in der Didaktik ergeben sich einige Grundsätze, die bei den Entscheidungen über die Auswahl und den Zuschnitt der Themen und Methoden hilfreich sind:

- *Primat der Ziele*: Allen didaktischen Entscheidungen gehen Überlegungen zu Zielen voraus, sowohl auf der Ebene allge-

meiner Bildungsziele als auch auf der inhaltlich-fachlichen Ebene.
- *Exemplarität, Gegenwarts- und Zukunftsbedeutung* (Klafki 2006) als Kriterien für die Auswahl der Themen.
- *Verbindung von Erfahrungs- und Sachorientierung:* »Die Menschen stärken *und* die Sachen klären« (v. Hentig 1999, S. 55, Hervorhebung im Original).
- *Pluralität der Lernformen*: Diese ergibt sich aufgrund der Verschiedenheit der Lernenden und der Struktur der Themen: z. B. Textarbeit, Falldiskussion, Szenisches Spiel, Filmdiskussion, schriftliche Argumentationsübung, schriftliche Analyse selbst erlebter Situationen.
- *Offene Planung:* Raum für die Partizipation von Lehrperson und Lernenden.
- *Förderung der Vernetzung der Lernorte:* Diese begünstigt den Transfer des Gelernten, z. B. durch Aufträge, die im Praktikum resp. in der Praxis bearbeitet werden.

## 11.4 Ein Curriculumkonzept für den Ethikunterricht in der Grundausbildung

### 11.4.1 Ethik als Querschnittsthema und als eigenes Wissensgebiet

Aus den Vorüberlegungen ergibt sich, dass die Befähigung zum Diskurs, zu eigener Urteilsbildung und zur Selbstreflexion zentral stehen. Für eine systematische Reflexion braucht es als Hintergrund- und Orientierungswissen allerdings auch einige theoretische Grundlagen. Sie bilden einen Bezugsrahmen, in dem sich Erfahrungen systematisieren lassen, sodass die Verbindung von Allgemeinem und Besonderem entsteht, die Kant als Urteilskraft beschreibt. Ethik gehört zum Kern der Pflege. Trotzdem herrscht vielerorts ein unklares Verständnis von Ethik vor, in dessen Folge sich Ethik in den Curricula entweder als kleines Teilgebiet am Rande wiederfindet oder zu praxisfernen rationalistischen Konzepten aufgebläht wird. Auch die Reduzierung der ethischen Reflexion auf Themen und Fragestellungen rund um das Lebensende wird der Bedeutung von Ethik nicht gerecht.

Im Folgenden wird ein Konzept beschrieben, das neben zwei grundlegenden Modulen sieben themenbezogene Module vorsieht, die exemplarisch ausgewählte Lerneinheiten um ethische Aspekte ergänzen. Die thematischen Module lassen sich in unterschiedliche Einheiten eingliedern und können – für unterschiedliche Lernniveaus angepasst – in die meisten Aus- und Weiterbildungscurricula integriert werden. Das modulare Konzept ist eine didaktisch begründete Grobstruktur des Wissensgebiets Ethik, mit der Ethik sowohl als eigenes Wissensgebiet als auch in ihrer Verbindung mit der Pflegepraxis konturiert wird. Ethische Theorie wird dabei mit dem Ziel vermittelt, den Lernenden Begriffe und Horizonte für eine systematische Reflexion der Pflegepraxis zu geben und allgemeinbildend zu wirken. Sechs der Module werden exemplarisch mit je einem der ethischen Prinzipien verbunden, das in diesem Kontext von besonderer Bedeutung ist. Dabei muss jedoch immer klar sein, dass die Prinzipien einander ergänzen und korrigieren und nur in ihrer Gesamtheit das abbilden, was im Gesundheitswesen moralisch auf dem Spiel steht. Im Folgenden werden die thematischen Einheiten kurz vorgestellt. Eine ausführliche Darstellung aller Einheiten mit didaktischen, methodischen und Literaturhinweisen findet sich in Rabe (2017): Kapitel 4 und 5. Die Verweise auf Lerneinheiten beziehen sich auf das Curriculum von Uta Oelke und Marion Menke (2002).

## 11.4.2 Einführungsseminar »Pflege, Ethik und Anthropologie«

Wenn Ethik als zum Kern der Pflege gehörig angesehen wird, muss der Unterricht auch gleich am Anfang von Aus- und Weiterbildungsmaßnahmen beginnen. Nur so kann Ethik als ein mit der Pflege fest verbundener Lehr- und Lernbereich wahrnehmbar gemacht werden. Die Einführungseinheit ist als zweitägiges Seminar konzipiert. Sie beginnt mit begrifflichen Erkundungen zum Thema Ethik, Anthropologie, Grundbedingungen des Menschseins und Menschenbild. Es soll herausgearbeitet werden, dass Pflege eine ethisch orientierte Tätigkeit ist, quasi eine professionalisierte Grundform mitmenschlicher Hilfe. Sie ist ganz eng an die Conditio humana gebunden. Ähnliches gilt auch für die anderen Gesundheitsberufe. Methodisch wechseln sich am ersten Tag zunächst Lehrervortrag und Gruppenarbeiten mit szenischem Spiel und Textarbeit ab. Am zweiten Tag folgt nach einem szenischen Einstieg die Präsentation der Texte durch die Gruppen. Die anschließende systematische Einführung in die Ethik kann bereits auf das erarbeitete Vorwissen aufsetzen. Das Seminar endet mit einer Transferübung, in der die Gruppen anhand einer kleinen Fallgeschichte die Zusammenhänge von Pflege, Ethik und Anthropologie aufarbeiten und Verhaltensoptionen für Pflegende aufzeigen. Mit diesem Seminar wird ein erfahrungs- und situationsorientierter Zugang zum Thema Ethik geschaffen. Ethik erscheint nicht als theoretisches Randgebiet, das Expert*innen vorbehalten bleibt. Das hier beschriebene Einführungsseminar wird seit Jahren mit Erfolg in der Pflegeausbildung der Charité-Gesundheitsakademie eingesetzt. Es macht den Auszubildenden Spaß, weil es das Kennenlernen und die Orientierung im zu erlernenden Beruf fördert, wenn man sich über existenzielle Fragen austauscht, für die sonst oft wenig Raum ist.

## 11.4.2 Weitere Themen mit exemplarischer Bedeutung

### Wertorientierung und Dialog

Diese weiterführende Einheit nimmt den Dialog als ethisches Prinzip und als Element des persönlichen und beruflichen Ethos in den Blick. Als theoretischer Hintergrund bieten sich Theorien wie Diskursethik oder das dialogische Prinzip Martin Bubers an. Merkmale gelingender Diskurse werden mit dem Alltag im Gesundheitswesen verglichen, in dem der Dialog vielerorts unterentwickelt ist.

### Verantwortung

Der Verantwortungsbegriff enthält eine personale, institutionelle sowie gesellschaftspolitische Dimension. In der Pflege besteht ein ambivalentes Verhältnis zu Verantwortung. Die Pflicht zur Verantwortung erwächst grundsätzlich aus der Asymmetrie der Beziehung zwischen Helfern und Hilfsbedürftigen. Das Thema wird exemplarisch mit der Lerneinheit zu Qualität verbunden, in der auch Risiko- und Fehlermanagement ihren Ort haben.

### Rechte, Pflichten und das Prinzip der Gerechtigkeit

Es ist für Lernende und Studierende der Pflegeberufe wichtig, im Kontext der Asymmetrie des Verhältnisses zwischen Pflegenden und Patient*innen den wechselseitigen Charakter *moralischer* Rechte und Pflichten zu erkennen. Diese Einheit dient der ethischen Fundierung des pflegerischen Selbstverständnisses und kann mit einem Praxisauftrag verbunden werden (schriftliche Analyse einer selbst erlebten schwierigen Situation unter dem Aspekt moralischer Rechte und Pflichten).

**Fürsorge und professionelle Grundhaltung**

Fürsorglichkeit ist eine Kerntugend der Pflege und gleichzeitig auch ein formales ethisches Prinzip. Das Thema Fürsorge kann mit einer Lerneinheit über chronisch kranke oder behinderte Menschen verbunden werden sowie mit einer Einheit über den Zusammenhang zwischen Fürsorge und Selbstsorge und der professionellen Grundhaltung von Helfenden.

**Autonomie und mutmaßlicher Wille**

Für das Thema Autonomie bietet sich der Themenbereich Aufklärung in medizinische und pflegerische Maßnahmen an. Um zu klären, was Autonomie bedeutet, ist eine individualistische Engführung kritisch zu beleuchten und nach den Grenzen dieses Konzepts zu fragen. Auch der Umgang mit *Patient\*innenverfügungen* gehört zum Thema Autonomie. Dabei werden rechtliche Regelungen dargestellt und spezifisch ethische Fragen erörtert, die sich bei der Erstellung und Umsetzung ergeben.

**Grenzfragen am Lebensanfang**

Würde und Lebensschutz am Lebensanfang haben neben ihrer fundamentalen Bedeutung für viele Auszubildende und junge Erwachsene auch eine Gegenwarts- und Zukunftsbedeutung. Viele haben selbst oder in ihrem Umfeld schon einmal einen Schwangerschaftskonflikt erlebt. Gerade bei kontroversen Themen ist es Ziel der Vermittlung von Ethik im Unterricht, die Argumente der Debatte zu identifizieren und zu einem respektvollen Umgang mit anderen Meinungen anzuregen. Weil die Frage des Lebensbeginns, des Lebensschutzes und des Würdekonzepts eng miteinander verbunden sind, werden diese drei Begriffe auch in diesem Kontext vertieft.

**Grenzfragen am Lebensende: Organtransplantation**

Das kontroverse Thema Hirntod und Organtransplantation ist für junge Menschen besonders aktuell, weil viele Betroffene jüngere Menschen sind (z. B. Motorradfahrer*innen). Auch hier ist das Ziel, die Argumente der Debatte kennen zu lernen und nach ethischen Begründungen zu suchen. Es empfiehlt sich für den Unterricht, die prozedurale Ebene (Hirntodfeststellung, Verteilung der Organe) von der mit dem Hirntodkriterium verbundenen (moral)philosophischen Ebene (Grenze des Lebens, Pflichten gegenüber Verstorbenen) zu trennen.

**Grenzfragen am Lebensende: Suizid und Sterbehilfe**

Das Thema Sterben und Tod sollte schon von Anfang an im Laufe von längeren Bildungsmaßnahmen unter verschiedenen Aspekten thematisiert werden. Die Lernenden haben im klinischen Alltag jederzeit mit Tod und Sterben zu tun und brauchen Raum und begriffliche Strukturen, um ihre Erfahrungen zu reflektieren und die ethische Dimension in ihnen zu erkennen.

## 11.5 Methoden für den Ethikunterricht

### 11.5.1 Arbeit mit Fällen und Geschichten

Eine konkrete Situation zum Ausgangspunkt ethischer Reflexion zu nehmen gilt als ein Königsweg der Vermittlung von Ethik, weil hier das Dilemma oder die ethische Frage aus der Praxis mit theoretischen Begriffen verbunden werden kann. Die Einübung von Urteilskraft, von der in Anlehnung an Kant die Rede war, geschieht mit Blick auf konkrete Problemsituationen der Praxis. Ausgearbeitete Fallsammlungen, Roman- oder Filmausschnitte können bei der Auswahl einer Fallgeschichte hilfreich sein.

> Die Fallsammlung der Arbeitsgruppe Pflege und Ethik der Akademie für Ethik in der Medizin (»Für alle Fälle ...«, 2005) enthält neben 20 Fallgeschichten auch jeweils eine didaktische Matrix mit Aussagen über mögliche Zielgruppen und Komplexität; dazu theoretische Beiträge über die Arbeit mit Fällen und Geschichten.
>
> Bei der Auswahl der Fallgeschichte sollte darauf geachtet werden,
>
> - dass sich die Wiedergabe der Situation nicht auf medizinisch-pflegerische Fakten begrenzt,
> - dass die Situation einen paradigmatischen Charakter hat insofern, als die Umstände den Lernenden vertraut sind (und nicht etwa extrem unwahrscheinlich oder überdurchschnittlich komplex sind),
> - dass die betroffenen Personen und ihr Umfeld möglichst plastisch geschildert sind.

Mit dem Einsatz von Fällen und Geschichten allein ist es jedoch nicht getan. Ihnen vorgeordnet ist die Frage nach dem Ziel und den Auswirkungen auf die konkrete Ausgestaltung des Unterrichts, insbesondere, ob lösungsorientiert mit der Fallgeschichte ein ethisches Dilemma ausgearbeitet werden soll oder prozessorientiert die Moderationskompetenz eingeübt werden soll.

### 11.5.2 Schriftliche Arbeiten und Leistungskontrollen

Argumente und Begründungen zu formulieren ist ein wichtiges Element ethischer Kompetenz und dadurch eine wichtige Aufgabe in der Vermittlung von Ethik. Wenn es bei kontroversen Themen um das Ziel geht, die Argumente beider Seiten kennen zu lernen, kann dies gut mit einer kleinen schriftlichen Arbeit überprüft werden (die den Lernenden gleichwohl eher schwerfällt): Es sollte ein Pro- und ein Kontra-Argument formuliert und begründet werden. Bei der Bewertung der schriftlichen Arbeiten ist darauf zu achten, dass nicht diejenigen, die bessere Bildungsvoraussetzungen mitbringen, von vornherein bevorzugt sind. Auch die (vermutete) Anstrengung und Sorgfalt sollten in die Bewertung einfließen.

### 1.5.3 Textarbeit

Gezielt eingesetzter Umgang mit Fachtexten (Exzerpieren, Vortragen, Bewerten) stärkt die methodische Kompetenz und entwickelt das Grundlagenwissen. Auch hier ist auf die Bildungsunterschiede zwischen den Lernenden zu achten. Denjenigen, die Berührungsängste vor längeren und komplexeren Texten haben, kann durch entsprechende Ermutigung und konkrete Hilfen die Scheu genommen werden.

## 11.5.4 POL/PBL

Problemorientiertes (POL) bzw. problembasiertes (PBL) Lehren und Lernen kombiniert die vorgenannten Methoden in einem Setting, das den eigenen Fragen und Lernwegen einer Lerngruppe viel Raum gibt und deshalb gerade für die ethische Bildung sehr geeignet ist. Wegen der emotionalen und weltanschaulichen Aufgeladenheit mancher Themen ist aber eine besonders gute Betreuung durch Tutor*innen zu gewährleisten.

## 11.5.5 Nichtkognitive Methoden

Haltungen können nicht durch kognitive Prozesse erworben werden. Um Empathie und die Fähigkeit zum Perspektivenwechsel zu fördern, sollten regelmäßig und nicht nur im Ethikunterricht selbsterfahrungsorientierte Methoden wie Rollenspiel, Phantasiereise, szenisches Spiel und ähnliches eingesetzt werden. Hierbei ist wieder eine klare Zielorientierung wichtig. Es genügt nicht, Betroffenheit zu erzeugen, das kann sogar kontraproduktiv sein. Im Sinne des Wagenscheinschen Erkenntniswegs (▶ Kap. 11.2.2) geht es bei nichtkognitiven Methoden um die Möglichkeit, etwas zu erfahren, »beteiligt« zu sprechen, und sich schließlich »nüchtern« darüber auszutauschen. Nichtkognitive Methoden sollten so in ein Lehr-Lernarrangement eingebaut werden, dass die Hin- und Herbewegung zwischen Erfahrung und Theorie ermöglicht wird (s. Einführungsseminar). Sehr wichtig sind eine entsprechende Ausbildung der Lehrperson, Transparenz gegenüber den Lernenden über das Ziel der Arbeit mit dieser Methode und eine klare Abgrenzung von gruppendynamischen und therapeutischen Settings.

## 11.6  Ethik des Lehrens

In der Ethik geht es um sehr persönliche Themen, es geht um kontroverse Themen, die weltanschaulich besetzt sind. Wie können wir Ethik vermitteln, ohne die Lernenden unzulässig zu beeinflussen und ohne sie moralisch unter Druck zu setzen? Pädagogische Ethik ist als Bereichsethik der Ethik im Gesundheitswesen vergleichbar und umfasst eine persönliche, institutionelle und gesellschaftspolitische Ebene (Wigger 1990, Bürmann 1997, Fellmann 2000). Im Folgenden wird die persönliche Ebene in den Blick genommen, die Aspekte also, für die jede Lehrperson selbst verantwortlich ist. Es wird also die Grundhaltung einer »guten« Lehrperson charakterisiert. Dabei darf nicht ausgeklammert werden, dass es erst die institutionellen Rahmenbedingungen sind, welche die Voraussetzungen für die Möglichkeit der einzelnen Person zu moralischem Handeln schaffen.

### 11.6.1 Einstellung zu den Lernenden

Wer Ethik in der Aus- und Weiterbildung vermittelt, sollte Sympathie und Empathie für die Lernenden haben: Sympathie, die Distanz wahren kann, dazu Vertrauen in das Interesse und die Aktivität der Lernenden. Wichtig dafür sind auf Seiten des Lehrenden Gelassenheit und Selbstvertrauen. Diese positive Grundhaltung bewährt sich vor allem im Umgang mit Widerständen, mit »schwierigen« Teilnehmer*innen. Solche Widerstände können das Resultat von Erfahrungen (etwa mit Schwangerschaftsabbruch oder einem

Sterbefall) sein, aber auch von der Unsicherheit im Umgang mit existenziellen Fragen, die zu thematisieren viele Menschen nie gelernt haben. Eifer und allzu starke Überzeugungen auf Seiten des Lehrenden sind im Sinne des Bildungsziels gerade in der Ethik kontraproduktiv. Widerstände im Ethikunterricht äußern sich in »störendem« Verhalten, Insistieren, »irrationalen« Einwänden. Wenn der Lehrende solche Infragestellung erträgt ohne Machtdemonstration, aber auch ohne Relativierung dessen, was hier wichtig ist, dann gibt sie ein Signal von Akzeptanz und Verständnis, das es der »schwierigen« Person ermöglicht, ihren Platz in dem Unterrichtsgeschehen zu finden.

## 11.6.2 Personale Kompetenz und Verantwortung

Personale Kompetenz hat viel mit der Einstellung zu sich selbst zu tun, mit Selbstvertrauen, Humor und der Fähigkeit, mit eigenen und fremden Gefühlen umzugehen. Zur Grundhaltung guter Lehrenden gehört ein reflektiertes Verhältnis zur eigenen Verantwortung und damit Klarheit über die eigene Rolle. Sieht sich eine Lehrperson lediglich als Lernbegleiterin und Moderatorin, kann dies dazu führen, dass sie Verantwortung für Gruppenprozesse oder für Lernziele auf die Lernenden verschiebt, auch wenn diese noch nicht in der Lage sind, sie zu übernehmen. Versteht sie sich dagegen als umfassend verantwortlich für das Unterrichtsgeschehen, so resultiert daraus leicht eine Überforderung, und die Unverfügbarkeit des Lerngeschehens wird außer Acht gelassen.

## 11.6.3 Fachliche Kompetenz

Das lebendige Interesse der Lehrenden am Unterrichtsgegenstand teilt sich den Lernenden mit – ebenso wie dessen Fehlen. Das Wissensgebiet der Ethik ist einerseits sehr groß geworden, andererseits gibt es noch viele unklare Verständnisse von Ethik gerade in der Pflege. Wer Ethik lehren soll, steht oft etwas orientierungslos vor einer riesigen Literaturfülle. So kann die Idee, Ethik sei eher etwas für Expert*innen als ein Kernbereich der Pflegepraxis, schon bei den Lehrenden ihren Anfang nehmen, die sie dann, wenn auch ungewollt, den Lernenden vermitteln.

> Selbstreflexion ist ein entscheidender Faktor sowohl der pädagogischen Ethik als auch der Berufsethik von helfenden Berufen. Reflexionsanlässe für Lehrende sind misslungene Unterrichtssituationen, Entwicklung von Konzepten, Bewertung und Feedback. Eine kontinuierliche Auseinandersetzung mit dem eigenen beruflichen Handeln und Selbstverständnis sollte allerdings unabhängig von besonderen Anlässen zum Alltag von Lehrenden gehören.

Voraussetzung für gelingende Selbstreflexion sind ein gesundes Selbstbewusstsein und Selbstwertschätzung. Beides ist für Pflegende aufgrund der Berufstraditionen der Aufopferung und Unterordnung nicht selbstverständlich. Es hängt von der Kultur einer Bildungseinrichtung ab, inwieweit Lehrpersonen zur gemeinsamen Reflexion, zu Feedback und zum Austausch über die Vermittlung von Ethik ermutigt werden.

## 11.7 Schlussbemerkung

Wer Ethik unterrichten will oder soll, steht vor vielen Fragen. Einige davon hat dieser Beitrag zu beantworten versucht. Ethik ist kein Fach wie jedes andere, es ist ein zentrales Thema der Pflege und des Gesundheitswesens. Eine gute Vermittlung von Ethik in der Grund- und Weiterbildung sowie in der klinischen Praxis kann eine Ermutigung für Pflegende sein, sich stärker am ethischen Diskurs im Gesundheitswesen zu beteiligen. Dadurch entfaltet die Stimme der größten Berufsgruppe mit der größten Nähe zu Patient*innen ihr Potential, die zahlreichen Ethikdiskurse im Gesundheitswesen positiv zu beeinflussen.

## 11.8 Transferfragen

1. Welche Inhalte kann ein Grundlagen- und Hintergrundwissen für die Pflege haben, und warum ist es neben der Einbettung von Ethik als Querschnittsthema nötig?
2. Welche didaktischen Grundsätze halten Sie für die Auswahl von Inhalten und Methoden für den Ethikunterricht für bedeutsam?
3. Wo sehen Sie Gemeinsamkeiten und Unterschiede für die Vermittlung von Ethik in der Grund- und Weiterbildung sowie in der klinischen Praxis?
4. In welchen Dimensionen entfaltet sich das Ethos der Lehrperson und welche davon erachten Sie als besonders wichtig?

## Literatur

Arbeitsgruppe Pflege und Ethik in der Akademie für Ethik in der Medizin (2005) »Für alle Fälle ...« – Arbeit mit Fallgeschichten in der Pflegeethik. Hannover: Brigitte Kunz

AK DQR (Arbeitskreis Deutscher Qualifikationsrahmen) Deutscher Qualifikationsrahmen für lebenslanges Lernen, 04.02.2019

Bobbert M (2002) Patientenautonomie und berufliche Pflege. Begründung und Anwendung eines moralischen Rechts. Frankfurt/New York: Campus

Bürmann I (1997) Überwindung des Dualismus von Person und Sache. Bad Heilbrunn: Klinkhardt

Ertl-Schmuck R (2000) Pflegedidaktik unter subjekttheoretischer Perspektive. Frankfurt a. M.: Mabuse

Fellmann F (2000) Die Angst des Ethiklehrers vor der Klasse. Ist Moral lehrbar? Stuttgart: Reclam

von Hentig H (1999) Bildung. Weinheim, Basel: Beltz

Hülsken.Giesler, M (2011) Qualifikationsrahmen in der Pflege – zwischen politischem Telos und fachwissenschaftlichen Anforderungen. Berufs- und Wirtschaftspädagogik bwp@ Spezial 5- HT2011, FT 14

Kant I (1983) Über den Gemeinspruch Das mag in der Theorie richtig sein, taugt aber nicht für die Praxis (Gemeinspruch). Band VI. In: von Weischedel W. (Hrsg.). Werke in sechs Bänden. Band VI. Wiesbaden: Insel

Klafki W (1996). Neue Studien zur Bildungstheorie und Didaktik. Weinheim, Basel: Beltz

Kultusministerkonferenz der Länder (Deutschland) (2000) Handreichungen für die Erarbeitung von Rahmenlehrplänen der Kultusministerkonferenz (KMK) für den berufsfeldbezogenen Unterricht in der Berufsschule

Meyer-Drawe K (1996) Vom anderen lernen – Phänomenologische Betrachtungen in der Pädagogik. In: Borrelli M, Ruhloff J (Hrsg.) Deutsche Gegenwartspädagogik. Baltmannsweiler: Schneider.

Oelke U, Scheller I, Ruwe G (2000) Tabuthemen als Gegenstand szenischen Lernens in der Pflege. Bern: Huber

Oelke U, Menke M (2002) Gemeinsame Pflegeausbildung – Modellversuch und Curriculum für die theoretische Ausbildung in der Alten-, Kranken- und Kinderkrankenpflege. Bern: Huber

Oelke U (2005) Die Menschen stärken und die Sachen klären – Zur Förderung personaler Kompetenz, PR Internet 7, 14–21

Rabe M (2017) Ethik in der Pflegeausbildung. Beitrage zur Theorie und Didaktik. Bern: Hogrefe. 2. überarbeitete und ergänzte Auflage

Rehbock T (2005) Personsein in Grenzsituationen. Zur Kritik der Ethik medizinischen Handelns. Paderborn: mentis

Schmidt K, Maio G, Wulff H J (Hrsg.) (2008) Schwierige Entscheidungen – Krankheit, Medizin und Ethik im Film. In: Schriften aus der Arbeit der Evangelischen Akademie Arnoldshain, Band 129. Frankfurt: Haag+Herchen

Sottas B (2011) Abschlusskompetenzen für alle Gesundheitsberufe: das schweizerische Rahmenkonzept und seine Konzeption. GMS Z Med Ausbild. 2011; 28 (1): Doc11

Wagenschein M (1976) Die pädagogische Dimension der Physik. 4. Aufl. Braunschweig: Westermann

Wagenschein M (1999) Verstehen lehren. 5. Aufl. Weinheim, Basel: Beltz

Wigger L (1990) Die praktische Irrelevanz pädagogischer Ethik. In: Zeitschrift für Pädagogik 36. Jg., Heft 3, 309–330

# 12 Moral Apprenticeship in der pflegerischen Berufsbildung

*Michaela Key, Settimio Monteverde*

*Ethische Kompetenz ist ein Kernelement professioneller Pflege. Sie konkretisiert sich in Beurteilungs-, Entscheidungs- und Handlungskompetenzen, welche Pflege als im ethischen Sinne gute Pflege ausweisen. Soll die Aneignung solcher Kompetenzen nachhaltig sein, muss deren Erwerb schon früh im formalen Ethikcurriculum der theoretischen Ausbildung ansetzen. Parallel dazu sind Auszubildende in der praktischen Berufsbildung dem informellen Ethikcurriculum exponiert, d. h. jenem Kanon an – zumeist implizit – geltenden Verhaltensregeln, der am Praxis-Lernort faktisch gelebt wird. Ziel der Berufsbildung ist es, Dissonanzerfahrungen von Auszubildenden zwischen formalem und informellem Curriculum aufzugreifen und Lernprozesse anzuregen, welche die Entwicklung moralischer Sensitivität und Urteilskraft fördern. Zum Erlernen und Festigen praktischer Fertigkeiten hat sich in der pflegerischen Berufsbildung das Modell des Cognitive Apprenticeship bewährt. Der vorliegende Beitrag nutzt die Erkenntnisse dieses Modells auch für ethische Lernprozesse: Moral Apprenticeship wird als methodisch-didaktischer Zugang vorgestellt, der die Erfahrung ethischer Selbstwirksamkeit im geschützten Raum der pflegerischen Berufsbildung ermöglicht. Damit schafft Moral Apprenticeship Voraussetzungen, die die moralische Entwicklung und Sozialisation Auszubildender unterstützen und ihre wirksame Partizipation an den ethischen Diskursen ihres späteren beruflichen Praxisfelds stärken können.*

**Ziele:** Nach dem Lesen dieses Kapitels können Sie die Relevanz ethischer Aspekte der Berufsbildung beschreiben, Moral Apprenticeship als berufspädagogisches Konzept erklären und dessen Anwendung auf das klinische Setting der pflegerischen Berufsbildung überprüfen.

## 12.1 Einleitung

**Fallbeispiele**

1. Frau K., eine 86-jährige Patientin, fordert trotz starker Tumorprogression unter Therapie die Fortführung aller therapeutischen Interventionen. Nach der Visite äußert die Auszubildende in einer Nachbesprechung mit der Berufsbildnerin[15]: »Frau K. sollte doch

---

15 Berufsbildner*innen sind Pflegende mit einer pädagogischen Zusatzqualifikation, welche im klinischen Umfeld Studierende und Lernende der Pflegeberufe betreuen und begleiten. Der Begriff der Berufsbildner*in wird im Folgenden synonym zum Begriff der Praxisanleiter*in verwandt. Begriffe ▶ Kasten 12.1.

begreifen, dass sie mit ihrem Alter nicht immer Therapien verlangen kann. Wo führt das hin, wenn alle Patient*innen so denken?« Die Berufsbildnerin fragt nach: »Wie meinst du das konkret? Sollte Frau K. aufgrund ihres Alters auf eine weitere Therapie verzichten?« Die Auszubildende argumentiert, dass die Therapie sehr teuer und bei Frau K. sowieso nur begrenzt wirksam sei, man könne doch die Ressourcen sinnvoller einsetzen. Die Auszubildende und die Berufsbildnerin führen das Gespräch fort. Sie diskutieren über mögliche Zusammenhänge zwischen Alter, Gerechtigkeit und fairer Ressourcenverteilung, über pflicht- und folgenethische Argumente (▶ Kap. 1) sowie über Möglichkeiten, die Patientin in der Wahrnehmung von Selbstbestimmung zu unterstützen.

2. Ein Auszubildender im ersten Studienjahr beobachtet, wie eine erfahrene Pflegefachfrau eine an Demenz erkrankte Bewohnerin förmlich zum Essen zwingt. Er wirkt sichtlich aufgewühlt, worauf die Pflegefachfrau äußert: »Das ist bei uns nun mal so, sonst kommen wir nirgends hin bei dem knappen Personalstand!« Nach langem Zögern bespricht er die Situation mit der Berufsbildnerin. Diese zeigt ihm die Standards zur Ernährungsunterstützung bei Demenz, welche das Klinische Ethikkomitee des Pflegeheims gemeinsam mit der Leitung Pflegedienst verabschiedet hatte. Die Berufsbildnerin bietet dem Auszubildenden an, mit der Kollegin das Gespräch aufzusuchen. Zudem schlägt sie der Stationsleitung vor, eine Fortbildung zum Thema praktische Umsetzung der Ernährungsleitlinie durchzuführen.

Beide Fallbeispiele stehen exemplarisch für ethische Lernsituationen, die den Alltag der pflegerischen Berufsbildung kennzeichnen. Diese sind geprägt durch eine Vielzahl an Faktoren:

- auf Seiten der Auszubildenden:
  - der Stand des Vorwissens und der praktischen Erfahrung
  - der Stand der moralischen Entwicklung oftmals noch adoleszenter Menschen
  - die moralische Sozialisation in den gewählten Beruf
  - der Leistungsdruck im praktischen Ausbildungskontext
  - die situative Vulnerabilität (▶ Kap. 3). i. S. der Abhängigkeit von Expert*innen, welche die Leistung summativ beurteilen
- auf Seiten der berufsbildenden Personen:
  - die berufspädagogische Beurteilung und Gestaltung der Lernsituation
  - die Validierung von moralischen Intuitionen der Auszubildenden in Bezug auf Gerechtigkeit, Alter, Zwang, etc.
  - die normative Unterscheidung zwischen ethischen Dilemmas (Fallbeispiel 1) und ethischen Problemen (Fallbeispiel 2) und das Ableiten von Konsequenzen daraus (z. B. Umgang mit wahrgenommenem moralischem Stress) (▶ Kap. 1)

Durch gezieltes Nachfragen erweitert die Berufsbildnerin den Bezugsrahmen der Auszubildenden und fordert sie zum Perspektivenwechsel auf (erstes Fallbeispiel) resp. bestätigt, dass geltende Standards des Umgangs mit vulnerablen Menschen verletzt worden sind (zweites Fallbeispiel). Durch diese wahrnehmungszentrierte Vorgehensweise (Proksch 2018, S. 65–76) haben beide Auszubildende die Chance, aktiv an der Konstruktion einer veränderten Betrachtung der Ausgangssituation mitzuwirken. Dies führt im ersten Fallbeispiel zu einem differenzierteren Gerechtigkeitsverständnis, im zweiten zur Bestätigung der Gültigkeit ethischer Standards angesichts der Wahrnehmung von moralischem Stress.

Adressat*innen von Pflege sind Menschen in Situationen von Vulnerabilität (▶ Kap. 3). Um ihnen professionell zu begegnen, benötigen Pflegende nebst dem Fachwissen eine Haltung der Fürsorge. Diese zeigt sich in der

Bereitschaft, Verantwortung für Patient*innen zu übernehmen. Sie erfordert neben kognitiven und technischen Fähigkeiten auch hohe ethische und psychosoziale Kompetenzen (Benner et al. 2008). Pflegerische Berufsbildung hat damit auch einen ethischen Auftrag. Dieser besteht darin, die kritische Reflexion erlebter Praxis zu fördern und ethisches Lernen zu ermöglichen. Letzteres fokussiert die moralische Entwicklung Studierender und regt zu kritischem Denken an, indem es bestehende Annahmen darüber, was »gute« Pflege ausmacht, im Lichte ethischer Normen klärt und situativ aushandelt. Durch den intersubjektiven Nachvollzug des ethisch Guten oder Richtigen entsteht zwischen der Lehrperson und der lernenden Person eine moralische Gemeinschaft, die beiden die Erfahrung ethischer Selbstwirksamkeit ermöglicht. Ethische Selbstwirksamkeit kann – in Anlehnung an Albert Banduras sozialkognitiver Lerntheorie – als persönliche Überzeugung von Akteur*innen verstanden werden, dass sie die Fähigkeit besitzen, ethische Fragen wirksam anzugehen (Bandura 1989; Schunk 2013).

**Kasten 12.1:** Bildungsstufen im DACH-Raum

---

Im *DACH*-Raum (Deutschland, Österreich, Schweiz) werden Berufe in der Pflege in unterschiedlichen Bildungsstufen ausgebildet und bezeichnet:

- Sekundarstufe; Schweiz: Lehrberuf Fachpersonen (resp. »Fachfrauen/Fachmänner Gesundheit«); Deutschland und Österreich: Diplomausbildung in der Gesundheits- und Krankenpflege, seit 2020 Ausbildung zu »Pflegefachfrau/Pflegefachmann«
- Tertiärstufe A, DACH-Raum: Hochschulstudium Pflege
- Tertiärstufe B, Schweiz: Studium Höhere Fachschule Pflege

Die Lernenden und Studierenden werden in diesem Text als *Auszubildende* bezeichnet.

In allen Ausbildungsgängen sind Praktika vorgeschrieben, welche durch Fachpersonen in der Praxis begleitet werden. Kennzeichnend ist pflegefachliche und berufspädagogische Qualifikation. Die Funktion wird hier als Berufsbildner*in bezeichnet (vgl. Fußnote 12)

---

## 12.2 Ethik in Berufsschule, Studium und Pflegepraxis

Die schulische und hochschulische Ausbildung sog. nichtärztlicher Gesundheitsberufe findet heutzutage in unterschiedlichen Bildungseinrichtungen des Gesundheitswesens statt wie Berufsfachschulen, Höheren Fachschulen, Fachhochschulen und Universitäten. Ihre Ziele bestehen in der Vermittlung relevanter natur- und sozialwissenschaftlicher Grundlagen beruflichen Handelns sowie – je nach Stufe – wissenschaftlichen Denkens und Arbeitens. Aber auch grundlegende berufstypische Fertigkeiten und Haltungen, die für die berufliche Praxis als wesentlich erachtet werden, sind Bestandteile des Curriculums. Ethik in Berufsschule und Studium ist zwar in der Regel als eigenständiges Fach modular verankert, sie zeigt sich aber auch als »Querschnittsdisziplin«, die in vielen Domänen des Unterrichts angesiedelt ist (Schweizerische Akademie der Medizinischen Wissenschaften 2019). Darunter zählen z. B.

- der Umgang mit kultureller Diversität im Krankenhaus
- die Gewährleistung der Patient*innensicherheit bei Ressourcenknappheit
- der Umgang mit Behandlungsfehlern
- Shared Decision Making (partizipative Entscheidungsfindung)
- das anwaltschaftliche Handeln für Patient*innen mit eingeschränkter Urteilsfähigkeit
- die ethisch korrekte Vorgehensweise bei der Erhebung, Bearbeitung, Interpretation und Publikation von Daten im Kontext von Forschung
- die Entscheidungsfindung im klinischen Alltag
- der Umgang mit moralischer Diversität im interprofessionellen Team, etc.

Der Unterricht bietet sich als Ort an, an dem das für das Verständnis solcher Situationen erforderliche Wissen in Form von ethischen Begriffen, Konzepten und Theorien erkundet werden kann, aber auch methodische Zugänge zu konkreten klinisch-ethischen Fragen erarbeitet werden.

> Wie jedes Lernen findet auch ethisches Lernen an drei Lernorten statt: in der Bildungseinrichtung, in der Berufspraxis und am sog. Transferort, d. h. am Ort, der sich *explizit* dem Theorie-Praxis-Transfer und dem Praxis-Theorie-Transfer widmet (Landwehr et al 2002). Bildungsinstitution, Berufspraxis und Transferort unterscheiden sich nicht nur in den Inhalten (primär praktisches oder theoretisches Wissen, Kenntnisse und Fertigkeiten), sondern auch in der Art und Weise, wie gelernt und gelehrt wird.

Die Bildungseinrichtung vermittelt im sog. *formalen Ethikcurriculum* fachliche Lerninhalte unter besonderer Berücksichtigung der Anforderungen des jeweiligen Ausbildungsberufs (Monteverde 2014). Im Fokus steht die kognitive Wissensvermittlung außerhalb der betrieblichen Arbeitswelt. In der Praxis können die angestrebte berufliche Handlungskompetenz und Erfahrung erworben werden und die berufliche Sozialisation unter den Rahmenbedingungen des sog. *informellen Ethikcurriculums* erfolgen, d. h. der konkret gelebten Normen, Werte und Haltungen des Praxisumfelds (Monteverde 2014). Hier findet der Transfer im Sinne eines verhaltensbezogenen Trainings im betrieblichen Kontext und in der konkreten Situation statt, welcher gekennzeichnet ist durch ein hohes Maß an ereignis- und situationsabhängiger Arbeit (vgl. Bahl & Diettrich 2008). Als dritten Lernort bezeichnet Landwehr (2002) einen »… institutionell klar definierten und von den beiden anderen Lernorten abgegrenzten Teil des beruflichen Lernens […], der bewusst zwischen dem schulischen und dem betrieblichen Lernen angesiedelt ist – mit dem Ziel, eine Integration des theoretischen (schulischen) und des praktischen (betrieblichen) Lernens herzustellen.«

Zwischen den räumlich getrennten Lernorten »Schule« und »Praxis« resp. zwischen schulischem und betrieblichem Lernen, sind nur wenige Berührungspunkte sichtbar und es kommt – wie am zweiten Fallbeispiel erkennbar ist – regelmäßig zu Dissonanzerfahrungen. Das in der Bildungseinrichtung Gelernte kann zudem in Widerspruch zu dem erscheinen, was beruflich gefordert wird oder sich sogar als nicht umsetzbar erweist. Umgekehrt wird das in der Praxis gelernte Wissen und Können oft ohne vertiefende Reflexion repliziert, was eine adäquate Anpassung in veränderten Situationen erschwert und der geforderten Flexibilität von beruflichen Kompetenzen nicht ausreichend nachkommt.

Durch die räumliche Trennung der Lernorte von Theorie und Praxis hat die praktische Ausbildung in den Einrichtungen der Patient*innenversorgung an Bedeutung gewonnen und einen Professionalisierungsschub erfahren. Die praktische Ausbildung kann – je nach zu erlernendem Beruf – im Falle nichtärztlicher Berufe bis zu 50 % der Regelausbildungszeit einnehmen. Dabei geht es in den praktischen Anteilen der Ausbildung nicht nur um die »Anwendung« von Wissen, sondern auch um das Entwickeln und Vertiefen von Fertigkeiten und Haltungen, die notwendig sind, um abstraktes Wissen situativ abzurufen, kontextspezifisch und differenziert anzuwenden oder weiterzuentwickeln (▶ Kap. 11). Die praktische Berufsbildung wird damit zu einer kritischen Komponente, welche die Erreichung der Ausbildungsziele sichert. Die Wissenstransformation selber stellt einen sozialen Prozess dar, der dynamisch ist und auf gelingenden Interaktionen zwischen Auszubildenden, Patient*innen, Berufserfahrenen verschiedener Professionen und Berufsbildner*innen beruht, welche die konkreten Anforderungen des Arbeitsfelds widerspiegeln (Takeuchi & Nonaka 2000; Panfil et al. 2017). Eine solche Wissenstransformation soll Auszubildende dazu befähigen, erlerntes Wissen eigenständig und differenziert zu nutzen und weiterzuentwickeln.

## 12.3 Cognitive Apprenticeship – die Brücke zwischen Theorie und Praxis

Cognitive Apprenticeship ist ein Modell von Lehr- und Lernmethoden am Arbeitsplatz, basierend auf dem gemäßigten Konstruktivismus nach der Methode der Kognitiven Berufslehre von Collins, Brown & Newman (1989). Es ist das weiterentwickelte Lernen »am Modell« auf der Grundlage einer Lernbeziehung, die schon früh in der Menschheitsgeschichte zwischen Meister*innen und Auszubildenden bzw. zwischen Personen mit Expert*innen- und Noviz*innenstatus dokumentiert ist. Cognitive Apprenticeship wird als ideale Ergänzung zum Problem Based Learning (PBL) genannt (Lin et al 2010) weil es von vertieften, theoretischen Überlegungen zum Praxistransfer zu den Lernorten der beruflichen Praxis überleitet. Es verknüpft Konstruktion, Instruktion und Reproduktion und den Transfer von explizitem zu implizitem Wissen. Cognitive Apprenticeship ist folglich eine Methode, die sich für die Praxis und den dritten Lernort eignet. Sie führt die Auszubildenden in ihren Denkprozessen auf ein höheres Level, weil es die oft impliziten Denk- und Arbeitsprozesse von Expert*innen bei der Bewältigung von komplexen Aufgaben deutlich macht.

Das Cognitive Apprenticeship kennt vier Dimensionen (▶ Abb. 12.1):

- *Methode* (beschreibt den Weg zur Entwicklung von Fachwissen)
- *Sequenzierung* (beschreibt die Strukturierung des Lernangebotes, in der Absicht, durch eine definierte Abfolge von Aufgaben Lernschritte bei den Auszubildenden zu initiieren)
- *Sozialisation* (benennt das Hineinwachsen von Auszubildenden in die Berufspraxis und die »community of practice«)
- *Inhalt* (fokussiert auf das Vorwissen der Auszubildenden und das von den Pflegefachpersonen angewendete Expert*innenwissen)

Weiterhin betont es das frühzeitige und aktive, situierte und kollaborative Lernen in der realen Arbeitswelt (Stalmeijer 2015, Panfil et al. 2017). Küng et al. (2018) bezeichnen dies als ideale Lernumgebung, welche »… möglichst kontinuierlich zur Geltung kommen kann« und das Potenzial hat, »… zum zentralen pädagogischen Modell für die Praxisausbildung zu werden.« (ebd., S. 122)

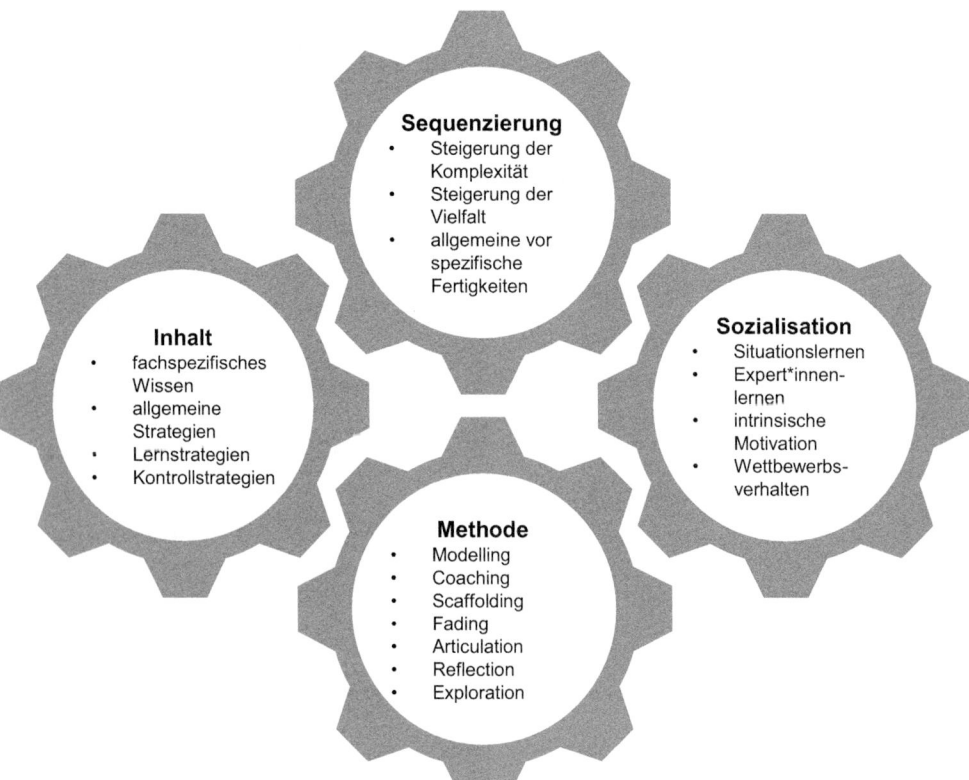

**Abb. 12.1:** Dimensionen des Cognitive Apprenticeship, eigene Darstellung der Autorin und des Autors, angelehnt an Panfil et al. 2017, S. 260

Die vier Dimensionen greifen ineinander über, fungieren ja nach Lernarrangement miteinander, folgen nacheinander und/oder wiederholen sich. Für ethische Lernprozesse am Lernort Praxis ist die Dimension »Methode« von besonderer Bedeutung. Sie hat eine logische, meist lineare Abfolge, welche im Folgenden beschrieben wird.

Im ersten Schritt *Modeling* beobachten Auszubildende direkt eine Handlung, die durch Expert*innen durchgeführt wird (z. B. Venenpunktion, Beratung einer Patientin mit neudiagnostiziertem Diabetes, Information einer hochschwangeren Frau über den zu erwartenden Geburtsverlauf, etc.). Sie beobachten und erfahren ein Modell einer Pflegehandlung. Damit das implizite Wissen von Expert*innen transparent wird, benötigt das Modeling die Methode *Metalog* (Brühlmann 2011): Auszubildende beobachten eine erfahrene Pflegefachperson in einer realen Arbeitssituation, während diese gleichzeitig über ihre

Handlung spricht, d. h. »[…] es wird wie in einem Film ein zeitlich synchroner Kommentar mitgeliefert.« Die Kommunikation mit den Patient*innen wird dabei nicht unterbrochen oder mit den Auszubildenden geführt, sondern Beobachtungen, Überlegungen und Entscheidungen werden verbalisiert und bieten den Auszubildenden die Möglichkeit, Handlungen und Ziele nachzuvollziehen.

Dem ersten Schritt der direkten *Beobachtung* einer Handlung folgt der zweite Schritt der unterstützten Eigentätigkeit, das *Coaching*: Auszubildende wenden das Beobachtete an und werden dabei durch die Fachperson direkt monitorisiert (z. B. Üben der Venenpunktion am Modell, Auskultation der Herztöne oder Blutdruckmessung unter Begleitung und Kontrolle der Expertin). Dies führt zur Wissensaneignung und der Entwicklung eigener Handlungsmodelle. Der dritte Schritt schließlich besteht in der selbständigen *Nachahmung* bei nachlassender Unterstützung (*Scaffolding/Fading*): Hier beobachtet die Fachperson entweder die eigenständige Durchführung der Handlung oder ist nicht mehr dabei anwesend. Die Auszubildenden fragen bei der Fachperson aktiv nach, z. B. im Falle pathologischer oder unklarer Messungen. Es kommt zur Stabilisierung und Weiterentwicklung eigener kognitiver Fähigkeiten und Problemlösungsstrategien. Im Schritt 4, *Articulation*, beschreiben die Auszubildenden die Art und Weise der Aufgabenbewältigung und ihre Gedankenprozesse. Dies tun sie mit Expert*innen oder anderen Auszubildenden im Peer-teaching. Die Weiterführung und Evaluation der Lernerfahrungen und der Vergleich mit anderen Situationen erfolgt im Rahmen des Schrittes 5, der *Reflection*. Der letzte Schritt, *Exploration* beinhaltet die Erarbeitung von Lösungsstrategien und die Weiterentwicklung mit dem Ziel der Übertragung auf zukünftige Situationen. Die Schritte vier bis sechs zählen zu den metakognitiven Lernstrategien und meinen das »Nachdenken über das Denken« (Hattie 2015, S. 223). Dieses »betrifft das Denken höherer Ordnung, wozu die aktive Steuerung der mit dem Lernen verbundenen kognitiven Prozesse zählt« (ebd.). Diese Schritte können in mündlicher als auch schriftlicher Form vollzogen werden. Die kurzfristige und nah zum Ereignis gelegene verbale Reflexion (Reflexion in der Handlung) ermöglicht eine Standortbestimmung und Entscheidung über die nächsten Handlungsschritte. Eine Lernverlaufsreflexion in schriftlicher Form beinhaltet häufig die Reflexion über eine praktische Handlung, verknüpft mit einer theoriegeleiteten Begründung und Vertiefung von Kenntnissen.

Mit der Methode des Cognitive Apprenticeship lassen sich sowohl deklaratives Wissen (z. B. korrekte Interpretation eines EKG-Streifens), prozedurales Wissen als auch kommunikative Skills oder Fertigkeiten (z. B. Überbringen schlechter Nachrichten, Führen eines Anamnesegesprächs), bis zu einem gewissen Teil auch Haltungsaspekte wie Empathie, aktives Zuhören und Wertschätzung des Gegenübers festigen. Cognitive Apprenticeship bildet die Brücke zwischen der theoretischen Ausbildung und der Berufsbildung, in der zur Trias von Beobachtung, begleiteter und selbständiger Durchführung noch die Auseinandersetzung mit den eigenen Strategien hinzukommt. Letztere ist essenziell, damit Wissen situativ umgesetzt und weiterentwickelt werden kann.

## 12.4 Moral Apprenticeship

»Moral Apprenticeship« ist kein absolut feststehender Terminus. Er findet als Begriff in den Wirtschaftswissenschaften Anwendung und zeigt auch dort Bezüge zum Lernen und

Lehren in der Praxis (Schweigert 2016). Er unterscheidet sich hier jedoch deutlich vom didaktischen Konzept des Cognitive Apprenticeship. Moral Apprenticeship wird im Folgenden auf der Grundlage des Cognitive Apprenticeship für ethische Lernprozesse im Rahmen der pflegerischen Berufsbildung fruchtbar gemacht und illustriert (▶ Tab. 12.1). Dies erfolgt beispielhaft anhand der eingangs beschriebenen ersten Fallsituation. Ziel dieser Fallbearbeitung ist die differenzierte Wahrnehmung der Themen Gerechtigkeit und Altersrationierung und die Förderung eines Perspektivenwechsels, ohne die Auszubildende in ihrer Wahrnehmung zu disqualifizieren. Die moralische Entwicklung der Auszubildenden bedarf einer aktiven Auseinandersetzung mit dem Gegenüber, das in dieser Situation durch gezieltes Rückfragen im Sinne der sokratischen Methode als Vorbild fungiert (▶ Kap. 22).

Tab. 12.1: Die Dimension »Methode« gemäss Cognitive Apprenticeship und Moral Apprenticeship (hier anhand des 1. Fallbeispiels)

| | Cognitive Apprenticeship | Moral Apprenticeship |
|---|---|---|
| Modeling | Vorführen und Verbalisieren (Metalog) einer Pflegehandlung durch Berufsbildner*innen und Beobachten durch die Auszubildenden. Beispiel: Vitalzeichenkontrolle | Die auszubildende Person hört während der Visite zu, beobachtet das Gespräch mit einzelnen Patient*innen, denkt über ihr eigenes Modell/eigene Vorstellungen zu diesem Thema nach und verbalisiert diese später gegenüber der Berufsbildner*in. |
| Coaching | Die Auszubildenden führen Handlungen unter gezielter individueller Unterstützung durch die Berufsbilder*in aus. Beispiel: eigenständige Durchführung der Vitalzeichenkontrolle durch die Auszubildenden, in Anwesenheit der Berufsbildner*in. | Die Berufsbilder*in disqualifiziert die Äußerungen der Auszubildenden nicht, sondern steuert aktiv den Lernprozess indem sie das Vorwissen aktiviert. Mittels Reframing bahnt sie neue Handlungsmuster an und ermöglicht eine Überprüfung der bekannten Strategien der Auszubildenden zu Themen wie Altersrationierung, Patient*innenrechten oder Befähigung zur Wahrnehmung von Autonomie. |
| Scaffolding (unterstützte Eigentätigkeit), Fading (Nachlassen der Unterstützung) | Die Auszubildenden führen die Pflegehandlungen selbständig und ohne Anwesenheit der Berufsbilder*in durch. Diese stehen bei Unsicherheiten zur Verfügung. Beispiel: eigenständige Durchführung der Vitalzeichenkontrolle durch die Auszubildenden in Abwesenheit der Berufsbilder*in. Die Auszubildenden haben sich auf die Aufgabe vorbereitet und orientieren sich an Pflegeleitlinien und handlungsleitenden Dokumenten. | Die auszubildende Person führt eine erste Selbstbeurteilung durch und legt den Lernbedarf fest (z. B. Gerechtigkeit und Alter, Shared Decision Making). Die Berufsbildner*in kommentiert die Beschreibungen der Auszubildenden aus fachlicher Sicht (Fremdbeurteilung). |
| Articulation | Die Auszubildenden beschreiben Art und Weise der Aufgabenbewältigung und ihrer Gedankenprozesse. Die Berufsbilder*innen geben eine Fremdeinschätzung und fachliche Beurteilung. | Die auszubildende Person verbalisiert ihre Denkprozesse, formuliert erste Erkenntnisse und begründet ihre Überlegungen. Diese zeigen ein differenziertes Verständnis der Problematik und eine moralische Sensibilität für die ethischen |

**Tab. 12.1:** Die Dimension »Methode« gemäss Cognitive Apprenticeship und Moral Apprenticeship (hier anhand des 1. Fallbeispiels) – Fortsetzung

|  | Cognitive Apprenticeship | Moral Apprenticeship |
|---|---|---|
|  | Beispiel: Auszubildende erheben Daten im Rahmen der Vitalzeichenkontrolle, interpretieren diese, beurteilen Messfehler. | Problemlagen der Situation. Die auszubildende Person führt Möglichkeiten ethischer Begründung auf, z. B. zum Thema Altersrationierung, intergenerationelle Gerechtigkeit und Patient*innenpartizipation bei Therapien, die potentiell unangemessen sind. |
| **Reflection** | Auszubildende reflektieren die Handlung anhand eines Reflexionsrasters (z. B. nach Gibbs 1988) und bewerten ihre eigenen Lösungsstrategien. Beispiel: Die auszubildende Person führt eine schriftliche, strukturierte und fallbezogenen Reflexion durch und diskutiert diese mit der Berufsbildner*in. | Die Auszubildende reflektiert das eigene Handeln/Verständnis von moralischen Werten und Normen, die in der Situation relevant sind. Sie begründet ihr eigenes ethisches Verständnis der Situation. Dies anhand eines Reflexionsrasters, z. B. angelehnt an Rabe (2017). Die Reflexion ist fallbezogen und erfolgt schriftliche und strukturiert. Sie wird anschließend mit der Berufsbildner*in diskutiert. |
| **Exploration** | Auszubildende sind aufgefordert, selbständig nach der Übertragbarkeit der gewonnenen Erkenntnisse auf andere Problemstellungen zu suchen. Beispiel: Studierende übertrage ihre Erkenntnisse zum Fehlermanagement von der Vitalzeichenkontrolle auf die Medikamentengabe. | Die auszubildende Person wird von der Berufsbildner*in aufgefordert, selbständig nach der Übertragbarkeit der Erkenntnisse auf andere Problemstellungen zu suchen und diese mit den erlernten Fähigkeiten zu lösen, so z. B. in der Pflege von Menschen mit chronischen Erkrankungen, die teure Therapien benötigen oder in der palliativen Versorgung von Kindern. |

Die Auszubildenden sind während der gesamten Lernzeit aufgefordert, ein sogenanntes Lernverlaufsportfolio zu führen. Dieses dokumentiert, welche Lernfortschritte die Person erzielt hat und welche individuellen Lernwege beschritten wurden, um die abgesteckten Lernziele zu erreichen. Im weitesten Sinne ist das Lernverlaufsportfolio eine strukturierte und kommentierte Sammlung von Dokumenten und Materialien unterschiedlichster Art, das von den Auszubildenden selbst zusammengestellt, ergänzt, aktualisiert, kommentiert und bewertet wird. Es bietet ideale Grundlagen zur eigenständigen Reflexion, ersetzt dies aber nicht. Denn reflexive Lernprozesse finden nicht »automatisch« statt. Soll die Gefahr fachlich falscher Interpretationen und Rückschlüsse minimiert werden, bedürfen sie einer externen Begleitung, z. B. durch Berufsbildner*innen oder andere Expert*innen (vgl. Hilzensauer 2008). Nach Kolb (2014) erfolgt Reflexion auf der Grundlage konkreter Erfahrungen, welche anhand bestimmter Kriterien reflektiert und generalisiert und in die Praxis transferiert werden. Die Einbettung der eigenen Gefühle betrachtet Gibbs (1988) als wesentlichen Bestandteil des Verarbeitungsprozesses, bei dem Emotionen mit Fachwissen verknüpft werden.

Die Dokumente im Lernverlaufsportfolio sind dahingehend zielorientiert, dass sie in einem möglichen Handlungsplan münden. Wo Entscheidungen anstehen, kann dies zu einer ethischen Reflexion führen, an deren

Ende die gemeinsame Entscheidung steht. Eine solche Handlungsorientierung kann aber die Betrachtung auch einengen. Das Reflexionsmodell von Rabe (2017; ▶ Kap. 11) bietet eine Herangehensweise, die ergebnisoffen, aber dennoch gezielt ist, um über ethische Fragen nachzudenken. Es wird primär für die Fallbesprechung vorgeschlagen, eignet sich aber auch für die schriftliche Reflexion im Rahmen des Lernverlaufsportfolios. Dabei liegt der Fokus nicht auf der Entscheidung, sondern auf dem Verständnis, respektive der Betrachtung der Gesamtsituation. Ausgehend von der Situationsanalyse, welche die eigene Reaktion, die Sicht der anderen mitbeteiligten Personen und bereits in diesem Schritt alternative Handlungsmöglichkeiten einschließt, fokussiert das Modell die ethische Beurteilung einer Situation und den Lernprozess (Rabe 2017): Durch die konkrete Benennung des ethischen Problems, die fachliche Aufarbeitung (normative Orientierungen und übergeordnete Prinzipien) sowie die Benennung von Rollen und Verantwortlichkeiten erweitert sich die Reflexion in umfassendere Dimensionen. Die klinische Begründungskompetenz, ein wesentlicher Bestandteil der beruflichen Handlungskompetenz, wird konkret trainiert und in Fachsprache formuliert. Dissense und Dilemmas sind verbalisiert und Konsequenzen antizipiert. Ein Handlungsplan ist möglich, je nach Betrachtungsweise einer Situation retrospektiv oder prospektiv.

## 12.5 Ethische Kompetenzen – Ethisches Lernen

Pflege stellt in Bezug auf ihre Adressat*innen und Ziele eine moralische Praxis dar (▶ Kap. 1). Pflegefachpersonen integrieren Wissen, Können und Haltungen, um Pflege als in ethischem Sinne *gute* Pflege auszuweisen. Zu den vordringlichsten Aufgaben der Pflegeethik zählt, die ethische Reflexion darüber, was Pflege in einem evaluativen und normativen Sinne »gut« macht, anzuregen. Das Modell des Moral Apprenticeship bietet einen Zugang, den damit verbundenen Bildungsauftrag für neue Generationen Pflegender zu gestalten, um ethische Kompetenz sicherzustellen. Bei näherer Betrachtung zeigt sich ein breites Verständnis für den Begriff der ethischen Kompetenz in der Pflege. So besteht sie für Riedel et al. (2017) unter anderem in der Kenntnis ethischer Grundlagen professionellen Handelns, in der Sensibilität für ethische Konfliktsituationen, in der Identifikation und Analyse ethische Fragestellungen, in der Fähigkeit zur Empathie, zum Perspektivenwechsel, zum Diskurs und zum Konflikt (Riedel et al. 2017, S. 164–165).

Fry et al. (2003, S. 174) benennen Kernelemente ethischer Kompetenz, welche zueinander in Bezug stehen:

- moralische Wahrnehmung *(moral perception)* als Ausdruck der Haltung
- moralische Sensitivität *(moral sensitivity)* als Verknüpfung von Haltung und Wissen
- moralisches Wissen *(moral knowledge)* als deklaratives Wissen in Bezug auf erinnerte Normen, Regeln und Vorbilder
- moralisches Entscheiden *(moral deliberation)* als Darstellung von Können, im Sinne von implizitem Wissen
- moralisches Handeln *(moral response)* als Darstellung von Können

Ein solcher Katalog weist Bezüge zu affektiven und kognitiven Lernzielen auf (vgl. Bloom et al. 1984), welche für die pflegerische Berufsbildung relevant sind. Doch wie gestaltet sich die Umsetzung im Kontext ethischer Lernprozesse? Wie die Methode des Moral Apprenticeship aufzeigen konnte, haben sich Erkenntnisse aus der Expert*innen-Noviz*innen-Forschung in dieser Frage als heuristisch besonders wertvoll erwiesen: Patricia Benner (1992) beschreibt im Detail, wie Expert*innen eine bestimmte Situation meistern und dabei oftmals intuitiv vorgehen. Das Expert*innen-Noviz*innen-Modell ist handlungsorientiert und lässt sich daher nicht auf alle Lernprozesse übertragen. Benner et al. (2008) haben das Modell weiterentwickelt und neben kognitiven und praktischen Kompetenzen auch die professionellen Rollen, Aufgaben und Verantwortlichkeiten von Pflegefachpersonen beschrieben:

- *intellectual training* (schulische Ausbildung, Aneignung einer fachlichen Wissensbasis, kritisches Denken)
- *skill-based apprenticeship of practice* (Entwicklung von praktischen Fähigkeiten und Fertigkeiten mit dem Fokus des Kompetenzerwerbs)
- *apprenticeship to the ethical standards, social roles, and responsibilities of the profession* (Ausbildung zu ethischen Standards, ethischem Verhalten, Rollen und Verantwortlichkeiten des Berufes)

Obwohl Benner et al. (2008) »ethische Standards« in der dritten, professionsspezifischen Dimension aufführen, ergibt sich aus dem Gegenstandsbereich der Ethik selber, dass diese auch eine kognitive und praktische Dimension haben, die ethische Lernprozesse qualifizieren. Alle drei Dimensionen sind für die Entwicklung ethischer Kompetenz unverzichtbar, gerade auch angesichts der Tatsache, dass das sog. »informelle Curriculum« am Lernort ethische Lernprozesse in unklarem Ausmaß resp. auf »unkontrollierte Weise« beeinflusst: Von Beginn ihrer praktischen Tätigkeit werden Auszubildende im Stationsbetrieb in verschiedenen Fach- und Versorgungsbereichen eingesetzt. Für die Erreichung der Ausbildungsziele ist ein hohes Maß an Adaptation verlangt, da sowohl Arbeitsinhalte als auch Arbeitsweise, »Stationskultur« und Teamverständnis z. T. erheblich variieren können. Diese Variabilität kennzeichnet auch das eingangs erwähnte Spannungsfeld zwischen formalem und informellem Curriculum, das bei Auszubildenden zu Dissonanzerfahrungen zwischen »gelehrter« Ethik und »gelebter« Moral führen kann (Monteverde 2014), wie das eingangs erwähnte zweite Fallbeispiel zeigt. Ethische Kompetenz erweist sich gerade im gelingenden Umgang mit solchen Dissonanzerfahrungen. Wie die Fallbeispiele zeigen, reicht ethische Kompetenz vom Reframing und der Infragestellung eigener Werte bis zur Gewissheit über die Gültigkeit verletzter moralischer Regeln, für die sich die Auszubildende mit Erfolg eingesetzt hat. In beidem manifestiert sich ethische Selbstwirksamkeit, welche die Berufsbildner*in durch ihre fachliche Intervention triggert. Es ist ein Grundanliegen der Pflegepädagogik, Auszubildende auch in der Berufsbildung in der Entwicklung ethischer Kompetenz zu fördern. Eine einzig gültige Technik oder Konzeption gibt es vermutlich nicht, aber es gibt vielversprechende Ansätze wie dasjenige des Moral Apprenticeship, welche auf den theoretischen Grundlagen der kognitiven Entwicklung, der sozialkognitiven Lerntheorie und des situierten Lernens aufbauen (Bandura 1989; Benner et al. 2008, Callery 1990; Schunk 2013).

In der Pflegepraxis können ethische Fragestellungen sowohl vom Umfang her »kompliziert« als auch vom Verständnis her »komplex« sein (▶ Kap. 1.3). Sie berühren individuelle Überzeugungen, normative Vorgaben, persönliche Kompetenzen und die Kultur der Organisation. Jede Situation erfordert eine neue Entscheidung, ist oftmals nicht an andere Akteur*innen delegierbar und kann schlecht von einer Situation auf die nächste übertragen werden. Ethische Kompetenz entwickelt sich im Abgleich von Theorie und

Praxis und nährt sich gerade aus Dissonanz- und Diskrepanzerlebnissen. Die eigene moralische Wahrnehmung verändert sich mit dem Aufbau des Fachwissens und der Erfahrung (Comrie 2012). Werden Auszubildende in der Bildungseinrichtung und in der Praxis in dieser Entwicklung begleitet, erfahren sie ethische Selbstwirksamkeit und sehen sich befähigt, künftige Situationen kompetent angehen zu können.

## 12.6 Exkurs: Problem Based Learning in der Berufsbildung

Neben dem Cognitive und dem darin integrierten Moral Apprenticeship mit der ethischen Reflexion im Rahmen des Lernverlaufsportfolios können weitere Ansätze aufgeführt werden, die im Kontext der Berufsbildung ethische Lernprozesse fördern. Dazu zählen das Peer teaching, das Problem Based Learning (auch als problemorientiertes oder problembasiertes Lernen bezeichnet) und der sog. leitlinienbasierte Ansatz, der von vorhandenen (z. B. pflegeethischen) Leitlinien, (Pflege-) Standards oder Handlungsempfehlungen von Fachgesellschaften ausgeht. Auch wenn es keine einheitliche Definition von Problem Based Learning gibt (Bauer-Klebl & Gomez 2010) werden folgende Merkmale unter diesem Lernkonzept subsumiert:

- Das Lernen der Auszubildenden ist eigenverantwortlich, sie erarbeiten Lösungsprozesse und dafür notwendiges Wissen selbständig. Sie arbeiten in Kleingruppen bis zu neun Personen.
- Als Ausgangspunkt dient eine realistische Problemstellung aus dem Berufsalltag. Ziel ist der Transfer der gewonnenen Erkenntnisse in die Pflegepraxis.
- Lehrende (im Verständnis des PBL oft als Tutor*innen bezeichnet) begleiten und unterstützen den Lernprozess und folgen dabei der zweiten Dimension (Methode) des Cognitive Apprenticeship.

Diese Lernform ist in den Ausbildungsgängen der Gesundheitsberufe weit verbreitet. Sie findet in verschiedensten Formen in den Bildungsinstitutionen und der praktischen Berufsbildung Anwendung. Für das Lernen im Bereich Ethik zeigen sich schulisches Lernen und praktische Ausbildung als wirksam, das PBL aber erwies sich als effektiver (Lin et al. 2010; vgl. auch Monteverde 2014 sowie Scherer & Monteverde 2015).

## 12.7 Fazit

Berufsbildner*innen kommt in der Praxis eine wesentliche Rolle zu, ethische Lernprozesse zu ermöglichen (Benner et al. 2011, Benner et al. 2008). Sie tragen dazu bei, dass sich Auszubildende ein angemessenes Bild der situativen ethischen Komplexität machen können in Situationen, die in ihrer Komplexität unter Umständen (noch) nicht oder nur unvollständig erkannt sind. Sie unterstützen Auszubildende in der Verbalisierung von Intuitionen und in der Priorisierung von Strategien. Sie bestätigen oder hinterfragen ethische Wahrnehmungen Auszubildender und fördern das kritische Denken. Berufsbildner*innen sind sich – wie im Konzept des *Metalogs* angedeutet, ihrer Vorbildfunktion bewusst und helfen den Auszubildenden, Ethik als Teil gelebter Professionalität nachzuvollziehen (Koharchik et al. 2017). Zu den wichtigsten Ressourcen für die Berufsbildung zählen nebst institutionsinternen Leitlinien und Vorgaben auch nationale und internationale Ethikkodizes sowie Formen und Strukturen klinischer Ethik, die vor Ort vorhanden sind, wie am zweiten Fallbeispiel ersichtlich wird. Solche Grundlagendokumente können zwar selten den Einzelfall beschreiben, aber Orientierung geben und in Gruppen diskutiert werden. Aus der kritischen Diskussion von Handlungsempfehlungen und der Gestaltung gemeinsamer Entscheidungsfindungsprozesse ergeben sich in der Praxis der Berufsbildung wertvolle Lernsituationen (Numminen et al. 2009, Vanlaere & Gastmans 2007). Auszubildende sind entweder selbst in der Lage, ihr moralisches Empfinden zu äußern und zu reflektieren oder Berufsbildner*innen bieten – im Sinne des Moral Apprenticeship – Modeling, Coaching, Scaffolding/Fading an mit der Einbettung in die metakognitiven Strategien. Dieser ethische Lernprozess trägt der Entwicklungsfähigkeit von Auszubildenden Rechnung, würdigt ihre moralischen Intuitionen und fördert ihre Integration in die moralische Gemeinschaft ihres späteren Arbeitsfelds. Als Desiderat bleibt die Frage, wie eine solche »ethische« Lernbegleitung in die Qualifikation von Berufsbildner*innen selber einfließen kann. Gewiss ist, dass sie das Potential hat, die pflegerische Berufsbildung zu professionalisieren, die Ausrichtung an den Bedürfnissen von Auszubildenden zu fördern und damit einen Beitrag zur Nachhaltigkeit der Pflegeausbildung zu leisten.

## 12.8 Transferfragen

1. Wie würden Sie im ersten Fallbeispiel eine Lernsituation zum Thema Altersrationierung mit Auszubildenden gestalten? Wie würden Sie im zweiten Fallbeispiel vorgehen?
2. Welche Spannungsfelder zwischen dem formellen (»unterrichteten«) Ethikcurriculum und dem informellen (»auf Station gelebten«) Ethikcurriculum kennen Sie? Welche Strategien wenden Sie an, um auf Dissonanzerfahrungen Auszubildender einzugehen?
3. Welches sind Hintergrundannahmen und Kernaussagen des Moral Apprenticeship und wo sehen Sie Möglichkeiten der Umsetzung sowie Widerstände im klinischen Alltag?
4. Wo sehen Sie Chancen des Moral Apprenticeship für die interprofessionelle Zusammenarbeit?

## Literatur

Bahl A, Diettrich A (2008) Die vielzitierte ›neue Rolle‹ des Ausbildungspersonals – Diskussionslinien, Befunde und Desiderate, Online im WWW unter: http://www.bwpat.de/ht2008/

ws25/bahl_diettrich_ws25-ht2008_spezial4.pdf, Zugriff am 19.01.2019

Bandura A (1989) Human agency in social cognitive theory. American Psychologist (44) 9, 1175–84

Bauer-Klebl A, Gomez J (2010) Qualitätsfaktoren von Problem-based Learning (PBL): Evaluation einer Curriculumimplementierung im Berufsfeld Gesundheit und Pflege. Zeitschrift für Berufs-und Wirtschaftspädagogik: ZBW, 106(3), 399–426

Benner, P (1982) From Novice to Expert. The American Journal of Nursing, 82(3), 402–407. doi: 10.2307/3462928

Benner P, Hughes R G, Hughes M S (2008) Clinical reasoning, decisionmaking, and action: Thinking critically and clinically. In: Hughes, R.G. (Hrsg.) (2008) Patient safety and quality: An evidence- based handbook for nurses. Rockville, MD: AHRQ Publication

Benner P et al. (2008) Formation and everyday ethical comportment. American Journal of Critical Care, 17(5), 473–476

Benner P E et al. (2011) Clinical wisdom and interventions in acute and critical care: A thinking-in-action approach. Springer Publishing Company

Bloom B S, Krathwohl D R, Masia B B (1984) Bloom taxonomy of educational objectives. In Allyn and Bacon. Pearson Education

Brühlmann J (2011) Modeling mit Metalog macht berufliches Wissen in der Praxis lebendig. Wissenstransfer in der Ausbildung. PADUA, 6(1), 11–16.

Callery P (1990) Moral learning in nursing education: a discussion of the usefulness of cognitive-developmental and social learning theories. Journal of Advanced Nursing, 15: 324-328. Doi: 10.1111/j.1365-2648.1990.tb01820.x

Collins A, Brown J S, Newman S E (1989) Cognitive Apprenticeship: Teaching the Crafts of Reading, Writing and Mathematics. In L. B., Resnick (Ed.), Knowing, Learning, and Instruction: Essay in the honour of Robert Glaser (453–494). Hillsdale: Erlbaum

Comrie R W (2012) An analysis of undergraduate and graduate student nurses' moral sensitivity. Nursing Ethics (19) one, 116–127

Fry S, Johnstone M-J (2002) Ethics in nursing practice. A guide to ethical decision making. Oxford: Blackwell

Gibbs G (1988) Learning by Doing: A guide to teaching and learning methods. Further Education Unit, Oxford: Oxford Polytechnic

Hilzensauer W (2008) Theoretische Zugänge und Methoden zur Reflexion des Lernens. Ein Diskussionsbeitrag. Bildungsforschung 2. DOI: http://dx.doi.org/10.25539/bildungsforschun.v2i0.77

Koharchik L et al. (2017) Promoting Nursing Students' Ethical Development in the Clinical Setting. AJN The American Journal of Nursing, 117(11), 57–60

Kolb D A (2014) Experiential learning: Experience as the source of learning and development. FT press

Küng R, Staudacher D, Panfil E M (2018) Ein zentrales pädagogisches Modell für die Praxisausbildung: »Cognitive Apprenticeship » Das Potenzial des CAS-Modells im Kontext der Kriterien für »guten Unterricht». Padua, 13(2), 115–123

Landwehr N (2002) In Goetze, W. »Der dritte Lernort. Bildung für die Praxis, Praxis für die Bildung. Bern: hep-Verlag

Lin C F et al. (2010) A comparison of problem-based learning and conventional teaching in nursing ethics education. Nursing ethics, 17(3), 373–393

Monteverde S (2014) Undergraduate healthcare ethics education, moral resilience, and the role of ethical theories. Nursing Ethics, 21(4), 385–401

Monteverde S (2015) Pflegeethik – eine Standortbestimmung. Pflege, 2015, Vol.28(6), pp.317

Numminen O, van der Arend A, Leino-Kilpi H (2009) Nurse educators' and nursing students' perspectives on teaching codes of ethics. Nursing Ethics, 16(1), 69–82

Panfil E, Küng R, Zürcher B, Key M (2017) Die Lern- und Arbeitsgemeinschaft als Ausbildungsstation. Die Lern- und Arbeitsgemeinschaft: ein Konzept für situiertes, interdisziplinäres, kollaboratives und intergenerationelles Lernen und Arbeiten in der Praxisausbildung. PADUA, 12 (4), 257–264

Proksch O (2019) Theorie-Praxis-Transfer: die Implementierung einer wahrnehmungszentrierten Didaktik in den Pflegeunterricht. In: Wahrnehmungszentrierte Didaktik in der Pflegeausbildung. Best of Pflege. Springer, Wiesbaden

Rabe M (2017) Ethik in der Pflegeausbildung. Beiträge zur Theorie und Didaktik. 2. Aufl. Bern: Hogrefe

Riedel A et al. (2017) Zentrale Aspekte der Ethikkompetenz in der Pflege. Ethik in der Medizin, 29(2), 161–165

Scherer T, Monteverde S (2015) Entwicklung von Schlüsselkompetenzen im Pflegestudium: Der Beitrag des Problem-Based Learning. In: V. Heyse, M. Gyger (Hrsg.) Erfolgreich in die Zukunft. Schlüsselkompetenzen in Gesundheitsberufen. Heidelberg: Medhochzwei. 389–407

Schunk D H (2013) Learning theories. An educational perspective. 6. Aufl. London: Pearson

Schweigert F J (2016) Moral Apprenticeship: Moral Formation in the Context of Practice. In: Business Ethics Education and the Pragmatic Pursuit of the Good. Advances in Business Ethics Research (A Journal of Business Ethics Book Series), vol 6. Springer, Cham

Stalmeijer R E (2015) When I say… cognitive apprenticeship. Medical Education, 49(4), 355–356.

Takeuchi H, Nonaka I (2000) Classic work: Theory of organizational knowledge creation. Knowledge management: Classic and contemporary works

Vanlaere L, Gastmans C (2007) Ethics in nursing education: learning to reflect on care practices. Nursing Ethics, 14(6), 758–766

# 13 Forschung, Pflege und Ethik

*Settimio Monteverde, Iren Bischofberger*

*Daten- und erfahrungsgestütztes Wissen ist für die Qualität der pflegerischen Versorgung von Patient\*innen und die Begleitung von Angehörigen unverzichtbar. Darüber hinaus gilt es, das Wissen der professionellen Pflege zu sichern und stetig voranzubringen. Dazu bedarf es der pflegewissenschaftlichen Forschung. Menschen, die an dieser teilnehmen, werden immer einem gewissen Risiko ausgesetzt. Dieses Risiko ist legitimiert durch die Hoffnung, aus der Forschung Erkenntnisse zu gewinnen und Zusammenhänge besser zu verstehen, die Wirksamkeit von Pflegeinterventionen zu fördern und die Rahmenbedingungen des Pflegeberufs zu verbessern. Einen Nutzen aus der Forschung können Studienteilnehmende selbst erfahren oder auch Dritte. Aus dem Spannungsfeld, überprüfbares Wissen zu generieren und gleichzeitig den Interessen, dem Willen und dem Wohl der Studienteilnehmenden gerecht zu werden, ergeben sich verschiedene forschungsethische Anforderungen. Sie sind auch Gegenstand ethischer Begutachtung und gelten unabhängig von Forschungsdesign und -methode. Die Begutachtung erfolgt je nach Gesetzeslage durch zuständige Forschungs-Ethikkommissionen von Institutionen, Standesorganisationen oder Bundesländern resp. Kantonen. Das vorliegende Kapitel gibt einen Überblick zu diesen Anforderungen und zeigt die Bedeutung für die Pflegeforschung auf. Dabei steht ein integratives Verständnis von Forschungsethik im Vordergrund, das über das Forschungsdesign hinaus die wissenschaftliche Integrität von Pflegeforschenden hervorhebt. Diese zeigt sich in der systematischen Vorgehensweise bei der Gewinnung und Auswertung von Daten, im Umgang mit der spezifischen Vulnerabilität von Studienteilnehmenden, in der reflektierten Beziehungsgestaltung während des Forschungsprozesses, aber auch in der Interpretation, Publikation, Dissemination, Zitation, nicht zuletzt auch in der Implementierung der durch Pflegeforschung gewonnenen Erkennntisse.*

**Ziele:** Nach dem Lesen dieses Kapitels können Sie die ethischen Anforderungen an die pflegewissenschaftliche Forschung mit Menschen erklären. Sie kennen wichtige Begriffe sowie ausgewählte Aspekte der Forschungsethik, übertragen diese auf ihren eigenen beruflichen Kontext und schaffen Querbezüge zum Konzept der wissenschaftlichen Integrität. Sie sind in der Lage, Studien in Bezug auf ethische Aspekte zu befragen.

## 13.1 Ethik der Forschung mit Menschen

Professionelle Pflege weiterzuentwickeln ist ohne Forschung nicht möglich. So führt der International Council of Nurses (ICN) Forschung als Schlüsselrolle der pflegerischen

Berufsrolle auf.[16] Forschung zeigt sich darin als Ressource, die es ermöglicht, die Pflegepraxis evidenzbasiert weiterzuentwickeln. Das Wirken von Florence Nightingale (1820–1910) ist ein prominentes Beispiel für den Nexus von »guter Pflege«, die sowohl erfahrungs- als auch datengestützt das Wohl ihrer Adressat*innen als auch die Weiterentwicklung der Profession fördert. Das Verständnis von Pflege als hinreichend klar bestimmbare *moralische Praxis* (self-defining moral practice, (▶ Kap. 1), welche Bishop und Daly als Charakteristikum des nightingaleschen Verständnisses von Pflege als Profession darlegen, ist folglich ohne Forschung gar nicht denkbar (Bishop & Daly 2004). Pflege forschungsgestützt weiterzuentwickeln, gehört deshalb gleichermaßen zum Pflegeethos wie das Ziel, die Gesundheit und die Lebensqualität von Patient*innen zu fördern, sie zur Selbstbestimmung zu befähigen oder deren Leiden zu lindern (▶ Kap. 1.4.1). Einen Schritt weiter geht der kanadische Pflegephilosoph Derek Sellman. Mit Bezug auf den Tugendphilosophen Alasadair MacIntyre beschreibt er Pflegeforschung nicht nur als *Add-on*, das der Pflege gewissermaßen »von außen« aufgetragen wird, sondern als genuinen Ausdruck von *Pflege als Praxis*, die auch in der Tätigkeit des Forschens ihren moralischen Kern zum Ausdruck bringt (im Sinne von *internal goods*, Sellman 2016, S. 25). Aus diesem Grunde kritisiert Sellman ein Verständnis von Forschungsethik in der Pflege, bei der es vorrangig darum geht, Studien bei der zuständigen Kommission »durchzukriegen«, Ethik »abzuhaken«, um *danach* erst mit dem Forschen »loslegen« zu können (vgl. Sellman 2016, S. 27).

> Einem solchen *reduktionistischen* oder *formalistischen* Verständnis von Forschungsethik steht ein *integratives* Verständnis gegenüber, das Forschung als soziale Interaktion versteht, welche in einer partizipativ-demokratisch konstituierten Gesellschaft eingebettet ist und sich im Dienste der Gemeinschaft sieht, welcher diese Forschung zugutekommen soll.

Ein solches Verständnis setzt allerdings voraus, dass Forschende vertrauenswürdig sind resp. verantwortungsvoll mit Forschung umgehen. In der Geschichte der Humanforschung war aber gerade diese Voraussetzung nicht durchgehend gegeben. Vielmehr war es der Missbrauch von Forschung – und die damit einhergehende Inkaufnahme der Verletzung der leiblichen, geistigen und seelischen Integrität von Forschungsteilnehmenden – die einem *protektiven* Verständnis von Forschungsethik Vorschub geleistet hat. Hier bestand ein vorrangiges Ziel darin, Teilnehmende »vor Forschung zu schützen«. Anlass zu solchem Misstrauen in die Forschung gab in der Mitte des letzten Jahrhunderts das immense Leiden, welches Opfern des Nationalsozialismus durch menschenverachtende Experimente – oftmals unter Inkaufnahme des Todes – zugefügt wurde. Als Reaktion darauf zeigte der sog. Nürnberger Codex von 1947 eine exemplarische Kodifizierung von Forschungsethik, die den *Informed Consent*, d. h. die freiwillige und informierte Einwilligung der Studienteilnehmenden, als zentrale ethische Grunderfordernis für die Zulässigkeit von Forschung hervorhob (Groß 2014). Dieser Kern diente nicht nur als Maßgabe für weitere forschungsethische Codices wie die Helsinki-Deklaration des Weltärztebundes oder die

---

16 »Nursing encompasses autonomous and collaborative care of individuals of all ages, families, groups and communities, sick or well and in all settings. Nursing includes the promotion of health, prevention of illness, and the care of ill, disabled and dying people. Advocacy, promotion of a safe environment, research, participation in shaping health policy and in patient and health systems management, and education are also key nursing roles. (ICN, 2002)« https://www.icn.ch/nursing-policy/nursing-definitions (Zugriff am: 18.01.2020).

Bioethikkonvention des Europarats, sondern generell für therapeutisches Handeln, d. h. auch außerhalb des Forschungskontextes (Groß 2014, Wiesing & Ehni 2014, Schweizerische Akademie der Medizinischen Wissenschaften SAMW 2015). Bemerkenswert ist aber, dass auch für die Zeit nach 1947 eine ganze Reihe an Missständen dokumentiert sind, die das Misstrauen in die Forschungsgemeinschaft nährten und den Bedarf an forschungsethischer Regulierung zeigten – so etwa Interessenskonflikte von Forschenden, illegitime Täuschung, grobfahrlässige Schädigung, Ausbeutung oder Diskriminierung von Studienteilnehmenden (vgl. die Übersicht bei Emmanuel et al. 2011, ferner Resnik 2018, Koepsell 2017).

Gerade an den Fortschreibungen der Helsinki-Deklaration des Weltärztebundes (World Medical Association 2013) zeigt sich die Weiterentwicklung vom *protektiven* und *formalistischen* hin zu einem *integrativen* Verständnis von Forschungsethik, das ein grundsätzliches Vertrauensverhältnis zwischen Forschungsgemeinschaft und Gesellschaft voraussetzt. Zu diesem integrativen Verständnis zählen nebst dem Schutz der Studienteilnehmenden, der informierten Einwilligung, dem positiven Verhältnis von Nutzen und Risiken auch weitere Grundsätze wie etwa die faire Verteilung von Nutzen und Lasten von Forschung oder die Gerechtigkeit im Zugang zu Forschung für besonders vulnerable Populationen, die von Forschung profitieren können (z. B. Menschen mit seltenen Erkrankungen, Angehörige von gesellschaftlich marginalisierten Gruppen). In der jüngsten Version der Helsinki-Deklaration (a. a. O.) zeigt sich das integrative Verständnis von Forschungsethik in verschiedenen Ausführungen der Deklaration zu:

- Der Notwendigkeit von Forschung (Art. 5),
- dem allgemeinen Schutz der Teilnehmenden (Art. 4) und dem Augenmerk auf besonders vulnerable Gruppen und Individuen (Art. 19) wie z. B. Menschen, die nicht einwilligen können (Art. 30),
- dem Zugang zu Forschung für unterrepräsentierte Gruppen (Art. 13),
- der Minimierung von Risiken und Maximierung von Nutzen der Forschung (Art. 17 ff,)
- dem Einsatz von Placebo oder Standardtherapie im Rahmen von Studien mit Kontrollgruppen (Art. 33),
- dem Zugang der Teilnehmenden zum Nutzen von Forschung auch nach Abschluss der Studie (z. B. bei Forschung in Entwicklungsländern, Art. 34).

Unbestritten ist, dass diese Grundsätze disziplinübergreifend in den Gesundheits-, Medizinal- und Psychologieberufen gelten und somit auch die Pflegeforschung miteinschließen (Doody & Noonan 2016, Heale & Shorten 2017, Polit & Beck 2017, S. 137 ff).

## 13.2 Wissenschaftliche Integrität

Forschung hat heute nicht nur eine überragende Bedeutung für deren Zielgruppen – die Teilnehmenden, aber auch weitere gesellschaftliche Gruppen, die den Erkenntniszuwachs benötigen – sondern auch für die Karriere der Forschenden, die Reputation der Forschungszentren, den Fortschritt der Wissenschaft, die Qualität der Hochschullehre und den wirtschaftlichen Wohlstand. Wie oben erwähnt gefährden daraus resultierende Interessenskonflikte sowohl die Qualität der Forschung als auch deren ethische Legitimation und das Vertrauen der Gesellschaft.

Das integrative Verständnis von Forschungsethik reflektiert den Umgang der wissenschaftlichen Gemeinschaft mit Forschung: Diese Reflexion beleuchtet also neben dem Kontext der jeweiligen Forschung auch das Forschungsdesign, die Finanzierung, den Umgang mit den Studienteilnehmenden, die Datenerhebung, Dokumentation, Interpretation, Publikation und Zitation von Forschungsergebnissen, allenfalls auch den Rückzug der Publikation (Retraktion), wenn sich die Ergebnisse aus unterschiedlichen Gründen als nicht vertrauenswürdig erweisen. Ein solches integratives Verständnis von Forschung setzt auch das Konzept der *wissenschaftlichen Integrität* voraus (siehe auch www.enrio.eu).

> DuBois & Antes (2018) führen verschiedene Merkmale auf, die ein »Klima wissenschaftlicher Integrität« auszeichnen:
>
> - angemessene Aufbewahrung der Daten
> - transparenter Umgang mit Interessenskonflikten
> - Schutz der Versuchspersonen und -tiere
> - Sicherheitsstandards in den Forschungseinrichtungen
> - ehrliche Berichterstattung über die Ergebnisse
> - saubere Berichterstattung über Protokollabweichungen oder Zwischenfälle an zuständige Compliance-Stellen

Der deutsche Wissenschaftsrat umschreibt wissenschaftliche Integrität wie folgt:

> »Wissenschaftliche Integrität bezeichnet eine notwendige ethische Grundhaltung und eine übergreifende Kultur der Redlichkeit in der wissenschaftlichen Arbeit, die es zu wahren und zu fördern gilt. Angesichts der beständig wachsenden Bedeutung wissenschaftlicher Erkenntnis für Entwicklung und Wohlstand der Gesellschaft muss Vertrauen in ein gemeinsames Ethos der Wissenschaftsgemeinschaft bestehen. Auch wenn der weit überwiegende Teil wissenschaftlicher Arbeit von diesem Ethos getragen ist, untergraben Fälle wissenschaftlichen Fehlverhaltens wie Täuschungen, Manipulationen, Plagiate oder Verschleierungen in Studienarbeiten bis zu Fachpublikationen dieses notwendige Vertrauen und schädigen das Ansehen des Gesamtsystems. Es ist daher eine beständige Aufgabe der Wissenschaft, sich im Sinne von Selbstbeobachtung und Selbstkontrolle um Rahmenbedingungen und Regeln zu bemühen, die wissenschaftliche Redlichkeit unterstützen.« (Wissenschaftsrat 2015, S. 5)

Die Verletzung wissenschaftlicher Redlichkeit vereitelt nicht nur die Ziele von Forschung, sondern führt in der Öffentlichkeit immer auch zum Vertrauensverlust gegenüber der Forschungsgemeinschaft (zu den unterschiedlichen Praktiken des Wissenschaftsbetrugs vgl. die Übersicht bei Elger & Engel-Glatter 2015). Dabei ist das Bewusstsein für die Normverletzung durchaus unterschiedlich (a. a. O.). So stufen z. B. Forschende das Fälschen von Daten als gravierender ein als die unzulässige Autor*innenschaft, obwohl das »opportunistische« Aufführen oder Zitieren auch als Form des Wissenschaftsbetrugs anzusehen ist (ebd., vgl. auch Akademien der Wissenschaften Schweiz 2013). Fierz et al. (2014) stellen fest, dass wissenschaftliches Fehlverhalten auch in der Pflegewissenschaft ein Problem ist und von der Erfindung, Fälschung, Plagiaten bis zur fehlerhaften (»opportunistischen«) Angabe der Autor*innenschaft reichen kann, z. B. im Falle der Nennung wichtiger bzw. namhafter Personen, die aber zum Manuskript keinen maßgeblichen Beitrag geleistet haben (vgl. dazu die Empfehlungen der Akademien der Wissenschaft Schweiz [2013] für die Qualifikation der Autor*innenschaft bei Publikationen).

Nebst dem korrekten Umgang mit Daten und deren Publikation ist zur wissenschaftlichen Redlichkeit auch nachzuweisen, dass Studien nach wissenschaftlichen *Qualitätsstandards* durchgeführt werden, dass Forschende mit den *ethischen Implikationen* der gewählten Forschungsansätze und -methoden vertraut sind, und diese auch in der Durchführung der Studie berücksichtigen. Diese Qualitätsstandards werden im Folgenden vorgestellt und in ihrer Bedeutung für die Forschung in der Pflegewissenschaft diskutiert.

Anschließend folgt eine Darstellung der unterschiedlichen Kontexte, in denen Pflegefachpersonen mit Forschung in Kontakt kommen können sowie eine Übersicht ethischer Orientierungsmöglichkeiten für diese Kontexte.

## 13.3 Akteur*innen und Kontexte von Pflegeforschung

Forschungsfragen in der Pflege können Aspekte der klinischen Praxis, der Organisation und Institution, der Bildung, des Managements, der Geschichte oder der Politik betreffen (Panfil 2018), durch unterschiedliche Akteur*innen und in unterschiedlichen Kontexten aufgegriffen werden:

- Pflegewissenschaftler*innen führen Forschungsprojekte durch, teils als Studienverantwortliche (Primary Investigator), teils als wissenschaftliche Mitarbeitende.
- Pflegefachpersonen arbeiten als sog. *Study Nurses* und erheben Forschungsdaten. Sie sind dabei oft auch für die Forschungsadministration (oder Teilprozesse) zuständig.
- Pflegefachpersonen betreuen Patient*innen oder Angehörige, die in Studien eingeschlossen sind.
- Pflegeexpert*innen M. Sc. in der Rolle als Advanced Practice Nurses (▶ Kap. 7) wenden Forschungsergebnisse in der Patient*innenbetreuung an und denken mit ihren methodischen Kompetenzen an neuen Forschungsfragen proaktiv mit. Pflegewissenschafter*innen M. Sc./M. A. mit Rollen in der Qualitätssicherung oder strategischen Entwicklung nutzen ihr evidenzbasiertes Denken zur wissenschaftlichen Argumentation.
- Pflegemanager*innen sind in einem strategischen oder operativen Führungsgremium engagiert und geben Studien in Auftrag.

- Pflegeausbildner*innen und Berufsbildner*innen nutzen Forschungsergebnisse für die Aus- und Weiterbildung des pflegerischen bzw. pflegewissenschaftlichen Nachwuchses.

Das folgende fiktive Beispiel illustriert diese Aspekte und die vielfältigen Rollen, die Pflegefachpersonen im Forschungskontext einnehmen können. Diese müssen im Praxisalltag gut aufeinander abgestimmt sein, um die Regelversorgung der Patient*innen durch die Forschungsanfragen und –teilnahmen der Patient*innen – gerade in forschungsaffinen Betrieben – nicht zu »überstrapazieren«:

### Fallbeispiel

Frau Garcia ist für eine Knieprothese hospitalisiert. Sie nimmt an einer Studie teil zu den Auswirkungen unterschiedlicher Anästhesietechniken auf den postoperativen Schmerz. Die Pflegemanagerin hat die Teilnahme des Krankenhauses an dieser Studie gefördert, da Schmerz auf der Chirurgie alltäglich ist und angegangen werden muss. Täglich wird die Patientin von der Study Nurse für die Erfassung der Schmerzscores besucht. Diese stellt Frau Garcia auch Fragen zur allgemeinen Befindlichkeit. Zusätzlich werden alle zwei Tage Entzündungsparameter im Blut gemessen. Eine Pflegefachperson im letzten Semester eines berufsbegleitenden pflegewissenschaftlichen Masterstudiums ist für Frau Garcia als Bezugsperson zuständig. Sie geht in ihrer Diplomarbeit der Frage nach dem Angsterleben orthopädischer Patient*innen im Krankenhaus nach. Frau Garcia hat ihr beim Eintritt fest versprochen, sich für ein Interview zur Verfügung zu stellen. Gleichzeitig ist die Pflegeexpertin APN in einem Praxisentwicklungsprojekt daran, einen Leitfaden für das Entlassungsmanagement aus dem Krankenhaus zu testen, den ein Forschungsteam entwickelt hat. Sie möchte den Leitfaden mit Fr. Garcia pilotieren.

Dieses Beispiel zeigt, dass sich je nach Betrieb die Forschungsrollen häufen können. Je nach Rolle ergeben sich auch unterschiedliche ethische Schwerpunkte innerhalb des Forschungsprozesses. Für Pflegende sind eine Vielzahl von Rollen und Aufgaben innerhalb des Forschungsprozess denkbar, z. B. die Teilnahme am Forschungsprojekt, die Definition der Forschungsfrage(n) und Ziele des Forschungsprojekts, die Verschaffung des Zugangs zum Forschungsfeld, die Gewährleistung des Schutzes der Teilnehmenden, die Begleitung und Durchführung der Datenerhebung und -analyse, die Forschungsfinanzierung, aber auch die Sicherung der wissenschaftliche Integrität im Umgang mit Forschungsergebnissen.

## 13.3.1 Pflegewissenschaftler* innen als Forschende

Im Zuge der revidierten Helsinki-Deklaration von 1975 und der Ausführungen zur Humanforschung der Europäischen Bioethikkonvention (Europarat 1997) hat sich international die *ethische Begutachtung* und *Freigabe* einer Studie durch eine dafür zuständige Ethikkommission als Standard etabliert. Je nach gesetzlichem Rahmen gibt es Unterschiede, welche Art von gesundheitsbezogenen Daten überhaupt einer ethischen Begutachtung durch eine Ethikkommission bedürfen.

In der *Schweiz* etwa nahm die Stimmbevölkerung am 7. März 2010 eine Verfassungsbestimmung an, welche dem Bund eine umfassende Regelungskompetenz im Bereich der Humanforschung gibt. Im Humanforschungsgesetz, das darauffolgend am 1. Januar 2014 in Kraft trat, ist die Tätigkeit der Kantonalen Ethikkommissionen verankert, welche für die Prüfung und Freigabe von Forschungsanträgen zuständig sind (Bundesamt für Gesundheit 2019, Rütsche 2014). Grundsätzlich bewilligungspflichtig sind auch Vorhaben, die Informationen erheben über eine »bestimmte oder bestimmbare Person, die sich auf deren Gesundheit oder Krankheit beziehen, einschließlich ihrer genetischen Daten« (Bundesgesetz über die Forschung am Menschen, Art. 3 f), worunter auch Befragungen oder Beobachtungen zählen. Durch diesen breiten Forschungsbegriff fallen auch zahlreiche pflegewissenschaftliche Studien unter das Humanforschungsgesetz. Deshalb sind auch Mitglieder mit einem pflegerischen/pflegewissenschaftlichen Hintergrund in den Kommissionen vertreten. *Deutschland* und *Österreich* kennen unterschiedliche Formen von Prüfung auf der Ebene des Bundeslandes, der Institution (z. B. Universitätsklinik oder Universität) oder der Fachgesellschaft (zu Österreich vgl. Stühlinger & Schwamberger 2013, zu Deutschland vgl. Lippert 2016). Die Prüfung klinischer Versuche ist in Deutschland in verschiedenen Gesetzestexten rechtlich verankert. Am ausführlichsten beschreibt das Arzneimittelgesetz die Zuständigkeit von Ethikkommissionen nach Landesrecht sowie deren interdisziplinäre Zusammensetzung (a. a. O.). Die pflegespezifische Ethikkommission der Deutschen Gesellschaften für Pflegewissenschaft (https://dg-pflegewissenschaft.de/ethik kommission, Zugriff: 18.01.2020) nimmt zudem Begutachtungen zu pflegewissenschaftlichen Projekten vor, »… die zu den bereits vorhandenen Ethikkommissionen keinen Zugang haben oder deren Fragestellungen nicht in das übliche Verfahrensraster passen.« (a. a. O.) Auf die Gefahren unklarer Zuständigkeiten weisen Stühlinger & Schwamberger (2013) hin, wenn Forschungsvorhaben von Gesundheitsberufen nicht hinreichend geregelt sind, im Gegensatz zu ärztlichen Vorhaben: Zum einen können Personen, die in solche Vorhaben einbezogen werden, nur unzureichend geschützt sein. Zum anderen können Forschende angewiesen sein auf den Nachweis einer Begutachtung durch »Initiativen von Institutionen bzw. von einzelnen an der Forschung beteiligten Personen oder Fachgesellschaften« (a. a. O., S. 289). Uneinheitliche Regelungen und damit einhergehende Fragen der Zuständigkeit werfen Fragen der Verfahrensgerechtigkeit auf, gerade angesichts der Tatsache, dass eine »independent review« (▶ Tab. 13.1, Emanuel et al. 2000, S. 2703) ein ethisches Gütezeichen von Forschung darstellt, welche auch von Publikationsorganen eingefordert wird (siehe dazu: https://publicationethics.org/).

Generell gilt, dass Pflegeforschende ein breites Methodenrepertoire brauchen, um den Forschungsgegenstand mit der angemessenen Methode zu eruieren. So ist etwa eine Randomisierung nicht immer möglich, wenn die Forschungsgruppen nicht klar abgegrenzt werden können. Hier kann ein Quasi-Experiment die Methode erster Wahl sein. Auch dient das Methodenrepertoire dazu, in klinischen Studien auf den Gesundheitszustand der Patient*innen Rücksicht zu nehmen. Beispielsweise sind narrative Interviews mit längeren Erzählphasen in palliativen Situationen, die von Müdigkeit der Patient*innen geprägt sind, nicht immer geeignet. Ähnliches gilt für Situationen, in denen der sprachliche Ausdruck erschwert ist, z. B. bei neurologischen Einschränkungen. Hier könnten kurze leitfadengestützte Interviews, auch mit geschlossenen Fragen, bessere Ergebnisse hervorbringen.

## 13.3.2 Zwischen Klinik und Forschung: Die Doppelrolle von Pflegefachpersonen

Pflegefachpersonen können in der klinischen Praxis je nach Betrieb in unterschiedlichen Rollen im Kontext von Forschung tätig sein: In Institutionen mit Forschungsauftrag ist dies regelmäßig der Fall (z. B. in Universitätskliniken), in Institutionen ohne Forschungsauftrag (z. B. in Pflegeheimen) selten oder allenfalls in Forschungsprojekten von Mitarbeitenden, die in einem Master- oder Doktoratsstudium sind. Bei Forschungsprojekten helfen Pflegefachpersonen z. B. mit bei der Rekrutierung von Studienteilnehmenden. Gleichzeitig betreuen sie diese Personen auch als Patient*innen, die gesundheitsbezogene Daten im Kontext einer Behandlung zur Verfügung stellen (zur Terminologie vgl. Fußnote 15). In dieser Doppelrolle sind sie als *Betreuungsperson* (caregiver) den Bedürfnissen und Anliegen des Gegenübers verpflichtet. Als *Forschende* (researcher) oder an Forschungsprojekten Beteiligte sind sie darauf bedacht, qualitativ gute Daten mit nachvollziehbaren Erkenntnissen zu generieren. Diesem sog. *forschungsethischen Grunddilemma* (vgl. West 2019, S. 6) liegt die Unterscheidung zwischen *Forschung* und *Therapie* zugrunde. Sie ist auch aus forschungsethischer Sicht unabdingbar, denn nur im standardisierten Setting der *Forschung* können Studien Ergebnisse hervorrufen, welche sowohl qualitative als auch quantitative Gütekriterien erfüllen (▶ Kap. 13.3). Doch gerade das Verständnis von *Forschung als Praxis* deckt die Schwierigkeiten auf, »Forschung« und »Therapie« gänzlich voneinander zu entkoppeln. Gute Forschung findet – unabhängig von der zugrunde gelegten Methodik – immer im Kontext einer Beziehung zwischen Forschenden und Studienteilnehmenden statt, welche in der Vertrauenswürdigkeit der Forschenden begründet ist (▶ Tab. 13.2, Punkt 6). Daher gilt es, sowohl den Forschungszweck als auch das Wohlergehen der Teilnehmenden in einen Sinnzusammenhang zu bringen (Anderson 2010). Dies wird im Kontext sogenannter *randomisiert kontrollierter* Studien (randomized clinical trials, RCT) deutlich, die den Goldstandard quantitativer Forschung darstellen. In solchen Studien werden die Wirkungen von Interventionen (in der Regel Medikamente und Therapien) gemessen. Dabei sind mindestens zwei zufällig gebildete Gruppen nötig. In der einen (Interventionsgruppe) erhalten die Studienteilnehmenden die untersuchte Intervention, in der andern (Kontrollgruppe) wird eine bereits erprobte Intervention eingeleitet (verabreicht), wobei es sich bei letzterer auch um ein Placebo (lat. für Scheinmedikament) handeln kann. Weder die Studiengruppen noch die Forschenden wissen, in welche Gruppe die Studienteilnehmenden durch die Randomisierung zugeteilt wurden – d. h. sowohl Forschende als auch Forschungsteilnehmende sind »blind«, was die Intervention anbelangt (▶ Tab. 13.1, Objektivität). RCT, aber auch alle anderen Formen der Interventionsforschung, erfordern eine adäquate Betreuung der Studienteilnehmenden in beiden Gruppen (SAMW 2015).

### Fallbeispiel

Eine Patientin hat schon seit Jahren eine Krankheitsdiagnose des Auges. Die für sie zuständige Pflegeexpertin M. Sc. schlägt ihr die Teilnahme an einer Studie mit einem neuen Medikament vor, das sich durch eine vereinfachte Verabreichung, eine bessere Verträglichkeit und einer nur einmaligen Einnahme täglich von der bisherigen Therapie unterscheidet. Nach einer kurzen Überlegungszeit bittet die Patientin um weitere Informationen zur Studie und um die Patient*inneninformation.

Dieses Beispiel verdeutlicht, wie Patient*innen von einem Mitglied ihres klinischen Teams zur Teilnahme an einer Studie angefragt werden können. Der erwartete Nutzen der neuen Therapie stellt eine starke Motivation für die Teilnahme dar – und zwar unabhängig davon, wie wahrscheinlich ein solcher Nutzen für die Studienteilnehmer*in ist. Die direkte Nutzenserwartung im Rahmen einer Studienteilnahme und die von den Studienteilnehmenden eingeschätzten Risiken werden auch unter dem Begriff des sog. »therapeutischen Missverständnisses« (engl. *therapeutic misconception*) diskutiert (SAMW 2015, S. 51, vgl. Gaul et al. 2010). Das Studienteam, in dem auch klinisch tätige Pflegefachpersonen arbeiten, wird sich primär auf die Generierung brauchbarer Daten konzentrieren. Speziell bei *Patient*innen*, die in Studien eingeschlossen sind, kann die – oftmals unausgesprochene – Nutzenserwartung die *Vulnerabilität* erhöhen, wenn sie dazu führt, forschungsbedingte Risiken auf sich zu nehmen, die mit dem erwarteten Nutzen nicht proportional sind. Dieser Umstand ist es, der auch Forschung als eine ethisch zu legitimierende Form von Praxis ausweist und eine allzu scharfe Dichotomie zwischen »research« und »care« relativiert: West (2019) schlägt deshalb für den Kontext der Pflegeforschung vor, sich dieser Herausforderung mit einer *maximalen Transparenz* gegenüber den Studienteilnehmenden zu stellen. Selbst wenn also – wie im zuerst genannten Beispiel mit Frau Garcia – die Patientin geneigt sein sollte, aufgrund der guten Beziehung mit der Bezugspflegenden dem Interview über das Angsterleben zuzustimmen (obwohl sie z. B. zu müde ist für weitere Befragungen), wäre es gemäß West paternalistisch, anzunehmen, dass dies die Patientin nicht selber entscheiden kann. Ähnliches gilt für das Beispiel mit dem neuen Augenmedikament. West schlägt deshalb vor, die informierte Einwilligung als *ausgehandelte Einwilligung* (negotiated consent) zu verstehen, in deren Rahmen das therapeutische Grunddilemma offen angesprochen wird (a. a. O., S. 8). Eine vergleichbare Problematik zeigt sich in der Forschungspraxis etwa wenn eine untersuchte Gruppe klein und in der Rekrutierung aufwändig ist: Forschende können sich hier auf einer Gratwanderung befinden zwischen der ausführlichen (aber »zeitraubenden«) Erläuterung wichtiger Informationen und dem Überreden durch sanften Druck – verbunden aber mit der Gefahr des Übergehens von Signalen des Gegenübers, die auf ein Zögern oder eine Verunsicherung hinweisen.

In eine ähnliche Richtung wie das Konzept der *ausgehandelten Einwilligung* geht auch Kingstons feministischer Ansatz der Forschungsethik (2019). Dieser hebt die Beziehungsklärung, die Reflexivität und die Reziprozität sowie die Teilhabe der am Forschungsprozess Beteiligten als ethische Kernelemente hervor. Sie hat zum Ziel, die Beziehungen zwischen den Akteur*innen des Forschungsprozesses zu stärken, sie zur Wahrnehmung ihrer Rollen in der Forschung zu befähigen und einen transparenten Umgang mit gegenseitigen Hoffnungen und Erwartungen zu pflegen, aber auch Interessenskonflikte offen zu benennen (a. a. O., S. 12). Eide und Kahn (2008) sprechen im Kontext von qualitativer Forschung sogar von »therapeutischen Interaktionen« zwischen forschungsteilnehmender und forschender Person, in der eine Distanzierung der Forschenden, obwohl geboten, nicht immer möglich ist, gerade auch dort, wo der *Dialog* eine Methode der Datensammlung darstellt. Hier erweist sich eine allzu starke Rollendistanzierung als künstlich und letztlich hinderlich für die Erhebung qualitativ guter Daten. Pflegeforschende haben hier – wie andere Gesundheitsberufe auch – einen Vorteil, da die Beziehungsgestaltung zu den Gruppen von Forschungsteilnehmenden bereits integraler Teil ihrer klinischen Ausbildung und Praxis ist. Gleichzeitig können die Beziehungsnähe und die klinische oder beratende Rolle auch hinderlich sein, denn dies kann zu Rollenunklarheiten führen, insbesondere wenn sie im Datenerhebungsprozess (unreflektiert) beratende Aufgaben wahrnehmen. Hier gewinnt die von Kingston angesprochene Reflexivität der Forschenden eine besondere Bedeutung.

## 13.4 Pflegewissenschaftliche Forschung – ethische Orientierungen

Pflegeforschung dient dazu, Erkenntnisse in verschiedensten Arbeitsfeldern der Pflegepraxis, der weiteren Gesundheitsversorgung, aber auch in oftmals weniger forschungsdichten Bereichen wie der Ethikforschung in der Pflege oder der Pflegegeschichte zu gewinnen. Sie alle tragen zum Wissenskörper professioneller Pflege bei. Das Ziel ist jeweils ein vertieftes Verständnis von Pflege und – darauf basierend – die kontinuierliche Wissens- und Praxisentwicklung, die letztlich einen Beitrag zum Patient*innen- und Angehörigenwohl leisten soll (Risjord 2010). Dass Forschungsresultate umgesetzt werden, ist nicht nur ein ethisches Postulat gegenüber Patient*innen und Angehörigen, sondern auch gegenüber Mitarbeitenden, Studierenden, Forschenden und der Gemeinschaft.

Alle an der Pflegeforschung beteiligten Personen und Institutionen tragen eine gemeinsame Verantwortung. Diese hat einen doppelten Fokus: Die Sicherheit der Studienteilnehmenden einerseits sowie die Generierung brauchbarer Daten zur Qualitätsverbesserung pflegerischer Interventionen andererseits. Diese gemeinsame Verantwortung ist auch Ausdruck eines *partizipativen Forschungsverständnisses*, wie es die sog. partizipative Forschung (von Unger 2014) explizit anstrebt. Letztere geht von der Grundannahme einer partnerschaftlichen Beziehung zwischen Studienteilnehmenden, Verantwortlichen von Forschungseinrichtungen und den Forschenden selber aus. Partizipative Forschung nutzt diese heuristisch sowohl für die Generierung von Forschungsfragen, die Methodenwahl, die Erhebung und Interpretation der Daten, der Dissemination als auch für die Implementierung der Forschungsergebnisse *in*, resp. *mit* der Gemeinschaft, in welcher die Daten partizipativ gewonnen wurden (vgl. als Beispiel die Studie von Dahl et al. zur Reduktion freiheitseinschränkender Massnahmen in einem Pflegeheim, Dahl et al. 2018). Angesichts des Ziels von Forschung, für die Praxis brauchbare und implementierbare Ergebnisse zu generieren, ergeben sich ethische Orientierungen der Pflegeforschung, die Gegenstand der weiteren Ausführungen sind.

## 13.4.1 Forschungsethische Prinzipien

Für die *Durchführung von Studien* gelten auch für die Pflegeforschung dieselben fundamentalen Orientierungen wie für andere Bereiche der Humanforschung (SAMW 2015, World Medical Association 2013). Dazu zählen insbesondere (vgl. West 2019, Heale & Shorten 2017, Deutsche Gesellschaft für Pflegewissenschaft 2017):

- die freiwillige und informierte Einwilligung
- das Wohlergehen der Teilnehmenden
- die Minimierung der forschungsbedingten Risiken
- ein positives Verhältnis zwischen dem Nutzen für die Gemeinschaft und den Risiken, die Studienteilnehmende forschungsbedingt eingehen
- keine Ausnützung (exploitation) der Teilnehmenden (z. B. durch Vorenthaltung von relevanten Informationen zur Studie oder vom Nutzen, den die Studie generiert nach Studienabschluss [sog. posttrial access])
- Transparenz (self-disclosure) im Umgang mit potentiellen Interessenskonflikten und mit den therapeutischen Erwartungen der Studienteilnehmenden *an* die Studie

Damit Forschende für jeden dieser Aspekte eine forschungsethische Einschätzung geben können, ist eine solide Methodenausbildung erforderlich, oder – insbesondere für Führungspersonen ohne M. Sc.-Abschluss – der Rückgriff auf kundige Personen, welche die Studienanträge oder -ergebnisse beurteilen können.

Trotz unterschiedlicher gesetzlicher Regelungen besteht Konsens darüber, dass jede klinische Studie – somit auch die pflegewissenschaftliche – forschungsethische Kriterien erfüllen muss, welche auch Gegenstand der Prüfung durch Ethikkommissionen sind (vgl. Emanuel et al. 2000 und 2004; ferner SAMW 2015, S. 16). Diese sind in Tabelle 13.1 aufgeführt (▶ Tab. 13.1):

Obwohl im deutschsprachigen Raum unterschiedliche Formen resp. Wege ethischer Begutachtung bestehen, gelten die in der Tabelle (▶ Tab. 13.1) aufgeführten Kriterien unverändert auch für pflegewissenschaftliche Studien. Sie sind als Qualitätskriterien zu verstehen, anhand derer Forschungsteams insbesondere die Instrumente und das Vorgehen der Datenerhebung überprüfen können. Allerdings entsteht oftmals der Eindruck eines in der Forschungsgemeinschaft vorherrschenden formalistischen Verständnisses von Forschungsethik, welches die forschungsethische Begutachtung eher als »bürokratische Hürde« sieht, die den Forschungsprozess »unnötig hinauszögern« oder gar »gefährden« könne (vgl. Sellman 2016, George 2016). Ein integratives Verständnis von Forschungsethik resp. von Forschung als *Praxis* nimmt nicht nur *Forschende* in die Pflicht, sondern auch die *Forschung begutachtenden Gremien*: Die Gutachterfunktion sollte nicht dazu missbraucht

**Tab. 13.1:** Ethische Kriterien der Humanforschung

| Kriterien | Bedeutung |
| --- | --- |
| 1. Wissenschaftlichkeit | Die Studie genügt wissenschaftlichen Anforderungen. |
| 2. Positives Nutzen-Risiko-Verhältnis | Sie weist ein gutes Verhältnis zwischen Nutzen und Risiken auf. |
| 3. Fairness | Teilnehmende haben eine faire Chance erhalten, um ausgewählt zu werden. |
| 4. Information | Sie sind über die relevanten Aspekte der Studie informiert und haben diese verstanden. |
| 5. Einwilligung | Sie haben ohne äußeren Druck eingewilligt, nachdem alle ihre Fragen zufriedenstellend beantwortet wurden. |
| 6. Schutz und Betreuung | Den Teilnehmenden wird während der Studie ein adäquater Schutz und eine adäquate Betreuung zuteil. |
| 7. Ethische Begutachtung | Eine unabhängige ethische Begutachtung des Forschungsprotokolls hat stattgefunden. |

werden, gute Forschung zu verhindern resp. durch bürokratische Hürden unnötig zu erschweren.

> Gutachterliche Tätigkeit sollte – trotz der hoheitlichen Funktion von Ethikkommissionen – über die ethische Erfordernis der Freigabe hinaus immer auch Elemente eines *wissenschaftlichen Peer Review* beinhalten, welches im Dienst guter Forschung steht. Damit steht sie auch im Dienst der Gesellschaft, die von den Ergebnissen der Forschung profitieren soll und die dadurch das Wirken solcher Kommissionen letzten Endes politisch wie auch ethisch legitimiert (vgl. George 2016, Atzeni & Mair 2015).

### 13.4.2 Verantwortung für die Studien- und Datenqualität

Pflegeforschung verwendet je nach Fragestellung Designs und Methoden, die entweder dem *quantitativen* oder dem *qualitativen* Forschungsparadigma zugeschrieben werden, wobei vermehrt auch mehrmethodische Designs gewählt werden. Methoden beider Paradigmen dienen der Gewinnung, Analyse und Synthese von Daten (SAMW 2015, Schildmann & Vollmann 2009, S. 264 ff). Das Ziel *quantitativer* Studien ist, durch Aufdeckung naturalistischer, d. h. in der Natur vorfindlich gedachter, Zusammenhänge und Kausalketten möglichst allgemeingültige Resultate zu generieren. Häufig angewandte Methoden sind die Beobachtung und das Experiment, welche Messungen beinhalten. Gesammelte Daten werden numerisch festgehalten und statistisch analysiert (vgl. Polit & Beck 2017, S. 183 f; SAMW 2015, S. 98 ff).

Studien, denen ein qualitatives oder hermeneutisches Paradigma (Hermeneutik, griechisch: Lehre des Verstehens) zugrunde liegt, tragen unter anderem dazu bei, komplexe soziale Prozesse oder menschliche Erfahrungen besser zu verstehen. Verschiedene Methoden, die auf unterschiedlichen sozialwissenschaftlichen bzw. philosophischen Annahmen beruhen, werden dafür angewandt, so etwa die Grounded Theory, Phänomenologie, Ethnographie oder auch Fallstudien (vgl. Pryborski & Wohlrab-Sahr 2014). Häufig werden teilnehmende oder nicht-teilnehmende Beobachtungen und narrative Interviews durchgeführt, um soziale Prozesse, persönliche Erfahrungen und Meinungen oder kulturelle Phänomene zu beschreiben. Gesammelte Daten werden systematisch kodiert, kategorisiert und – je nach Methode – theoretisch verankert und interpretiert.

### 13.4.3 Qualitätskriterien innerhalb der einzelnen Forschungsparadigmen

Die gängigen Qualitätskriterien zur Beurteilung quantitativer Studien sind Validität (Gültigkeit), Reliabilität (Verlässlichkeit) sowie Objektivität (Polit & Beck, 2017):

*Validität* bezieht sich auf die Frage, ob ein Messinstrument wirklich misst, was es zu messen vorgibt. Beispielsweise, ob ein Fragebogen »Angst vor einer Operation«, wirklich die Angst vor einer Operation erfasst oder ob z. B. andere Ängste gemessen werden.

*Reliabilität* fragt nach der Zuverlässigkeit einer Messung: Gibt z. B. ein Thermometer die exakte Temperatur (etwa der Haut) an und kommen wiederholte Messungen zu gleichen Resultaten, bzw. bleiben die Messungen auch in unterschiedlichen Situationen stabil?

*Objektivität* schließlich verlangt die Unabhängigkeit der gemessenen Daten von der forschenden Person. Beurteilen z. B. Patient*innen die Pflegequalität gleich, unabhängig davon, ob die Forschende Pflegende oder Sozialarbeiterin ist? Oder wird die Lernfähigkeit von Mäusen aus dem gleichen Wurf unterschiedlich eingeschätzt, je nachdem, ob der beobachtenden Person zuvor gesagt wurde, die einen Mäuse stammten von intelligenten Eltern ab, die anderen jedoch von nicht intelligenten?

Qualitative Forschung basiert auf der Annahme, dass die Lebenswelt der Menschen eine sozial konstruierte und subjektiv erfahrene Wirklichkeit ist. Das heißt, Objektivität, wie sie im quantitativen Paradigma verlangt wird, gibt es nicht, weil die Forschenden stets Teil der zu erforschenden Welt sind. Lincoln & Guba (1985) verlangen folgende Qualitätskriterien: Glaubwürdigkeit (engl. credibility) Authentizität, Übertragbarkeit (transferability), Verlässlichkeit (dependability) und Bestätigung (confirmability).

Tab..13.2: Qualitätskriterien qualitativer Forschung nach Lincoln und Guba (1985)

| Kriterien | Bedeutung |
| --- | --- |
| Glaubwürdigkeit | Die Daten sollen aus glaubwürdigen Quellen kommen und die Resultate glaubwürdig sein. |
| Authentizität | Die Resultate geben den originalen Sinn wieder, d. h. sie verleihen den Menschen, welche an der Studie teilgenommen haben, eine Stimme. |
| Übertragbarkeit | Die Resultate können in ähnliche Situationen bzw. Kontexte übertragen werden, wie sie die Originalsituation aufwies. |
| Verlässlichkeit | Die Analyseprozesse sind nachvollziehbar. Andere Forschende würden ähnliche Resultate generieren. |
| Bestätigung | Menschen, die an der Studie teilgenommen haben oder in einer ähnlichen Situation wie die Studienteilnehmer sind, erkennen sich in den Resultaten wieder. Es gibt z. B. »Aha-Erlebnisse«, weil Resultate das in Worte ausdrücken, was die Teilnehmenden zwar wussten, aber zuvor nicht in Worte fassen konnten. |

In einem Proposal zeigen Forschende auf, wie sie im Rahmen der Datenerhebung und -analyse diese Gütekriterien berücksichtigen, und wie die Dateninterpretation nachvollziehbar erfolgt.

### 13.4.4 Eine Bemerkung zur Qualität webbasierter Daten

Webbasierte Forschung eröffnet seit Jahren für die (Pflege-)Wissenschaft bedeutende Möglichkeiten der Datengewinnung für qualitative und quantitative Erhebungsmethoden. Sie bietet erhebliche Vorzüge wie die Unabhängigkeit von Zeit und Ort, aber auch den Zugang zu sonst schwer erreichbaren Populationen. Die dabei angewandten Formen reichen von der Online-Befragung mittels spezifischer Applikationen, explizit als Forschung angelegten Threads in Fachforen, der offenen oder verdeckten Analyse von Threads in öffentlichen Foren, Meinungsumfragen bis zur Analyse von Leserbriefen oder sozialen Medien wie Facebook oder Twitter (Sugiura et al. 2017). Auch wenn bei der webbasierten Forschung grundsätzlich dieselben ethischen Orientierungen gelten wie bei anderen Formen, bestehen aufgrund der offenen Art der Datengewinnung erhebliche Unsicherheiten bezüglich

- der Berechnung des Rücklaufs
- des Umgangs mit u. U. strafrechtlich sensiblen Daten (z. B. bei Angaben von Opfern oder Täter*innen im Zusammenhang mit Kindsmissbrauch)
- der informierten Einwilligung
- der Vertraulichkeit und dem Erreichen der Zielpopulation der Forschung (z. B. wenn nicht die angestrebte Zielgruppe eine Umfrage beantwortet, sondern weitere Adressat*innen, an welche die Einladung zur Teilnahme oder eine nicht geschützte URL resp. ein Link für eine Befragung, weitergeleitet wird).

Für Ethikkommissionen können bei der Begutachtung von webbasierter Forschung erhebliche Unsicherheiten bestehen, wie diese im Einzelfall zu bewerten ist. Convery & Cox (2012) sprechen von einer »ausgehandelten Ethik« webbasierter Forschung, die ganz eng an die »Internet-Kultur(en)« gekoppelt und an die Netiquette der Online Community gebunden ist.

### 13.4.5 Information und Einwilligung in Forschung

Im Zuge des Nürnberger Codex hat sich die freiwillige und informierte Einwilligung von Forschungsteilnehmenden als Goldstandard ethisch zulässiger Forschung etabliert (▶ Kap. 13.1), der auch im nationalen und internationalen Regelwerk zur Forschung abgebildet ist (vgl. Artikel 25 der Helsinki-Deklaration [World Medical Association 2013], SAMW 2015, S. 21 f). Im Rahmen eines integrativen Verständnisses von Forschungsethik erscheint Forschung als soziale Ressource, die sowohl für das Individuum als auch für bestimmte Populationen Nutzen generieren kann. Gerade die Herausforderung, den Zugang zu Forschung für benachteiligte Gruppen zu fördern, hat zu Diskussionen darüber geführt, unter welchen Umständen Forschung auch mit Menschen zulässig ist, die

- nicht einwilligen können, aber durch die Studie einen direkten Nutzen haben können (Eigennutzen).
- nicht einwilligen können, durch die Studie keinen direkten Nutzen erfahren, jedoch andere, die an derselben Erkrankung leiden (sog. Gruppennutzen).
- nicht einwilligen können, keinen direkten Nutzen und kein Gruppennutzen besteht, die Studie aber relevante Erkenntnisse verspricht, die Risiken minimal sind und keine Alternativen zu solcher Forschung mit Urteilsfähigen bestehen (Fremdnutzen, vgl. Bielby 2008).

**Kasten 13.1:** Kernelemente der informierten Einwilligung für die Forschung nach der Helsinki-Deklaration und nach der Europäischen Bioethikkonvention

Die Helsiniki-Deklaration (World Medical Association 2013) sieht als Kernelemente der informierten Einwilligung vor, dass Studienteilnehmende

- *freiwillig teilnehmen (Art. 25) resp. bei Urteilsunfähigkeit eine rechtsgültige Einwilligung der gesetzlichen Vertretung vorliegt (Art. 28),*
- *über Zweck, Methodik, Maßnahmen im Rahmen der Studie, Sponsoren, potentielle Risiken und Nutzen und über die Möglichkeit des jederzeitigen Widerrufs der Einwilligung informiert sind und schriftlich eingewilligt haben (Art. 26).*

Des Weiteren fordert Art. 13 der Europäischen Bioethikkonvention (Europarat 1997) unter anderem, dass Studienteilnehmende

- *über die erfolgte ethische Begutachtung informiert sind,*
- *über Vorkehrungen und Maßnahmen bei unerwünschten Ereignissen im Rahmen der Studie Bescheid wissen,*
- *um die Vertraulichkeit des Umgangs mit Daten, ihre Aufbewahrung und Verwendung wissen.*

Dies schließt auch die Möglichkeit der Forschung in Notfallsituationen ein, wenn bedeutsame Erkenntnisse davon zu erwarten sind, wobei die Einwilligung dann nachträglich erfolgen muss (Helsinki-Deklaration Art. 30). Wie die Rezeption der Europäischen Bioethikkonvention (Europarat 1997) und des Zusatzprotokolls zur Forschung (Council of Europe 2005a) durch Länder wie Deutschland, Österreich und z. T. auch Italien zeigen, besteht international keine Einigkeit darüber, ob Forschung mit urteilsunfähigen Menschen, welche keinen Eigen- oder Gruppennutzen aufweist, zulässig ist (Europäische Bioethikkonvention, Art. 5, sowie 17, Abs. 2). Deutschland hat die Konvention bis heute nicht ratifiziert mit Hinweis, die Begriffe »minimale Risiken, minimale Belastungen« seien zu unbestimmt, bzw. Menschen mit Behinderungen seien unter dieser Regelung zu wenig geschützt. Der Meinungsbildungsprozess sei aber noch nicht abgeschlossen (Deutscher Bundestag 2019). Die Schweiz ratifizierte die Konvention im Jahr 2008 und ließ nach der Abstimmung zur Regelung der Humanforschung (2010) auch fremdnützige Studien mit urteilsunfähigen Menschen unter ganz engen Voraussetzungen zu (vgl. SAMW 2015, Kap. 5.2 und 5.5).

## 13.5 Vulnerabilität urteilsunfähiger Studienteilnehmender

Forschung mit Gruppen- oder Fremdnutzen ist und bleibt bei Menschen, die *eingeschränkt urteilsfähig* oder *urteilsunfähig* sind, eine ethische Herausforderung – und zwar unabhängig von der gesetzlichen Regelung: Wo sie zulässig ist, steht der *adäquate Schutz* der Teilnehmenden im Vordergrund und eine hinreichend klare Ausbuchstabierung dessen, was Begriffe wie »gesellschaftlicher Nutzen«, »Gruppennutzen«, »minimales Risiko« und

»minimaler Schaden« im jeweiligen Kontext konkret bedeuten resp. beinhalten.

Wo sie nicht zulässig ist, stehen Fragen der *Gerechtigkeit* im Vordergrund im Zugang zu Forschung für Gruppen, die oftmals vernachlässigt werden, von Forschung aber profitieren könnten, so z. B. für die Früherkennung oder Behandlung von Demenz oder für die Behandlung von Neugeborenen und Kindern.

> Fragen der Autonomiefähigkeit und der Verteilgerechtigkeit begründen *gemeinsam* die erhöhte Vulnerabilität von urteilsunfähigen Menschen im Kontext von Forschung.

Der erläuternde Bericht zum Zusatzprotokoll der Bioethikkonvention (Council of Europe 2005b) beschreibt in Absatz 69 ausführlich das Konzept der Vulnerabilität im Kontext von Forschung. Bemerkenswert ist, dass es sowohl urteilsfähige als auch urteilsunfähige Studienteilnehmende miteinschließt (▶ Tab. 13.3).

Tab. 13.3: Vulnerabilitätstypen gemäß Zusatzprotokoll der Bioethikkonvention (Council of Europe 2005a/2005b)

| Vulnerabilitätstyp[17] | Beispiele |
| --- | --- |
| kognitive Vulnerabilität | urteilsunfähige Menschen: z. B. Neugeborene, Kleinkinder, Menschen mit Demenz, geistiger Behinderung oder im Wachkoma |
| situative Vulnerabilität | Menschen, die aufgrund einer Notfallsituation oder Sprachbarrieren nicht einwilligen können |
| institutionelle Vulnerabilität | urteilsfähige Menschen, die in Institutionen unter dem Einfluss Dritter stehen (z. B. Armeeangehörige, Gefangene) |
| autoritätsbezogene Vulnerabilität | urteilsfähige Menschen, die unter dem Einfluss Dritter stehen (z. B. Angehörige, Fachperson) |
| medizinische Vulnerabilität | Patient*innen, für die keine wirksamen Therapien zur Verfügung stehen |
| ökonomische Vulnerabilität | Menschen, die aus einer finanziellen Notlage heraus an Forschungsprojekten teilnehmen |
| soziale Vulnerabilität | Angehörige von Randgruppen (z. B. Obdachlose, Sans-Papiers, ▶ Kap. 19 Band) |

Pflegeforschung findet oft mit Studienteilnehmenden statt, die eine erhöhte intrinsische oder extrinsische (vgl. Anm. 3) Vulnerabilität aufweisen. Ein gutes Beispiel dafür sind Beobachtungs- und Interventionsstudien zur Sturzprävention in der Langzeitpflege. Forschende haben hier die wichtige Aufgabe, im Einklang mit den gesetzlichen Vorgaben nachzuweisen, wie sie auf die besondere Vulnerabilität von Studienteilnehmenden, die entweder urteils-

---

17 Bielby bezeichnet die kognitive Vulnerabilität als intrinsisch, alle anderen Formen aber als extrinsisch (2008, S. 54).

unfähig sind oder deren Urteilsfähigkeit für die Studienteilnahme nicht mit Sicherheit festgestellt werden kann, eingehen (Doody & Noonan 2016, Schrems 2013, ▶ Kap. 3).

## 13.6 Zusammenfassung und Ausblick

Pflege als moralische Praxis kann sich nur dank Forschung weiterentwickeln. Forschungsethik hat sich auch im Kontext pflegewissenschaftlicher Studien als wichtige Reflexion über die Ziele und Wege der Pflegeforschung erwiesen. Ihre vordringlichste Aufgabe besteht in der Rechtfertigung, inwiefern studienbedingte Risiken durch die Relevanz der Forschungsfrage berechtigt sind und wie dabei der Schutz der Teilnehmenden in allen Phasen des Forschungsprozesses erfolgt. Dabei spielt es keine Rolle, ob der Forschung eine qualitative oder eine quantitative Methodik oder ein Mehrmethodendesign zugrunde liegt, ob die Daten persönlich, schriftlich, webbasiert oder über soziale Medien gewonnen werden. Ein integratives Verständnis von Forschungsethik in der Pflege umfasst die wissenschaftliche Integrität von Pflegeforschenden in der Gewinnung und Aufbereitung von Daten, aber auch in deren Publikation und Zitation. Zu den ethischen Orientierungen der Pflegeforschung gehören nebst der wissenschaftlichen Vorgehensweise auch das Eingehen auf die spezifische Vulnerabilität der Studienteilnehmenden, allen voran derjenigen, die urteilsunfähig sind oder eine hohe Erwartung an den Nutzen von Forschung haben. Ethikkommissionen zur Begutachtung und Freigabe von Forschungsprojekten haben sich international als Standard etabliert, um diese Vulnerabilität gezielt zu erkennen und – im aktiven Austausch mit den Forschenden – Maßnahmen auszuarbeiten, die systematisch den Schutz der Studienteilnehmenden gewährleisten.

Nachdem pflegewissenschaftliche Studien heute vielerorts zum üblichen Portfolio von Anträgen gehören, die Ethikkommissionen vorgelegt werden, bedarf es in Zukunft einer eingehenden Reflexion darüber, wie der Forschungsprozess in der Pflege *als Ganzes* unter ethischen Aspekten reflektiert werden kann. Dazu fehlen bislang weitgehend Publikationen, da Studien meistens mit dem Fokus auf zentrale Ergebnisse publiziert werden und weniger mit Blick auf die forschungsethischen Fragen und Herausforderungen (siehe dazu exemplarisch Bischofberger & Obrist, 2005).

## 13.7 Transferaufgaben

- Worin liegen Gemeinsamkeiten und Unterschiede zwischen einem protektiven, einem formalistischen einem integrativen Verständnis von Forschungsethik in der Pflege? Erläutern Sie diese anhand der Forschung mit Menschen, bei denen eine Demenz diagnostiziert wurde.

- Beschreiben Sie das forschungsethische Grunddilemma. Übersetzen Sie es in die verschiedenen Bereiche, in denen Pflegende mit Forschung in Berührung kommen. Wo sehen Sie Möglichkeiten der Lösung resp. des Interessensausgleichs?
- Sie planen als Pflegeforscher*in ein Projekt zum Einsatz freiheitsbeschränkender Maßnahmen in Alters- und Pflegeheimen. Die Datensammlung besteht aus einer Erhebung aufgrund der Bewohner*innendokumentation sowie offener Interviews mit Pflegefachpersonen über das Erleben solcher Situationen. Im Antragsformular der zuständigen Ethikkommission werden Sie gebeten, Ihre ethischen Überlegungen zum Forschungsprojekt darzulegen. Wie würden Sie diese formulieren?
- Sie haben im Forschungsprojekt zum Angsterleben bei orthopädischen Patient*innen (s. oben Fallbeispiel mit Frau Garcia) Ihre Datensammlung erfolgreich abgeschlossen. Nach der Datenanalyse und -interpretation bereiten Sie sich auf die Publikation der Ergebnisse vor. Welche Aspekte wissenschaftlicher Integrität sind dabei von Bedeutung?

## Literatur

Anderson J (2010) Clinical Research in Context: Reexamining the Distinction between Research and Practice. In: J Med Philos 35(1), S. 46–63.

Akademien der Wissenschaften Schweiz (2013) Autorschaft bei wissenschaftlichen Publikationen. Analyse und Empfehlungen (http://www.akademien-schweiz.ch/dms/D/Publikationen/Richtlinien_Empfehlungen/Wiss_Integritaet/Akademien_Autorschaft.pdf, Zugriff: 12.09.2019)

Atzeni G, Mayr K (2015) Ethische Expertise. Ethikkommissionen und Klinische Ethik-Komitees als Räume ethischer Rede. In: Nassehi A, Saake I, Siri J (Hrsg.) Ethik–Normen–Werte, Studien zu einer Gesellschaft der Gegenwarten. Wiesbaden: Springer. S. 229–253

Bundesamt für Gesundheit (2019) Entstehung der Humanforschungsgesetzgebung (https://www.bag.admin.ch/bag/de/home/medizin-und-forschung/forschung-am-menschen/entstehung-humanforschungsgesetz.html, Zugriff 21.9.2019)

Bielby P (2008) Competence and vulnerability in biomedical research. Dordrecht: Springer

Bischofberger I, Obrist van Eeuwijk B (2005) Zugang gewinnen – Rekrutierungsphase als Herausforderung, Pflege, 18(4), S: 219–225

Bishop A, Daly B (2004) Nursing, profession of. In: Post S. (Hrsg.) Encyclopedia of Bioethics. New York: Macmillan Reference. S. 1903–1909. Gale Virtual Reference Library, (https://link.gale.com/apps/doc/CX3402500385/GVRL?u=unizur&sid=GVRL&xid=3643592e, Zugriff: 01.09.2019)

Bridges J et al. (2019) Hospital nurse staffing and staff-patient interactions: an observational study BMJ Qual Saf 28(9), S. 706–713

Convery I, Cox D (2012) A review of research ethics in internet-based research. Practitioner Research in Higher Education. 6(1) 50–57

Council of Europe (2005a) Additional protocol to the convention on human rights and biomedicine, concerning biomedical research (https://rm.coe.int/CoERMPublicCommonSearchServices/DisplayDCTMContent?documentId=0900001680083709, Zugriff: 12.09.2019)

Council of Europe (2005b) Explanatory report to the additional protocol to the Convention on Human Rights and Biomedicine, concerning biomedical research (https://rm.coe.int/CoERMPublicCommonSearchServices/DisplayDCTMContent?documentId=09000016800d3810, Zugriff: 12.09.2019)

Dahl H et al. (2018) Facilitation of a workplace learning intervention in a fluctuating context: an ethnographic, participatory research project in a nursing home in Norway, International Practice Development Journal, 8(2), S. 1–17, DOI 10.19043/ipdj.82.004

Deutsche Gesellschaft für Pflegewissenschaft (2017) Ethikkodex Pflegeforschung der Deutschen Gesellschaft für Pflegewissenschaft, Pflege & Gesellschaft 22(4), S. 371–372

Deutscher Bundestag (2019). Bericht der Bundesregierung zum Stand der Unterzeichnung und Ratifizierung europäischer Abkommen und Konventionen für den Zeitraum von März 2017 bis

Februar 2019 (http://dip21.bundestag.de/dip21/btd/19/104/1910411.pdf, Zugriff: 12.09.2019)

Doody O, Noonan M (2016) Nursing research ethics, guidance and application in practice. Brit J Nurs 25(14), S. 803–807

DuBois J, Antes A L (2018) Five dimensions of research ethics: A stakeholder framework for creating a climate of research integrity, Acad Med 93(4), S. 550–555

Eide P, Kahn D (2008) Ethical issues in the qualitative researcher-participant relationship. Nurs Ethics 15(2), S. 199–207

Elger B, Engel-Glatter S (2015) Wissenschaftliche Integrität. Umgang mit Daten und Publikationsethik, MKG-Chirurg 8(2), S. 83–91

Emanuel E, Wendler D, Grady C (2000) What makes clinical research ethical? In: JAMA 83, S. 2701–2711

Emanuel E, Wendler D, Grady C (2004) What makes clinical research in developing countries ethical? The benchmarks of ethical eesearch. In: J Infect Dis 198, S. 900–937

Emanuel E et al. (2011) The Oxford textbook of clinical research ethics. New York: Oxford University Press

Europarat (1997) Übereinkommen zum Schutz der Menschenrechte und der Menschenwürde im Hinblick auf die Anwendung von Biologie und Medizin: Übereinkommen über Menschenrechte und Biomedizin. Oviedo, 4.4.1997 (https://rm.coe.int/090000168007d002, Zugriff am 09.09.2019)

Fierz K et al. (2014) Scientific misconduct: also an issue in nursing science? J Nurs Scholarsh, 46 (4), S. 271–280

Gaul C et al. (2010) Bereitschaft von Patienten zum Einschluss in klinische Studien. Eine explorative Studie. In: Medizinische Klinik 105. Jg., Heft 2, 73–79

George A (2016) Research ethics. Medicine 44(10), S. 615–618

Groß D (2014) Nürnberger Kodex. In: Lenk C, Duttge G, Fangerau H (Hrsg.) Handbuch Ethik und Recht der Forschung am Menschen. Heidelberg: Springer. S. 559–563

Heale R, Shorten A (2017) Ethical context of nursing research. Evid Based Nurs, 20(1), S. 7

Heeren P et al. (2014) Staffing levels and the use of physical restraints in nursing homes: A multicenter study, J Gerontol Nurs, 40(12), S. 48–54

Hopf C (2000) Forschungsethik und qualitative Forschung. In: Flick U, von Kardoff E, Steinke I (Hrsg.) Qualitative Forschung. Ein Handbuch. Reinbek: Rowohlt. S. 689–600

Kingston A K (2019) Feminist research ethics. From theory to practice. In: Iphofen R. (Hrsg.) Handbook of Research Ethics and Scientific Integrity. Cham: Springer. doi: 10.1007/978-3-319-76040-7_64-1

Koepsell D (2017) Scientific integrity and research ethics. An approach from the ethos of science. Cham: Springer

Kurth E et al. (2010) Crying babies, tired mothers – challenges of the postnatal hospital stay: an interpretive phenomenological study. In: BMC Pregnancy Childbirth 10 (1), S. 1–10

Lincoln Y, Guba E (1985) Naturalistic Inquiry. London: Sage

Lippert H D (2016) Die klinische Prüfung mit Arzneimitteln in Deutschland nach neuem Recht, MedR 34(10), S. 773–778

Panfil E M (2018) Forschung und Forschungsprozess. In: Brandenburg H, Panfil E M, Mayer H, Schrems B (Hrsg.). Pflegewissenschaft 2. Lehr- und Arbeitsbuch zur Einführung in die Forschung in der Pflege. 3. Aufl. Bern: Huber. S. 31–46

Polit D F, Beck C T (2017) Nursing research: Generating and assessing evidence for nursing practice. 10. Aufl. Philadelphia: Wolters Kluwer

Przyborski A, Wohlrab-Sahr M (2014) Qualitative Sozialforschung – Ein Arbeitsbuch. Berlin: DeGruyter

Resnik D (2018) The ethics of research with human subjects. Protecting people, advancing research, promoting trust. Cham: Springer

Risjord M. (2010) Nursing Knowledge. Science, Practice and Philosophy. Oxford: Wiley-Blackwell

Rütsche B (2014) Das Recht der biomedizinischen Forschung am Menschen: Nationales Recht im Spiegel internationaler Prinzipien, MedR 32(10, S. 725–732

SAMW Schweizerische Akademie der Medizinischen Wissenschaften (2015) Forschung mit Menschen. Ein Leitfaden für die Praxis (https://www.samw.ch/dam/jcr:b8576b72-4410-469f-b3c1-8b935f79b713/ leitfaden_samw_forschung_menschen_2_auflage_2015.pdf, Zugriff am: 07.09.2019)

Schildmann J, Vollmann J (2016) Empirische Forschung in der Medizinethik. Methodenreflexion und forschungspraktische Herausforderungen am Beispiel eines mixed-method Projekts zur ärztlichen Handlungspraxis am Lebensende, Ethik Med, 21(3), S. 259–269

Schrems B M (2013) Mind the gaps in ethical regulations of nursing research. Nurs Ethics 20 (3), 336–347

Sellman D (2016) The practice of nursing research: getting ready for ›ethics‹ and the matter of character. Nursing Inquiry 23(1): 24–31

Stühlinger V, Schwamberger H (2013) Forschung am Menschen im nichtärztlichen Bereich Vorlagepflichten und Prüfmöglichkeiten durch

Ethikkommissionen. Eine kritische Analyse mit Ausblick. RdM 146(6), S. 283–289

Sugiura L, Wiles R, Pope C (2017) Ethical challenges in online research: Public/private perceptions. Research Ethics 13(3–4), S. 184–199

Watson B, Salmoni A, Zecevic A (2018) Case analysis of factors contributing to patient falls. Clin Nurs Res (https://doi.org/10.1177/1054773818754450, Zugriff: 08.09.2019)

West E (2019) Ethics and Integrity in Nursing Research. In: Iphofen R. (Hrsg) Handbook of research ethics and scientific integrity. Cham: Springer. doi: 10.1007/978-3-319-76040-7_46-1

Wiesing U, Ehni H (2014) Die Deklaration von Helsinki des Weltärztebundes – Ethische Grundsätze für die Forschung am Menschen. In: Lenk C, Duttge G, Fangerau H (Hrsg.) Handbuch Ethik und Recht der Forschung am Menschen. Heidelberg: Springer. S. 517–524

World Medical Association (2013) WMA Declaration of Helsinki – Ethical principles for medical research involving human subjects (https://www.wma.net/policies-post/wma-declaration-of-helsinki-ethical-principles-for-medical-research-involving-human-subjects, Zugriff: 07.07.2019)

## Dank

Die Autorschaft bedankt sich bei Prof. em. Dr. Annemarie Kesselring, welche an diesem Kapitel in der Erstauflage des Handbuchs mitwirkte.

# 14 Pflegemanagement in ethischer Perspektive

*Constanze Giese*

*Dieser Beitrag umfasst die Beschreibung, Reflexion und kritische Auseinandersetzung mit ethischen Themen und Konfliktfeldern, die aus der Verantwortung und dem Handlungsbereich des Managements in Kontexten der pflegerischen Versorgung resultieren. Er setzt an bei seiner spezifischen Verantwortung, insbesondere der Position des Pflegemanagements zwischen Managementverantwortung und Pflege, die nicht selten als »Sandwichfunktion« bezeichnet wird. Zur theoretischen Fundierung wird ein Bezug zur Ethik im Management unter besonderer Berücksichtigung der spezifischen Verantwortung im Bereich sogenannter Care- oder Sinnberufe hergestellt. Den aktuellen Diskursen der Differenzierung von Leitung und Führung folgend und um die (zunehmende) Bedeutung von Leadership in der Literatur zu würdigen, werden die Aufgaben des Managements differenziert und die ethische Relevanz von Strategie und Organisation einerseits und Leadership andererseits beschrieben. Grundlegend dafür ist die Auseinandersetzung mit und die Differenzierung von Menschenbildern im Management und deren Konsequenzen für den Umgang mit diversen Bezugsgruppen, insbesondere für Mitarbeitende der Pflege und pflegebedürftige Menschen.*

**Ziele:** Nach dem Lesen dieses Kapitels kennen Sie die Verantwortungsbereiche des Pflegemanagements und die ethische Relevanz seiner unterschiedlichen Aufgaben im Bereich von Einrichtungen der Gesundheitsversorgung und Pflege unter besonderer Berücksichtigung des Verhältnisses zur normativen Rahmung und Grundlegung der Heil- und Pflegeberufe. Sie können die Bedeutung der im Hintergrund des Handelns und Entscheidens stehenden Menschenbilder verstehen und diese beschreiben. Sie sind in der Lage, die Differenzierung der Handlungsfelder des Managements, organisatorisches und strategisches Managementhandeln einerseits und Führungshandeln andererseits hinsichtlich ihrer ethischen Relevanz und ihres ethischen Referenzrahmens fallbezogen zu interpretieren und zu aktualisieren.

## 14.1 Verantwortung im Pflegemanagement: Wofür und wovor?

Pflegemanagement als Begriff setzt sich zusammen aus Pflege und Management, für beide Bereiche existieren bereits theoretisch fundierte, praxisbezogene ethische Grundlegungen, sogenannte Bindestrich-Ethiken. Während im Rahmen der Pflegeethik die pflegerische Ethik und das Ethos der Heilberufe als Handlungs- und Reflexionsgrundlage der Beziehung zum pflegebedürftigen Menschen, zum Team und zur Organisation reflektiert und diskutiert werden, ist die Managementethik der Unternehmens- und damit der Wirtschaftsethik zuzuordnen. Management, vom engl. to manage, wörtlich »bewerkstelligen«, »leiten«, soll im Folgenden mit Dietzfelbinger verstanden werden als Prozess, der zunächst »nichts anderes (ist) als Planung und Umgang, weiter dann Durchführung und Verwaltung von Prozessen« (Dietzfelbinger 2004, S. 130). Nach Oswald umfasst Management im Krankenhaus »alle Aufgaben, die zur Zielerreichung [...] notwendig und nicht ausführender Art sind« (Oswald 2019, S. 54). Im Pflegemanagement sind das Prozesse, die gute Pflege in einer Einrichtung ermöglichen. Der Erfolg eines solchermaßen strategisch geplanten Managementhandelns lässt sich nur von der Zielerreichung her bestimmen. Dafür reichen ökonomische Kriterien nicht aus, wesentlich ist die Erreichung der Ziele bezogen auf die Aufgaben, die eine Einrichtung sich gibt (z. B. in einem Unternehmensleitbild) und die ihr im Rahmen eines politischen, administrativen und ökonomischen Willensbildungsprozesses als Einrichtung der Gesundheitsversorgung zukommen. In aller Regel ist das Pflegemanagement jedoch auch ökonomischen Zielen verpflichtet sowie der Gewährleistung geregelter Abläufe, in deren Zentrum auch die medizinische Diagnostik und Therapie stehen und die durchaus mit dem Ziel der Ermöglichung guter Pflege konkurrieren können (▶ Kap. 25; ▶ Kap. 26).

### 14.1.1 Leitung und Führung

> Management befasst sich mit der »Handhabung von Komplexität in organisationalen Kontexten« und »ist gefragt, wo Unentscheidbares entschieden werden muss« (Rüegg-Stürm 2009, S. 76). Es bedarf dazu eines verlässlichen und legitimierten Referenzsystems, um unter Bedingungen der Ungewissheit, Unübersichtlichkeit, Ambiguität und Zeitdruck entscheidungs- und handlungsfähig zu bleiben. Das Bestehen eines legitimierbaren, als stabil wahrgenommenen und transparenten normativen Referenzrahmens und die Möglichkeit, Verantwortlichkeiten zu identifizieren und Verantwortung klar umgrenzt zuzuschreiben, ermöglichen es erst den Manager*innen und allen anderen Mitarbeitenden, ihre je begrenzte Verantwortung wahrzunehmen.

Von den Funktionen der Leitung wird die der Führung differenziert beschrieben, nach Rausch und Schwendemann sind die »Steuerung gemeinsamer Aufgaben und die Motivation [...] der Mitarbeitenden [...] Führungsaufgaben, die auf einer Verhaltensbeeinflußung basieren und in lateralen Organisationsmodellen nicht nur der Effizienz dienen, sondern einer Verselbstständigung der autonomen Teams innerhalb der Organisation vorbeugen.« (Rausch & Schwendemann 2010, S. 290-291). Führung wirkt demzufolge integrierend, indem sie die Selbstbestimmung der Teams in die Interessen der Gesamtorganisation integriert, und motivierend, indem sie die Identifikation der motivierten Mitarbeitenden mit der Organisation fördert (Rausch & Schwendemann 2010, S. 291). Das Leadership-Paradigma wird vom Management-Paradigma plakativ unterschieden, mit Kotter umfasst Management die »Planung und Budgetierung, Organisation und Stellenbesetzung, Reporting und Problemlösung«. Leadership definiert er in Abgrenzung davon als »Richtung vorgeben, Mitarbeiter danach ausrichten, dazu Motivation und Inspiration geben« (Kotter 1990 zitiert nach Heitz 2019, S. 176).

### 14.1.2 Verantwortung als Zuschreibungsbegriff

Eine nähere Betrachtung des Verantwortungsgefüges als mehrstellige Relation kann zur Klärung der Verantwortung des Pflegemanagements beitragen. Zunächst ist Verantwortung als (sozialer) Zuschreibungsbegriff zu verstehen. Das bedeutet, dass es im Folgenden nicht um die Verantwortung geht, die ein Subjekt im Angesicht des anderen und von diesem her – unmittelbar und personal – verspürt, sondern um die Verantwortung, die jemandem aufgrund seiner sozialen Rolle (hier: als Pflegemanager*in) zugeschrieben wird.

In ethischer Perspektive ist *Verantwortung* als Zuschreibungsbegriff als mindestens vierstellige Relation zu analysieren: *Jemand* (Subjekt) ist für *etwas* (Gegenstand) *vor oder gegenüber jemandem* (Instanz) unter Berufung auf bestimmte *normative Standards* (Normhintergrund), im Rahmen eines entsprechenden *Handlungsbereiches* verantwortlich (vgl. Werner 2011, S. 543, Lenk 1997, S. 90).

Das *Pflegemanagement* lässt sich, wenngleich hier nur exemplarisch, wie folgt abbilden:

- Verantwortlich für die Bereitstellung von adäquater Pflege nach Art und Umfang, gegenüber den pflegebedürftigen Menschen unter Berufung auf pflegefachliche, pflegeethische und wirtschaftliche Standards.
- Verantwortlich für Arbeitsbedingungen, die fachlich korrekte Pflege ermöglichen, gegenüber den Mitarbeiterinnen des Pflegedienstes, unter Berufung auf vertragliche, arbeitsrechtliche, gesundheitsförderliche und personalethische Standards.
- Verantwortlich für fachgerechte, effiziente und effektive Pflege, gegenüber oder vor der Geschäftsführung, der Trägerschaft und der Kostenträgerschaft unter Berufung auf normative Standards des Unternehmensleitbildes, Kriterien der Wirtschaftlichkeit, Ethikstandards und Kodizes (soweit vorhanden) sowie Sozial- und Umweltstandards.
- Das Pflegemanagement agiert als Teilbereich des Klinikmanagements dessen Verantwortungsbereiche Biller-Adorno et al. wie folgt zusammenfassen: »Das Klinikmanagement trägt Verantwortung gegenüber mindestens drei Parteien: den Patient*innen, die im Krankenhaus behandelt werden, der Belegschaft und der Gemeinschaft, die die Mittel für die Einrichtung bereitstellt.« (Biller-Adorno et al 2004:36, aus dem Englischen übersetzt C.G.)

### 14.1.3 Verantwortliches Management in einem normativen Referenzrahmen

Die vielfältigen Verantwortungsbeziehungen und normativen Standards, die in diesen Feldern zur Begründung und Rechtfertigung von Handlungen geltend gemacht werden können, werden häufig als Spannung zwischen ethischen und ökonomischen Verpflichtungen verstanden. Um hier handlungs- und entscheidungsfähig zu bleiben, ist die Klärung des normativen Bezugsrahmens und der Einrichtungsziele unabdingbar. Ethisch relevante Entscheidungen können letztlich nur unter Bezugnahme auf die Aufgabenstellung (»mission«) der Einrichtung, ihre programmatische Idee (»vision«) und ihr Selbstverständnis (»identity«) getroffen werden (Patzek 2004, S. 23). Diese drei Größen sind wesentliche Aspekte eines Unternehmensleitbildes und damit der Selbstvergewisserung einer Einrichtung beziehungsweise eines Unternehmens über seine Ziele und Zwecke. Dabei ist zu beachten, dass Einrichtungen der Gesundheitsversorgung und Pflege sich ihre Ziele nicht einfach selbst wählen können. Kliniken und Pflegeheime sind – unabhängig von ihrer jeweiligen Trägerschaft und weltanschaulichen Ausrichtung (!) – soziale Organisationen mit einem großen Anteil solidargemeinschaftlicher Finanzierung und einem konstituierenden Zweck als Versorgungseinrichtung für potentiell alle Menschen in einem geographischen Einzugsbereich und zugleich als Arbeitgeber zahlreicher Personen. Damit sind auch ihre ökonomischen Ziele von ethischer Relevanz: ohne ein ökonomisch tragfähiges Wirtschaften können die Ziele einer patient*innengerechten Behandlungsleistung nicht erbracht werden, der Versorgungsauftrag nicht wahrgenommen und die Arbeitsplätze nicht erhalten werden (Deutscher Ethikrat 2016, S. 87).

Die ethische Beurteilung von Managementhandeln ist damit nicht beliebig, sondern verweist auf den Abgleich mit den jeweiligen Zielen, vor dem Hintergrund transparenter Kriterien und normativer Vorentscheidungen, wie sie in allgemeiner Weise Theorien der Unternehmensethik oder konkret Unternehmensleitbilder vorgeben. Für das Management von Sozial- und Gesundheitseinrichtungen gelten darüber hinaus weitere ethische Normierungen und ethisch relevante Ziele, jenseits allgemeiner Positionierungen zum Verhältnis ethischer und ökonomischer Rationalitäten (Deutscher Ethikrat 2016, S. 86–91).

International sind inzwischen nicht mehr nur Ethikkodizes für Heilberufler*innen (Ärzt*innen und Pflegende, Hebammen und Entbindungspfleger, Physiotherapeut*innen u. a.) verbreitet, es werden zunehmend auch Ethikkodizes für Manager*innen im Gesundheitsbereich formuliert. Diese verweisen zwar auf die ethischen Prinzipien und Verpflichtungen der Heilberufe, die es zu respektieren gelte, formulieren aber zugleich ein Set von Regeln, Prinzipien und Werthaltungen explizit für das Management, so unter anderem das ACHE (American College of Healthcare Executives erstmals 2011, mit der neuesten Version aus dem Jahr 2017) und der NHS (National Health Service 2002). Explizit gefordert werden hier neben dem Respekt vor dem Ethos der Heilberufe und der Verantwortung, dessen Befolgung zu ermöglichen, insbesondere eine Haltung der Verantwortlichkeit gegenüber den Patient*innen, den Mitarbeitenden und eine Gemeinwohlorientierung sowie Fairness, Transparenz, Ehrlichkeit und Integrität (ACHE 2017, NHS 2002).

Der International Council of Nurses adressiert in seinen »Anwendungsvorschlägen für den ICN Ethikkodex« die Pflegenden in Praxis und Management innerhalb derselben Kategorie, nimmt darin aber die Verantwortung gegenüber den verschiedenen Anspruchsgruppen [Patient*innen, Mitarbeitende/Heilberufler*innen (hier: Pflegende), Gesellschaft] ebenfalls auf (DBfK 2014).

## 14.2 Ermöglichung guter Pflege als Vereinbarkeit ethischer und ökonomischer Rationalität

Die Rede von *guter Pflege* ist unter den Bedingungen des fortschreitenden Qualitätsdiskurses nur vorläufig. Dennoch soll dieser Begriff hier als Kürzel dienen für Pflege gemäß folgender Mindestanforderungen: Gute Pflege nach dem »state of the art« ist Pflege, wenn sie nach dem aktuellen Stand des wissenschaftlich fundierten Pflegewissens, auf der Basis innerhalb der Profession konsensfähiger Standards (soweit vorhanden), erbracht wird, somit nach den »Regeln der Kunst«. Dabei sind *pflegeethische* Kriterien auf der Basis eines reflektierten Berufsethos vom Grundsatz her eingeschlossen, da eine fachgerechte Pflege *immer nur eine menschlich und individuell angemessene* sein kann (Behrens & Langer 2016, S. 57); das Ziel der Pflege liegt nicht jenseits der zu pflegenden Person und deren Anspruch auf Respekt und Unversehrtheit.

## 14.2.1 Pflegemanagement als Verankerung fachinklusiver Leitungsstrukturen

Das Handeln der Einzelperson in der Organisation hängt maßgeblich davon ab, wie die Prozesse, die Strukturen und die Kultur der Einrichtungen (und ihrer Substrukturen) sind. Gerade für das Pflegemanagement ist die Erkenntnis Loewys existenziell, der zufolge man »nicht gut handeln [kann], in Organisationen, die schlecht sind« (Loewy 2002 zitiert nach Reitinger & Heller 2010, S. 752).

Gute Pflege und die dazu nötigen Rahmenbedingungen und Prozesse in einer Einrichtung zu ermöglichen ist Aufgabe des Pflegemanagements, das auf den unterschiedlichen Managementebenen angesiedelt ist. Unterschieden werden in der Regel unteres, mittleres und Topmanagement (Bartscher 2019). Je nach Einrichtung ist das Pflegemanagement regelhaft im unteren und mittleren Management vertreten, wünschenswerterweise auch im Topmanagement. Zentraler Maßstab für erfolgreiches Managementhandeln ist das Patient*innenwohl im Rahmen des Auftrags der jeweiligen Gesundheitseinrichtung. Für die Leitung von Krankenhäusern verweist der Deutsche Ethikrat in seiner Stellungnahme zum »Patientenwohl als ethische[m] [...] Maßstab für das Krankenhaus« auf die Möglichkeit fachinklusiver Leitungsstrukturen, die »kaufmännische Leitung, ärztliche Direktion und Pflegeleitung gleichberechtigt und unbelastet durch arbeitsrechtliche Sanktionsmöglichkeiten in der Krankenhausleitung zusammenführt [...]« (Deutscher Ethikrat 2016, S. 90, vgl. dazu auch Oswald 2019, S. 56). Dass »hinreichende Kenntnisse in den Gesundheitsberufen«, über »hier etablierte Prozesse« und ihre »ethischen Implikationen« vorhanden sein müssen, ist dem Ethikrat zufolge als Qualifikationsstandard neben ökonomischen Kompetenzen für Funktionen in der Klinikleitung unabdingbar (Deutscher Ethikrat 2016, S. 88–89). Damit ist das Management auf allen Ebenen auf die ethischen Normierungen und das Ethos der Heilberufe verpflichtet, muss diese kennen und berücksichtigen, obgleich es selbst mit seinem spezifischen Verantwortungsbereich in den Einrichtungen in besonderer Weise der organisationalen und der ökonomischen Funktionalität verpflichtet ist.

Das Pflegemanagement agiert somit immer unter Berücksichtigung der ethischen Relevanz des pflegerischen Handlungsfeldes, das die ganze Komplexität möglicher menschlicher Bedürftigkeit umfasst. Pflege hat unter den Heilberufen »das unmittelbarste Verhältnis zum Hilfebedürftigen und eine zentrale Funktion im Gesundheitswesen [...]. Sie steht dem Institutionszweck des Gesundheitswesens am nächsten, repräsentiert ihn im besonderen Maße. Wo er verblasst, beginnen die technischen und ökonomischen Mittel zu wuchern« (Giese & Heubel 2015, S. 48).

## 14.2.2 Zielerreichung und Customer Value

Da Einrichtungen der Gesundheitsversorgung heute im Rahmen eines politisch gewollten Wettbewerbs als Unternehmen auftreten, sich als solche verstehen und sich an ökonomischen Gesetzmäßigkeiten und deren Rationalität orientieren, ist zu klären, in welcher Weise und in welchem Grad ökonomische Gesetzmäßigkeiten in Konkurrenz mit heilkundlichen Erfordernissen treten dürfen und welchen jeweils der Vorrang gebührt. Als erhellend kann dafür die Definition des Managementbegriffs aus dem Gabler Wirtschaftslexikon gelten, die Aufgaben und Ziele des Managements in für das Pflegemanagement treffender Weise zusammenfasst:

> »Die originäre Aufgabe des Managements in funktionaler Sicht ist also die Organisation des Zielbildungs- und Zielerreichungsprozesses. Deshalb ist auch das Ziel des Managements nicht die Gewinnmaximierung, also die Optimierung des

Verhältnisses von Ergebnis und Aufwand. Gewinnmaximierung ist zwar ein Ergebnis von Management-Handeln, dient aber der Erreichung der Unternehmensziele jenseits der jeweils aktuellen Geschäftstätigkeit eines Unternehmens. […]. F. Malik (2011) hat im Anschluss an P. Drucker formuliert, dass richtiges, also wirksames Handeln im Sinne der Zielerreichung sich aus dem Zweck des Unternehmens – Transformation von Ressourcen in Kundennutzen (Customer Value) – ableitet. Insofern ist also das Ziel des Unternehmens die Steigerung des Customer Value anstelle des Shareholder Value (Wertsteigerung), der sich letztlich aus der Erbringung des Kundennutzens erst ergibt« (Haric 2019).

Für die Inanspruchnahme von Pflegedienstleistungen gilt allerdings auch, dass nicht alle Patient*innen oder pflegebedürftigen Menschen zahlungskräftige Kund*innen sind oder als solche auftreten können. (Krankenhaus-)Patient*innen sind in der Regel kranke, leidende und erduldende Personen, je umfassender der Pflegebedarf einer Person, desto hinfälliger ist diese in aller Regel. Für Personen, die in stationären Pflegeeinrichtungen leben, gilt dies noch mehr, zumal es sich hier zunehmend um Menschen handelt, deren Alltagskompetenzen stark eingeschränkt sind und die mit multiplen, oft auch psychischen Einschränkungen leben. Der Kund*innenbegriff signalisiert eine Autonomie und Freiwilligkeit der Leistungsinanspruchnahme, die nur auf bestimmte, umgrenzbare Patient*innengruppen zutrifft. Raspe verweist zurecht auf die reduzierten Freiheitsgrade und die Angewiesenheit von Krankenhauspatient*innen »auf andere, auf deren Leib- und Seelsorge, ihr fachliches Wissen, ihre Fertigkeiten, Haltungen und Erfahrungen« (Raspe 1998, S. 9). Das Pflegemanagement ist bei den pflegebedürftigen Menschen einer Anspruchsgruppe gegenüber verantwortlich, die nicht (allein) mit dem Bild der Kund*innenschaft erfasst werden kann, sondern dessen spezifische Vulnerabilität zu beachten ist.

## 14.3 Menschenbilder im Management: Vom Kund*innennutzen zur Würde und Schutzwürdigkeit der Person

Die Würde und Schutzwürdigkeit der Person ist zugleich als letzter Rechtfertigungsgrund und Ziel allen »Wirtschaftens in der Gesundheitsbranche« anzusehen. Dieser ethische Bezugsrahmen gilt für das Pflegemanagement unabhängig von der Trägerschaft der Einrichtung bzw. des Unternehmens, denn er ist letztlich grund- und menschenrechtlich aber auch sozialethisch und sozialrechtlich begründet (Bobbert 2004, S. 170–175, 194). Auch privatwirtschaftlich tätige Gesundheitsunternehmen sind nicht allein dem Geschäftsergebnis und dem Shareholder Value verpflichtet, sondern, wie ausgeführt, dem Customer Value. Für das Pflegemanagement ergeben sich daraus Chancen, die für eine Verantwortungsübernahme aus der vielfach beklagten Sandwichposition heraus Denk- und Handlungsmöglichkeiten eröffnen. Welche Menschenbilder im Pflegemanagement relevant werden und explizit oder auch nur implizit im Hintergrund des Handelns stehen können ist Gegenstand der folgenden Überlegungen.

## 14.3.1 Vulnerabilität und Angewiesenheit

Für das Pflegemanagement ist der Mensch als Mitarbeiter*in, Kolleg*in sowie als kranker, leidender Mensch resp. pflegebedürftige*r Patient*in im Blick. Beide Perspektiven, die des pflegebedürftigen Menschen und die des Mitarbeitenden, sind nicht so verschieden, wie das zunächst erscheinen mag. Auch Kolleg*innen und Manager*innen sind letztlich immer von Krankheit, von Verletzbarkeit und Hilfsbedürftigkeit bedroht, verwiesen auf andere, die es gut mit ihnen meinen. Nicht umsonst ist es eine der großen Anstrengungen der in der Pflege Tätigen, die alltägliche Konfrontation mit leidenden und bedürftigen Menschen als eine Begegnung mit einer möglichen eigenen Zukunft zu erleben, auszuhalten und zu gestalten.

Das erfordert ein hohes Maß an Professionalität, da die Patient*innen »Menschen sind wie wir«, vulnerabel, empfindlich, leidend, sterblich und damit immer in Konfrontation mit einer zumindest potentiell möglichen eigenen Zukunft (Maio 2008, S. 225–227). Das Gleiche gilt auch für Pflegemanager*innen. Von Krankheit, Arbeitsunfähigkeit, Überforderung, Leistungsknick, Burnout oder privaten Problemen sind nicht nur Mitarbeitende betroffen, die damit im Rahmen des Personalmanagements Handlungsbedarfe schaffen. Diese Phänomene sind genauso relevant für die Pflegemanager*innen selbst. Wie sie mit ihnen umgehen, hängt auch von ihrem Selbstverständnis und Menschenbild ab.

## 14.3.2 Kund*innensouveränität und Kund*innenautonomie

Die zunehmend selbstverständliche Rede vom Kund*innen-Dienstleister*innen-Verhältnis in der Pflege negiert die existentielle Verletzbarkeit des Menschen im Pflegesetting und lenkt davon ab, was den kranken und bedürftigen Menschen zu allererst zu »Pflege-Kund*innen« macht: Die Angewiesenheit auf Menschen, die sich ihnen fachlich und menschlich verlässlich zuwenden. Umso mehr »Leistungen« notwendig sind, desto weniger souverän, selbstbestimmt und mit »Kund*innenautonomie« ausgestattet ist der Mensch (vgl. Raspe 1999, S. 9–14; Giese & Heubel 2015, S. 45). Daraus ergibt sich die besondere Verantwortung, die in der Pflege (und der Medizin) mit dem Begriff der Professionalität bezeichnet wird. Es ist Teil der Verantwortung der Heilberufe, die Autonomie des pflegebedürftigen Menschen zu fördern und zu stärken, nicht sie – oft kontrafaktisch – bloß vorauszusetzen. Daraus resultiert eine Verantwortung des Managements, die dafür nötigen unterstützenden Prozesse zu ermöglichen.

## 14.3.3 Homo Oeconomicus oder Selbstoptimierer*in

Menschenbilder im Management betreffen das Verhältnis zu und die Wahrnehmung von verschiedenen Anspruchsgruppen, pflegebedürftigen Menschen wie Mitarbeitenden. Auch für letztere reicht es nicht, sie reduziert über ihre (antizipierten, materiellen) Interessen erreichen zu wollen. Das Menschenbild des Homo oeconomicus, ein im Rahmen der Wirtschaftswissenschaften entwickeltes *Modell* eines Menschen, der sein Entscheiden und Handeln ausschließlich an den Gesetzmäßigkeiten ökonomischer Rationalität ausrichtet, liefert nur einen kleinen Baustein zur

Erfassung der realen Motivation der Mitarbeitenden. Inzwischen wird es nicht selten abgelöst von der Vorstellung, Menschen seien »Selbstoptimierende« – oder sollten und wollten es zumindest werden. Obgleich es richtig ist, dass Menschen ihr Handeln auch am eigenen Nutzen ausrichten, ist die Annahme, dieser Nutzen sei ausschließlich ökonomischer Natur, unzureichend, genauso wie die Auffassung, eine Optimierung des Selbst bestünde nur in der Stärkung der physischen und psychischen Leistungsfähigkeit, die wiederum zu einer besseren Platzierung der eigenen Person auf dem Arbeits- oder Gesundheitsmarkt führen müsse.

### 14.3.4 Freiheitswesen und Sinnsuchende*r

Für ethisches Handeln im Pflegemanagement relevant ist deshalb die Erkenntnis, dass Menschen sich eben nicht nur über rein ökonomische Anreize motivieren lassen, ihre bestmögliche Leistung zu erbringen, sondern auch über die Möglichkeit, etwas zu gestalten, etwas zu bewirken und im eigenen Tätig-Werden Sinn zu finden (Hellmann 2015, S. 26–29). Die Erfahrung der Freude an der (Zusammen-) Arbeit mit anderen und der Selbstwirksamkeit ist für die Mitarbeitenden ein wesentlicher Faktor der Berufszufriedenheit (Kröger 2018). Für eine Ethik des Managements ist ein Menschenbild anzunehmen, das den Menschen als geistiges, kreatives, vernunftfähiges und zugleich leibliches, vulnerables und zutiefst kontingentes Wesen mit Sinn- und Gerechtigkeitsansprüchen in den Blick nimmt. Eine patient*innenorientierte, individuell angemessene Pflege durch Personen, die gewohnt sind, respektiert zu werden und andere zu respektieren, ist eine geeignete Basis für die Ermöglichung *guter* Pflege.

Damit gewinnen für das Pflegemanagement hinsichtlich der Personalentwicklung und -führung zwei Bereiche wesentlich an Bedeutung: Die Gestaltung der Unternehmenskultur und die Frage der Führung. Nach Dietzfelbinger (2004, S. 121 f.) führt ein humaner, am Menschen orientierter Führungsstil nicht nur zur Verbesserung der Stimmung in einem Unternehmen oder einer Institution, sondern auch zum Unternehmenserfolg. Wann ist also ein Führungsstil am Menschen orientiert und kann das populäre Konzept von Leadership – auch als Ethical Leadership – hierauf eine Antwort geben?

## 14.4 Management, Führung und Ethical Leadership

Innerhalb der Ethik des Managements kommt der Führungsethik eine herausgehobene Bedeutung zu. Soll unter den Mitarbeitenden erwünschtes (im Sinn von: ethisches) Verhalten gefördert werden, werden grundsätzlich zwei unterschiedliche Strategien verfolgt:

### 14.4.1 Der Compliance-Ansatz oder der Integrity-Ansatz

Der *Compliance-Ansatz* folgt einer Verhinderungslogik: Unerwünschtes, fehlerhaftes Verhalten soll ausgeschlossen oder möglichst reduziert werden. Deutlich kommunizierte Standards und klare Handlungsrichtlinien werden eingeführt und kommuniziert, Abweichungen davon sind unerwünscht und werden sanktioniert. Erwünscht ist Konformität mit den unternehmenseigenen Regeln und Vorgaben, die aufzustellen primär als Managementaufgabe gesehen wird. Die inhaltliche und konzeptionelle Festlegung dessen, was als ethisch gelten kann, betrifft die Identität und Außendarstellung des Unternehmens, die möglichst nicht von unethischem Verhalten einzelner Mitarbeitender beeinträchtigt werden soll. Der Compliance-Ansatz fördert nicht eigenständiges ethisches Entscheiden und Verhalten, sondern dient dazu, unerwünschtes Verhalten zu minimieren. Der *Integrity-Ansatz* folgt hingegen einer Ermöglichungslogik. Mitarbeitende werden als ethikfähige Subjekte gesehen, die grundsätzlich motiviert sind moralisch zu handeln, wenn sie entsprechend beteiligt, qualifiziert, gefördert und unterstützt werden; sie wollen sinnvoll tätig sein und Eigenverantwortung übernehmen. Es wird auf die intrinsische Motivation der Mitarbeitenden gesetzt, deren Fähigkeiten es zu entwickeln gilt. Ein Unternehmen benötigt dazu eine offene Unternehmenskultur und partizipative Organisationsstrukturen, damit die Prozesse über reflektierte Werte und Leitbilder als ethikfreundliche Prozesse etabliert werden (vgl. Noll 2002, S. 121 f, Rüegg-Stürm 2009, S. 85, Hellmann 2015, S. 33–34).

Die Förderung einer ethikfreundlichen Kultur und Organisationsstruktur wird zur Herausforderung, wenn als Folge chronischen Mangels an Fachpersonen in den Einrichtungen steigende Arbeitsbelastung und -verdichtung, Versorgungsmängel und Fehler zu resultieren drohen und die Gefahr besteht, dass es zu unethischen Zumutungen im Rahmen des Pflegeprozesses kommt. Damit gerät nicht nur die Versorgungs- und Betreuungsqualität in Gefahr, sondern auch die Motivation der Mitarbeitenden, die ihre Arbeit sinnhaft, d. h. im Sinne der Patient*innen unter Berücksichtigung von deren Bedürfnissen und deren individueller Situation ausführen wollen (Hellmann 2015, S. 26). Ist schlicht zu wenig qualifiziertes Personal vorhanden, werden Bemühungen, Personalzufriedenheit und Motivation über das Erleben von Sinnhaftigkeit zu fördern, erfolglos bleiben:

»Wenn Arbeitsbelastung und zeitlicher Leistungsdruck so hoch sind, dass Ärzte und Pfleger im Alltag »erdrückt« werden, dann wird der Faktor Personal zum Hygienefaktor [= Faktoren, die grundsätzlich vorhanden sein müssen, bevor über Verbesserungen nachgedacht werden kann, sie bilden das Fundament jeder Behandlungs- und Betreuungsqualität, C. G.] und die Maßnahmen zur Verbesserung der Sinnhaftigkeit und Zufriedenheit gehen ins Leere« (Hellmann 2015, S. 43). Jenseits solcher basalen Voraussetzungen kann ein *ethisch verantwortetes Handeln der Mitarbeitenden* auf verschiedene Weise befördert werden:

- Durch die bewusste Einführung und Gestaltung von Prozessen, wie zum Beispiel der Leitbildentwicklung und durch Implementierung von Möglichkeiten zur ethischen Reflexion und Ethikberatung in den klinischen Alltag, um die Mitarbeitenden am Patient*innenbett mit belastenden Situationen und schwierigen Entscheidungen nicht allein zu lassen (Rüegg-Stürm 2009, S. 92, Reitinger, Heller 2010, S. 757).
- Durch die Entwicklung eines ethikfreundlichen Klimas, das durch ethisch reflektiertes und darin exemplarisches Führungshandeln und die Art der Kommunikation gefördert wird. Gemäß dem Grundsatz, dass »der Fisch in der Regel vom Kopf her stinkt«, sind ein an Fairness und Transparenz orientiertes Verhalten der Managerinnen und eine im Alltag konsequent gelebte, bewusste, wertschätzende und ehrliche Kommunikation und verlässliche Interaktion insbesondere in Problem- und Krisensituationen unabdingbar (Hellmann 2015, S. 44–45, 51).
- Durch »Ethical Leadership«, das heißt durch Führungspersonen, die Mitarbeitende motivieren und inspirieren können.

## 14.4.2 Ethical Leadership

Die Auswirkungen von Verhalten und Persönlichkeit der Führungskräfte auf Leistungsbereitschaft und Motivation der Mitarbeitenden wird aktuell unter der Überschrift »Leadership« diskutiert. Unstrittig scheint, dass die Motivation und Leistung von Teams durch Führung beeinflusst werden kann und soll. Dabei ist Führung auf Anerkennung und Akzeptanz durch die Geführten angewiesen (Heitz 2019, S. 176). In welchem Ausmaß Führungsverhalten im Sinne von Leadership tatsächlich messbar etwa den Unternehmenserfolg beeinflusst, ist hingegen umstritten (Heitz 2019, S. 188–191). Im Sinne von Ethical Leadership wird darauf hingearbeitet, dass Mitarbeitende gerne dem Vorbild der »Leader« folgen und selbst auch ethisch verantwortlich im Rahmen eines transparenten und konsensfähigen Referenzrahmens der Einrichtung agieren, wenn die Führungsperson dies in authentischer Weise vorlebt. Interessant ist, dass im internationalen, pflegeethischen Diskurs Ethical Leadership nicht nur als Aufgabe und Funktion von Pflegemanagement, sondern auch von Pflegefachpersonen angesehen wird, was dem Anspruch Rechnung trägt, dass Pflegefachpersonen im Pflegeprozess durch ihr exemplarisches Handeln eine herausragende Rolle und Verantwortung für Studierende und Auszubildende der Pflegeberufe und für Hilfs- und Assistenzpersonal übernehmen (Gallagher 2017, Barkhordari-Sharifabad 2018, S. 1052–1053, Eide 2016, S. 852–854). In der Vorstellung von Leadership verbinden sich erlernbare Faktoren mit solchen der Persönlichkeit der Führungsperson.

> Bei aller Diffusität des Konzeptes von Leadership lassen sich bestimmte Prinzipien und Merkmale in der Literatur wiederfinden, die für erfolgreiches Führungshandeln auch in ethischer Perspektive verantwortlich gemacht werden. Dazu gehören: Verantwortung, Vertrauen, Glaubwürdigkeit, Offenheit gegenüber Personen und im Umgang mit Informationen und einige andere mehr. Die Ausübung von Zwang, Überredung und Sanktionen oder von Manipulation werden im Sinne ethischer, motivierender und inspirierender Führung abgelehnt (Hellmann 2015, S. 45–46, Heitz 2019, S. 191).

Die bewusste, transparente und ehrliche Gestaltung kommunikativer Prozesse wird als zentraler Faktor für ethisch legitimierbares Führungshandeln und darin für eine die Mitarbeitenden motivierende Interaktion angesehen. Treten hier Unstimmigkeiten auf, ist die Glaubwürdigkeit der Führung dahin und mit ihr der Versuch, durch Leadership die Motivation und Leistungsbereitschaft bei den Mitarbeitenden zu fördern und sie zu motivieren, ihre Kompetenzen auf der Suche nach bestmöglichen Lösungen aktiv einzubringen. Für die Kommunikation mit Mitarbeitenden gilt zweifellos de Mellos Forderung nach Ehrlichkeit: »[…] ›Aufrichtigkeit ist nicht genug‹, konnte der Meister oft sagen. ›Was du brauchst ist Ehrlichkeit.‹ ›Worin besteht der Unterschied?‹ fragte jemand. ›Ehrlichkeit ist ein ständiges Offensein für die eigene Wirklichkeit‹, sagte der Meister, ›Aufrichtigkeit ist das Glauben an die eigene Propaganda.‹« (Anthony de Mello, zitiert nach Berkel 1998, S. 117).

## 14.5 Aktuelle Herausforderungen an ein ethisch verantwortetes Pflegemanagement und ethisches Führungshandeln

Unter den aktuellen Herausforderungen an ein ethisch verantwortetes Pflegemanagement imponiert am deutlichsten der Mangel an qualifizierten Pflegefachpersonen. Die Besetzung von Stellen und die Abdeckung der Dienste mit hinreichend qualifiziertem Personal lassen in vielen Einrichtungen kaum Zeit für andere, wichtige Entwicklungsaufgaben. Personalmanagement, Personalentwicklung und -führung sind inzwischen selbstverständlich mit kultureller und ethnischer, oft auch sprachlicher Diversität konfrontiert, weil sowohl ausgebildete Pflegefachpersonen wie auch Auszubildende oft im Ausland angeworben werden. Im Umgang mit Pflegenden (und pflegebedürftigen Menschen) unterschiedlicher Herkunft gilt es, die oben beschriebenen Werte, Prinzipien und die Haltung der Fairness, Offenheit und Ehrlichkeit in der Kommunikation, in einem verlässlichen normativen Referenzrahmen vom Management vorzuleben. Die oben abstrakt benannte Komplexität dieser Herausforderung, die das Managementhandeln prägt, wird im folgenden Fall deutlich.

### Fallbeispiel: Naida M – »Arzt nicht da«

Die Syrerin Naida M. (Name geändert), 38 Jahre, alleinerziehende Mutter dreier Töchter im Alter von vier bis zehn Jahren, arbeitet als Pflegefachperson seit drei Jahren in einem Pflegeheim. Sie war zuvor als Pflegefachhelferin dort beschäftigt. Sie ist bei den meisten Bewohner*innen sehr beliebt, es fällt ihr trotz anhaltender Sprachschwierigkeiten aufgrund ihrer empathischen und zugewandten Art leicht, eine positive Atmosphäre in der jeweiligen Pflegebeziehung aufzubauen. Seit dem Wechsel der Trägerschaft vor einem halben Jahr gibt es ein neues Leitungsteam in der Einrichtung: Heimleitung, Pflegedienstleitung (PDL), stellvertretende Pflegedienstleitung (stv. PDL). Mit der alten Leitung hatte Frau M. kaum Probleme. Die Ansprüche der neuen Leitung an Pflegefachpersonen, insbesondere an die Pflegedokumentation, aber auch an klare und deutliche Kommunikation mit Externen (Angehörigen, Ärzt*innen), kann Naida M. nur sehr begrenzt erfüllen. In bereits zwei Gesprächen mit der Mitarbeiterin wurde diese darauf hingewiesen, dass ihre Einträge im Pflegebericht sprachlich kaum nachvollziehbar seien. Sie erhielt vier Wochen vor dem folgenden Vorfall deshalb bereits eine Abmahnung und den Auftrag, sich um eine Verbesserung ihrer Deutschkenntnisse zu bemühen, da sie aktuell ihre Arbeit als Pflegefachperson und somit als Schichtleitung nicht adäquat ausfüllen könne. M. versucht neben Beruf und Familie durch nächtliches Lernen und Üben vor allem ihre schriftlichen Pflegeplanungen und -berichte zu verbessern. Vor dem neuen Leitungsteam hat sie großen Respekt und zugleich Angst um ihre Stelle als Pflegefachperson. Am fraglichen Tag erhält Frau M. gleich zu Dienstbeginn im Spätdienst von der stellv. PDL den Auftrag, umgehend den ärztlichen Bereitschaftsdienst zu informieren, da ein Bewohner ihres Wohnbereichs eine deutliche gesundheitliche Verschlechterung zeige. M. versteht den Auftrag nicht, fragt aber nicht nach, um ihr sprachliches Defizit nicht zu offenbaren, sondern nickt nur bestätigend. Sie informiert den ärztlichen Bereitschaftsdienst nicht und antwortet auf weitere Nachfragen der stellv. PDL im Laufe des Nachmittags nur wahrheitsgemäß: »Arzt nicht da.«, d. h. keine Ärzt*in ist gekommen. Es dauert bis zum nächsten Morgen, bis die stellv. PDL die Situation erfasst und die Ärzt*in holt, welche die inzwischen schwere gesundheitliche Krise behandeln kann, der

Bewohner wird stabilisiert und übersteht die Situation ohne bleibende Beeinträchtigungen. Frau M. erhält in der Folge eine erneute Abmahnung der Heimleitung. Die Geschäftsführung, die wenige Tage später Kenntnis von dem Vorfall erhält, sorgt für eine fristlose Kündigung von Frau M. Die Abmahnung sei falsch gewesen, in einem solchen Fall müssen »minderleistenden« Mitarbeitenden fristlos gekündigt werden. (Fallbeispiel anonym, modifiziert C. G.)

## 14.6 Transferfragen

Diese Fragen beziehen sich auf das oben erwähnte Fallbeispiel.

1. Wie hätte das Pflegemanagement im Vorfeld der Eskalation in ethisch vertretbarer Weise mit den Sprachschwierigkeiten von Naida M. umgehen können?
   a. Beschreiben Sie im ersten Schritt konkret die Verantwortung des Pflegemanagements in dieser Situation: wofür ist es verantwortlich, vor oder gegenüber wem ist es verantwortlich und welche normativen Standards sind hier zu beachten?
   b. Schlagen Sie im zweiten Schritt ein konkretes Vorgehen vor, dass im Vorfeld zur Vermeidung der Eskalation hätte beitragen können.
   c. Begründen sie inwiefern Ihr Vorschlag den Ansprüchen von Transparenz und Fairness an das Handeln des Pflegemanagements erfüllt.

### Lösungsansatz

Um das Handeln der verantwortlichenLeitungskräfte transparent und verlässlich zu machen, sind hier die normativen Vorgaben beziehungsweise der Referenzrahmen klar zu legen, auf den sie sich beziehen: Geht es um die Qualitätssicherung in der Pflege zum Wohle (z. B. Sicherheit, Qualitätsanspruch) der vulnerablen Bewohnerschaft und wird dieses Ziel durch die Maßnahme (Abmahnung) gefördert? Liegt ein entsprechendes Konzept zur Personalentwicklung von Mitarbeitenden mit sprachlichen Schwierigkeiten vor und wird es verlässlich umgesetzt?

Um Naida M. und den anderen Mitarbeitenden einen verlässlichen Rahmen und gerechte und transparente Entscheidungen bieten zu können, sollten folgende Fragen beantwortet werden können: Welche Leistungen und Fähigkeiten werden nach dem Leitungswechsel von allen Pflegefachpersonen verlangt? Welche Unterstützung oder Angebote zur Nachqualifikation erhalten Mitarbeitende, die diese noch nicht erfüllen können? Gibt es Fristen, bestehen thematisch einschlägige Aussagen im Leitbild oder Leitlinien zur Führungskultur in der Einrichtung? Bestehen Vereinbarungen, die mit dem Betriebs- bzw. Personalrat abgestimmt sind? Zusammenfassend: Wie legitimiert die Leitung ihr Vorgehen und worauf können sich die Mitarbeitenden verlassen?

2. Welche Handlungsnotwendigkeiten ergeben sich für die Einrichtungs- und Pflegedienstleitung, nachdem der Vorfall in dieser Weise eskaliert und von der Geschäftsführung gelöst worden ist, gegenüber dem verbliebenen Team?
   a. den Bewohner*innen, die Naida M. vermissen und nach ihr fragen?
   b. der gekündigten Mitarbeiterin?

### Lösungsansatz

Um Unstimmigkeiten und Irritationen im Team und bei den Bewohner*innen zu vermeiden, muss in transparenter Weise kommuniziert werden. Die verschiedenen Managementebenen sind hier gefordert. Das verbleibende Personal braucht Klarheit, was von ihm verlangt wird und was nicht hingenommen werden kann. Welches gemeinsame Ziel wird verfolgt, woran kann man sich orientieren, worauf verlassen? Die Bewohner*innen verlieren eine geschätzte Bezugsperson, auf ihre Fragen muss eine begründbare und belastbare Antwort gefunden werden.

3. Fragen zur weiterführenden Reflexion
   a. Wo sehen Sie die Grenze, wenn Mitarbeitende sprachlich oder fachlich den Anforderungen nicht gerecht werden können?
   b. Ab wann ist eine (fristlose) Kündigung legitim, welche Kriterien legen Sie an? Sind darunter auch ethische Kriterien und wenn ja welche?

## 14.7 Zusammenfassung

Das Pflegemanagement ist gefordert, sich mit den Zielen und Werten auseinander zu setzen, die im Hintergrund seines Handelns stehen und die es letztlich erst legitimieren. Diese gilt es transparent und verlässlich umzusetzen. Das Menschenbild im Hintergrund des Führungshandelns prägt die Art und Weise der Führung von Mitarbeitenden, es prägt darüber hinaus den Umgang mit den Patient*innen, Kolleg*innen und Kooperationspartner*innen, und nicht zuletzt mit sich selbst.

## Literatur

ACHE American College of Healthcare Executives (2017) Code of Ethics (https://www.ache.org/-/media/ache/ethics/code_of_ethics_web.pdf?la=en&hash=F8D67234C06C333793BB58402D73741A4ACE3D9D; Zugriff am 23.4.2019)

Barkhordari-Shafibad M, Ashktorab T, Atashzadez-Shorideh F (2018) Ethical Leadershp Outcomes in Nursing: A qualitative study Nursing Ethics 2018 Vol 25/8, S. 1051–1063

Bartscher T (2019) Führungshierarchie. In: Gabler Wirtschaftslexikon (https://wirtschaftslexikon.gabler.de/definition/fuehrungshierarchie-32067/version-255615; Zugriff am 8.4.2019)

Behrens J, Langer G (2016) Evidence-based Nursing and Caring. Methoden und Ethik der Pflegepraxis und Versorgungsforschung – Vertrauensbildende Entzauberung der »Wissenschaft«. Bern: Hogrefe Verlag

Berkel K (1998) Führungsethik: Organisationspsychologische Perspektiven. In: Blickle G. (Hrsg.) Ethik in Organisationen. Göttingen: Verlag für angewandte Psychologie, S. 117–136

Bobbert M (2004) Individuelle Rechte als Maßstab für eine gerechte Verteilung von Mitteln im Gesundheitswesen. In: Graumann S., Grüber K. (Hrsg.). Patient – Bürger – Kunde. Münster: Lit, S. 163–196

Biller-Adorno N, Lenk C, Leititis J (2004) Ethics, EBM, and hospital management. In: Journal of Medical Ethics 2004:30:136–140

DBfK Deutscher Berufsverband für Pflegeberufe (2014) ICN-Ethikkodex für Pflegende (https://www.wege-zur-pflege.de/fileadmin/daten/Pflege_Charta/Schulungsmaterial/Modul_5/Weiterführende_Materialien/M5-ICN-Ethikkodex-DBfK.pdf; Zugriff am 23.4.2019)

Deutscher Ethikrat (2016) Patientenwohl als ethischer Maßstab für das Krankenhaus. Stellungnahme. Berlin

Dietzfelbinger D (2004) Aller Anfang ist leicht. Unternehmens- und Wirtschaftsethik für die Praxis. 4. Aufl. München: Herbert Utz Verlag

Eide T (2016) Educating for ethical leadership through web-based coaching: A feasibility study. In: Nursing Ethics 2016 Vol 23/8 S. 851-865

Gallagher A (2017) Ethical leadership revisited: The value of sharing diverse perspectives. In: Nursing Ethics 2017 Vol 24/5, S. 515-516

Giese C, Heubel F (2015) Pflege als Profession. In: Heubel F. (Hrsg.). Professionslogik im Krankenhaus. Frankfurt a. M.: Humanities Online, S. 35-50

Haric P (2018) Management. Definition (https://wirtschaftslexikon.gabler.de/definition/management-37609/version-261043. Springer Gabler; Zugriff am 24.4.2019)

Heitz O (2019) Sozio-emotionale Dimensionen von Personalführung und Leadership. In: Oswald J (Hrsg.). Personalwirtschaft im Krankenhaus. Stuttgart: Kohhammer, S. 171–202

Hellmann G (2015) Ethikmanagement und Ethikführung. In: Hellmann G (Hrsg.). Markenzeichen Ethik! Führung durch Ethik und Identität. Heidelberg: medhochzwei Verlag GmbH, S. 25–54.

Kröger S (2018) Selbstoptimierung bis zum Burnout. In: Wissenschaftsladen Bonn e. V. (Hrsg.). WILA Arbeitsmarkt (https://www.wila-arbeitsmarkt.de/blog/2018/07/09/selbstoptimierung/; Zugriff am 25.4.2019)

Lenk H (1997) Einführung in die angewandte Ethik. Verantwortlichkeit und Gewissen. Stuttgart: Kohlhammer

Maio G (2008) Medizin und Menschenbild. In: Maio G, Clausen J, Müller O (Hrsg.) Mensch nach Maß? Freiburg: Verlag Karl Alber, S. 215–229

NHS National Health Service (2002) Code of Conduct for NHS Managers (https://webarchive.nationalarchives.gov.uk/20130123203817/http://www.dh.gov.uk/en/Publicationsandstatistics/Publications/PublicationsPolicyAndGuidance/DH_4005410; Zugriff am 23.4.2019)

Noll B (2002) Wirtschafts- und Unternehmensethik in der Marktwirtschaft. Stuttgart: Kohlhammer

Oswald J (2019) Personalwirtschaft in Theorie und Praxis. In: Diess. (Hrsg.) Personalwirtschaft im Krankenhaus. Stuttgart: Kohlhammer

Patzek M (2004) Caritas und ihre Qualität. Leitbilder in Verbänden, Diensten und Einrichtungen der Caritas. In: Ders. (Hrsg.) Caritas plus … . Kevelaer: Butzon und Berker, S. 18–40

Raspe H (1998) Patienten – Klienten – Kunden – Verbraucher. Sozialmedizinische Anmerkungen zu Beziehungsformen zwischen Kranken und Therapeuten. In: Dörries A. (Hrsg.) Patienten oder Kunden? Loccumer Protokolle 53/98. Loccum: Evangelische Akademie Loccum, S. 9–19

Rausch J, Schwendemann W (2010) Eine metaethische Reflexion von Führung. In: Krobath T, Heller A (Hrsg.) Ethik organisieren. Handbuch der Organisationsethik. Freiburg im Breisgau: Lambertus-Verlag, S. 278–299

Reitinger E, Heller A (2010) Ethik im Sorgebereich der Altenhilfe. Care-Beziehungen in organisationsethischen Verständigungsarrangements und Entscheidungsstrukturen. In: Krobath T, Heller A (Hrsg.) Ethik organisieren. Handbuch der Organisationsethik. Freiburg im Breisgau: Lambertus-Verlag, S. 737–765

Rüegg-Stürm J (2009) Führungsverantwortung – Integrative Management-Ethik in Krankenhäusern. In: Baumann Hölzle R., Arn C (Hrsg.) Ethiktransfer in Organisationen. Basel: Schwabe, S. 75–100

Werner M.(2011) Verantwortung. In: Düwell M., Hübenthal C., Werner M. Handbuch Ethik. 3. Aufl. Stuttgart: Metzler, S. 541–548

# 15 Public Health Nursing und Ethik

*Éva Rásky*

Sind bestimmte Bevölkerungsgruppen bei gesundheitsförderlichen Maßnahmen besonders zu fokussieren und wenn ja, welche? Ist es gerechtfertigt, dass Raucher*innen eine höhere Krankenversicherungsprämie zahlen? Können Arbeitgeber*innen Pflegefachpersonen zwingen, sich zum Schutz ihrer Klient*innen impfen zu lassen? Ist eine generelle oder eine spezifische Impfpflicht im Sinne des Schutzes der Bevölkerung sinnvoll? Wie und wodurch definiert sich gutes Tun im Bereich Public Health? Bestehen in einer Gesellschaft explizite oder implizite Kriterien über den Bedarf und die Zuweisung von Körperorganen? Sollen Pflegefachpersonen der Gemeinde generell alle älteren Menschen zuhause besuchen, um mögliche bestehende Problemlagen zu erkennen? Können diese Personen verpflichtet werden, den Besuch zuzulassen? Alle diese Fragen haben einen Bezug zu Public Health und zur Rolle der Pflegefachpersonen. Da Werte innerhalb der Gesellschaften differieren und unterschiedliche Machtverhältnisse zwischen den Interessengruppen bestehen, werden die Antworten zu diesen Fragen verschieden ausfallen. Ob die Fragen mit »richtig« oder »falsch« beantwortet werden und an welchen ethischen Prinzipien sich diese Antworten orientieren, ist Thema der Public-Health-Ethik. Sie bietet Orientierung für Gesundheitsfachpersonen, die als Public-Health-Akteur*innen tätig sind.

**Ziele:** Nach der Lektüre dieses Kapitels sollten Sie in der Lage sein, die Ziele und Aufgabengebiete von Public Health zu erläutern und deren Akteur*innen zu nennen, die Kompetenzen und Kernfunktionen von Public Health Nursing im Zusammenhang mit Gesundheitsförderung und Prävention zu beschreiben sowie die wesentlichen Elemente der Public-Health-Ethik sowie mögliche Herausforderungen darzulegen.

## 15.1 Public Health

Public Health – nur unzureichend mit öffentlicher Gesundheit übersetzt – befasst sich theoretisch und praktisch damit, wie die Gesundheit der Bevölkerung durch strukturierte Maßnahmen verbessert werden kann (Last 2001). In der Praxis sind im Public Health-Bereich ganz unterschiedliche Berufsgruppen tätig. Die Mitarbeiter*innen gehen sektorenübergreifend vor, befähigen die betroffenen Gruppen und beziehen sie aktiv auf allen Prozessebenen ein. Als Wissenschaft analysiert Public Health soziale Determinanten und Verläufe von Gesundheits- und Krankheitsprozessen in Bevölkerungsgruppen, bedarfsgerechte Versorgung und deren Effizienz. Public Health als Disziplin grenzt sich daher ab vom Zugang der Medizin und Pflege, die auf Individuen zielen, sowie von der klinisch-therapeutischen und pflegewissenschaftlichen Forschung.

> Das *Ziel von Public Health* – hiermit sind der Staat, die Länder und Gemeinden als Handelnde gemeint, wie auch die Public-Health-Akteur*innen in Institutionen und der Zivilgesellschaft – ist, gesunde Lebensbedingungen für die unterschiedlichen Gruppen der Bevölkerung zu schaffen, einerseits generell die Gesundheit der Bevölkerung zu verbessern und andererseits allen Bevölkerungsgruppen den Zugang zur Krankenversorgung zu sichern.

Eine Vielzahl unterschiedlicher Akteur*innen agiert sektorenübergreifend: Mitarbeiter des öffentlichen Gesundheitsdienstes und der Sozialeinrichtungen, Pflegefachpersonen, Ärzt*innen, Gesundheitsfachpersonen, Wissenschaftler*innen, Interessenvertreter*innen des medizinisch-industriellen Komplexes, aus Nichtregierungsorganisationen und Selbsthilfegruppen, Ombudspersonen, Sachwalter*innen, Vertreter*innen von Patient*innen und Angehörigen. Sie sammeln und analysieren Daten, diskutieren mögliche Interventionen, treffen Entscheidungen und führen Maßnahmen durch. Dabei erhöht ein partizipativer Ansatz die Akzeptanz der Interventionen in den Bevölkerungsgruppen, aber auch die Komplexität des Vorgehens. Public Health wird geprägt von individuellen Überzeugungen, Interessen, Machtasymmetrien, von Deutungs- und Handlungsmustern sowie den unterschiedlichen Organisationskulturen.

In Österreich werden Pflegefachpersonen in diesen Prozess, wenn überhaupt, nur dann eingebunden, wenn sie über die akademische Zusatzqualifikation Master of Public Health verfügen. Gesundheitsförderliche Interventionen erfolgen unmittelbar im Lebensraum von Individuen unterschiedlichster Lebenslagen. Die Krankenversorgung findet in den privaten Haushalten, in den entsprechenden Einrichtungen und durch ambulante Angebote statt. Bei diesen für die Individuen oft einschneidenden Maßnahmen sind ethische Überlegungen wichtig. Fragen nach dem richtigen und guten Handeln sowie nach dem gerechten Zugang zu und der Verteilung von Leistungen stellen sich insbesondere, da die Interventionen in die Autonomie der Menschen eingreifen. Richtiges und gutes Handeln beinhaltet, dass die Beteiligten in alle Entscheidungs- und Umsetzungsprozesse einbezogen werden. Um den gerechten Zugang zu sichern, müssen die Public-Health-Akteur*innen besonders vulnerable Bevölkerungsgruppen fokussieren, beispielsweise bildungsferne Schichten oder alleinerziehende Frauen. Diese haben gegenüber einkommensstarken Bevölkerungsgruppen weniger Möglichkeiten ihre Interessen zu artikulieren und durchzusetzen. Sie haben häufiger gesundheitliche Probleme und ihr Zugang zur Krankenversorgung ist erschwert (Janßen et al. 2006).

## 15.2 Gesundheit

Gesund zu sein ist ein fundamentales Bedürfnis von allen Menschen und damit ein individuelles Gut. Die allgemeine Erklärung der Menschenrechte der Vereinten Nationen definiert dies als Grundrecht (United Nations Economic and Social Council 2000). Die Gesundheit der Bevölkerung ist auch ein öffentliches Gut, da sie sozial konstruiert wird und die wirtschaftliche Produktivität eines Landes beeinflusst. In den westlichen Industriegesellschaften hat der Prozess der Säkularisierung zu einer Fokussierung auf das Diesseits geführt. Gesundheit wird daher als Mittel zur Lebensverwirklichung gesehen. Fit sein und fit bleiben wurden zu den wichtigsten Parametern der Leistungs- und Gesundheitsgesellschaft. Viele Individuen halten Fitness und den Erhalt der Funktionsfähigkeiten für ihre eigene Verantwortung. Dies trifft nur bedingt zu, für manche Bevölkerungsgruppen gar nicht. Da Gesundheit gesellschaftlich bestimmt wird, haben die europäischen Staaten schon im letzten Viertel des 19. Jahrhunderts die Infrastruktur verbessert und staatliche Unterstützungsmaßnahmen etabliert, um die allgemeine Gesundheit und die ökonomische Entwicklung zu sichern (Brand & Stöckel 2002).

> Gesundheit und Krankheit sind individuell und im sozialen Kontext durch physiologische oder mentale Charakteristika eines Individuums beschrieben, wie auch durch gesellschaftliche Konstruktion und Zuschreibungen, beispielsweise, dass früher Homosexualität als Krankheit definiert wurde (Hehlmann et al. 2018). Ethische Konflikte entstehen, wenn scheinbar objektive Krankheitsdefinitionen zu Einschränkungen der Menschenrechte führen. Aber auch dadurch, dass sich die Interessen von Individuen und der Gemeinschaft unterscheiden oder sogar entgegenstehen können.

Im Sinne der angestrebten sozialen Gerechtigkeit befassen sich Public-Health-Expert*innen mit der Gesundheit, der persönlichen Sicherheit, der Entwicklung und dem Training kognitiver Urteilsfähigkeiten, dem Leben in sozialen Beziehungen und Bedingungen, der Entwicklung und dem Erhalt persönlicher Bindungen und der Fähigkeit, ein selbstbestimmtes Leben zu führen, d. h. dem individuellen Wohlergehen und dem von Bevölkerungsgruppen (Faden & Powers 2008, S. 153). Um dies zu erreichen, braucht es unterschiedliche Strategien, abhängig davon, ob Gesundheit als Glücklich sein, Wohlbefinden, Fitness, Arbeitsfähigkeit oder Fehlen von Symptomen als Ziel der Interventionen definiert wird. Dabei sollten Public-Health-Akteur*innen Überlegungen zur gerechten Verteilung von Gütern und Maßnahmen vor Nutzenerwägungen stellen. Auch wenn Public Health und Public-Health-Ethik keine abschließenden Antworten auf diese Fragen anbieten, können sie in der Praxis helfen. Indem Public-Health-Ethiker*innen Fragen zur Gerechtigkeit immer wieder neu stellen und argumentativ nachvollziehbare Antworten von Public-Health-Akteur*innen einfordern, kann die Prioritätensetzung in der Sozial- und Gesundheitspolitik, die Entscheidung für und das Unterlassen von Handlungen transparent gemacht werden. Sie werden damit kritisch überprüfbar. Die Folge ist, dass Public-Health-Akteur*innen ihr Handeln rechtfertigen und gegebenenfalls ändern müssten (Razum 2008). *Gesundheit* stellt nach dem Verständnis von Public Health ein *komplexes, mehrdimensionales Phänomen* dar. Ein umfassender Gesundheitsbegriff schließt neben Krankheit im medizinischen Sinne weitere Dimensionen ein: gesundheitliches Befinden (Wohlbefinden), Leistungs- und Funktionsfähigkeit und die Fähigkeit zur autonomen Aufrechterhaltung oder Wiederherstellung von Gesundheit (Gesundheitspotential).

Man unterscheidet verschiedene Erklärungsansätze: *Salutogenetische Erklärungsansätze* gehen von der Frage aus, unter welchen sozialen und physischen Umwelteinflüssen, Verhaltensfaktoren und personale Faktoren Gesundheit für ein Individuum überhaupt möglich wird. Pathogenetische Erklärungsansätze legen dar, welche dieser Determinanten Krankheit maßgeblich verursachen oder mit verursachen. In der Gesundheitsförderung sind die entsprechenden Maßnahmen dann Stärkung von individuellen und strukturellen Ressourcen der definierten Gruppen von Individuen in unterschiedlichsten Lebenslagen. Wenn Krankheitsverhütung fokussiert wird, muss man dagegen die Risikobedingungen und -faktoren reduzieren, dass Betroffene nicht erkranken.

Mit der Entwicklung und den Erfolgen der Biomedizin dominieren zurzeit mächtige Interessengruppen, die eher gewinnorientiert handeln. Die zur Verfügung stehenden Ressourcen werden daher überwiegend in kurativ-medizinische Reparaturleistungen investiert. Dies ist nicht rational, denn der Anteil, den die Krankenversorgung an der gestiegenen Lebenserwartung in modernen Gesellschaften hat, beträgt nur etwa 10 bis maximal 40 % (Sachverständigenrat für die Konzertierte Aktion im Gesundheitswesen 2000, S. 24). Für gesundheitsförderliche und präventive Interventionen werden nur unzureichende Finanzen zur Verfügung gestellt. In diesen Entwicklungen hat der öffentliche Gesundheitsdienst kontinuierlich an Bedeutung verloren. Gleichzeitig gewinnen individuelle Wellness und die Gesundheitsgesellschaft als politisch-strategisches Ziel zunehmende Bedeutung (Kickbusch & Hartung 2014). Aus diesen Entwicklungen und Überlegungen heraus sind Verteilungs- und Effizienzfragen bedeutsam und stellen somit für die Public-Health-Ethiker*innen eine große Herausforderung dar. Dabei stellen sich generelle Fragen wie: Welche Einflussmöglichkeiten bestehen für Public-Health-Akteur*innen steuernd einzugreifen, um die Mittelverwendung und den Zugang im Sinne der tatsächlichen Relevanz der Determinanten für die Gesundheit zu leiten? Welche Daten lassen tatsächlich auf eine Ressourcenknappheit schließen? Wie kann es sein, dass die Mittelverknappung als Faktum anerkannt wird und dieses Kriterium die Public-Health-Ethik thematisch dominiert?

## 15.3 Gesundheitsförderung

Bereits 1946 hat die Weltgesundheitsorganisation (WHO) Gesundheit als »Zustand umfassenden körperlichen, seelischen und sozialen Wohlbefindens, und nicht nur als das Freisein von Krankheit und Gebrechen« definiert (World Health Organization 1946). Dieses Verständnis setzte gegenüber dem damals und auch heute noch vorherrschenden biomedizinischen Modell den innovativen Akzent, Gesundheit als subjektive Wahrnehmung eines Individuums in den biopsychosozialen Dimensionen zu definieren. Diese neue Sicht eröffnete die Möglichkeit, auf Gesundheit ausgerichtete Strategien zu entwickeln. Im November 1986 fand die Erste Internationale Konferenz für Gesundheitsförderung statt. Das dort erarbeitete Grundsatzdokument der Gesundheitsförderung, die Ottawa-Charta, fasst die für den Aufbau von Gesundheitsressourcen erforderlichen personenbezogenen und strukturellen Maßnahmen in fünf Ansatzpunkten zusammen (World Health Organization 1986):

- die Entwicklung einer gesundheitsförderlichen Gesamtpolitik
- die Schaffung von gesundheitsförderlichen Lebenswelten
- die Reorganisation der Gesundheitsdienste
- die Unterstützung von gesundheitsbezogenen Gemeinschaftsaktionen
- die Entwicklung persönlicher Kompetenzen.

Die programmatische Definition der Gesundheit der Weltgesundheitsorganisation führte zu einer weltweiten Auseinandersetzung mit Gesundheitsdeterminanten, also den Faktoren, die verantwortlich für die Gesundheit von Individuen und Gruppen sind. Die kanadische Regierung publizierte schon 1974 den Lalonde Report (Lalonde 1974). Dieser benannte vier Gesundheitsdeterminanten: 1. Gene und Biologie, 2. soziale und physikalische Umwelt, 3. Lebensweisen und 4. die Gesundheitsversorgung. Nach diesem Verständnis schaffen Individuen ihre Gesundheit und Krankheit in der Interaktion mit ihrer physischen, ökonomischen, sozialen und kulturellen Umwelt (Wilkinson 2001). In den Industrieländern sind die Einkommensverteilung und damit zusammenhängende soziale Faktoren, insbesondere sozialer Zusammenhalt, Solidarität, Partizipation und soziale Unterstützung, wichtige Gesundheitsdeterminanten (Wilkinson & Marmot 2004). Hervorzuheben ist, dass Geschlecht als soziale Determinante von Gesundheit zu berücksichtigen ist. Dies belegen Studien vielfach (Verbrugge 1985, MacIntyre et al. 1996, Krieger 2003, Holdcroft 2007, NIH o. J., Yordanov et al. 2015). Die Bedeutung der Kategorie Geschlecht, Sex und Gender, als Qualitätsmerkmal der Gesundheitsförderung und -versorgung zu erkennen und danach zu handeln, stellt allerdings eine große Herausforderung dar (Krieger 2003, Heidari & Babor 2013).

US-amerikanische Studienergebnisse der letzten Jahrzehnte haben vor allem am Beispiel der Herzerkrankungen aufgezeigt, welche negativen gesundheitlichen Auswirkungen es für Frauen hat, wenn Forschung und medizinische Versorgung die Kategorie Geschlecht nicht berücksichtigen. Frauen sind in der Prävention, Diagnostik, Therapie und Rehabilitation von Herzerkrankungen fehl- und unterversorgt (Vaccarino et al. 2005, Mosca et al. 2007, Connor et al. 2016). In den letzten Jahren werden zunehmend mehr geschlechterspezifische Ergebnisse zu den unterschiedlichsten Erkrankungen publiziert (Scheipl & Rásky 2012, Schiebinger et al. 2011–2015). Sex, verstanden als biologisches Geschlecht, markiert den körperlich-biologischen Unterschied zwischen Frauen und Männern. Gender, verstanden als soziales Geschlecht, markiert den Unterschied, der sozial konstruiert und in der Sozialisation kulturspezifisch erworben wird. Zunehmend werden hier auch nicht-binäre Geschlechteridentitäten angegeben. Frausein und Mannsein werden dabei als entgegengesetzte Pole eines Kontinuums gesehen (Fausto-Sterling 1993). Von binären Geschlechteridentitäten ausgehend, entwickeln Frauen und Männer eingebunden in die herrschende gesellschaftliche Arbeitsteilung aufgrund ihrer geschlechterspezifischen Sozialisation jeweils unterschiedliche Interessen und Bedürfnisse. Soziale Faktoren wie Geld, Ansehen, Macht, aber auch Unterstützung durch Familie und Freund*innenkreis, beeinflussen die Gesundheit von Individuen in einem hohen Ausmaß und in sehr unterschiedlicher Weise. Dies wird in der Geschichte der Pflegeberufe in industrialisierten Ländern besonders deutlich (Rásky 2008).

## 15.4 Prävention

Zur Gesundheitssicherung der Bevölkerung verfolgen Public-Health-Akteur*innen nicht nur gesundheitsförderliche, sondern auch präventive Ansätze. Prävention zielt darauf ab, Krankheiten in der Bevölkerung zu reduzieren, Behinderungen zu minimieren und vorzeitige Todesfälle zu vermeiden. Für gesundheitspolitische Entscheidungsträgerinnen ist auch wichtig, dass präventive Maßnahmen Kosten reduzieren können.

Die Verhütung von Krankheiten erfolgt durch unterschiedliche Strategien, abhängig vom Morbiditäts- und Mortalitätsspektrum in der Bevölkerung, von der akzeptierten gesellschaftlichen und medizinischen Erklärung für eine Krankheitsentstehung und vom gesellschaftlichen Verständnis von sozialer Gerechtigkeit und Gesundheit. So führte die Entde-

> ckung des HI-Virus dazu, dass präventive Maßnahmen in der Community die Übertragung des Virus und damit die Erkrankung AIDS sehr erfolgreich eindämmen konnten (Rosenbrock 2005).

Welche Präventionsmaßnahmen implementiert werden, bestimmen auch politische Interessengruppen wie z. B. die Pharma- und Medizingeräteindustrie, die Kammer der Ärzt*innenschaft, aber auch Bürger*innenbewegungen und Selbsthilfegruppen, wie das Beispiel AIDS zeigte. Des Weiteren bilden gesetzliche Normen und gesellschaftspolitische Zielsetzungen die Strukturen und die Rahmenbedingungen für die Prävention. Der Erfolg der Intervention hängt davon ab, welche Veränderungsmöglichkeiten bestehen und inwieweit Individuen tatsächlich in der Lage sind ihr gesundheitsschädigendes Verhalten zu ändern. Präventive Maßnahmen sind daher oft darauf ausgerichtet, die komplexen Bedingungs- und Risikofaktoren für Krankheiten allgemein zu beeinflussen, z. B. durch soziale Sicherung, gesetzliche Grenzwertbestimmungen für Schadstoffe oder Kontrolle der Trinkwassergüte, und weniger auf konkrete kausale Bedingungen gerichtet. Zu bedenken ist hierbei, dass soziale Determinanten wie Ungleichheit die größten Auswirkungen auf die Gesundheit von Frauen, Männern und Kindern haben.

Public-Health-Fachpersonen steuern die gesundheitsförderlichen und präventiven Prozesse zur Sicherung der Gesundheit der Bevölkerung. Dies gelingt nur, wenn der politische Wille und die politische Verantwortung wahrgenommen werden und entsprechende Mittel allokiert werden. Die praktische Umsetzung von Interventionszielen erfolgt im Idealfall nach dem *Public Health Action Cycle* (Institute of Medicine 1988): Auf das *Assessment* der Gesundheit und die Erhebung des Bedarfs einer Zielbevölkerung folgen das Festlegen der *Strategie* und dann die *Umsetzung*. Die abschließende *Evaluation* prüft die Intervention und leitet über in einen neuen Zyklus.

## 15.5 Public Health Nursing

Public Health Nursing zu definieren kann als »work in progress« gesehen werden (Easley & Allen 2007, S. 370). Craig (2000) meinte, Public Health Nursing sei der Beitrag, den die Pflege zur Bewältigung von Public-Health-bezogenen Aufgaben leistet. Die Community Health Nurses Association of Canada definiert: »Home health nursing competencies are the integrated knowledge, skills, judgement and attributes required of a nurse working in home health to practice safely and ethically. Attributes include, but are not limited to attitudes, values and beliefs« (Canadian Nurses Association 2011).

Neben Beratung, Schulung und Anwaltschaft liegen weitere spezifische Public-Health-Kompetenzen in Regionalentwicklung, Gesundheitsförderung, Krankheits- und Unfallverhütung sowie Analyse der Bevölkerungsgesundheit. Zu den Klient*innen gehören Gruppen von Individuen, Familien, Gruppen, Kommunen oder die gesamte Bevölkerung (Canadian Nurses Association 2011). Vor allem im Bereich der Patient*innenschulungen werden Pflegefachpersonen mit den Zusatzqualifikationen eingesetzt (Brieskorn-Zinke 2007). Ausgehend von den zu leistenden Aufgaben finden unterschiedliche Begriffe Verwendung: Public Health Nursing, Home Health or Visiting Nursing, Occupational Health, Family Practice, Faith or Parish Nursing, Community Rehabilitation and Community Mental Nursing, die alle auch unter dem Oberbegriff Community Health Nursing zusammengefasst werden.

> Zur Bewältigung der umfangreichen Aufgaben sind für Public Health Nurses die Kompetenzen in den Kernfunktionen von Public Health erforderlich (Gebbie & Hwang 2000):
> 
> - epidemiologische Kenntnisse für die Datenerhebung und -analyse und das Monitoring
> - Strategieentwicklung
> - Change Management
> - Krankheits- und Unfallverhütung
> - Gesundheitsförderung
> - interdisziplinäre Teambildung
> - Anwaltschaft
> - Evaluation und Qualitätsmanagement

Die Quad Council of Public Health Nursing Organizations (2018) beschreibt folgende Kompetenzdomänen für Public Health Nurses: »Analytic and assessment skills, policy development and program planning, communication skills, cultural competency skills, community dimensions of practice, public health science skills, financial & management skills, leadership & systems thinking«. Insgesamt sind zwei Stränge innerhalb des Public Health Nursing auszumachen. In Großbritannien eine stärker medizinisch orientierte und in den USA eine sozialwissenschaftliche Orientierung in der Tradition sozialer Bewegungen wie der Frauengesundheits- sowie Bürger*innenbewegungen, die vor allem Lillian Wald ausgestaltete (Buhler-Wilkerson 1993). Public Health Nurses übernehmen Aufgaben in den Gemeinden. Sie unterstützen Bevölkerungsgruppen, die weniger Zugang zu gesundheitlichen Versorgungsleistungen haben. In Deutschland und Österreich übernahmen diese Aufgaben traditionell die Gesundheitsämter und die Sozialfürsorge (Brieskorn-Zinke 2007).

In Österreich und Deutschland führte die Pervertierung der Volksfürsorge im Nationalsozialismus zur Überwachung der Bevölkerung, zur Selektion und der Ermordung zuvor definierter Bevölkerungsgruppen unter der Vorgabe einer »Arterhaltung eines gesunden Volkskörpers« (Steppe 2001). Eine kritische Aufarbeitung dieser Verflechtungen hat in Österreich kaum stattgefunden. Daher erscheint eine Beschäftigung mit dieser Zeit, ihren Annahmen und Auswirkungen hoch dringlich, um die Grundlagen und Rahmenbedingungen, die ein solches staatliches Handeln ermöglichen, zu begreifen und derartige Tendenzen frühzeitig zu identifizieren. Dies wird nicht möglich sein, ohne diese historischen gesellschaftlichen Erfahrungen systematisch aufzuarbeiten. Die bisher fehlende Auseinandersetzung dürfte einer der Gründe sein, warum Public Health Nursing im deutschsprachigen Raum wenig Tradition hat (Hackmann 2001). Ausnahmen bilden die Regionen in der Schweiz und in Österreich, in der Gemeindeschwestern systematisch eine aufsuchende und präventive Arbeit in den Familien leisten. Unterschiedliche Aus-, Fort- und Weiterbildungswege, Traditionen, Aufgabenstellungen und Interessen sowie die historisch gewachsene Trennung zwischen Sozialarbeit, Pflege und Medizin sind weitere Gründe für die fehlende Etablierung von Public Health Nursing. Noch entscheidender sind wahrscheinlich die getrennte Finanzierung und Organisation der Gesundheits- und Sozialarbeit, die eine gemeindeorientierte praktische Public-Health-Arbeit erschwert. Hier erfolgte allerdings in den letzten Jahren eine gewisse Annäherung im Pflege- und Sozialbereich über das Case und Care Management und, zwischen medizinischer Versorgung und Sozialarbeit, in der klinischen Sozialarbeit.

## 15.6 Elemente der Public-Health-Ethik

Public Health ist also durch den multiprofessionellen, sektorenübergreifenden und partizipativen Ansatz gekennzeichnet. Soziale Ungleichheit und ihre Auswirkungen auf die Gesundheitschancen und die Teilhabe von Individuen und Bevölkerungsgruppen sind wichtige ethische Themen von Public Health. Konstitutiv für die ethische Dimension ist daher die Frage nach der Verteilung und der Koordination und Kooperation der Vertreter*innen unterschiedlicher Berufsgruppen und Expert*innen, der Befähigung Beteiligter und dem Einbeziehen von betroffenen Bevölkerungsgruppen. Zentrales Kennzeichen des richtigen und guten Handelns ist die »öffentliche Sorge um die Gesundheit aller«, unter der Prämisse, gesundheitliche Ungleichheit zu reduzieren (Schröder-Bäck 2014, S. 29). Angestrebt wird, dass ein fairer Zugang zur Krankenversorgung und zu gesundheitsfördernden und präventiven Maßnahmen für Interventionen gewährleistet ist. Es stellen sich daher die Fragen: Welche Ungleichheiten sind vorhanden? An welchen sollte Public Health ansetzen und welchen Anteil sollen besser gestellte Bevölkerungsgruppen leisten?

Für den deutschsprachigen Raum versuchten Kuhlmann (2002) und Bittner & Heller (2006) die Skizzierung einer Public-Health-Ethik. Schröder bemängelte 2007 das Fehlen eines Instrumentariums und eines konzeptionellen Rahmens, der Bezug nimmt auf den Gegenstand, die Perspektive und die Sprache der Akteur*innen sowie auf die Ausrichtung der Einrichtungen – eine Public-Health-Ethik also, die es den Akteur*innen ermöglicht, die moralischen Herausforderungen zielführend zu diskutieren und lösungsorientiert umzusetzen (Schröder 2007). Schröder-Bäck definierte nun 2014 ethische Prinzipien für die Public-Health-Praxis. In seinem Buch beschreibt er Prinzipien für eine Public-Health-Ethik und setzt einen Rahmen. Er benennt die Gesundheitsmaximierung, Achtung der Menschenwürde, Gerechtigkeit, Verhältnismäßigkeit und Effizienz als zentrale Normen (Schröder-Bäck 2014).)

Analog dem ethischen Prinzip des guten Tuns in der Individualmedizin ist im Public-Health-Bereich die Gesundheitsmaximierung von Bevölkerungsgruppen und Bevölkerungen. Schröder (2007, S. 109) schlägt hierzu vor, nach gesundheitlichem Gesamtnutzen zu streben, hierbei jedoch zu berücksichtigen, dass eine Gruppe immer aus Individuen besteht und das Wohlergehen jedes Individuums durch strukturelle Maßnahmen zu befördern ist. Dabei kann es aber nicht als alleinige Ziel- und Messgröße darum gehen, den gesundheitlichen Gesamtnutzen zu maximieren. Das würde den individuellen Anspruch auf Menschenwürde missachten. Demnach dürfen die Menschenrechte der Einzelnen zugunsten einer Gruppe nicht ungerechtfertigt und unverhältnismäßig verletzt werden, sei es aktiv durch Tun oder passiv durch Unterlassen. Auch endet das Selbstbestimmungsrecht der Einzelnen an den Grenzen der Autonomie und Menschenwürde anderer.

> Eine Schlüsselfrage von Public Health ist damit eine Balance zwischen den Menschenrechten und dem Gemeinwohl zu halten (Mann 1995, Oberle & Tenove 2000). Zwischen diesen beiden Interessen besteht allerdings nicht zwingend ein Gegensatz. Denn das Gemeinwohl ist eine Voraussetzung dafür, dass sich Individuen in Beziehung zu anderen entfalten können. Diese sozialanthropologische Wechselwirkung hat daher auch eine spezifische Rechtfertigung in den Menschenrechten. Um die Autonomie zu stützen, die einen zentralen Wert in Public Health darstellt, ist es begründet, die Menschenwürde – trotz inhaltlicher Unschärfe –

und die unverletzbaren Menschenrechte der Einzelnen zu verwirklichen, die Freiheit, politische Teilhabe sowie Kultur- und Sozialrechte zu garantieren. Hierzu zählt die Auseinandersetzung mit den ethischen Implikationen von Autonomie im Zusammenhang mit der Digitalisierung (Hurst 2018, 41–44).

Gerechtigkeit anzustreben, bedeutet für die Public-Health-Akteur*innen eine faire Verteilung von Gesundheit in der Bevölkerung zu sichern. Dabei ist die Verhältnismäßigkeit als ein Querschnittsprinzip zu berücksichtigen: Maßnahmen sollen möglichst das Notwendige nicht überschreiten, die am wenigsten restriktiven und Rechte verletzenden Maßnahmen sollten gewählt werden. Bedarfsgerechtigkeit ist ein wichtiges Entscheidungskriterium in den Überlegungen. Effizienz wird als wesentlicher Auftrag für Public Health gesehen, da öffentliche Gelder verwendet werden und diese – wie immer wieder postuliert – begrenzt sind (Schröder-Bäck 2010, S. 96). In diesem Zusammenhang wäre möglicherweise einmal eine Diskussion darüber angebracht, inwieweit die Gelder in Industrienationen für den Bereich Gesundheit tatsächlich faktisch begrenzt sind, denn der Anteil der Gesundheitskosten am Bruttosozialprodukt steigt in den Industrienationen von Jahr zu Jahr. Wäre es daher nicht auch ein moralischer Auftrag der Public-Health-Akteur*innen, dies als Argument gegenüber der Rationierung in die Diskussion zu bringen, nichtsdestotrotz aber weitere Mittel für unterprivilegierte Bevölkerungsgruppen einzufordern?

Zahlreiche internationale Erklärungen führen an, dass eine Gesellschaft bemüht sein muss, allen im Land lebenden Personen gleiche, zumindest hinreichend gute, Lebensperspektiven zu eröffnen (Powers & Faden 2006). Gesundheit, oder zumindest das Recht auf Lebensbedingungen, die ein gesundes und langes Leben ermöglichen, wird als fundamentales Recht des Menschen gesehen. Ungerecht sind soziale Verhältnisse, die (zu viel) Ungleichheit erzeugen oder aufrechterhalten. Das gesellschaftliche Mandat der Akteur*innen ist dann, darauf einzuwirken, dass die Menschenrechte, gerade der von Marginalisierung und Exklusion bedrohten Individuen, durchgesetzt werden können. Das geschieht, indem gesellschaftliche Institutionen und Strukturen so gestaltet werden, dass sie nachhaltig das individuelle Wohlergehen beeinflussen. Soziale Gerechtigkeit, Solidarität, Entwicklung persönlicher Lebensführungskompetenzen, Förderung sozialer Netzwerke sowie Bildung von Selbsthilfegruppen sind zentrale Bestandteile, die gegenüber anderen, gesamtgesellschaftlichen bzw. staatlichen Interessenlagen vorrangig von Public-Health-Akteur*innen zu bedienen sind (Lob-Hüdepohl 2009, S. 552).

## 15.7 Herausforderungen der Public-Health-Ethik

Die Entwicklung von Public Health in vielen Ländern zeigt, dass ihre Akteur*innen die Menschenrechte und die Reduktion der Ungleichheit nicht durchgängig berücksichtigt haben. Interventionen im Public-Health-Bereich galten zu oft in erster Linie dem Abbau sozialer Spannungen und der Sicherung des friedlichen Zusammenlebens, der Verbesserung der Arbeitsfähigkeit von Individuen und Bevölkerungsgruppen, der Minimierung der

Krankheitsgefährdungen und Eindämmung von Epidemien, um »strong soldiers, good workers and fertile women« zu erhalten und dadurch Wirtschaft und Handel aufrechtzuerhalten (Petrini & Gainotti 2008). Die hygienischen und rechtlichen Interventionen wurden ergänzt durch Aufklärungskampagnen, um die Bevölkerungen über gesunde Lebensweisen zu informieren. So zum Beispiel in der Sicherung der Trinkwasserqualität, dem Schutz vor Infektionskrankheiten durch Quarantäne und Informationen zu gesunden Lebensweisen. Die Vermischung von Sozialreformen für mehr Gesundheit für alle und der moralischen Gesundheitserziehung zum »sauberen« Menschen oder zum »richtigen« Leben findet sich in Public Health in europäischen Ländern in den letzten 150 Jahren durchgängig bis heute (Labisch 1992). In der ersten Hälfte des letzten Jahrhunderts steigerte sich diese Ausrichtung der Sicherung der Volksgesundheit durch Selektion von Bevölkerungsgruppen bis zur rassenhygienisch legitimierten Ermordung von Millionen Menschen (Baader & Peter 2018).

In der Public-Health-Praxis stellt sich die Frage nach den Möglichkeiten und der Fähigkeit zur Selbsthilfe sowie nach der Selbstverantwortung in der Sicherung der Gesundheit von Bevölkerungen in besonderer Weise. Childress et al. (2002) geben hierzu fünf Kriterien an, die helfen zu beurteilen, inwieweit eine Intervention einen Eingriff in die Autonomie rechtfertigt:

- ihre Wirksamkeit (effectiveness)
- die Verhältnismäßigkeit (proportionality)
- ihre Notwendigkeit (necessity)
- die Wahl des am wenigsten eingreifenden Vorgehens (least infringement)
- die gesellschaftliche Akzeptanz (public justification).

> Akteur*innen sollten sich immer bemühen, die *Mitwirkung der Beteiligten* zu erwirken, auch wenn die Einschränkung der Handlungsfreiheit durch die Intervention gut zu begründen ist und dazu dient, das individuelle Wohlbefinden zu verbessern. Schulungen der Patient*innen und der Gesundheitsfachpersonen in den Disease Management Programmen wären hierzu ein Beispiel, da sie beide Aspekte, Beteiligung und Verhaltensänderung, berücksichtigen.

In Public Health besteht – wie im Alltag der Pflege und der Medizin generell – eine Asymmetrie der Beziehung zwischen Fachpersonen und den Unterstützungsbedürftigen und weiteren Beteiligten wie ihren Angehörigen. Ein Ausgleich der Asymmetrie, sich auf Augenhöhe zu begegnen, ist zwischen Fachpersonen in Public Health und Betroffenen nur möglich, wenn sie Unterstützungsbedürftige und Beteiligte als grundsätzlich gleichberechtigte und gleichwertige Subjekte mit ihrer jeweiligen Lebensgeschichte anerkennen – unabhängig von Wissen, Kompetenz, Leistungsfähigkeit und Lebenslage. Aufmerksamkeit, Achtsamkeit, Assistenz, Anwaltschaft und das Bestreben, die Betroffenen sukzessive an den Aushandlungen über Zielsetzungen und die Art der Durchführung der Intervention zu beteiligen, legitimieren erst die Maßnahmen in Public Health (Lob-Hüdepohl 2009).

Den Fachpersonen sollte bewusst sein, dass Bevölkerungsgruppen bei Public-Health-Interventionen oft keine Möglichkeit haben, Maßnahmen, die in ihre individuelle, selbstbestimmte Lebensführung eingreifen, abzulehnen. Zu nennen wären Regelungen, die Patient*innen mit Pflegebedarf keine Entscheidungsmöglichkeiten über die Pflegesituation lassen: weder zu Ausmaß, noch Zeit, noch zur Person, die sie pflegt. Wenn eine stationäre Pflege unabdingbar wird, ist institutionsintern und in der Beziehung zwischen Health Professional und Patient*in hingegen die Möglichkeit der informierten Entscheidung zwingend gesetzlich vorgegeben, die ermöglicht, eine Maßnahme nach entsprechender Information auch abzulehnen.

Auch gilt es, soziale und kulturelle Unterschiede zwischen Akteur*innen und Betroffenen zu berücksichtigen. So wird Rauchen von Personen aus bildungsfernen Schichten auch als Entlastung und Spannungsabbau genutzt (Bottoroff et al. 2006). Dieses Wissen um die Gründe kann Interventionen zum Rauch-Stopp beeinflussen. In eine Verantwortung resp. eine Verpflichtung, gesund zu leben, können zudem nur jene Personen genommen werden, denen es objektiv möglich ist, entsprechend zu handeln, und die subjektiv dazu fähig sind. Gesundheit ist nämlich kein willentlich zu erreichendes Resultat von Verhalten, wie es das Risikofaktorenmodell der Biomedizin suggeriert. Individuen können sich nicht einfach durch Verhalten vor Krankheit schützen. Obwohl ätiologisch nicht begründet, erfolgen auch in Public Health noch sehr häufig Ursachen- und Schuldzuweisung und der moralische Imperativ »Selbstverantwortung« ohne evidenzbasierte Grundlagen und ethische Reflexion (Kühn 1998, S. 14). Skrabanek & McCormick (1989) waren grundlegend und wegweisend darin, darauf hinzuweisen, dass sehr viele Public-Health-Interventionen aus Evidenzsicht nicht gerechtfertigt sind. Sie kritisieren, dass die Epidemiologie sich zu sehr mit individuellen Risikofaktoren auseinandersetzt und die *sozialen Ursachen für Krankheiten* ausblendet, die evidenzbasiert Krankheiten und frühzeitigen Tod verursachen. Auch in diesem Bereich sind Public-Health-Akteur*innen aus ethischer Sicht angehalten, auf diesem Missstand hinzuweisen und entsprechende Forschungsleistungen einzufordern.

Es ist eine Tatsache, dass das Erkrankungs- und Sterberisiko von Menschen in den Industrienationen höher ist, wenn sie ein geringes Einkommen, weniger Bildung mit weniger Gestaltungsfreiheit in Arbeit und Familie, geringeren sozialen Einfluss und geringere soziale Unterstützung haben (Marmot 2005). Trotzdem werden die Ursachen von Krisen und Krankheit häufig noch den Individuen zugemessen. Das hat die Funktion, die sozialen Verhältnisse – entgegen der Evidenz – zu entlasten (Kühn 1998). Die Gruppen mit den höheren Risiken für Erkrankungen und vorzeitige Sterblichkeit haben nämlich weniger Möglichkeiten und Fähigkeiten, sich präventiv oder gesundheitsfördernd zu verhalten. Reduzierte oder das Fehlen von politischer und ökonomischer Macht führt bei den Mitgliedern dieser Gruppen zu weniger Selbstrespekt, reduzierten Erwartungen, weniger Möglichkeiten der Selbstbestimmung und insgesamt weniger Kontrolle über ihr Leben (Faden & Powers 2008). Daher ist es moralisch nicht plausibel begründbar, Menschen allein die Verantwortung für ihre Gesundheit zu übertragen. Ein Beispiel wäre, einem wohnungslosen Menschen vorzuwerfen, dass er einen empfohlenen Verbandswechsel nicht durchgeführt hat und seine Wunde daher noch immer nicht verheilt ist.

## 15.8 Public Health Nursing und die Ethik der Anwaltschaft

Die Frage, unter welchen Bedingungen Menschen zur Selbstverantwortung fähig sind und somit die staatliche Umverteilung eingeschränkt werden kann, ist schwierig zu beantworten. Sie wird durch wirtschaftliche, politische und kulturelle Machtverhältnisse in der Gesellschaft entschieden (Kühn 1998). Die Entwicklungen im Gesundheitsbereich weisen in Richtung Ökonomisierung. Ausgaben für die Gesundheit dominieren die öffentliche Diskussion. Die Aufgabe der Public-Health-Akteur*innen ist es, sich in diesen Prozess für die Betroffenen anwaltschaftlich einzubringen, damit unzutreffende Schuldzuweisungen verhindert und Strukturen geschaffen werden können, die individuelle Verantwortung erst ermöglichen. Public-Health-Akteur*innen sollten in der Erstellung von Handlungs- und Entscheidungskriterien eine aktive Rolle einnehmen und dies nicht den politischen, ökonomischen und ethischen Gremien überlassen (Kühn 1996). Dabei sind es vor allem Alltagsentscheidungen, die ethische Probleme bergen, so z. B. die Sicherung eines bedarfsgerechten Zugangs zur Krankenversorgung und die Respektierung individueller Wünsche von Patient*innen, und nicht dramatische Dilemmas wie das Vorgehen in der Bewältigung einer Pandemie, die Embryonenforschung oder die Gentechnik (Kühn 1996).

## 15.9 Zusammenfassung und Ausblick

In der Patient*innenversorgung und Gesundheitsförderung gibt es keine Alternative zur ethischen Reflexion. Allen Public-Health-Fachpersonen, also auch Pflegenden, obliegt es, sich in den systematischen, selbstkritischen und dadurch auch moralischen Diskurs einzubringen – nicht zuletzt wegen der Neuerungen und strukturellen Veränderungen, wie sie die Ökonomisierung im Gesundheitsbereich bedingen. Denn ethische Fragestellungen werden heute vorwiegend unter dem Blickwinkel der Rationierung medizinisch nützlicher Leistungen geführt. Unter dem Gesichtspunkt universaler, nicht veräußerbarer Menschenrechte ist aber eine solche Einengung nicht akzeptabel. In einer Überflussgesellschaft, wie sie die Industrienationen darstellen, dürfen Fragen der Krankenversorgung und Gesundheitsförderung nicht nur unter dem Aspekt der Knappheit abgehandelt werden, die soziale Ungleichheit als unwesentlich erscheinen lassen. Weitere wichtige Elemente einer Public-Health-Ethik sind die Überlegungen zu der ethischen Rechtfertigung von Interventionen. Dies beinhaltet Klärung der normativen Basis für eine ethische Bewertung des Handelns, eine kritische Reflexion der Umsetzungsprozesse und einer Reflexion über die Zuständigkeit der ethischen Bewertung (Wildner & Zöllner 2016, S. 149).

Sehr vielen Problemen, die ethische Dimensionen aufweisen, liegen Interessenkollisionen zugrunde. Sie sind in demokratischen Gesellschaften unvermeidbar. Sie sind auf den Tisch zu legen, zu diskutieren und strukturell zu lösen. Gegenstand kann also nicht das Fehlverhalten eines Einzelnen sein, sondern Strukturen, die das Risiko des Fehlverhaltens vergrößern, indem sie ungleiche Ausgangsbedingungen, Anreiz- und Sanktionsmechanismen darstellen und damit Interessenkonflikte herbeiführen. Gerade das Gebot, allein monetären Anreizen zu folgen und sparsam zu sein, kann dazu führen, dass genau den Bevölkerungsgruppen Ressourcen für ihre Gesundheit vorenthalten werden, die sie am meisten brauchen. Nur eine an den Menschenrechten und an der Ungleichheit orientierte kritische Prüfung der Argumente zu den einzelnen Handlungsoptionen und deren Auswirkungen führt zu vernünftigen moralischen Orientierungen. Und zum richtigen und guten Handeln unter dem Aspekt der sozialen Gerechtigkeit. Dieser Orientierung allein sollten Public-Health-Fachpersonen verpflichtet sein.

## 15.19 Transferfragen

1. Formulieren Sie drei Problembereiche und ihre ethischen Aspekte, auf die eine Public Health Nurse trifft, wenn ihre Zielgruppe ältere pflegebedürftige Frauen, Männer, Kinder oder Queerpersonen sind, die zuhause wohnen bleiben wollen.

2. Nennen Sie drei mögliche Aufgabengebiete des Public Health Nursing im kommunalen öffentlichen Gesundheitsdienst. Entwickeln Sie die ethischen Aspekte, die sie in diesen drei Bereichen im Rahmen ihrer Tätigkeit reflektieren und einbringen soll.

## Literatur

Baader G, Peter J (Hrsg.) (2018) Public Health, Eugenik und Rassenhygiene in der Weimarer Republik und im Nationalsozialismus. Frankfurt a. M.: Mabuse.

Bittner R, Heller S (2006) Ethik in den Gesundheitswissenschaften. In: Hurrelmann K., Laaser U., Razum O. (Hrsg.). Handbuch Gesundheitswissenschaften. 4. Aufl. Weinheim: Juventa, S. 583–599

Bottoroff J L et al. (2006) Men's Constructions of Smoking in the Context of Women's Tobacco Reduction during Pregnancy and Postpartum. In: Social Science & Medicine 38; 62. Jg., Heft 12, 3096–3108

Brand A, Stöckel S (2002) Die öffentliche Sorge um die Gesundheit aller – ein sinnvoller Anspruch? In: Brand A, Engelhardt D von, Simon A (Hrsg.) Individuelle Gesundheit versus Public Health? Münster: Lit, S. 11–28

Brieskorn-Zinke M (2007) Public Health Nursing. Stuttgart: Kohlhammer

Buhler-Wilkerson K (1993) Bringing Care to the People: Lillian Wald's Legacy to Public Health Nursing. In: American Journal of Public Health 83. Jg., Heft 12, 1778–1786

Canadian Nurses Association (2011) Community Health Nurses (https://www.chnc.ca/en/publications-resources, Zugriff am: 11.12.2019)

Connor A E et al. (2016) Atrial Fibrillation as Risk Factor for Cardiovascular Disease and Death in Women compared with Men: Systematic Review and Meta-Analysis of Cohort Studies. Brit Med J 352:h7013. doi: https://doi.org/10.1136/bmj.h7013.

Childress J R et al. (2002) Public Health Ethics: Mapping the Terrain. In: Journal of Law, Medicine and Ethics 30. Jg., Heft 2, 170–178

Craig P M (2000) The Nursing Contribution to Public Health. In: Craig P M, Lindsay G M (Hrsg.) Nursing for Public Health: Population-based Care. Edinburgh: Churchill Livingstone, S. 1–12

Easley C E, Allen C (2007) A Critical Intersection. Human Rights, Public Health Nursing, and Nursing Ethics. In: Advances in Nursing Science 30. Jg., Heft 3, 367–382

Faden R R, Powers M (2008) Health Inequities and Social Justice. The Moral Foundations of Public Health. In: Bundesgesundheitsblatt – Gesundheitsforschung – Gesundheitsschutz 51. Jg., Heft 2, 151–157

Fausto-Sterling A (1993) The Five Sexes: Why male and female are not enough. The Sciences March/April 20–4

Gebbie K M, Hwang I (2000) Preparing Currently Employed Public Health Nurses for Changes in the Health System. In: American Journal of Public Health 90. Jg., Heft 5, 716–721

Hackmann M (2001) Zur Geschichte der Gesundheitsförderung in der ambulanten Pflege. In: Gehring M, Kean S, Hackmann M, Büscher A (Hrsg.) Familienbezogene Pflege. Bern: Huber, S. 209–219

Hehlmann T, Schmidt-Semisch H, Schorb F (2018) Soziologie der Gesundheit. München: UVK

Heidari S, Babor T (2013) Science Editors: Evaluate Gender Equality in Journals. Nature Vol. 495 (7493): S. 47

Holdcroft A (ed) (2007) Gender Bias in Research: How does it affect Evidence based Medicine? J Royal Society of Medicine Vol. 100: S. 2–3

Hurst S (2018) Eigentümer seiner selbst. Ethische Implikationen von Autonomie im digitalen Zeitalter. In: Swiss Academies Communications

Vol.13, No.7, S. 41–44 (https://www.samw.ch/de/Ethik/Autonomie-in-der-Medizin/Tagungsreihe-Autonomie-in-der-Medizin.html, Zugriff am: 03.12.2018)

Institute of Medicine, Division of Health Care Services, Committee for the Study of the Future of Public Health (1988) The Future of Public Health. Washington DC: National Academy Press

Janßen C, Grosse Frie K, Ommen O (2006) Der Einfluss von sozialer Ungleichheit auf die medizinische und gesundheitsbezogene Versorgung in Deutschland. In: Richter M., Hurrelmann K. (Hrsg.). Gesundheitliche Ungleichheit. Wiesbaden: VS Verlag für Sozialwissenschaften, S. 142–155

Kickbusch I, Hartung S (2014) Die Gesundheitsgesellschaft: Konzepte für eine gesundheitsförderliche Politik. 2. Aufl. Bern: Huber

Krieger N (2003) Genders, Sexes, and Health: What are the Connections – and Why Does It Matter? In: International Journal of Epidemiology 32. Jg., Heft 4, 652–657

Kühn H (1996) Zur Moral einer ökonomisch rationalisierten Medizin. In: Bertrand U., Kolb S. (Hrsg.). Fürsorge oder Vorsorge? Medizin zwischen Patientenwohl und Volksgesundheit. Frankfurt a. M.: Fischer Taschenbuch Verlag, S. 117–139

Kühn H (1998) »Selbstverantwortung« in der Gesundheitspolitik. In: Jahrbuch für Kritische Medizin. Bd. 30 (Zwischenzeiten). Berlin, Hamburg: Argument, S. 7–20

Kuhlmann E (2002) Bioethik und Gesundheitswissenschaften: eine neue Ethik für die Gesundheit der Bevölkerung? In: Kolip P. (Hrsg.). Gesundheitswissenschaften. Weinheim: Juventa, S. 173–194

Labisch A (1992) Homo hygienicus. Gesundheit und Medizin in der Neuzeit. Frankfurt a. M., New York: Campus

Lalonde M (1974) A New Perspective on the Health of Canadians. Ottawa, Ontario: Minister of Supply and Services (http://www.hc-sc.gc.ca/hcs-sss/com/fed/lalonde-eng.php, Zugriff am: 11.12.2019)

Last J M (2001) A Dictionary of Epidemiology. New York, Oxford, Toronto: Oxford University Press

Lob-Hüdepohl A (2009) Die normativen Grundlagen Sozialer Arbeit – (auch) ein Beitrag zur Public-Health-Ethik. In: Bundesgesundheitsblatt – Gesundheitsforschung – Gesundheitsschutz 52. Jg., Heft 5, 549–556

MacIntyre S, Hunt K, Sweeting H (1996) Gender Differences in Health: Are Things Really as Simple as They Seem? In: Social Science & Medicine 42. Jg., Heft 4, 617–624

Mann J M (1995) Human Rights and the New Public Health. In: Health and Human Rights 1. Jg., Heft 3, 229–233

Marmot M (2005) Social Determinants of Health Inequalities. The Lancet Vol. 365 (9464): 1009–1104. doi: 10.1016/S0140-6736(05)71146-6

Mosca L et al. for the Expert Panel/Writing Group (2007) Evidence-based Guidelines for Cardiovascular Disease Prevention in Women: 2007 Update. In: Journal of the American College of Cardiology 49. Jg., Heft 11, 1230–1250 (http://content.onlinejacc.org/cgi/reprint/49/11/1230.pdf, Zugriff am: 11.12.2019)

National Institutes of Health/NIH. How Sex and Gender Influence Health and Disease. (o.J.) (https://orwh.od.nih.gov/sites/orwh/files/docs/SexGenderInfographic_11x17_508.pdf, Zugriff am: 11.12.2019)

Oberle K, Tenove S (2000) Ethical Issues in Public Health Nursing. In: Nursing Ethics 7. Jg., Heft 5, 425–438

Petrini C, Gainotti S (2008) A Personalist Approach to Public-Health Ethics. In: Bulletin World Health Organization Band 86, Heft 8, 624–629

Powers M, Faden R (2006) Social Justice: The Moral Foundations of Public Health and Health Policy. New York: Oxford University Press

Quad Council of Public Health Nursing Organizations (2011) Core Competencies for Public Health Nurses. Washington, DC: Quad Council of Public Health Nursing Organizations

Rásky É (2008) Gesundheitsprofi(l) für die Pflege. Wien: facultas.wuv

Razum O (2008) Globale Gerechtigkeit als Herausforderung für die angewandte Ethik. In: Bundesgesundheitsblatt – Gesundheitsforschung – Gesundheitsschutz 51. Jg., Heft 2, 184–190

Rosenbrock R (2005) Aids-Prävention – eine Innovation in der Krise. http://www.forum-gesundheitspolitik.de/dossier/PDF/Rosenbrock-AIDS.pdf Gesundheitspolitik. Berlin: Wissenschaftszentrum Berlin für Sozialforschung

Sachverständigenrat für die Konzertierte Aktion im Gesundheitswesen (2000) Bedarfsgerechtigkeit und Wirtschaftlichkeit, Gutachten 2000/2001, Kurzfassung: Band I und II. Bonn: Sachverständigenrat für die Konzertierte Aktion im Gesundheitswesen (http://www.svr-gesundheit.de, Zugriff am: 11.12.2019)

Schiebinger L et al. (eds.). (2011–2015) Gendered Innovations in Science, Health & Medicine, Engineering and Environment (https://genderedinnovations.stanford.edu/sex-and-gender-analysis-policies-peer-reviewed-journals.html, Zugriff am: 11.12.2019)

Scheipl S, Rásky É (2012) Gender-Unterschiede in der Orthopädie. Wien: facultas. wuv

Schröder P (2007) Public-Health-Ethik in Abgrenzung zur Medizinethik. In: Bundesgesundheitsblatt – Gesundheitsforschung – Gesundheitsschutz 50. Jg., Heft 1, 103–111

Schröder-Bäck P (2010) Evidence-based Public Health aus ethischer Perspektive. In: Gerhardus A, Breckenkamp J, Razum O, Schmacke N, Wenzel H (Hrsg.) Evidence-based Public Health. Bern: Huber, S. 93–101

Schröder-Bäck, P (2014) Ethische Prinzipien für die Public-Health-Praxis. Frankfurt/New York: Campus Verlag

Skrabanek P, McCormick J (1989) Follies and Fallacies in Medicine. Glasgow: Tarragon Press

Steppe H (Hrsg.) (2001) Krankenpflege im Nationalsozialismus. Frankfurt a. M.: Mabuse

United Nations Economic and Social Council (2000) The Right to the Highest Attainable Standard of Health. Article 12 of the International Covenant on Economic, Social and Cultural Rights 11/08/2000 E/C.12/2000/4. General Comment No. 14. (2000) Geneva: Office of the United Nations High Commissioner for Human Rights

Vaccarino V et al.(2005) Sex and Racial Differences in the Management of Acute Myocardial Infarction. 1994 through 2002. In: The New England Journal of Medicine Vol. 353, Heft 7, 671–682

Verbrugge L M (1985) Gender and Health: An Update on Hypotheses and Evidence. In: Journal Health and Social Behavior 26. Jg., Heft 3, 156–182

Wildner M, Zöllner H (2016) Ethik staatlichen Handelns im Dienst der Bevölkerungsgesundheit. In: Schröder-Bäck P., Kuhn J. (Hrsg.). Ethik in den Gesundheitswissenschaften. Weinheim Basel: Beltz Juventa, S. 147–164

Wilkinson R G (2001) Kranke Gesellschaften. Wien, New York: Springer

Wilkinson R G, Marmot M (2004) Soziale Determinanten von Gesundheit: Die Fakten. 2. Ausgabe. Kopenhagen: WHO-Regionalbüro für Europa. (http://www.euro.who.int/__data/assets/pdf_file/0008/98441/e81384g.pdf, Zugriff am: 11.12.2019)

World Health Organization (1946) Constitution of the World Health Organization. New York: WHO (http://whqlibdoc.who.int/hist/official_records/constitution.pdf, Zugriff am: 11.12.2019)

World Health Organization (1986) Ottawa-Charter for Health Promotion. Ottawa: World Health Organization

Yordanov Y et al.(2015) Avoidable waste of research related to inadequate methods in clinical trials. Brit Med J 350:h809; doi: 10.1136/bmj.h809

# 16 Advance Care Planning als Handlungsfeld von Pflegefachpersonen

*Isabelle Karzig-Roduner*

*Nach einem Überblick zu ethischen und rechtlichen Aspekten von Patient\*innenverfügungen wird das Konzept des Advance Care Planning (ACP) als Instrument der Befähigung zur Selbstbestimmung von Patient\*innen für Situationen der Urteilsunfähigkeit vorgestellt. Die Bedeutung von ACP für die Pflegepraxis wird exploriert. Dies erfolgt zum einen mit Hilfe der CanMEDS-Rollen, mit denen die generelle Relevanz von ACP in der Pflegepraxis beleuchtet wird. Zum anderen wird ACP als potentielles Handlungsfeld von Advanced Practice Nurses (APN) entfaltet und anhand der Kernkompetenzen nach Hamric dargelegt.*

**Ziele:** Nach dem Lesen dieses Kapitels sind Sie in der Lage, die Bedeutung von Advance Care Planning als Handlungsfeld von Pflegefachpersonen zu beschreiben, damit verbundene ethische und rechtliche Fragestellungen zu benennen und mögliche Aufgaben von Advanced Practice Nurses zu skizzieren.

## 16.1 Einführung

Menschen, die in Fragen der Gesundheit auf fachliche Hilfe angewiesen sind, haben ein Recht auf Selbstbestimmung bezüglich diagnostischer, therapeutischer und weiterer medizinischer Maßnahmen. Sowohl ärztliche als auch pflegerische Handlungen müssen sich deshalb grundsätzlich am Patient\*innenwillen orientieren und zur Verwirklichung des selbstbestimmten Eigenwohls beitragen (▶ Kap. 5). Dies gilt auch für Situationen der Urteilsunfähigkeit. Eine solche kann plötzlich auftreten, sich im Verlauf einer längeren, schweren Krankheit entwickeln oder als direkte Folge einer Erkrankung entstehen, z. B. nach einer schweren Schädel-Hirnverletzung oder einer weit fortgeschrittenen Demenzerkrankung.

## 16.2 Das Konzept Advance Care Planning

Damit die Forderung nach der Orientierung am Patient\*innenwillen gezielt umgesetzt werden kann, wurde das Konzept Advance Care Planning (ACP) entwickelt. ACP basiert auf dem US-amerikanischen Konzept »Respecting Choices« und dem australischen Konzept »Respecting Patient Choices«. Das Konzept ACP wurde in den letzten 10 Jahren an den europäischen und den deutschsprachigen Kontext adaptiert. Im Februar 2017 wurde die »Deutsche interprofessionelle Vereinigung Behandlung im Voraus Planen« (DiV-BVP) gegründet mit den längerfristigen Zielen der nationalen Etablierung von ACP im deutschsprachigen Raum sowie Qualitätssicherung der gesundheitlichen Vorausplanung in Zusammenarbeit mit Berufsverbänden und Fachgesellschaften. Die Umsetzung des ACP-Konzepts beinhaltet standardisierte Formulare der Patient*innenverfügung, eine qualifizierte Weiterbildung für ACP-Beratende, eine Begleitung in der systematischen Implementierung des Konzepts ACP in einer Institution oder Region sowie die wissenschaftliche Evaluation der einzelnen Umsetzungsprojekte.

Aus dem ACP-Konzept lassen sich spezifische Ziele und Aufgaben für Pflegefachpersonen ableiten:

- Den Auftrag von Pflegefachpersonen in der gesundheitlichen Vorausplanung aus ethischer Sicht klären.
- Notwendige Kompetenzen der Pflegenden formulieren.
- Die Kompetenzen systematisch und länderübergreifend in der pflegerischen Aus-, Weiter- und Fortbildung vermitteln.

Dazu gehören die Ausarbeitung verschiedener Rollen, die Pflegefachpersonen im ACP-Prozess übernehmen und deren Integration in die unterschiedlichen Tätigkeitsbereiche der Gesundheitsversorgung. Den rechtlichen Rahmen dafür bilden in Deutschland das Gesetz zur Verbesserung der Hospiz- und Palliativversorgung (HPG) und in der Schweiz das »Rahmenkonzept zur gesundheitlichen Vorausplanung nach Advance Care Planning« des Bundesamts für Gesundheit (BAG 2018).

## 16.3 Patient*innenverfügungen

Die Patient*innenverfügung dient der Festlegung des eigenen Willens für zukünftige medizinische Behandlungen bei Urteilsunfähigkeit. Obwohl über ihre rechtliche Verbindlichkeit ein weitgehender Konsens besteht, sind je nach Gesetzeslage im entsprechenden Land unterschiedliche Auslegungen möglich.

### 16.3.1 Rechtliche Verbindlichkeit von Patient*innenverfügungen

Die Verbindlichkeit von Patient*innenverfügungen ist festgelegt in Deutschland im Bürgerlichen Gesetzbuch (BGB Art. § 1901a Abs. 1 Satz 1), in Österreich im Bundesgesetz für die Republik Österreich (Bundesgesetzblatt 2006) und in der Schweiz im Zivilgesetzbuch (ZGB Art. 370 ff.). Die Patient*innenverfügung muss vom betroffenen Menschen im Zustand der Urteilsfähigkeit verfasst worden sein, ohne äußeren Druck von Drittpersonen. In Deutschland hat der Bevollmächtigte den Willen des Betreuten (BGB) zu vertreten, in Österreich gelten Patient*innenverfügungen je nach notarieller Beglaubigung *verbindlich* oder *beachtlich*. In der Schweiz steht die vertretungsberechtigte Person gemäß Vertretungskaskade für den Willen des betreuten Menschen ein (ZGB, Art. 370 ff.).

### 16.3.2 Ethische Bedeutung von Patient*innenverfügungen

Auch bei bestmöglicher Antizipation stellt der in einer Patient*innenverfügung dokumentierte Wille immer eine Annäherung an Entscheidungen für mehr oder weniger hypothetische Szenarien dar. Die damit einhergehende Reduktion von Komplexität medizinischer Behandlungsentscheidungen macht solche Situationen einerseits für Betroffene besser handhabbar, andererseits müssen Festlegungen hinreichend aussagekräftig sein, damit sie später umgesetzt werden können.

> In einer Abhängigkeitssituation, wie sie Urteilsunfähigkeit mit sich bringt, sind Patient*innen besonders angewiesen auf eine achtsame Betreuung. Analog zur informierten Behandlungszustimmung bei Urteilsfähigkeit (*Informed Consent*) gilt die Patient*innenverfügung als vorausverfügte Zustimmung zu medizinischen Maßnahmen oder als Ablehnung derselben.

Daher sind gemäß der Schweizerischen Akademie der Medizinischen Wissenschaften (SAMW) Gesundheitsfachpersonen aufgefordert, ausdrücklich nach einer Patient*innenverfügung bzw. dem zuvor mündlich geäußerten Patient*innenwillen zu fragen. Fachleute haben nicht nur die rechtliche, sondern auch die moralische Pflicht, den Patient*innenwillen zu achten und damit die Autonomie der betroffenen Menschen auch in Situationen von Vulnerabilität umfassend zu respektieren (SAMW 2013, S. 44).

### 16.3.3 Verbindlichkeit von Patient*innenverfügungen für Pflegefachpersonen

Auch die *Canadian Nurses' Association* hat im *Code of Ethics for Registered Nurses* festgehalten, dass Patient*innenverfügungen (Advance Directives), die von einer urteilsfähigen Person mündlich geäußert oder schriftlich festgehalten worden sind, als Behandlungsfestlegungen für aktuelle oder zukünftige Behandlungen für Pflegende verbindlich sind (Code of Ethics, 2017, p. 9, Punkt 11). Auch für pflegerische Maßnahmen bedarf es der Einwilligung der vertretungsberechtigten Person, wenn Betroffene nicht urteilsfähig sind (Code of Ethics, p. 12, Punkt 11). Der *Deutsche Berufsverband für Pflegeberufe* (DBfK) bezieht sich auf den Code of Ethics des International Council of Nurses und fordert, dass Pflegefachpersonen Aufgaben in der Beratung übernehmen: »Beruflich Pflegende als Angehörige eines Heilberufs übernehmen in Erweiterung ihres traditionellen Aufgabenprofils entsprechend der Bedarfe der Bürgerinnen und Bürger und zur Verbesserung der Versorgung zusätzliche, selbstverantwortliche Aufgaben. Dies kann z. B. im Zusammenhang mit Prozess-/Fallsteuerung, Pflegediagnostik und -therapie, Gesundheitsförderung und Beratung sein« (DBfK 2018).

> Der Schweizer Berufsverband der Pflegefachpersonen und Pflegefachmänner (SBK) bekräftigt im Dokument »Ethik und Pflegepraxis« das Selbstbestimmungsrecht der Patient*innen: Das Autonomieprinzip beinhaltet »das Recht auf Berücksichtigung des mutmasslichen respektive im Voraus klar formulierten Willens bei Urteilsunfähigkeit« (SBK 2013, S. 12). Somit sind Patient*innenverfügungen auch für dokumentierte Pflegemaßnahmen verbindlich.

## 16.4 Kernelemente des Advance Care Planning

### 16.4.1 Definition

Das Konzept Advance Care Planning (ACP) umschreibt, was in den USA erstmals im Rahmen des »Advance Directive Education Program«, eines Schulungsprogramms für Patient*innenverfügungen, entwickelt worden ist (in der Schmitten et al. 2015 in Coors et al. 2015). ACP ist aber kein geschützter Begriff. Das Konzept wird in verschiedenen Kontinenten unterschiedlich interpretiert.

> Peter Singer, Ethiker aus Toronto, bezeichnet ACP als einen Prozess, der Patient*innen befähigt, »… Wünsche gemeinsam mit dem Behandlungsteam, der Familie und anderen wichtigen Bezugspersonen auszudrücken. Gegründet auf dem ethischen Prinzip der Patient*innenautonomie und der legalen Bestimmung einer informierten Zustimmung, hilft eine bestmögliche Vorausplanung, das Konzept der informierten Zustimmung auch tatsächlich zu respektieren, wenn die Patient*in nicht mehr in der Lage ist, sich aktiv an medizinischen Entscheidungen zu beteiligen« (Singer et al. 1996, Übersetzung durch die Autorin).

In einer Delphiumfrage wurde ACP im Jahr 2017 definiert als »… die Fähigkeit, Individuen in die Lage zu versetzen, Ziele und Präferenzen für zukünftige medizinische Behandlungen und Pflege zu definieren, diese Ziele und Präferenzen mit den Familien und Gesundheitsdienstleistenden zu diskutieren, die Präferenzen festzuhalten und gegebenenfalls zu überprüfen. Die Empfehlungen aus der Umfrage umfassen

- die Anpassung von ACP an die Bereitschaft des Einzelnen zur gesundheitlichen Vorausplanung,
- die Anpassung von ACP-Inhalten, wenn sich der Gesundheitszustand des Individuums verschlechtert,
- die Unterstützung des ACP-Prozesses durch ausgebildete nichtärztliche ACP-Beratende« (Rietjens et al. 2017, Übersetzung durch die Autorin).

In der Schweiz hat das Bundesamt für Gesundheit (BAG) im April 2017 mit einer Taskforce ein Rahmenkonzept zu ACP erarbeitet. Darin wird Advance Care Planning übersetzt als »gesundheitliche Vorausplanung«. Dieses Konzept wird abgegrenzt von der Betreuungs- und Behandlungsplanung für eine aktuelle Krankheitssituation (»Care Planning«) und der allgemeinen Planung (»Planning«), womit im Rahmenkonzept unterschiedliche Formen der finanziellen oder organisatorischen Vorausplanung bezeichnet werden (BAG 2018).

### 16.4.2 Die ethische Dimension von ACP

Das Konzept Respecting Choices® aus der Region La Crosse, Wisconsin, USA, begründet ACP auf der Basis von vier konstitutiven Prinzipien:

- Das Prinzip des Handelns gemäß der Idealvorstellung eines gelungenen Lebens.
- Das Prinzip des Rechts auf körperliche Unversehrtheit.
- Das Prinzip der Patient*innenautonomie.
- Das Prinzip der Einwilligung nach Aufklärung, d. h. das Prinzip des *Informed Consent* – (Hammes, S. 97 ff., In der Schmitten, S. 79 in Coors et al. 2015).

Der Prozess, der diese Form des Patient*innenwillens hervorbringt, orientiert sich am Konzept der partizipativen Entscheidungsfindung, dem *Shared Decision-Making (SDM)*. Dieses sieht vor, dass Patient*innen und Gesundheitsfachpersonen Informationen austauschen, verschiedene Behandlungsoptionen gegeneinander abwägen und partnerschaftlich Entscheidungen fällen (Gerber et al. 2014). Dabei ist der Einsatz *evidenzbasierter Entscheidungshilfen* für den Prozess der Befähigung der Patient*innen grundlegend. Diese Entscheidungshilfen enthalten Informationen zu medizinischen Themen, z. B. »Therapieziele«, »Reanimation«, »Atemnot«, »künstliche Ernährung«, »Dialyse« oder »letzter Behandlungsort« (Krones et al. 2015, S. 279 in Coors et al. 2015). In der ACP-Beratung werden Menschen unterstützt, ihre Behandlungserwartungen und Präferenzen für möglicherweise eintretende, zukünftige Krankheitssituationen und deren medizinische Behandlung zu formulieren und in die zur Verfügung stehenden ACP-Formulare zu übertragen. Dadurch werden die Betroffenen zur Selbstbestimmung befähigt.

### 16.4.3 Das Beratungskonzept zu ACP

Durch die ACP-Beratung können die *Qualität von Patient*innenverfügungen* und deren Beachtung signifikant verbessert werden. Eine wissenschaftliche Studie hat gezeigt, dass durch qualifizierte ACP-Beratungen die Entscheidungskonflikte sowohl der Patient*innen als auch der Angehörigen signifikant vermindert werden (Krones et al. 2019). Für diese Studie wurden die Formulare der Patient*innenverfügung «plus» aus Vorlagen der US-amerikanischen POLST (Physician Order for Life Sustaining Treatment) und dem Formular »Hausärztliche Notfallanordnung« aus dem Projekt beizeitenbegleiten® aus Deutschland entwickelt. Wesentliche Elemente des Konzepts sind:

- aufsuchende und standardisierte ACP-Gespräche,
- zertifizierte Ausbildung und Weiterbildung der ACP-Beratenden,
- standardisierte Fragen der »Standortbestimmung zur Therapiezielfindung«,
- einheitliche und strukturierte Formulare zur Dokumentation des Patient*innenwillens (Patient*innenverfügung «plus»),
- Fokus auf Therapieziele,
- Einsatz evidenzbasierter Entscheidungshilfen bei der Beratung,
- Kommunikationskompetenz der Beratenden nach dem Konzept Shared Decision-Making.

### 16.4.4 Die Patient*innenverfügung «plus»

Die Grundlage der Vorausplanung bildet das *Standortgespräch zur Therapiezielfindung*: Diesen Dialog führt eine zertifizierte ACP-Beratungsperson mit der verfügenden Person. Dabei werden folgende Fragen beantwortet:

- Wie gerne leben Sie und wie wichtig ist es für Sie, noch lange zu leben?
- Was kommt Ihnen in den Sinn, wenn Sie ans Sterben denken?
- Darf eine medizinische Behandlung dazu beitragen, Ihr Leben in einer Krise zu verlängern?
- Welche Belastungen wären Sie bereit, dafür in Kauf zu nehmen?
- Gibt es Situationen, in denen die Verlängerung des Lebens für Sie kein Ziel von medizinischen Behandlungen mehr wäre?
- Gibt es religiöse, spirituelle oder persönliche Überzeugungen oder kulturelle Hintergründe, die Ihnen in diesem Zusammenhang wichtig sind? (ACP Patient*innenverfügung «plus» 2018)

Erst die Erörterungen der aktuellen Lebens- und Krankheitssituation sowie der eigenen Erfahrungen mit Krankheit, Abhängigkeit und Sterben ermöglichen es der verfügungswilligen Person, ihre Therapieziele für die verschiedenen Situationen der Urteilsunfähigkeit zu erkennen, zu benennen und festzulegen.

**Vertretungsberechtigung**

Verfügungswillige Personen werden darüber informiert, wie die gesetzlichen Bestimmungen zur Vertretungsberechtigung im entsprechenden Land lauten. Gemäß ihrem Wunsch werden die Betroffenen dabei unterstützt, eine*n Betreuer*in (D), eine Vertrauensperson (A) oder eine vertretungsberechtigte Person (CH) zu bestimmen. Auch wenn diese Person je nach Wortlaut des Gesetzes unterschiedliche Kompetenzen hat, besteht ihre Grundaufgabe darin, den Willen der Person zu vertreten. Daher ist es von Vorteil, wenn diese Person in den Beratungsprozess eingebunden werden kann.

**Verfügungsformulare**

Entstehen können verschiedene Situationen der Urteilsunfähigkeit, in denen eine Patient*innenverfügung als vorausverfügter Patient*innenwille berücksichtigt werden muss. Entsprechend diesen Situationen enthält die Patient*innenverfügung «plus» drei unterschiedliche Therapiezielformulare:

a) Ärztliche Notfallanordnung für Notfallsituationen
b) Spitalbehandlung bei Urteilsunfähigkeit unklarer Dauer
c) Behandlung bei andauernder Urteilsunfähigkeit

Alle Formulare haben dieselbe Struktur: Das Therapieziel »A« bezeichnet die Präferenz der Lebensverlängerung mit allen medizinisch vertretbaren Maßnahmen, das Therapieziel »B« diejenige der Lebensverlängerung mit Einschränkungen der medizinischen Maßnahmen. Das Therapieziel »C« legt den Fokus auf die Leidenslinderung. Abhängig von der medizinischen Situation, die mit Urteilsunfähigkeit einhergeht, unterscheiden sich die Möglichkeiten der Einschränkungen:

- In einer Notfallsituation sind es die lebensverlängernden Maßnahmen,
- bei einer längeren Urteilsunfähigkeit, zumeist auf einer Intensivstation, bildet die Prognoseeinschätzung der ärztlichen Fachpersonen den Entscheidungsrahmen für die Präferenzen,
- bei einer bleibenden Urteilsunfähigkeit der betroffenen Person ist es die Zustandsverschlechterung.

### 16.4.5 Das Aus- und Weiterbildungskonzept ACP

Die Aus- und Weiterbildung sind modular aufgebaut und beruhen auf den Standards der DiV-BVP (▶ Kap. 16.2). Fachexpert*innen aus den verschiedenen bis dahin unterschiedlichen ACP-Schulungsteams in Deutschland und der Schweiz haben ein gemeinsames Konzept erarbeitet zur Qualitätssicherung der ACP-Beratungen. Als Basisinformation steht eine E-Learning-Einheit zur Verfügung, welche die wesentlichen Aspekte des ACP erläutert, die rechtliche Gültigkeit von Patient*innenverfügungen erörtert und den »guten Anfang« eines Kommunikationsprozesses aufzeigt.

**Der ACP-Botschafter*innenkurs**

In einer zweitägigen Kurseinheit werden neben den theoretischen ACP-Grundlagen Kommunikationskompetenzen erarbeitet, mit denen »ACP-Botschafterinnen und -Botschafter« in der Lage sind, Menschen auf die Bedeutung der gesundheitlichen Vorausplanung anzusprechen. Ebenso erfahren sie, wie bestehende Patient*innenverfügungen gemeinsam mit den Verfügenden auf ihre Aktualität überprüft werden können oder ob ein Bedarf an Aktualisierung oder erneuter Beratung ermittelt werden kann. Zu diesen Gesprächen gehört das »Standortgespräch zur Therapiezielfindung«. Dieses wird im Kurs mit Simulationspatient*innen vertieft trainiert. Zudem werden wichtige Aspekte zur Bestimmung der vertretungsberechtigten Person oder mehrerer Personen vermittelt.

**Die zertifizierte ACP-Berater*innenausbildung**

Der Weiterbildungskurs zur zertifizierten ACP-Beratung (BVP-Gesprächsbegleiter*in/ACP-Facilitator) baut auf dem Botschafter*innenkurs auf. In dieser Beratungsausbildung werden die theoretischen Grundlagen zur gesundheitlichen Vorausplanung nach ACP in insgesamt sechs Kurstagen vertieft. Die Umsetzung wird mit Simulationspatient*innen trainiert. Die Kursteilnehmenden werden befähigt, als ACP-Beratende Gespräche zur gesundheitlichen Vorausplanung anzubieten und durchzuführen. Sie lernen, Menschen in ihrer Entscheidungsfindung zu unterstützen und diese Entscheide nach Wunsch in der Patient*innenverfügung «plus» festzuhalten. In den Kurseinheiten erfahren sie, wie gegebenenfalls klinisch-ethische Fragen antizipiert werden können, die sich in der späteren Umsetzung des Willens ergeben können. ACP-Beratende sind mit den rechtlichen Aspekten von Patient*innenverfügungen vertraut. Ebenso kennen sie die medizinischen Konsequenzen von Festlegungen und können diese Konsequenzen anhand evidenzbasierter Erkenntnisse verständlich darlegen. Den Kursabschluss bildet die Durchführung einer Zertifizierungsberatung gemäß dem Standard der DiV-BVP. Weitere Module richten sich zum einen spezifisch an Ärzt*innen zur Notfallplanung bei schwer erkrankten Patient*innen oder solchen mit einem palliativen Therapieziel (»ACP-NOPA«). Zum anderen werden von der DiV-BVP Module für ACP-Beratende angeboten, die Aufgaben in der Koordination oder der Aus- und Weiterbildung zu ACP übernehmen.

**Die ACP–Expert*innen**

Die Kombination aller oben erwähnten Kompetenzen beschreibt die Rolle der sogenannten ACP-Expert*innen. Zurzeit arbeiten im ganzen deutschsprachigen Raum erst etwa ein Dutzend Personen mit einer entsprechenden Qualifikation.

**ACP in der Pflegeausbildung**

In der Pflegeausbildung konnte sich ACP bisher wenig etablieren. Ein Grund dafür könnte darin liegen, dass Ärzt*innen durch ihre Verordnungs- und Weisungsbefugnis als Hauptadressat*innen von Patient*innenverfügungen gelten. Doch auch pflegerische Handlungen erfordern die Zustimmung der Patient*innen.

> Pflegende werden regelmäßig mit Fragen zur gesundheitlichen Vorausplanung konfrontiert. Sie übernehmen wichtige Aufgaben in der Kommunikation mit Patient*innen sowie in der interprofessionellen Zusammenarbeit. Deshalb müssen die Sensibilisierung für die verschiedenen Rollen im ACP-Prozess und Vorbereitung auf diese Aufgaben schon in den Grundausbildungen resp. Bachelor- und Masterstudiengängen aufgenommen und in den Fort- und Weiterbildungen fortgesetzt werden.

## 16.5 Pflegefachpersonen als ACP–Botschafter*innen

Gemäß einer gängigen Definition »[…] fördert und erhält [professionelle Pflege] Gesundheit, beugt gesundheitlichen Schäden vor und unterstützt Menschen in der Behandlung und im Umgang mit Auswirkungen von Krankheiten und deren Therapien« (Spichiger et al. 2006). In der Schweiz sind im Hochschul-Bildungskonzept für Pflegefachpersonen berufsspezifische Kompetenzen definiert worden, die auf dem kanadischen Rollenkonzept, den sog. CanMEDS basieren. Grundvoraussetzungen bilden vier allgemeine Kompetenzen (Sottas 2011):

- gesundheitspolitisches Orientierungswissen
- berufsspezifische Expertise und Methodenkompetenz
- Professionalität und Verantwortungsbewusstsein
- Fähigkeit zur Kommunikation, Interaktion und Dokumentation

Aufbauend auf diesen Kompetenzen werden die CanMEDS-Rollen für den Auftrag von Pflegefachpersonen in der gesundheitlichen Vorausplanung dargelegt, d. h. ihre Rollen als »Kommunikator*in«, »Expert*in«, »Teamworker«, »Manager*in«, »Health Advocate«, »Lernende und Lehrperson« (engl. scholar) sowie »Professionsangehörige« (engl. professional) im ACP-Prozess erläutert (▶ Tab. 16.1, vgl. Sottas 2011).

Tab. 16.1: CanMEDS-Rollen für Pflegende als ACP-Botschafter

| CanMEDS-Rollen | Pflegefachpersonen als ACP-Botschafter*innen … |
|---|---|
| communicator | … stärken aktiv das Vertrauen der Patient*innen und sichern ihnen eine professionelle gesundheitliche Vorausplanung zu. Sie dokumentieren und kommunizieren deren Festlegungen in Patient*innenverfügungen. |
| expert | … unterstützen und befähigen Patient*innen, Selbstbestimmung gemäß dem Konzept von Shared Decision-Making zu vollziehen. Sie schaffen Voraussetzungen dafür, dass Patient*innen Festlegungen zu zukünftigen medizinischen Behandlungen und zur Vertretungsberechtigung festhalten können. |
| teamworker | … fördern eine konstruktive und respektvolle Zusammenarbeit im intradisziplinären und im interprofessionellen Team mit den Zielen der Förderung und der Umsetzung der Patient*innenautonomie in ihrem Tätigkeitsbereich. |
| manager | … übernehmen die Verantwortung für die Informationen zum ACP-Konzept und fördern in ihrem Tätigkeitsfeld die strukturierte Umsetzung des Patient*innenwillens gemäß dem Standard des Informed Consent auch in Situationen der Urteilsunfähigkeit. |
| health advocate | … verbreiten wissenschaftliche Erkenntnisse der ACP-Forschung in ihrem Tätigkeitsbereich und tragen dazu bei, dass die gesundheitliche Vorausplanung in ihrem Tätigkeitsbereich in Anspruch genommen werden kann. |
| scholar | … engagieren sich in der Organisation von Lernsituationen und Weiterbildungen zum Entscheidungsfindungsprozess mit Patient*innen und ihren Angehörigen. |
| professional | … setzen sich ein für die Respektierung der Patient*innenautonomie in ihrem beruflichen Umfeld und übernehmen Verantwortung für die Qualität der gesundheitlichen Vorausplanung. |

## 16.6 Pflegefachpersonen als ACP-Beratende und in weiteren ACP-Rollen

Seit 2013 lassen sich in der Schweiz und in Deutschland etliche Pflegefachpersonen zu ACP-Beratenden bzw. zu BVP-Gesprächsbegleitenden weiterbilden. Versteht man die qualifizierte Beratung zu ACP durch Pflegefachpersonen auf Masterniveau als Ausdruck fortgeschrittener Praxis, lassen sich die zusätzlichen Kompetenzen in ACP in Anlehnung an das Kompetenzmodell von Hamric näher umschreiben (▶ 16.2; ferner Hamric et al. 2014, ▶ Kap. 7)

**Tab. 16.2:** Kernkompetenzen von Pflegenden innerhalb des Advance Care Planning (Kompetenzen *b–g* in Anlehnung an Hamric et al. 2014, ▶ Kap. 7)

| Kernkompetenz | Rollen von Pflegefachpersonen innerhalb des ACP |
|---|---|
| *Pflegefachpersonen als ACP-Beratende ...* | |
| a. achtsame, vertrauensfördernde Gesprächsführung | ... stärken das Vertrauen der Patient*innen durch offene, patient*innenzentrierte und partizipative Beratungsgespräche und integrieren alle Beteiligten in den Entscheidungsprozess. |
| b. Beratung und Konsultation | ... fördern die gesundheitliche Vorausplanung von Patient*innen durch das Angebot aufsuchender Gespräche in ihrem Tätigkeitsbereich und befähigen die betroffenen Menschen im Umgang mit Ungewissheit in zukünftigen Notfall-und Krisensituationen. |
| c. ethische Entscheidungsfindung | ... setzen sich für die Respektierung der Patient*innenautonomie auch bei Urteilsunfähigkeit ein. Sie erkennen klinisch-ethische Probleme in der Umsetzung von Patient*innenverfügungen. In medizinischen Konfliktsituationen fördern sie den Beizug von Angeboten der klinischen Ethikberatung. |
| *Pflegefachpersonen als ACP-Koordinator*innen ...* | |
| d. Leadership | ... engagieren sich für die Umsetzung der ACP in ihrer Institution. Sie leiten und organisieren effektiv und effizient die verfügbaren menschlichen, logistischen, finanziellen und administrativen Ressourcen zur optimalen gesundheitlichen Vorausplanung und koordinieren aktiv die Beratung. |
| *Pflegefachpersonen als ACP-Forschende ...* | |
| e. Forschung | ... unterstützen die Generierung von Wissen zu ACP sowie zur Rolle der Pflegefachpersonen und tragen dadurch zur Evidenzbasierung von ACP bei. |
| *Pflegefachpersonen als ACP-Trainer*innen ...* | |
| f. Coaching und Führung | ... engagieren sich in der Förderung von Gesundheitsfachpersonen in ihrer Beratungskompetenz für die gesundheitliche Vorausplanung. |
| *Pflegefachpersonen als ACP-Expert*innen ...* | |
| g. interprofessionelle Zusammenarbeit | ... tragen zur Etablierung der gesundheitlichen Vorausplanung im interprofessionellen Team bei durch die Entwicklung eines ACP-Umsetzungskonzepts in ihrer Institution sowie in der regionalen und nationalen Zusammenarbeit. Sie fördern den Wissenstransfer auch im internationalen Austausch. |

## 16.7 Rollenentwicklung der APN-ACP

### 16.7.1 Kernkompetenzen

Advanced Practice Nurses (APNs) gelten als registrierte Pflegeexpert*innen, die sich gemäß dem International Council of Nurses (ICN) jeweils abhängig vom nationalen Kontext »Expert*innenwissen, Fähigkeiten zur Entscheidungsfindung bei komplexen Sachverhalten und klinische Kompetenzen für eine erweiterte pflegerische Praxis« angeeignet haben (Swiss-ANP 2018). Nach dem Modell von Hamric (s. o.) verfügt die APN über Kernkompetenzen, die für ACP von großer Bedeutung sind. Dies sind »Beratung und Konsultation«, »ethische Entscheidungsfindung«, »klinische und professionelle Leadership«, »Forschung«, «Coaching und Führung« sowie »interprofessionelle Zusammenarbeit« (Hamric et al. 2014, S. 80). In der gesundheitlichen Vorausplanung liegt ihr Handlungsfeld im gesamten Spektrum von ACP, d. h. bei gesunden und kranken Menschen, bei jungen und hochbetagten, bei ambulanten Klient*innen sowie stationären Patient*innen. Die APN bezieht die jeweilige Organisation im Gesundheitswesen, die Fachpersonen und die Schnittstellen mit ins Konzept ein. Ebenso wird das ganze Umfeld der Patient*innen als unterstützendes System berücksichtigt. Deshalb ist es sinnvoll, die qualifizierte ACP-Tätigkeit von Pflegeexpert*innen auch als APN-spezifische Funktion zu etablieren im Sinne einer APN-ACP. Studien belegen eine signifikante Zunahme von Patient*innenverfügungen, wenn Pflegeexpert*innen gezielt in ACP geschult werden (Hinderer & Mei Ching, 2014, Splendore & Grant 2017).

### 16.7.2 Kontextfaktoren

Neben der zentralen Kompetenz der befähigenden Gesprächsführung und den Kernkompetenzen beeinflussen – in Anlehnung an Hamric (s. o.) – verschiedene Faktoren die Umsetzung von ACP:

- Organisationsstruktur und -kultur
- Kostenerstattungs- und Finanzierungsmechanismen
- Regulierungs- und Zulassungsbedingungen
- Ergebnisevaluation, Wirksamkeits- und Qualitätssicherung
- Kooperationen
- Marketing und unternehmerische Aspekte
- gesundheitspolitische Überlegungen

Die Aufgaben einer APN-ACP entsprechen derjenigen einer sog. Clinical Nurse Specialist, allerdings sind aktuell weder die Population noch das Setting der APN-ACP spezifiziert, da die gesundheitliche Vorausplanung Menschen in unterschiedlichen Gesundheits- oder Krankheitsstadien, Altersgruppen und Versorgungssettings betrifft. Deshalb zeigt sich der Auftrag einer APN-ACP darin, in ihrem Tätigkeitsfeld den Beratungsbedarf von Menschen zu erfassen, Beratungen zu koordinieren, durchzuführen, zu evaluieren und weiterzuentwickeln.

## 16.8 Möglichkeiten der Implementierung

> Ein Instrument, das sich für die Implementierung einer APN-ACP anbietet, ist das sogenannte *PEPPA-Framework* (Bryant-Lukosius et al. 2004), das Denise Bryant-Lukosius, Professorin und Co-Direktorin des Centre for Advanced Practice Nursing Research an der McMaster University in Hamilton, Kanada, entwickelt hat. PEPPA steht für »participatory, evidence-based, patient-centred process for APN role development, implementation and evaluation«.

Das PEPPA-Framework ist in 9 Phasen unterteilt und lässt sich in folgende, die Tätigkeit der ANP fokussierende Phasen aufteilen:

- Phase 1 Analyse des ACP-Beratungsbedarfs der Patient*innenpopulation
- Phase 2 Ermittlung von Interessenvertretungen und möglichen Teilnehmenden
- Phase 3 Bedarfsklärung eines institutionsspezifischen ACP-Modells
- Phase 4 Formulierung dringlicher Probleme und Ziele in der gesundheitlichen Vorausplanung
- Phase 5 Definition der APN-ACP-Rolle
- Phase 6 Planung einer institutionsspezifischen Umsetzungsstrategie für ANP-ACP
- Phase 7 Umsetzung des institutionsspezifischen ACP-Konzepts und der APN-ACP-Rolle
- Phase 8 Evaluation des institutionsspezifischen ACP-Konzepts und der APN-ACP-Rolle
- Phase 9 Langfristige Überprüfung des ACP-Konzepts und der APN-ACP-Rolle

Die Ziele der Rollenumsetzung nach diesen neun Phasen bestehen in einer differenzierten Rollendefinition, klaren Erwartungen, geklärten Bedürfnissen und Kompetenzen sowie einer strukturierten Vorgehensweise.

## 16.9 Zusammenfassung und Ausblick

Advance Care Planning hat zum Ziel, die Selbstbestimmung von Patient*innen auch in Situationen der Urteilsunfähigkeit zu gewährleisten: Selbstbestimmung wird dann ermöglicht, wenn in diesen Situationen die persönlichen Therapieziele der Betroffenen mit ihrer Behandlung, Betreuung und Pflege übereinstimmen. Pflegefachpersonen stehen in einem kontinuierlichen und nahen Kontakt mit Patient*innen. Aus diesem Grund ist ihr Engagement in der Thematisierung, Entscheidungsfindung, Dokumentation und Kommunikation des Patient*innenwillens von großer Bedeutung. Mit diesem Engagement verbunden ist die Vision, dass in Zukunft alle Pflegefachpersonen Zugang zum Erwerb der Kompetenzen haben, die für eine wirksame Implementierung von ACP nötig sind. Ein solcher Zugang soll sowohl in der Grundausbildung als auch in den weiterbildenden Studiengängen bis zur Etablierung einer spezifischen APN-ACP-Rolle gewährleistet werden. Dadurch werden Pflegefachpersonen befähigt, in allen Stufen des Advance Care Planning einen aktiven Beitrag zu leisten, damit Menschen befähigt werden, gesundheitlich vorausverfügen zu können und ihr Wille auch bei Urteilsunfähigkeit zum Tragen kommen kann.

## 16.10 Transferfragen

1. Sie sprechen als Beratende*r mit einer Person über die Patient*innenverfügung. Wie dokumentieren Sie die darin formulierten Festlegungen? Wie gehen Sie im Gespräch vor, um die vertretungsberechtigte Person zu ermitteln?
2. Welche Möglichkeiten sehen Sie, als Pflegefachperson in Ihrem Tätigkeitsbereich die Kernelemente des ACP-Konzepts zur Dokumentation des Patient*innenwillens zu fördern?
3. Wo sehen Sie Chancen für Pflegefachpersonen mit fortgeschrittener Praxis (APN), den ACP-Prozess zu gestalten? Welche Schritte des PEPPA-Frameworks können Sie in Ihrer Institution in der Entwicklung einer APN-ACP-Rolle unterstützen?

## Literatur

Bryant-Lukosius D, Dicenso A (2004) A framework for the introduction and evaluation of advanced practice nursing roles. Journal of Advanced Nursing 2004 Dec; 48(5) 530–40

Bundesamt für Gesundheit BAG und palliative ch (2018) Gesundheitliche Vorausplanung mit Schwerpunkt »Advance Care Planning«. Nationales Rahmenkonzept für die Schweiz. Bern

Bundesgesetzblatt für die Republik Österreich. Jahrgang 2006. 55. Bundesgesetz: Patient*innen verfügungs-Gesetz – PatVG. (www.patienten verfuegung.or.at/pdf/PatVG.pdf, Zugriff am: 15.10.2018)

Bundesministerium der Justiz und für Verbraucherschutz. Bürgerliches Gesetzbuch BGB. (https://www.gesetze-im-internet.de/bgb/__1901a. html, Zugriff 15.10.2018)

Canadian Nurses Association. Code of Ethics. For registered nurses. Edition 2017 (www.cna-aiic. ca/html/en/Code-of-Ethics-2017-Edition/index. html, Zugriff 15.10.2018)

Coors M, Jox R J, in der Schmitten J (2015) Advance Care Planning. Von der Patientenverfügung zur gesundheitlichen Vorausplanung. Stuttgart: Kohlhammer

Deutscher Berufsverband für Pflegeberufe DBfK (https://www.dbfk.de/de/ueber-uns/ziele/index. php, Zugriff 04.01.2019)

Gerber M, Kraft E, Bosshard C (2014) *Shared Decision Making – Arzt und Patient entscheiden gemeinsam.* Grundlagenpapier der DDQ. SAEZ 2014;95: 50

Hammes B J, Harter T D (2015) Philosophisch-ethische Gründe für Advance Care Planning. In:

Coors M, Jox R J, in der Schmitten J (2015) Advance Care Planning. Von der Patient*innenverfügung zur gesundheitlichen Vorausplanung. Stuttgart: Kohlhammer

Hamric A B, Hanson C, Tracy M, O'Grady E (2014) *Advanced Practice Nursing. An Integrative Approach.* Saunders, USA: Elsevier

Hinderer, K A, Mei Ching L (2014) *Assessing a Nurse-Led Advance Directive and Advance Care Planning Seminar.* Applied Nursing Research (APPL NURS RES), Feb2014; 27(1): 84–86. (3p)

In der Schmitten J, Marckmann G (2015) Was ist Advance Care Planning? Internationale Bestandsaufnahme und Plädoyer für eine transparente, zielorientierte Definition. In: Coors M, Jox R J, in der Schmitten J: Advance Care Planning. Von der Patient*innenverfügung zur gesundheitlichen Vorausplanung. Stuttgart: Kohlhammer

Krones T, Loupatatzis B, Otto T, Karzig I (2018) ACP Patient*innenverfügung «plus»

Krones T, Loupatatzis B, Otto T, Karzig I (2018) Entscheidungshilfen »Film zu general goals of care«, schriftliche Entscheidungshilfen »Herz-Lungen-Wiederbelebung«, »Atemnot«, »künstliche Ernährung«, »Dialyse«, »last place of care«

Krones T, Otto T, Karzig I, Loupatatzis B (2015) Advance Care Planning im Krankenhaussektor – Erfahrungen aus dem Züricher »MAPS« Trial. In: Coors Michael et al.: Advance Care Planning – von der Patient*innenverfügung zur gesundheitlichen Vorausplanung. Stuttgart: Kohlhammer

Krones T, Budilivschi A, Karzig I et al. (2019) *Advance care planning for the severely ill in the hospital: a randomized trial.* BMJ Supportive &

Palliative Care Published Online First: 21 January 2019. doi: 10.1136/bmjspcare-2017-001489

Rietjens JAC et al. (2017) *Definition and recommendations for advance care planning: an international consensus supported by the European Association for Palliative Care*. Lancet Oncology. 2017 Sep;18(9): e543-e551. doi: 10.1016/S1470-2045(17)30582-X

Schweizer Berufsverband der Pflegefachfrauen und Pflegefachmänner SBK (2013) *Ethik in der Pflegepraxis*. SBK-ASI

Schweizerischen Akademie der Medizinischen Wissenschaften (SAMW), Verbindung der Schweizer Ärztinnen und Ärzte FMH, 2013. *Rechtliche Grundlagen im medizinischen Alltag. Ein Leitfaden für die Praxis* (https://www.samw.ch/de/Publikationen/Leitfaden-fuer-die-Praxis.html, *Zugriff: 21.09.2018*)

Schweizerischen Akademie der Medizinischen Wissenschaften (SAMW) (2019) *Ethikausbildung für Gesundheitsfachpersonen*. Bern: SAMW

Singer, Robertson, Roy (1996) Bioethics for Clinicians. Advance Care Planning. CMAJ 15;155: 1689–92

Teno, Nelson, Lynn (1994) *Advance Care Planning. Priorities for ethical and empirical research*. Hastings Center Report 24;S. 32–36)

Sottas B. (2011) Abschlusskompetenzen für alle Gesundheitsberufe: das schweizerische Rahmenwerk und seine Konzeption. GMS Z Med Ausbild. 2011;28(1);Doc11

Spichiger E, Kesselring A, Spirig R, De Geest S, Gruppe »Zukunft Medizin Schweiz« der Schweizerischen Akademie der Medizinischen Wissenschaften. *Professionelle Pflege – Entwicklung und Inhalte einer Definition*. Pflege 2006; 19:45-51 DOI 10.1024/1012-5302.19.1.45

Splendore E Grant, C (2017) *A nurse practitioner-led community workshop: Increasing adult participation in advance care planning*. Journal of the American Association of Nurse Practitioners (J AM ASSOC NURSE PRACT), Sep2017; 29(9): 535–542. (8p)

Swiss ANP (2018) (http://www.swiss-anp.ch/berufsrolle.html, *Zugriff: 06.11.2018*)

# 17 Pflegeethik in der Endphase des Lebens

*Chris Gastmans, Settimio Monteverde*

*Die pflegerische Betreuung und Begleitung von Menschen in der Endphase des Lebens wirft viele ethische Fragen auf. Zu diesen zählt auch, inwiefern Handlungen zulässiger Sterbehilfe zum professionellen Handeln von Pflegenden, aber auch Ärzt\*innen, Hebammen/Entbindungspflegern und weiteren Fachpersonen gehören können. Verschiedene Länder kennen heute gesetzliche und berufsethische Regelungen, die den Umfang und die Rahmenbedingungen zulässiger Sterbehilfe festlegen. Die Frage, wieweit diese mit dem tradierten Pflegethos vereinbar und pflegeethisch begründbar ist, spiegelt sich in der Forschung aus Ländern, die Formen der Sterbehilfe gesetzlich zugelassen haben. Wichtigste Ergebnisse werden im vorliegenden Kapitel am Beispiel der aktiven Sterbehilfe auf Verlangen diskutiert. Letztere ist in den Benelux-Staaten und in Kanada rechtlich erlaubt. Untersuchungen belegen, dass Pflegefachpersonen vielfältig an den Entscheidungsprozessen und Maßnahmen rund um die aktive Sterbehilfe sowie die Suizidbeihilfe beteiligt sind. Verschiedene Argumente werden untersucht, mit denen diese Beteiligung begründet wird. Bezeichnenderweise werden dieselben Argumente sowohl zugunsten als auch gegen eine solche Beteiligung eingebracht. Diese werden diskutiert. Abschließend werden Möglichkeiten aufgezeigt, die Pflegefachpersonen in der ethischen Klärung ihrer Verantwortung gegenüber Betroffenen, sich selbst und dem Behandlungsteam unterstützen können.*

**Ziele:** Nach dem Lesen dieses Kapitels sollten Sie in der Lage sein,

- am Beispiel der aktiven Sterbehilfe auf Verlangen die Argumente zu beschreiben, welche in der Debatte über die Beteiligung Pflegender vorgebracht werden,
- diese Argumente aus pflegeethischer Perspektive zu beurteilen und auf weitere Formen der Sterbehilfe zu übertragen,
- Strategien für einen Umgang mit dem Thema zu formulieren, welche die Bedürfnisse der Betroffenen und ihre spezifische Vulnerabilität, aber auch die Selbstsorge der Mitglieder des Behandlungsteams ins Zentrum rücken.

## 17.1 Einführung

Menschen, die sich mit dem Lebensende auseinandersetzen, sind in vielerlei Hinsicht vulnerabel. Fortschritte in der Medizin erschweren es oft, das Lebensende mit Sicherheit zu bestimmen. Zudem äußern viele Menschen den Wunsch, am Lebensende oder bei wahrgenommener Aussichtslosigkeit einer Situation das Sterben durch Handlungen oder Unterlassungen zu beschleunigen oder aber den Tod aktiv herbeizuführen. Weltweit haben nur wenige Länder Sterbehilfe gesetzlich reguliert, und dies auf unterschiedliche Weise. Unter den verschiedenen Formen (▶ Tab. 17.1) wird die aktive Sterbehilfe auf Verlangen ethisch besonders kontrovers diskutiert. Sie ist in den Benelux-Staaten, in Kolumbien und Kanada rechtlich zulässig (Emanuel et al. 2017). Definiert ist sie als aktive Beendigung des Lebens einer Person auf dessen freiwilligen und wohlüberlegten Wunsch hin (so z. B. De Jong & van Dijk, 2017).

In Ländern mit gesetzlicher Regelung zur Suizidbeihilfe und aktiven Sterbehilfe oder zur Suizidbeihilfe allein beträgt der Gesamtanteil der Sterbefälle, die auf diese Maßnahmen zurückzuführen sind, zwischen 0,3 % und 4,6 %. Eine Mehrzahl der Betroffenen gibt eine hinreichende Palliativversorgung an, 70 % geben ein onkologisches Leiden an und berichten über eine schlechte Schmerzeinstellung (Emanuel et al. 2017). Während für diese Formen der Sterbehilfe in Industrienationen die allgemeine Bevölkerung eine zunehmende Akzeptanz zeigt, ist die Einstellung von Fachpersonen vielfältig und von verschiedenen, mitunter komplexen Zusammenhängen abhängig (Elmore et al. 2018). Von besonderer Bedeutung sind hier Variablen wie Berufserfahrung, die rechtliche Regelung, der Gesundheitszustand der betroffenen Person (respektive die wahrgenommene Symptomlast), der religiöse Glaube, eigene Moralvorstellungen sowie die persönliche Beziehung zur betroffenen Person (für Kanada Beuthin et al. 2018 sowie Bravo et al. 2018; für die Niederlande Francke et al. 2016; für Belgien Demedts et al. 2018 sowie für Deutschland Zenz et al. 2015).

> Im Unterschied zur aktiven Sterbehilfe auf Verlangen liegt bei der Suizidbeihilfe die Tatherrschaft bei der sterbewilligen Person selber. Suizidbeihilfe ist in einzelnen Ländern – unter anderen in den US-Bundesstaaten Oregon und Washington, Kanada, den Niederlanden, Luxemburg und in der Schweiz – strafrechtlich unter gewissen Umständen erlaubt. Das 2015 in Deutschland eingeführte Verbot der geschäftsmäßigen Suizidbeihilfe, welches in Fachkreisen zu einer erheblichen Verunsicherung geführt hat, wurde im Februar 2020 durch das Bundesverfassungsgericht für verfassungswidrig erklärt. In der Schweiz ist sie nach Paragraf 115 des Strafgesetzbuches straffrei, solange sie nicht aus »selbstsüchtigen Gründen« erfolgt. Zwingend erforderlich für die Straflosigkeit der Suizidbeihilfe ist neben der Tatherrschaft der sterbewilligen Person auch ihre Urteilsfähigkeit.

## 17.2 Sterbehilfe im Kontext von Therapiezieländerungen in der Medizin

Wie aus Tabelle 17.1 (▶ Tab. 17.1) hervorgeht, lassen sich Formen der Sterbehilfe in Kontext, Intention und Form unterscheiden.

> Als zentrale rechtliche und ethische Legitimierung von Sterbehilfe zählt die Therapiezieländerung bei unheilbarer Krankheit hin zu palliativmedizinischen und -pflegerischen Behandlungskonzepten. Diese verfolgen das Ziel einer suffizienten Symptomkontrolle und einer für die betroffene Person akzeptablen Lebensqualität. Die Therapiezieländerung wird durch eine hinreichend gesicherte Diagnose und Prognose mit entsprechendem Verlauf nahegelegt. Sie erfordert eine Abstützung durch den Patient*innenwillen, den mutmaßlichen Willen, oder – falls nicht eruierbar – die wohlverstandenen Interessen der betroffenen Person.

Ferner sollte die Therapiezieländerung Gegenstand eines Gesprächs zwischen der Patient*in, der Familie und dem Behandlungsteam sein. In ethisch schwierigen Situationen (z. B. Ungewissheit der Prognose, Zweifel an der Urteilsfähigkeit, schwer zu ermittelnde Symptomlast, Unklarheit oder Uneinigkeit über den mutmaßlichen Willen) bedarf es eines transparenten und strukturierten Prozesses der ethischen Entscheidungsfindung (▶ Kap. 22), der entsprechend zu dokumentieren ist. Den früher mit den Begriffen »passive« sowie »indirekt aktive« Sterbehilfe bezeichneten Formen (▶ Tab. 17.1, zweite Spalte) ist gemeinsam, dass zur Leidenslinderung und zum Erhalt der Lebensqualität medizinische Maßnahmen ergriffen oder unterlassen werden, bei denen eine *Beschleunigung des Sterbens* nicht ausgeschlossen werden kann. Die Möglichkeit einer solchen Beschleunigung wird aber zugunsten der oben erwähnten palliativen Behandlungsziele in Kauf genommen.

Spezielle Situationen einer solchen Beschleunigung stellen die terminale Sedierung (als Ultima Ratio bei therapierefraktärem Leiden, Cherny et al. 2009) und der freiwillige Verzicht auf Nahrung und Flüssigkeit einer urteilsfähigen, schwerkranken Person dar (Schweizerische Akademie der Medizinischen Wissenschaften 2018).

Formen der Sterbehilfe, die *im Kontext von Therapiezieländerungen* eine Beschleunigung des Sterbeprozesses zulassen (▶ Tab. 17.1, zweite Spalte), sind rechtlich und standesethisch in der Regel unbestritten und können im weitesten Sinne zu den Standards einer wirksamen Palliativversorgung gerechnet werden. Dies ist bei Formen, die den Tod der betroffenen Person kausal herbeiführen (aktive Sterbehilfe und Suizidbeihilfe, ▶ Tab. 17.1, dritte Spalte) jedoch nicht der Fall. Wo diese aber gesetzlich erlaubt sind, werden sie bei Therapiezieländerungen durchaus auch als »palliative Optionen« betrachtet (z. B. Dierickx et al. 2015). Wünsche nach

**Tab. 17.1:** Kontexte, Formen und Intentionen der Sterbehilfe im Rahmen von Therapiezieländerungen

| | Kontext und Intention | |
|---|---|---|
| | Im Rahmen einer Therapiezieländerung *die Beschleunigung des Sterbeprozesses zulassen* | Im Rahmen einer Therapiezieländerung *den Tod herbeiführen* |
| Formen | Therapieverzicht und Therapieabbruch (z. B. Dialyse, Antibiotikum, sog. passive Sterbehilfe) | |
| | intensiviertes Symptommanagement (z. B. bei Schmerzen oder Atemnot, sog. indirekt aktive Sterbehilfe) | |
| | palliative Sedierung bei Symptomen, die therapierefraktär sind (z. B. schwer behandelbare, ausgeprägte körperliche oder psychische Symptome) | |
| | Unterstützung beim freiwilligen Verzicht auf Nahrung und Flüssigkeit | |
| | | selbständige Einnahme eines todbringenden Mittels durch eine urteilsfähige Person (Suizidbeihilfe) |
| | | Verabreichung eines todbringenden Mittels auf ausdrücklichen Wunsch einer urteilsfähigen Person (aktive Sterbehilfe auf Verlangen) |

Sterbehilfe *außerhalb klar erkennbarer Therapiezieländerungen* hingegen sind ethisch umstritten. Dazu gehören z. B. die Unterstützung im freiwilligen Verzicht auf Nahrung und Flüssigkeit bei nur schwer objektivierbarer Krankheitslast oder «Lebenssattheit» (Monteverde, 2015), ferner der Wunsch nach Suizidbeihilfe bei wahrgenommener Lebensmüdigkeit oder -sattheit im hohen Alter, aber auch im Frühstadium einer Demenz, bei dem sowohl die Urteilsfähigkeit und die Tatherrschaft der sterbewilligen Person noch erhalten sind (Draper 2015). In der Literatur finden sich dafür Argumente, die – neben der Selbstbestimmung – vor allem den empfundenen Würdeverlust Betroffener nennen. Die Argumente stoßen bei Pflegenden eher dort auf Akzeptanz, wo das Gesetz die Möglichkeit der aktiven Sterbehilfe auf Verlangen bereits vorsieht (Bravo et al. 2018).

## 17.3 Pflege und aktive Sterbehilfe auf Verlangen

Obwohl die aktuelle Literatur zum Thema vielfach auf ärztliches Handeln fokussiert, ist hinreichend bekannt, dass Pflegende regelmäßig und unabhängig von allfälligen gesetzlichen Regelungen mit dem Sterbewunsch von Patient*innen mittels Suizidbeihilfe oder aktiver Sterbehilfe auf Verlangen konfrontiert und an entsprechenden Handlungen beteiligt sind (z. B. De Bal et al. 2008). In einem Umfeld, das zunehmend durch die Institutionalisierung, Professionalisierung und Medikalisierung des Umgangs mit dem Sterben geprägt ist, erfahren Betroffene die Unterstützung und Betreuung durch Pflegende als wichtigen Bestandteil einer umfassenden Sorge (Barnard et al. 2006). Pflegende, die Patient*innen mit dem Wunsch nach aktiver Sterbehilfe betreuen, übernehmen – wie im nächsten Abschnitt ausgeführt – verschiedene Rollen und sind mit spezifischen Herausforderungen konfrontiert: De Bal et al. beschreiben im Umfeld, in dem aktive Sterbehilfe rechtlich zulässig ist, persönliche Konflikte, moralische Ungewissheit, Frustration, Angst, Geheimhaltung und Schuld als mögliche Reaktionen (De Bal et al. 2006, 2008). Gemäß einer belgischen Studie ist »heftig« (engl. intense) dasjenige Attribut, das diesbezügliche Gefühle Pflegender am besten wiedergibt (Denier et al. 2010). Daneben sind weitere Gefühle erwähnt wie große Betroffenheit und Verantwortung einerseits, andererseits die Zufriedenheit darüber, alles in der eigenen Macht Stehende beigetragen zu haben, um Betroffenen einen friedvollen Tod zu ermöglichen (Denier et al. 2010). Angesichts der Tatsache, dass Pflegende zwar unter unterschiedlichen rechtlichen Rahmenbedingungen handeln, dass aber alle mit dem Wunsch nach unterschiedlichen Formen der Sterbehilfe konfrontiert sein können, bedarf es einer spezifischen ethischen Reflexion. Diese geht von der Verschiedenheit möglicher Sichtweisen aus, die aus empirischen Studien über die Einstellung von Pflegenden zu aktiver Sterbehilfe bekannt sind (Verpoort et al. 2004, Berghs et al. 2005). Im Folgenden werden typische ethische Argumente und Positionen beschrieben, die in der Literatur für oder gegen eine Beteiligung von Pflegenden an Handlungen aktiver Sterbehilfe vorgefunden werden.

## 17.4 Das Beispiel Belgien

Die Antwort auf die Frage, welche Rolle Pflegende bei Patient*innen einnehmen, die um aktive Sterbehilfe bitten, gestaltet sich je nach gesetzlichem Kontext unterschiedlich und stößt weltweit auf ein zunehmendes Forschungsinteresse. So zeigt die Literaturrecherche von De Bal, Dierckx de Casterlé und Gastmans, dass über verschiedene geografische, politische, gesellschaftliche und rechtliche Rahmenbedingungen hinaus Patient*innen an Pflegende regelmäßig den Wunsch nach aktiver Sterbehilfe herantragen (De Bal et al. 2008). Des Weiteren belegen Studien, dass Pflegende eine besondere Stellung einnehmen: In Ländern, die aktive Sterbehilfe legalisiert oder strafbefreit haben, betreuen sie sterbewillige Menschen im Kontext des sog. »Euthanasia Care Process«. Dies geschieht unter Beachtung des gesetzlich vorgeschriebenen Protokolls. Auch in Ländern mit anderen gesetzlichen Rahmenbedingungen nehmen Pflegende vielfältige Aufgaben wahr bei der Betreuung von Menschen am Lebensende. Sie spielen eine wichtige Rolle aufgrund ihrer Nähe zur Patient*in, der Dauer des Kontakts und ihrer Erfahrung im Umgang mit Sterbenden resp. Sterbewilligen und deren Familien (vgl. Barnard et al. 2006).

### 17.4.1 »Euthanasia Care Process« (Benelux): Die Rolle Pflegender

Im «Euthanasia Care Process» zeigt sich dies in der Übernahme verschiedener Aufgaben (van Bruchem-van de Scheur et al. 2008a und 2008b, De Bal et al. 2008, Dierckx de Casterlé et al. 2010):

- Die empirische Forschung beschreibt eine *erste Phase der Beobachtung und Wahrnehmung* des Wunsches nach aktiver Sterbehilfe. Hier besteht die Aufgabe Pflegender darin, offen zu sein für das Anliegen der betreffenden Person, es zunächst wertungsfrei entgegenzunehmen.
- In der *weiteren Phase der Entscheidungsfindung* nehmen Pflegende an Gesprächen teil, die den Wunsch des schwerkranken Menschen nach aktiver Sterbehilfe zum Gegenstand haben. Dies ist weder regelmäßig der Fall, noch ist die Präsenz Pflegender in solchen Diskussionen selbstverständlich (van der Wal et al. 2003, Inghelbrecht et al. 2008). Die Teilnahme am Prozess der Entscheidungsfindung ist in der Regel beschränkt auf den letzten Schritt der Beschlussfassung. Doch scheint die Stimme der Pflegenden auch hier nur ein geringes Gewicht zu haben (De Bal et al. 2008, van Bruchem-van de Scheur et al. 2008a und 2008b).
- Im Blick auf den *Vollzug der todbringenden Handlung* und auf die Anwesenheit oder die Unterstützung der Pflegenden zeigt die Forschung, dass ihre primäre Aufgabe darin besteht, die Person und ihre Angehörigen zu unterstützen (De Bal et al. 2008). Daten aus den Niederlanden belegen, dass in 15,4 % der beobachteten Fälle Pflegende selber das todbringende Mittel verabreicht haben, im Beisein oder ohne Beisein einer ärztlichen Fachperson. Auch Daten aus Belgien, die vor und nach Inkrafttreten des Gesetzes zur aktiven Sterbehilfe erhoben worden sind, zeigen, dass Pflegende an Handlungen aktiver Sterbehilfe auf Verlangen beteiligt sind, obwohl das Gesetz dies als ärztliche Aufgabe festhält (Bilsen et al. 2004, Inghelbrecht et al. 2008).
- Angaben über die Rolle Pflegender in der *Nachbetreuung* von Angehörigen sind spärlich und beschränken sich auf Belgien und die Niederlande (de Bal et al. 2008). Sie

beschreiben unterstützende Rollen Pflegender gegenüber Familienangehörigen nach dem Tod der betreffenden Person (Dierckx de Casterlé et al. 2010).

## 17.5 Pflegeethische Argumente

In einer groß angelegten Studie untersuchen Quaghebeur, Dierckx de Casterlé und Gastmans Literatur aus dem Zeitraum von 1990 bis 2007 auf pflegeethische Argumente, die in der Debatte über eine Beteiligung Pflegender an Handlungen aktiver Sterbehilfe auf Verlangen vorgebracht werden (Quaghebeur et al. 2009). Sie teilen die Ergebnisse in drei Gruppen von Argumenten ein: erstens Argumente, die aus medizinethischen Prinzipien abgeleitet sind, zweitens Argumente, die aus dem Verständnis von Pflege als Profession abgeleitet sind und drittens Argumente, die aus dem Verständnis von Pflege als Sorge (Care) abgeleitet sind.

### 17.5.1 Medizinethische Prinzipien

Der Vier-Prinzipien-Ansatz von Beauchamp und Childress (Beauchamp & Childress 2012, ▶ Kap. 1) hat die ethische Reflexion von Situationen aus der klinischen Praxis maßgeblich geprägt. Der ethische Fokus auf die Prinzipien des Respekts vor der Autonomie, des Nicht-Schadens, der Fürsorge und der Gerechtigkeit hat auch die Reflexion darüber bestimmt, inwiefern die pflegerische Beteiligung an Handlungen aktiver Sterbehilfe ethisch zulässig sein kann.

Angesichts der gängigen Begründung der Zulässigkeit aktiver Sterbehilfe auf Verlangen mit dem Prinzip der Autonomie resp. ihrer Verwerflichkeit mit dem Prinzip des Nicht-Schadens, kommen Quaghebeur et al. zu folgendem Schluss: »It is too simple to state [...] that the justification for euthanasia is based on the principles of beneficence and respect for autonomy, while its opponents rely on the principle of non-maleficence. The nursing ethics literature reveals that these principles are put forward, manipulated and interpreted to support arguments both for and against euthanasia« (Quaghebeur et al. 2009, S. 475). Dass dieselben Prinzipien sowohl *für* als auch *gegen* eine Beteiligung Pflegender an Handlungen aktiver Sterbehilfe vorgebracht werden, zeigt, dass eine Prinzipienorientierung im Sinne des Vier-Prinzipien-Ansatzes zwar zunächst erhellend wirkt, dass sie aber für eine weiterreichende Klärung pflegerischen Handelns in der Situation nicht ausreicht.

### 17.5.2 Das Verständnis von Pflege als Profession

Eine zweite Gruppe von Argumenten bezieht sich laut Quaghebeur et al. (2009, S. 478) spezifisch auf die ethische Grundorientierung von Pflege als Profession und weniger auf ethische Dilemmas, die beim Wunsch nach aktiver Sterbehilfe vorliegen können. Diese Grundorientierung bringt zum Ausdruck, dass Pflege auf einem Vertrauensverhältnis von Pflegebedürftigen und der Gesellschaft gegründet ist und dass sie auf der Unabhängigkeit und moralischen Integrität der Pflegenden beruht, die es im Pflegealltag zu übersetzen gilt. Auch hier kommen die Forschenden zum Schluss, dass dieselben professionsbezogenen Argumente sowohl gegen als auch für eine Beteiligung Pflegender an Handlungen aktiver Sterbehilfe vorgebracht werden (Quaghebeur et al. 2009, a. a. O.). Folglich sind die moralischen Grundannahmen, die aus einem Verständnis von Pflege als Profession gewonnen werden, bezüglich der Frage nach der Beteiligung Pflegender an Handlungen aktiver Sterbehilfe nur bedingt klärend.

### 17.5.3 Das Verständnis von Pflege als Sorge

Schließlich machen die Forschenden in der oben genannten Studie eine dritte Gruppe von Argumenten ausfindig, die im Gegensatz zu den anderen beiden Gruppen inhaltlich von Wesensbestimmungen guter Pflege ausgeht (Quaghebeur et al. 2009). Aktive Sterbehilfe auf Verlangen kann hier einerseits als »moralische Möglichkeit« guter Pflege und kontinuierlicher pflegerischer Beziehungsgestaltung in Situationen schwersten Leidens gesehen werden. Viele Pflegeethiker*innen jedoch beschreiben aktive Sterbehilfe als offenen Widerspruch zu einem Verständnis von Pflege als Sorge, die dem Pflegeberuf zu (moralischem) Schaden gereiche. Sie fordern statt der Legalisierung von Tötungshandlungen den Ausbau von wirksamen Maßnahmen, die Patient*innen und ihr Umfeld in der Bewältigung des Leidens unterstützen (Quaghebeur et al. 2009).

## 17.6 Die Debatten um die Sterbehilfe und der Beitrag der Pflege

Erfahrungsberichte und Untersuchungen legen nahe, dass dort, wo Patient*innen den Wunsch nach aktiver Sterbehilfe oder nach Suizidbeihilfe äußern, Pflegende bereits mit einem großen Engagement in der Pflege und Betreuung dieser Patient*innen tätig sind, und dies unabhängig von der gesetzlichen Regelung (de Bal et al. 2008). Einige Forschende berichten besorgt über die Praxis der Verabreichung letaler Medikamente durch Pflegende, sogar in Abwesenheit einer verordnenden Ärzt*in (Bilsen et al. 2004, Inghelbrecht et al. 2008). Solche Beobachtungen rufen erstens nach einer kritischeren Reflexion über die Beteiligung Pflegender an Handlungen aktiver Sterbehilfe im Zusammenhang mit dem sog. »Euthanasia Care Process«, sie rufen zweitens aber auch nach einer stärkeren und besser sichtbaren Beteiligung Pflegender in den öffentlichen Debatten rund um die Sterbehilfe. Leider ist in diesen die Perspektive Pflegender weitgehend ungehört geblieben, obwohl diese das Potential hätte, zu einer reichhaltigeren und kritischeren Diskussion beizutragen (Monteverde 2017).

> Die beschriebenen Argumente verdeutlichen, dass Pflegeethik zwar keine spezifische Position und keinen Konsens bezüglich der Frage nach der Zulässigkeit aktiver Sterbehilfe auszuweisen hat, dass sie aber dennoch eine ausgewogene Palette an Pro- und Contra-Argumenten ausgearbeitet hat.

Trotzdem scheint eine Lücke zu klaffen zwischen den Argumenten, die in der pflegeethischen Literatur diskutiert werden, und der gelebten Wirklichkeit von Pflegenden, die Menschen in der Endphase des Lebens betreuen. Drei relevante Aspekte scheinen geeignet, zu einer kritischen Reflexion und zu einer Behebung dieser Lücke beizutragen:

- Eine größere *Transparenz* mit betroffenen Patient*innen und deren Familien sowie

dem Behandlungsteam bezüglich der Rollen und der Verantwortlichkeiten.
- Eine verbesserte interprofessionelle *Kommunikation* und die Gewährleistung der *Beteiligung* Pflegender an den Prozessen der ethischen Entscheidungsfindung bei Therapiezieländerungen.
- Das *Empowerment* von Pflegenden für das politische und gesellschaftliche Umfeld, in dem Sterbehilfe im Rahmen der durch das Recht vorgesehenen Möglichkeiten thematisiert wird.

### 17.6.1 Transparenz

Pflegende sollten sich genaue Kenntnisse sowohl professioneller als auch gesetzlich festgelegter Zuständigkeiten und Verantwortlichkeiten aneignen, die in ihrem gesellschaftlichen Kontext und in ihrer Institution gelten. So haben z. B. Einrichtungen im Gesundheitswesen die Pflicht, Rechtssicherheit für Gesundheitsfachpersonen zu gewährleisten, in denen Handlungen passiver Sterbehilfe, aber auch – wo legalisiert resp. strafbefreit – Handlungen aktiver Sterbehilfe oder Suizidbeihilfe vollzogen werden. Dabei bedarf es eines speziellen Augenmerks auch auf die *Verweigerung der Teilnahme aus Gewissensgründen*. Klar formulierte *ethische Leitlinien* der Institution bieten hier eine wichtige Orientierung für Gesundheitsfachpersonen sowie eine Grundlage für Gespräche mit Betroffenen. Die Entwicklung einer solchen Leitlinie, zum Beispiel für aktive Sterbehilfe oder Suizidbeihilfe, kann ein guter Anlass sein, Zuständigkeiten von Ärzt*innen und Pflegefachpersonen zu klären und Entscheidungspfade festzulegen. Insbesondere dienen Leitlinien auch dazu, Missbräuche zu verhindern (Gastmans et al. 2006).

### 17.6.2 Kommunikation und Empowerment

Aufgrund ihrer Nähe zu Patient*innen, welche einen Sterbewunsch äußern, ist es unerlässlich, dass Pflegefachpersonen in die interprofessionellen Prozesse der Entscheidungsfindung zentral miteinbezogen sind. Pflegende, die am sog. »Euthanasia Care Process« beteiligt sind, berichten darüber, wie wichtig es ist, dass alle Beteiligten in der Wahrnehmung der eigenen Rolle Achtsamkeit üben (de Bal et al. 2006). Eine größere Beteiligung Pflegender an der Entscheidungsfindung bietet die Gewähr, dass sich Betroffene und deren Familien in fachlicher und emotionaler Hinsicht optimal betreut fühlen. Eine Atmosphäre der Wahrhaftigkeit ist für alle an Sterbehilfehandlungen Beteiligten unerlässlich: Für Patient*innen, aber auch Fachpersonen sollte eine Reflexion über die eigene Haltung im Vordergrund stehen, die in moralischen Konfliktsituationen auch Raum für persönliche Gewissensentscheide offenlässt. Die Beschränkung der Diskussion auf rein prozedurale Regelungen von Sterbehilfe – wie etwa der Zugang von sog. Sterbehilfeorganisationen – wird der Vulnerabilität der Betroffenen und der Achtung ihrer Würde nicht gerecht (Denier et al. 2010). Die Ausarbeitung von Leitlinien und die Klärung von Zuständigkeiten bietet den Beteiligten die Gelegenheit, aktiv am Reflexionsprozess innerhalb der Institution teilzunehmen und das kritische Bewusstsein gerade auch für politisch, wirtschaftlich oder ideologisch motivierte Positionen zu schärfen.

## 17.7 Ausblick

Pflegende, die Menschen in der Endphase des Lebens betreuen, nehmen immer eine individuelle Verantwortung für das wahr, was sie tun oder lassen. Die Übernahme dieser Verantwortung wird dann gefördert, wenn sie eingebettet ist in einem Umfeld, das den Dialog fördert mit betroffenen Patient*innen, deren Familien und dem interprofessionellen Team, aber auch den Raum für Gewissensentscheide sichert und die Kontinuität der Patient*innenbetreuung. Noch bedarf es weiterer Forschung, die in den verschiedenen Rechtskontexten den Handlungsraum Pflegender, die schwerkranke Menschen betreuen, beschreibt und der Frage nachgeht, wie die Sorge um den sterbewilligen Menschen mit der Selbstsorge in Einklang gebracht werden können. Im Kontext ethisch nicht umstrittener, aber auch umstrittener Therapiezieländerungen ist es unerlässlich, dass Pflegende sprachfähig werden und ihre Wahrnehmungen und Perspektiven einbringen, damit diese in Fragen der rechtlichen Ausgestaltung und in der Formulierung von Leitlinien zum Tragen kommen.

## 17.8 Transferfragen

1. Inwiefern ist aktive Sterbehilfe auf Verlangen mit dem Auftrag professioneller Pflege vereinbar? Zählen Sie die Hauptargumente auf, die die Forschung zum Thema aufgezeigt hat. Wo sehen Sie deren Schwächen und Stärken?
2. Beschreiben Sie Verantwortungsbereiche von Pflegefachpersonen, die im Rahmen des sog. »Euthanasia Care Process« sterbewillige Menschen betreuen.
3. Wo sehen Sie die Verantwortung der Pflege als Profession, des Pflegemanagements und der einzelnen Pflegeperson im Rahmen dieses Prozesses?
4. Wo sehen Sie Unterschiede pflegerischer Verantwortungsübernahme für Kontexte, in denen die Suizidbeihilfe, nicht aber die aktive Sterbehilfe auf Verlangen, strafbefreit ist? Wie gestaltet sich pflegerische Verantwortung in Kontexten, in denen weder aktive Sterbehilfe auf Verlangen noch Suizidbeihilfe zulässig sind?

## Literatur

Barnard A, Hollingum C, Hartfiel B (2006) Going on a journey: understanding palliative care nursing. In: International Journal of Palliative Nursing 12. Jg, Heft 1, 6–12

Beauchamp T, Childress J (2012) Principles of Biomedical Ethics. 6. Aufl. Oxford: Oxford University Press

Berghs M, Dierckx de Casterlé B, Gastmans C (2005) The complexity of nurses' attitudes toward euthanasia: a review of the literature. In: Journal of Medical Ethics 31. Jg., Heft 8, 441–446

Beuthin R, Bruce A, Scaia, M (2018) Medical assistance in dying (MAID): Canadian nurses' experiences. Nursing Forum, 53(4), S. 511–520

Bilsen J, Vander Stichele R, Mortier F, Deliens L (2004) Involvement of nurses in physician-assisted dying. In: Journal of Advanced Nursing 47. Jg., Heft 6, 583–591

Bravo G, Rodrigue C, Arcand M, Downie J Dubois, M et al. (2018) Nurses' perspectives on whether medical aid in dying should be accessible to incompetent patients with dementia. Geriatric Nursing, 39(4), S. 393–399

Cherny N I, Radbruch L (2009) The board of the European Association for Palliative Care. European Association for Palliative Care (EAPC) recommended framework for the use of sedation in palliative care. Palliative Medicine, 23(7) S. 581–593

De Bal N, Dierckx de Casterlé B, De Beer T, Gastmans C (2006) Involvement of nurses in caring for patients requesting euthanasia in Flanders (Belgium): A qualitative study. In: International Journal of Nursing Studies 43. Jg., Heft 5, 589–599

De Bal N, Dierckx de Casterlé B, Gastmans C (2008) Nurses' involvement in the care of patients requesting euthanasia: a review of the literature. In: International Journal of Nursing Studies 45. Jg., Heft 4, 626–644

De Jong A, van Dijk G (2017) Euthanasia in the Netherlands: balancing autonomy and compassion. World Medical Journal, 63(3), S. 10–15

Demedts D, Roelands M, Libbrecht J, Bilsen J (2018) The attitudes, role & knowledge of mental health nurses towards euthanasia because of unbearable mental suffering in Belgium: A pilot study. Journal of Psychiatric and Mental Health Nursing, 25(7), S.:400–410

Denier Y, Dierckx de Casterlé B, De Bal N, Gastmans C (2010) »It's intense, you know.« Nurses' experiences in caring for patients requesting euthanasia. In: Medicine, Health Care and Philosophy 13. Jg., Heft 1, 41–48

Dierickx S, Deliens L, Cohen J, Chambaere K (2017) Involvement of palliative care in euthanasia practice in a context of legalized euthanasia: A population-based mortality follow-back study, Palliative Medicine, 32(1) S. 114–122

Dierckx de Casterlé B, Denier Y, De Bal N, Gastmans C (2010) Nursing care for patients requesting euthanasia in general hospitals in Flanders (Belgium) In: Journal of Advanced Nursing Band 66, Heft 11, 1410–1420

Draper B (2015) Suicidal behavior and assisted suicide in dementia, International Psychogeriatrics, 27(10) S. 1601–1611

Elmore J, Wright D, Paradis M (2018) Nurses' moral experiences of assisted death. Nursing Ethics, 25(8) 955–972

Emanuel E J, Onwuteaka-Philipsen B, Urwin J, Cohen J (2016) Attitudes and Practices of Euthanasia and Physician-Assisted Suicide in the United States, Canada, and Europe. Journal of the American Medical Association, 316(1), S. 79–90

Francke A, Albers G, Bilsen J, de Veer A, Onwuteaka-Philipsen, B (2016) Nursing staff and euthanasia in the Netherlands. A nation-wide survey on attitudes and involvement in decision making and the performance of euthanasia. Patient Education and Counseling, 99(5) S. 783–789

Gastmans C, Lemiengre J, Dierckx de Casterlé B (2006) Role of nurses in institutional ethics policies on euthanasia. In: Journal of Advanced Nursing Band 54, Heft 1, 53–61

Inghelbrecht E, Bilsen J, Mortier F, Deliens L (2008) Factors related to the involvement of nurses in medical end-of-life decisions: a death certificate study. In: International Journal of Nursing Studies 45. Jg., Heft 7, 1022–1031

Monteverde, S (2015) Alternative, nicht Ausweg – Palliative Care und der freiwillige Verzicht auf Essen und Trinken: Gedanken aus ethischer Sicht, Palliative CH (3) S. 24–26

Monteverde, S (2017) Nursing ethics and assisted dying – understanding the sounds of silence. Nursing Ethics, 24(1) S. 3–8

Quaghebeur T, Dierckx de Casterlé B, Gastmans C (2009) Nursing and euthanasia: a review of argument-based ethics literature. In: Nursing Ethics 16. Jg., Heft 4, 466–486

Schweizerische Akademie der Medizinischen Wissenschaften (2018) Umgang mit Sterben und Tod. Medizin-ethische Richtlinien. Bern: SAMW (https://www.samw.ch/de/Publikationen/Richtlinien.html, Zugriff am: 05.01.2019)

van Bruchem-van de Scheur G, van der Arend A., Huijer Abu-Saad H., Spreeuwenberg C., van Wijmen F., Ter Meulen R. (2008a) The role of nurses in euthanasia and physician-assisted suicide in The Netherlands. In: Journal of Medical Ethics 34. Jg., Heft 4, 254–258

van Bruchem-van de Scheur G, van der Arend A, Huijer Abu-Saad H, van Wijmen F, Spreeuwenberg C, Ter Meulen R (2008b) Euthanasia and assisted suicide in Dutch hospitals: the role of nurses. In: Journal of Clinical Nursing 17. Jg., Heft 12, 1618–1626

van der Wal G, van der Heide A, Onwuteaka-Philipsen B, van der Maas P (2003) Medische besluitvorming aan het einde van het leven. De praktijk en de toetsingsprocedure euthanasie (übersetzt: Medizinische Entscheidungen am Lebensende.

Die Praxis und das Entscheidungsverfahren für die aktive Sterbehilfe). Utrecht: De Tijdstroom

Verpoort C, Gastmans C, De Bal N, Dierckx de Casterlé B (2004) Nurses' attitudes to Euthanasia: a review of the literature. In: Nursing Ethics 11. Jg., Heft 4, 349–365

Zenz J, Tryba M, Zenz M (2015) Tötung auf Verlangen und assistierter Suizid. Schmerz, 2, S. 1–6

# 18 Pflegekammern als Orte ethischer Reflexion

*Andrea Kuhn*

*Die aktuell in Deutschland verfolgte Etablierung von Pflegekammern eröffnet der professionellen Pflege neue Handlungsfelder im politischen Bereich. Der Beitrag zeigt in drei Schritten den Sinn von Pflegekammern auf. Aufbauend auf den verwaltungsrechtlichen Grundlagen einer Kammer als professionelles Selbstverwaltungsorgan (▶ Kap. 18.1) wird anschließend die die eng miteinander verwobenen ethischen Dimensionen der Verantwortung einer solchen Institution beleuchtet (▶ Kap. 18.2). Daraus wird das ethische Mandat einer legislativ und moralisch gegründeten Institution Pflegekammer abgeleitet (▶ Kap. 18.3). Das Anliegen ist aufzuzeigen, wie die durch gesetzliche Normen neu geschaffene politische Instanz und der ethische Wert Verantwortung ineinandergreifen. Die professionelle Selbstregulation eröffnet Räume. Der Beitrag entwickelt einen Vorschlag zur Füllung mit Pflegeethik, damit die neu entstandene Pflegekammer als Körperschaft des öffentlichen Rechts die Sorge für die Sorgenden tragen kann.*

**Ziele:** Nach dem Lesen des Kapitels wissen Sie, wie Selbstverwaltung der Pflege politisch ermöglicht wird. Den theoretischen Konturierungen der Verantwortung folgend können Sie deren praktischen Bezug auf Pflegekammern nachvollziehen. Sie sind in der Lage zu erklären, wie sich aus den Dimensionen der Verantwortung das ethische Mandat von Pflegekammer ergibt und leiten daraus weitere politische Handlungsfelder für die Pflege ab.

## 18.1 Pflegekammern als Organe professioneller Selbstverwaltung

Nach jahrzehntelanger Diskussion etablieren aktuell einige deutsche Bundesländer Pflegekammern. Das Kapitel gibt einen kursorischen Einblick in die historisch gewachsenen rechtlichen Grundlagen des deutschen Kammerrechts und die daraus abzuleitenden Aufgaben für die professionelle Pflege. Im föderalistisch organisierten deutschen Staat ist die Selbstverwaltung einer Profession nur über die Errichtung einer Kammer möglich.

> Das Selbstverwaltungsorgan Kammer entsteht durch den hoheitlichen Akt der Gesetzgebung. Das Kammerrecht fällt in die Zuständigkeit der Bundesländer, jedes einzelne muss für sich entscheiden, ob es die Errichtung einer Pflegekammer auf die politische Agenda setzt (vgl. Kuhn 2016, S. 65).

Regierungsinitiativen sind generell problemgebunden, gesetzliche Politikformulierungen streben die Problemlösung an. Im Fall von

Pflegekammern liegt das zu lösende »Problem« im demografischen Wandel. Bisher verbindet die Politik die älter werdende Gesellschaft einseitig mit der Zunahme des ärztlichen und pflegerischen Versorgungsbedarfs, der sozialpolitische Antworten fordert. Dagegen harrt der Zugewinn an Jahren bei guter Gesundheit als gesellschaftliche Ressource der Entdeckung (vgl. Kuhn 2016, S. 66). Trotz des stetig expandierenden sozialrechtlichen Regelwerks wächst der wahrgenommene Problemdruck, der nach neuen Lösungen verlangt.

Die deutsche Verfassung ist korporatistisch angelegt. Der *Korporatismus* (lat. *einen Körper bildend*) ermöglicht dem Staat bei wahrgenommenen Problemen deren Bearbeitung an von ihm eingesetzte, selbstverwaltete Körperschaften zu übertragen. Krankenkassen und Heilberufekammern sind solche Körperschaften im Gesundheitswesen. Über die Delegation begrenzter Weisungsbefugnis an sie entsteht deren Verpflichtung, mit eigenen untergesetzlichen Regeln einen Beitrag zur Lösung gesellschaftlich-sozialer Anforderungen zu leisten (vgl. Kuhn 2016, S. 49). Untergesetzliche Regelungen gelten dann für die Akteur*innen der jeweiligen Körperschaft und deren Handlungsfelder. So gelten die Satzungen und Ordnungen der Pflegekammer für Pflegefachpersonen und regeln die Handlungsfelder der beruflichen Pflege. Die Regelwerke differenzieren die allgemein gehaltenen Gesetzeswerke des Staates durch die Zuhilfenahme des jeweiligen Fachwissens weiter aus. Der Staat muss sich nicht selbst alles Fachwissen aneignen, sondern macht sich die Expertise der Akteur*innen zunutze.

Historisch betrachtet funktioniert der deutsche Staat nach diesem verwaltungsrechtlichen System seit dem Kaiserreich. So schuf Reichskanzler Bismarck 1883 aufgrund hohen politischen Drucks der Arbeiterschaft die ersten Sozialversicherungen. Die Regelung der Finanzierung im Krankheitsfall übertrug er den Krankenkassen. Die Ärzt*innenschaft verpflichtete er zur Mitwirkung, sie war von Anfang an der Gatekeeper. Ärztliche Diagnosen bestimmen bis heute, welche Mittel aus welchen Sozialversicherungen ein*e Patient*in erhält. Gleichzeitig finanziert die Kasse das ärztliche Honorar. Eng verbunden mit den neuen Gesetzen war die Errichtung erster Ärzt*innenkammern. Die Standesvertretung diente zur Qualitätssicherung und Ausgestaltung des staatlich verordneten Monopols (vgl. Kuhn 2016, S. 35 ff.).

Nachfolgende deutsche Staatsformen erweiterten das Bismarck'sche Körperschaftsmodell. Monarchie und Diktatur verfolgten dabei einen autoritären Korporatismus mit überbordender Verwaltung. Hier stand die direkte Einflussnahme über hierarchische Strukturen zentral. Dagegen gestalten im liberalen Korporatismus demokratischer föderalistischer Verfassungen ausgewählte Akteur*innen über ihre Körperschaften die Politik im *Subsidärprinzip* selbstbestimmt und eigenverantwortlich mit. Das Land prüft zwar die rechtliche Konsistenz der selbstgesetzten Regeln, nimmt aber keinen fachlich-inhaltlichen Einfluss. Das Prinzip liegt auch den Verfassungen der Schweiz und Österreichs zugrunde. Die neueste Entlastung einiger deutscher Bundesländer sind Pflegekammern.

> Als Körperschaften des öffentlichen Rechts ergänzen Pflegekammern die Sicht des Heilberufs Pflege auf gesellschaftliche Herausforderungen. Die Sozialpolitik profitiert mehrfach: Die Landesregierung gibt Teile ihrer Verantwortung ab, delegiert Aufgaben an die Berufsgruppe, überträgt ihr hoheitliche Funktionen, ermöglicht ihr die Regelung berufsinterner Angelegenheiten, »*die sie selbst betreffen und die sie in überschaubaren Bereichen am sachkundigsten beurteilen können*« (Roßbruch 2013, S. 538) und verpflichtet die neu geschaffene Interessenvertretung zur Beratung in allen pflegerelevanten Fragen.

Dadurch verringert sich der Abstand zwischen dem »Normgeber Land« und dem »Normadressat Pflegefachperson« (vgl. ebd.) und so gewinnt das Land kompetente Ansprechpartner aus der Pflege. Ein Beispiel: Das rheinlandpfälzische Heilberufsgesetz schreibt der Landespflegekammer den Erlass einer Weiterbildungsordnung für die Pflege sowie deren Umsetzung und Überwachung im Weiterbildungsregister vor. Alle Aufgaben lagen vor der Errichtung der Pflegekammer beim Land, die Pflege hatte keinen rechtlichen Einfluss. Über die Pflegekammer entscheiden Pflegefachpersonen nun in einigen Bundesländern erstmals eigenständig über Inhalte, Kompetenzen, Formalia, etc. ihrer Weiterbildungen, wie es bei anderen Heilberufen schon lange der Fall ist.

Zentrale Aufgabe der Pflegekammer ist »die Überwachung einer sachgerechten pflegerischen Versorgung nach aktuellem pflegewissenschaftlichen Erkenntnissen durch die Berufsangehörigen« (Landesregierung RLP 2014a, S. 64). Dies kann nur gelingen, wenn jede Pflegefachperson, die in Rheinland-Pfalz ihren Beruf ausübt, verpflichtend Kammermitglied ist. Die »Ausübung des Berufs umfasst jede Tätigkeit, bei der berufsgruppenspezifische Fachkenntnisse angewendet oder verwendet werden« (§ 1 Abs. 2 HeilBG RLP). D. h. professionelle Pflege findet im direkten Kontakt mit den Menschen mit Pflegebedarf in der Kranken- und Altenpflege *und* in Lehre, Wissenschaft, Management und Politik statt. Konsequenterweise umfasst Pflege *alle* Tätigkeitsfelder und Hierarchiestufen. Das darin zum Ausdruck gebrachte, weite Verständnis von Pflege ist ein Novum. Denn die Gesellschaft ordnet der Pflege nach wie vor nur die Anteile des direkten Kontaktes zum Menschen mit Pflegebedarf zu. Diese tradierte Sicht spiegelt sich häufig noch in der Selbstwahrnehmung der Berufsgruppe. Die Pflegekammern folgen zeitgemäß und zukunftsgerichtet der umfassenden Definition von Pflege des International Council of Nurses (ICN). Sie ist essenziell für die Ableitung der neuen Verantwortung der Profession Pflege im Gesundheitswesen (▶ Kap. 18.3).

## 18.2 Dimensionen der Verantwortung von Pflegekammern

Der Begriff der Verantwortung steht nach dem zweiten Weltkrieg für politisches Handeln zentral (vgl. Bayertz und Beck, S. 1). Was genau meint jedoch Verantwortung und wie ist sie in Bezug auf Pflegekammern zu buchstabieren? Das Kapitel skizziert theoretische Grundelemente des Verantwortungsbegriffs und bezieht die herausgearbeiteten Dimensionen auf Pflegekammern. Der Begriff der Verantwortung differiert je nach Akteur*in, Gegenstandsbereich und zeitlichem Aspekt. Traditionell ist Verantwortung individuell-retrospektiv angelegt: Ein*e Akteur*in A ist für eine Handlung gegenüber einer Person bzw. einer Gruppe B verantwortlich. Diese einfache Kausalkette erweiternd ist zu beachten, dass mit einer Gruppe B spezifisch z. B. Menschen mit Pflegebedarf, unspezifisch die Gesellschaft oder ganz allgemein die Umwelt gemeint sein kann. Akteur*in A kann eine Einzelperson (einzelne Pflegefachperson), eine informelle Gruppe (die Berufsgruppe der Pflegenden), eine institutionalisierte Gruppe (eine Pflegekammer) oder die Politik als Ganzes sein. Nicht zuletzt kann Verantwortung zirkulär angelegt sein, wenn Person B und Akteur*in A identisch sind, d. h. A ist für sich selbst verantwortlich.

Der *individuell-retrospektiven kausalen Verantwortung* folgt die Schuld auf der Ebene der Akteur*innen nach dem Verursacherprinzip, die rechtlich und moralisch sanktioniert werden kann. Die Schuld eines einzelnen Individuums ist gut fassbar. Schuldzuweisungen an Gruppen oder gar die Gesellschaft hingegen führen in unseren Rechtssystemen zu deutlichen Schwierigkeiten, die meist damit enden, dass die Verantwortung und die abgeleiteten Konsequenzen wieder bei Einzelpersonen landen. Moralische Schuldzuweisungen an Gruppen, Institutionen oder die Gesellschaft als Ganzes erscheinen einfacher, das Ableiten von rechtlichen Konsequenzen bleibt jedoch schwierig (vgl. Adler 2009, S. 93 ff.). Die *individuell-prospektive Verantwortung* als neuere Form zielt auf die vorausblickende Schadensverhinderung oder zumindest Minimierung ab. Jüngere, systemisch orientierte Ansätze betrachten anstelle von Einzelakteur*innen *Kollektive*, wie z. B. Banken oder Körperschaften, zur Bestimmung deren *retrospektiver und prospektiver Verantwortung* (vgl. ebd. S. 89, ▶ Tab. 18.1).

Tab. 18.1: Verantwortung: Dimensionen der Haftung und Sorge (in Anlehnung an Adler 2009)

| Verantwortungs-Typ | Akteur*innen | |
|---|---|---|
| | Individuen | Kollektive |
| haftend | individuell-retrospektiv | kollektiv-retrospektiv |
| sorgend | individuell-prospektiv | kollektiv-prospektiv |

Dem vielschichtigen Verantwortungsbegriff wohnen also eine haftende und eine sorgende Dimension inne. Die dritte Dimension leitet sich von der Freiheit der einzelnen Akteur*innen ab, Verantwortung zu übernehmen: Sie umfasst ihre Willensfreiheit, ihre Handlungsfähigkeit sowie die Fähigkeit, einen moralischen Standpunkt einzunehmen. Verantwortung ergibt nur in Bezug auf normative Rahmen Sinn, die von verschiedenen Autoritäten zugewiesen werden können (vgl. Adler 2009, S. 88). Neben dem Gesetz – vertreten durch den Staat – wären die Moral, welche Ausdruck im Gewissen findet und die Religion als Beispiele eines solchen Rahmens zu nennen. Die konkrete Verantwortung kann den individuellen Akteur*innen automatisch zufallen, z. B. in der Elternrolle. Er kann sie freiwillig übernehmen z. B. in der ehrenamtlichen Sorge um Menschen mit Pflegebedarf oder sie kann ihm normativ zugewiesen werden, wie z. B. durch die Pflegekammer-Gesetze.

Die Verantwortung von Pflegekammern lässt sich inhaltlich ausdifferenzieren. So wird die Errichtung nach wie vor kontrovers diskutiert. Zentraler Kritikpunkt ist die erforderliche Pflichtmitgliedschaft der Pflegefachpersonen, die Pflichtbeiträge nach sich zieht. Viele Pflegefachpersonen fühlen sich zur Mitgliedschaft gezwungen. Weil ihnen unklar ist, welche Verbesserungen eine Kammer im Berufsalltag bringt, empfinden sie die neue Norm als verantwortungslose finanzielle Belastung. Diese Unwissenheit birgt Risiken der Manipulation durch institutionalisierte Interessensgruppen, welche die Errichtung von Pflegekammern als Konkurrenz empfinden können, wie es z. B. bei privaten Arbeitgeberverbänden oder Gewerkschaften der Fall sein kann. Diese widersprechen deshalb lautstark der Kammererrichtung. Hinter der vordergründigen Verantwortungsübernahme zum prospektiven Schutz »*armer*« *Pflegender* (wobei *arm* im doppelten Sinne die wirtschaftlichen und politischen Möglichkeiten meint), darf auch die Vertretung *eigener* Interessen vermutet werden. Hier steht die Pflegekammer gegenüber ihren Mitgliedern in der Verantwortung, Aufklärung zu leisten, die Vorteile der Verkammerung als wesentliches Kernelement der Professionalisierung zu verdeutlichen und demokratische Teilhabe zu sichern: Bisher hielt das Gesundheitssystem dem Heilberuf Pflege Selbstverwaltung und Mitbestimmung vor, weshalb andere Gruppen, u. a. auch die oben genannten, über die Belange der Pflege entschieden. Die Berufsgruppe der Pflege selbst war kein Gesprächspartner, der mit am Tisch saß und die kollektive Verantwortung der Normsetzungen im Gesundheitswesen mittrug. Dagegen fiel ihr immer die Verantwortung zur Umsetzung der ausgehandelten Normen zu, ohne dass sie sich aktiv in deren Gestaltung zum Schutz der Pflegebeziehung einbringen konnte.

Die Pflegekammer ermöglicht es der professionellen Pflege, als kooperative Akteurin am Tisch Platz zu nehmen. Einige Bundesländer übertrugen ihr (Mit-)Verantwortung zur Sicherung der pflegerischen Versorgung. Dabei verpflichtet das jeweilige Bundesland die Pflegekammer, bei allen pflegerelevanten Fragen ihre Fachexpertise einzubringen. Die gesetzlich delegierte Verantwortung beschneidet die Macht bisheriger Akteur*innen. Sie dürfen nicht mehr im Alleingang definieren, wie und unter welchen Bedingungen gute, sachgerechte Pflege erfolgt. Genau diese Verantwortungsübernahme für die pflegerischen Belange durch die Berufsgruppe selbst nehmen unterdessen andere Heilberufe, wie die Ärzt*innenschaft, entlastend wahr. Zusammenfassend stärkt die Einbindung der Profession Pflege die gemeinsam getragene prospektive Verantwortung aller Akteur*innen, die Sorge um die Menschen im Land. Landespflegekammern werden über den verliehenen Status »Körperschaft des öffentlichen Rechts« zum verwaltungsrechtlichen Baustein eines Bundeslandes. Sie dienen der Bevölkerung über bestimmte, vom Staat an die Kammer delegierte Aufgaben, die sie in Selbstverwaltung übernehmen. Die Arbeit der Pflegekammer gründet auf komplexen wechselseitigen Verantwortungsketten, die sich im *Dreieck Institution Pflegekammer, Pflegefachperson als Kammermitglied und Mensch mit Pflegebedarf als Teil der Bevölkerung* vernetzen. Dieses *Verantwortungsnetz* wird nachfolgend entfaltet (▶ Abb. 18.1).

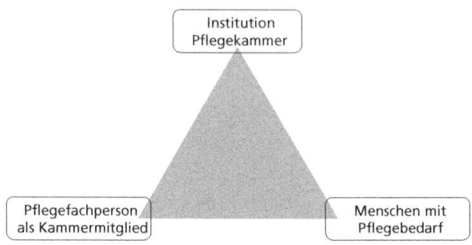

**Abb. 18.1:** Verantwortungsnetz

1. Die gesetzlich übertragene Verantwortung der *Pflegekammer* zur Sicherstellung guter, sachgerechter pflegerischer Versorgung der Bevölkerung setzen die Mitglieder im praktischen Pflegehandeln um. Ihr Pflegehandeln regeln die von der Kammer erlassenen Ordnungen Berufsordnung und Fortbildungs- und Weiterbildungsordnung. Darüber trägt die Pflegekammer die kollektive Verantwortung für die erbrachte Pflege ihrer Mitglieder.

2. Die *Pflegefachperson als Kammermitglied* hat eine doppelte individuelle Verantwortung. Beide Dimensionen regeln Kammerordnungen. Die erste, bereits vor der Kammergründung bestehende Verantwortung gegenüber den Menschen mit Pflegebedarf, erhält nun Konkretisierung in der Berufsordnung. Die zweite neue Verantwortung des Mitglieds gegenüber seiner Pflegekammer normieren die Wahl- und Beitragsordnung und wieder die Berufsordnung.

3. Der *Mensch mit Pflegebedarf* kann sein Recht auf gute und sachgerechte Pflege einfordern. Bei Pflegefehlern stehen ihm die Schiedsstelle der Kammer und die Berufsgerichtsbarkeit des Landes zur Verfügung. Die Kammer benennt zwei Pflegefachpersonen als ehrenamtliche Richter (§ 60 HeilBG).

Bürger*innen können politisch Einfluss auf delegierte Verantwortlichkeiten nehmen, denn staatliche Aufsichtsbehörden der Kammern können deren Aufgabenspektrum erweitern oder kürzen. Die Pflegekammer kann den politischen Weg ebenfalls gehen, wenn zur Aufgabenerfüllung neue Handlungsfelder erforderlich wären. Die Kammer trägt die Verantwortung für ihre beratende Funktion in allen pflegerelevanten Normgebungsverfahren des Landes. Die aufgezeigten vernetzten Verantwortungsstränge (▶ Abb. 18.1) beinhalten individuelle und kollektive Anteile, sie verfügen über die retrospektive Dimension der Haftung und die prospektive Dimension der Sorge.

> Die größte normative Relevanz kommt der *Berufsordnung* zu, weil sie jedes Kammermitglied unmittelbar angeht. Das Regelwerk zur Berufsausübung für alle Sparten und Hierarchiestufen der Pflege beinhaltet die haftende und die sorgende Verantwortungsdimension im Beziehungsdreieck Pflegefachperson, Mensch mit Pflegebedarf und Pflegekammer. Sie bündelt und konkretisiert erstmals diverse bestehende Vorschriften und macht sie der Berufsgruppe transparent (vgl. Kuhn & Bergsträßer 2017, S. 34). Dadurch entsteht eine mächtige Ressource im beruflichen Handeln.

Nun darf die Berufsordnung nicht durch das Gefühl eines Diktats neuer unerfüllbarer Normen geschwächt werden. Dagegen hilft die Stärkung der Freiheit der Pflegefachpersonen zur Verantwortungsübernahme. Die Pflegekammer steht in der hohen Verantwortung, ihre Mitglieder im Umgang mit dem neuen Instrument zu befähigen und sie permanent bei der Anwendung ihrer Berufsordnung zu unterstützen. Das aktiviert die Handlungsfähigkeit der Mitglieder: Sie arbeiten aus freiem Willen nach den Regeln der Berufsordnung, weil sie deren Nutzen im beruflichen Alltag erkennen. Die Fähigkeit, einen moralischen Standpunkt als dritte, essenzielle Komponente der Freiheit zur Verantwortung einzunehmen, ermöglicht deren Übernahme, auch wenn es schwierig wird. Dazu braucht es jedoch ethische Unterstützung, zu der eine Pflegekammer essenzielle Beiträge liefern kann. Nimmt durch die Verkammerung der Pflege ihre Verantwortung zu? Ja und Nein. Die »interne« Verantwortung zwischen Kammer und Mitglied ist in der Tat neu. Doch die meisten beschriebenen Ansprüche zur Verantwortungsübernahme an die individuelle Pflegefachperson bestanden bereits vor der Kammergründung. Sie waren jedoch recht unüberschaubar über viele Gesetzeswerke verteilt, manches war gar nicht normiert. Diesem Problem sehen sich alle nicht verkammerten Pflegefachpersonen nach wie vor ausgesetzt. Die Institution Kammer ermöglicht die Zusammenführung und Konkretisierung und fungiert als Ansprechpartnerin. Dem abzuleitenden ethischen Mandat der Kammer gegenüber den Mitgliedern widmet sich der nächste Abschnitt.

## 18.3   Ethisches Mandat von Pflegekammern

Die Verantwortungsethik führt als dritte Komponente der Freiheit zur Verantwortungsübernahme die Fähigkeit an, einen *moralischen Standpunkt* einzunehmen (▶ Kap. 18.2). Diese Fähigkeit ist jedoch weder einfach vorhanden oder nicht vorhanden. Ebenso wenig ist sie leicht zu erwerben und zu erhalten. Zwar sind moralische Aspekte dem menschlichen Verhalten inhärent und kommen bei der Berufsausübung zum Tragen. Viele Menschen, die *soziale Berufe* wie die Pflege wählen, verfügen über eine hohe *moralische Orientierung* sowie Charaktereigenschaften wie Fürsorglichkeit, aber auch Selbstlosigkeit bis hin zur Aufopferung (vgl. Müller 2012, S. 269). Einrichtungen des Gesundheitswesens wählen ihre Mitarbeitenden auch nach diesen moralischen Kriterien aus, bekräftigen die mitgebrachte Haltung und geben »*sie als Erwartung der Organisation an den Einzelnen zurück*« (Müller 2012, S. 269). Die Verantwortung bleibt dadurch schwerpunktmäßig bei der einzelnen Pflegefachperson.

Eine im ethischen Sinne gute Berufsausübung kann nicht alleine am Verhalten der Pflegefachperson festgemacht werden, welches auf mitgebrachten Einstellungen beruht und darüber hinaus keine Unterstützung zur Entwicklung erfährt. Eine im ethischen Sinne gute Pflegebeziehung kann sich nur in Verhältnissen entwickeln, wo organisatorische Rahmenbedingungen dies ermöglichen. Advocacy im Sinne der Verantwortung sowohl für die Pflegefachpersonen als auch für die Menschen mit Pflegebedarf erfordert komplexe Prozesse des Empowerments. Die Entwicklung des moralischen Standpunktes entsteht erst durch die ethische Reflexion in einem dazu förderlichen Umfeld, das die daraus erwachsende moralische Handlungsfähigkeit unterstützt. Ein solcher Standpunkt ist folglich nicht einfach »naturgegeben«. In den Einrichtungen sind für diesen Prozess Instrumente vorzuhalten und den Pflegenden anzubieten, seien es Schulung, Ethikberatung, Leitlinien, Gesprächskreise o. ä.

Wäre sichergestellt, dass Pflegefachpersonen in ihrem Arbeitsumfeld ausreichend Unterstützung bei ethischen Fragestellungen erfahren, wäre eine Verantwortungsübernahme verbunden mit entsprechenden Interventionen der Kammer nicht erforderlich. Die Notwendigkeit wird jedoch durch verschiedene Indikatoren gestützt. Im Kammerdiskurs ist allenthalben der Ruf nach *Ethik* zu hören. Allerdings bleibt bei genauerem Hinsehen offen, was damit gemeint ist. Die Kammergesetze bleiben insgesamt vage, strukturelle Anforderungen und damit verbundene Aufgaben differieren. So fordern Niedersachsen und Schleswig-Holstein die Etablierung einer Ethikkommission, Rheinland-Pfalz stellt es der Pflege frei. Lediglich die Aufnahme einzelner ethischer Normen, wie die Beachtung der Menschenwürde und die Einhaltung der Schweigepflicht in die Berufsordnung (▶ Kap. 18), schreiben die Gesetze vor. Die normative Lücke füllen auch die Regelwerke der Pflegekammern bisher nicht. Im Diskurs ist der undifferenzierte Gebrauch des Begriffs »Ethik« als Platzhalter wahrnehmbar, den verschiedene Akteur*innen mit unterschiedlichen Inhalten füllen. Die Frage, aufgrund welcher Verantwortung gegenüber wem sich Pflegekammern mit Ethik befassen sollen, bleibt unbeantwortet.

*Ethikberatung* blickt in Deutschland auf 30 Jahre Entwicklung zurück. Die Akademie für Ethik in der Medizin – gegründet von Theolog*innen, Philosoph*innen und Ärzt*innen – hat den Aufbau vorangetrieben. Alle normsetzenden Standards, Curricula, Publikationen und Zertifizierungen kommen von der einzigen deutschen Fachgesellschaft. Im Mittelpunkt des Handelns stand von Anfang an die Beratung bioethischer Probleme, die eine medizinische Entscheidung fordern. Zielgruppe der Interventionen, seien es Fallbesprechungen, Leitlinien oder Schulungen, sind die Patient*innen. Kohlen konnte belegen, dass die Perspektive der Pflegefachpersonen im Prozess der biomedizinischen Entscheidungsfindung häufig fehlt (vgl. Kohlen 2010, S. 64, ▶ Kap. 24). Pflegesensitive Fragen decken vorhandene Strukturen der Ethikberatungen selten ab. Oftmals definieren die Akteur*innen den ethischen Gehalt alltäglicher Probleme der Pflegearbeit wie z. B. Ressourcenmanagement, Defizite der Pflegequalität oder gar Pflegefehler, nicht als ethisches Problem. Folglich bleibt die damit verbundene ethische Belastung der Pflegefachpersonen unsichtbar. Der Implementierungsgrad von Ethikberatung zeitigt ebenfalls Konsequenzen, die meisten Ethikstrukturen finden sich in Großkliniken und bei konfessionellen Trägern (vgl. Schochow, Schnell und Steger 2015). Für Pflegefachpersonen in den Einrichtungen der Altenpflege gibt es nur wenig Strukturen (vgl. Kuhn 2011), in der ambulanten Pflege beginnt der Aufbau gerade erst. So kann man attestieren, dass die von Kohlen festgestellte Marginalisierung der Pflegefachpersonen doppelt wirkt: erstens fehlt ihre Perspektive in bestehenden Ethikstrukturen (vgl. Kohlen 2010, S. 64), zweitens fehlt die Wahrnehmung als Zielgruppe für ethische Unterstützung, denn es gibt kaum Orte, die pflegeethische Fragestellungen aufgreifen.

An dem Punkt tritt eine Pflegekammer auf den Plan, denn die Verhältnisebene geht über die einzelne Einrichtung und über die Trägerorganisationen hinaus. Die Aufgaben und Interventionsmöglichkeiten von Pflegekammern unterscheiden sich deutlich von denen in Einrichtungen des Gesundheitswesens. Auf der Mikroebene der einzelnen Pflegefachperson und des einzelnen Menschen mit Pflegebedarf kann eine Kammer nur indirekt agieren, direkte Interventionen in der Pflegebeziehung sind aufgrund von Schweigepflicht und Datenschutz unmöglich. Auf der Mesoebene der Einrichtungen kann eine Kammer keine Normen bzgl. des Vorhaltens von ethischen Gefäßen oder zu organisationsethischen Prozessen setzen, denn die Organisationen sind keine Kammermitglieder. Unterstützung der Kammer erfolgt vorwiegend über die Makroebene. Es eröffnen sich viele neue Möglichkeiten, die Wirkung bis in die Pflegebeziehung und so indirekt in den Einrichtungen entfalten.

Die *Care-Ethik* (▶ Kap 1; ▶ Kap. 4; ▶ Kap. 27) bietet den normativen Referenzrahmen für das Engagement der Pflegekammer im Sinne der Sorge für die Sorgenden. Hier setzt die Verantwortung der Pflegekammer an. Gesetzlicher Auftrag von Heilberufekammern ist die gesundheitliche Versorgungssicherheit der Bürger*innen. Eine niedrige pflegerische Versorgungssicherheit beinhaltet potentielle Gefahren für die Menschen mit Pflegebedarf. Das Land hat die (Mit-)Verantwortung zur Sicherstellung der pflegerischen Versorgung der Bevölkerung an die Pflegekammern delegiert. Die Mitglieder setzen den politischen Auftrag praktisch um. Doch die alltägliche prekäre Versorgungssituation belastet Pflegefachpersonen. Belastungen im Berufsalltag durchzieht eine moralische Dimension, denn ethische Probleme weisen oftmals auf Defizite in der gesundheitlichen Versorgung hin. Diese äußern sich in moralischer Unsicherheit (»Was soll ich tun?«), in ethischen Dilemmata (»Wie ich es mache, ist es verkehrt!«) und in moralischem Distress (»Ich weiß, was richtig wäre, aber ich kann/darf es nicht tun!«). Der Umgang mit ethischen Problemlagen kann zu gesundheitlichen Beeinträchtigungen und Ausfällen von Pflegefachpersonen führen. Dadurch kann ein die Defizite verschärfender Teufelskreis entstehen, der die Versorgungssicherheit weiter gefährdet. Um dagegen die vom Land geforderten Versorgungssicherheit zu gewährleisten, müssen Pflegefachpersonen gesund bleiben können, denn nur gesunde Pflegefachpersonen können eine qualitativ hochwertige und in der Folge ethisch gute Pflege ausführen. Das öffnet den Weg, ethische Unterstützung von Pflegefachpersonen aus gesundheitsförderlicher Perspektive zu denken. Lösungen sind systemisch auszurichten, diese Anforderung erfüllt die Public Health Care Fundierung der Interventionsprozesse.

> Pflegekammern als gesetzlich legitimierte korporatistische Akteur*innen des deutschen Gesundheitssystems sind verantwortlich für Gesundheit und Wohlbefinden der Kammermitglieder. Zur Befähigung der Mitglieder als moralische Akteur*innen, die ethisch denken, entscheiden und handeln können, sind kammerintern Orte der Reflexion und Instrumente der Unterstützung zu schaffen. Dazu gehören regulative Ansätze in der Berufsordnung und in weiteren Ordnungswerken ebenso wie Angebote zur Beratung in Konfliktfällen und Gesprächskreise unter professioneller pflegeethischer Leitung zur Unterstützung.

Der Bund, das Land, die anderen korporatistischen Akteur*innen und die Bevölkerung sind zu mobilisieren, als Partner*innen zu vernetzen, um gemeinsam zielführende Politiken und Strategien zu entwickeln und zu verfolgen. Dies mit dem Ziel, die physische und psychische Gesundheit von Pflegefachpersonen zu fördern und eine qualitativ hohe, sichere pflegerische Versorgung der Bürger*innen zu gewährleisten.

## 18.4 Zusammenfassung und Ausblick

Für die Pflege in Deutschland eröffnen Pflegekammern völlig neue Perspektiven der politischen und ethischen Normsetzung. Eine »moralische Regulation« der Pflegefachperson aus einem traditionellen Verständnis heraus als Aufgabe der Pflegekammer zu sehen, ginge an den aktuellen Bedarfen vorbei. Pflegekammern müssen mehr bieten als »ethische Entscheidungsfindung«, wie sie im Mittelpunkt klassischer Ethikberatungen in den Institutionen steht. Als Orte ethischer Reflexion sind sie gehalten, ihrer prospektiv-kollektiven Verantwortung nachzukommen. Aus der Sorge für die Sorgenden heraus ist für die Kammer die Kreation, Stärkung und Sicherung gesundheitsförderlicher ethischer Arbeitsverhältnisse für Pflegefachpersonen zentral. Dieses ethische Mandat der Kammer ist systemisch zu denken: Professionelle Pflegefachpersonen treten in Selbstverwaltung für eine ethisch fundierte Pflege sowohl in der individuellen Pflegebeziehung als auch auf sozialen und politischen Feldern der Gesellschaft ein. Dies schließt den Schutz der eigenen Arbeitsfähigkeit ein. Das einzelne Kammermitglied und die Institution Pflegekammer schaffen Räume der Ermöglichung auf der individuellen Verhaltensebene und auf politischer Verhältnisebene. Sie agieren zusammen als moralische Agenten für die Bevölkerung. So nimmt die Pflegekammer ihre Verantwortung als Teil der moralischen Gemeinschaft an, die ihr den Auftrag erteilt und ihr Wirken politisch legitimiert hat.

## 18.5 Transferfragen

1. In Bundesländern, die eine Landespflegekammer errichtet haben, sind alle Pflegefachpersonen, die ihren Beruf dort ausüben, Kammermitglieder. Inwiefern macht das Sinn? Wie lauten mögliche Einwände und wie lassen sich diese aus dem Kammerzweck heraus widerlegen?
2. Pflegekammern stellen neue Normen auf. Wie lauten diese, was betreffen sie und wie verbindlich sind sie?
3. Welche neuen politischen Möglichkeiten eröffnen Pflegekammern als Körperschaften des öffentlichen Rechts für die Profession Pflege?
4. Welches ethische Mandat haben Pflegekammern wem gegenüber? Worauf gründet dieses Mandat?

# Literatur

Adler, B (2009) Verantwortung – Kollektive als Handlungssubjekte? In M. Christen & M. Baumann (Hrsg.), *Verantwortung im politischen Diskurs. Handbuch Ethik im Gesundheitswesen: Band 4* (S. 87–101). Basel: Schwabe

Bayertz, K, & Beck, B (2017) Der Begriff der Verantwortung in der Moderne: 19.–20. Jahrhundert. In L Heidbrink, C Langbehn, & J Loh (Hrsg.) *Handbuch Verantwortung: Springer Reference* (S. 133–147). Heidelberg: Springer VS

International Council of Nurses (2019) *Nursing Definitions*. Genf (https://www.icn.ch/nursing-policy/nursing-definitions, Zugriff am: 16.12.2019)

Kohlen, H (2010) Klinische Ethikkomitees und die Themen der Pflege. Berlin: Selbstverlag

Kuhn, A (2011) Jetzt auch noch Ethik.: Konzeptentwicklung zur Ethikberatung auf der Basis einer Bedarfsanalyse in einer Einrichtung der stationären Altenpflege. Bachelorthesis. Evangelische Hochschule Darmstadt, Darmstadt

Kuhn, A (2016) Die Errichtung einer Pflegekammer in Rheinland-Pfalz.: Der fehlende Baustein zur Professionalisierung? Wiesbaden: Springer

Kuhn, A, & Bergsträßer, A (2017) Ein schlagkräftiges Instrument: Berufsordnung der Landespflegekammer Rheinland-Pfalz. *Die Schwester Der Pfleger, 56*(5), 32–34

Landesregierung RLP (2014a) Gesetzentwurf der Landesregierung Heilberufsgesetz: HeilBG

Landesregierung RLP (2014b) *Heilberufsgesetz: HeilBG*

Müller, B (2012) …und wer denkt an uns? Gesundheitsförderung in Einrichtungen des Gesundheitswesens. In G Faller (Hrsg.) *Lehrbuch betriebliche Gesundheitsförderung* (S. 268–274). Bern: Huber

Roßbruch, R (2013) Zur rechtlichen Zulässigkeit von Pflegekammern unter besonderer Berücksichtigung der Aspekte Pflichtmitgliedschaft, Versorgungswerk, Aufgabenübertragung sowie deren Sinnhaftigkeit. *Pflegerecht, 17*(9), 530–542

Schochow, M, Schnell, D, & Steger, F (2015) Implementation of Clinical Ethics Consultation in German Hospitals. *Science and Engineering Ethics.*

# 19 Migrationssensitive Pflegeethik

*Miriam Kasztura*

*Migration ist als soziale Determinante von Gesundheit erkannt worden. Sie interagiert auf vielfältige und komplexe Weise mit der Gesundheit von Migrant\*innen. Pflegefachpersonen begegnen täglich einer großen sprachlichen, sozioökonomischen und kulturellen Vielfalt von Patient\*innen. Diese weisen oftmals schlechtere gesundheitliche Ergebnisse auf als die einheimische Bevölkerung. Gegenstand dieses Kapitels sind damit verbundene ethische Herausforderungen, insbesondere die Frage nach dem gleichen Zugang zu wirksamer, qualitativ hochstehender Gesundheitsversorgung und Pflege.*

**Ziele:** Nach dem Lesen dieses Kapitels sollten Sie in der Lage sein, das komplexe Zusammenspiel von Migration und Gesundheit zu beschreiben, spezifische ethische Herausforderungen in der Pflege von Migrant\*innen zu benennen sowie Lösungsansätze zu diskutieren.

## 19.1 Einführung

**Fallbeispiel**

- Christian, Pflegefachmann eines ambulanten Pflegedienstes, sieht auf dem Tages-Einsatzplan, dass er für den Erstbesuch bei Frau G. vorgesehen ist. In den Stammdaten liest er, dass die Klientin südosteuropäischer Herkunft ist und einer muslimischen Gemeinschaft angehört. Vorgesehen ist das Richten der Medikamente für die laufende Woche und die Unterstützung bei der Intimpflege, da die Patientin kürzlich mit einem Blasenkatheter und einer Wunddrainage aus dem Krankenhaus entlassen worden ist. Auf dem Weg zur Klientin macht er sich Sorgen, dass sein Einsatz als männlicher Pflegefachperson in kultureller und religiöser Hinsicht nicht angemessen sein könnte.
- Manuela, Pflegefachfrau in der Notaufnahme, ist aktuell für Frau M. zuständig, eine Roma-Frau, die kein Deutsch spricht. Über Handzeichen erfährt Manuela, dass Frau M. über Schmerzen am ganzen Körper klagt. Da die Patientin in der Lage ist, ohne Hilfe zu gehen, und da eine weitere Kommunikation unmöglich ist, wird Frau M. lediglich mit einem milden Analgetikum entlassen. Manuela äußert gegenüber ihrer Kollegin, dass sie nicht verstehen könne, dass Menschen mit Bagatellbeschwerden die Notaufnahme blockieren würden.
- Das Pflegeteam der Kinderstation diskutiert im Pausenraum heftig über Herrn C., den Vater des kleinen Amir. Die Familie stammt aus dem Nahen Osten und hat seit kurzem erst einen anerkannten Flüchtlingsstatus. Herr C. hat das Team gebeten, seiner Frau zu verschweigen, dass ihr Sohn bald sterben wird. Er wolle es selber tun, denn er wisse am

besten, wann der Moment dafür geeignet sei. Die meisten Pflegenden sind empört und finden sein Verhalten gegenüber der Ehefrau bevormundend.

Wie diese drei Beispiele zeigen, haben Pflegende täglich mit sprachlich, sozioökonomisch und kulturell unterschiedlichen Patient*innen zu tun. Die Gesundheitsbedürfnisse von Patient*innen mit Migrationshintergrund, ihr Zugang zur Gesundheitsversorgung, aber auch die Haltung von Gesundheitsfachpersonen bergen spezifische ethische Fragen, die Gegenstand dieses Kapitels bilden. Es soll das Bewusstsein für diese Fragen schärfen, aber auch Ansätze zeigen, wie sich der Gesundheitszustand von Migrant*innen verbessern lässt. Die Ausführungen erfolgen schwerpunktmäßig am Beispiel der Schweiz, können aber auf die meisten europäischen Länder übertragen werden.

## 19.2   Migration in Zahlen

Migration war schon immer ein Phänomen globalen Ausmaßes. Weltweit sind heute 258 Millionen Menschen davon betroffen. Sie haben ihr Herkunftsland verlassen, haben eine internationale Grenze überschritten und sind in ein anderes Land gezogen (IOM, 2018a). In der Schweiz ist über ein Drittel der Bevölkerung zugewandert oder hat einen Migrationshintergrund. Im Vergleich dazu lebten etwa 20 % Zugewanderte im Jahr 2014 in Deutschland. In der Schweiz stammen 83 % der Migrationsbevölkerung ursprünglich aus Europa (Bundeszentrale für Politische Bildung 2015; Staatssekretariat für Migration SEM 2018). Menschen migrieren aus verschiedenen Gründen. Wichtig ist die Unterscheidung zwischen erzwungener und freiwilliger Migration (IOM 2018a). Laut UNHCR (2018) sind weltweit 86;5 Millionen Menschen aufgrund von Naturkatastrophen, Kriegen oder Menschenrechtsverletzungen aus ihrer Heimat vertrieben worden. 40 Millionen von ihnen bleiben jedoch in ihrem Land, ohne eine internationale Grenze zu überschreiten. Von den anderen werden 85 % in einem Nachbarland aufgenommen. Die wichtigsten Aufnahmeländer für Flüchtlinge in der Welt sind heute die Türkei, Uganda, Pakistan, der Libanon und der Iran (UNHCR 2018). Im Jahr 2017 haben insgesamt 18 000 Personen in der Schweiz einen Asylantrag gestellt, hauptsächlich Menschen aus Eritrea, Syrien und Afghanistan. Bis Ende 2017 waren von den 121 000 Menschen im Asylsystem 43 % anerkannte Flüchtlinge sowie 35 % vorläufig aufgenommene Flüchtlinge, deren Asylantrag abgelehnt wurde. Für Letztere wurde es als nicht verhältnismäßig angesehen, sie zurückzuschicken, hauptsächlich weil in ihrem Herkunftsland Krieg herrscht, weil sie Verfolgung riskieren oder weil kein Rückaufnahmevertrag mit dem Herkunftsland dieser Menschen besteht. Dieser vorläufige Status wird periodisch geprüft, dadurch besteht für diese Menschen kein Zugang zu Integrationsmaßnahmen. Bei den restlichen 22 % war das Asylverfahren noch nicht abgeschloßen (Staatssekretariat für Migration SEM 2018). Schätzungsweise weitere 70 000 bis 90 000 Menschen leben in der Schweiz ohne legalen Aufenthaltsstatus, mehrheitlich in den größeren Städten (B. S. S. Volkswirtschaftliche Beratung 2015).

## 19.3 Migration und Gesundheit

Die Bedingungen der Migration, insbesondere Erfahrungen am Herkunftsort, unterwegs und am Zielort ihrer Reise, setzen Migrant*innen erhöhten Gesundheitsrisiken und negativen gesundheitlichen Folgen aus (IOM 2018b). In einer Untersuchung mit einer Stichprobe von mehreren hundert Menschen aus Afrika, die in der Schweiz leben, berichteten 32 % der Frauen und 11 % der Männer über sexuelle Gewalt im Laufe ihres Lebens und 18 % über Depressionen (Simonson et al. 2015). In den Zielländern sind gesundheitliche Risikofaktoren oft mit dem rechtlichen Migrant*innenstatus verbunden, der in der Regel den Zugang zu Integrationsmaßnahmen, Beschäftigung, Bildung, Wohnraum, Gesundheits- und Sozialleistungen bestimmt. Langwierige Asylprozesse und die damit verbundene Ungewissheit über die Zukunft können bei den Betroffenen zu schweren psychischen Problemen führen (Jakobsen et al. 2017; Womersley et al. 2017). Eine kürzlich in Genf durchgeführte Studie hat festgestellt, dass sogenannte »Sans-Papiers«, d. h. papierlose Migrant*innen, eine überproportional hohe Belastung durch chronische Krankheiten aufweisen. (Jackson et al. 2018; Jensen et al. 2011). Eine Auswertung des Bundesamtes für Gesundheit hat ergeben, dass die körperliche und psychische Gesundheit von Migrant*innen oft schlechter ist als die der einheimischen Bevölkerung und dass der schlechte Gesundheitszustand mit Faktoren zusammenhängt wie Arbeitslosigkeit, geringer sozialer Unterstützung und Kommunikationsproblemen (Guggisberg 2011).

> Das Konzept der sozialen Determinanten der Gesundheit gründet auf der Annahme, dass die Umwelt sowie finanzielle und soziale Faktoren für das Auftreten von Krankheiten von zentraler Bedeutung sind (▶ Kap. 26). Aus diesem Grund wurde auch Migration als soziale Determinante der Gesundheit identifiziert (IOM 2018b, ▶ Kap. 27).

### 19.3.1 Migration und gesundheitliche Vulnerabilität

Migrant*innen sind im Vergleich zur einheimischen Bevölkerung höheren Gesundheitsrisiken ausgesetzt. Ihre Vulnerabilität zeigt sich in spezifischen gesundheitlichen Bedürfnissen. Sie wirft Fragen der Verteilungsgerechtigkeit auf im Zugang zu gesundheitlichen Gütern und Dienstleistungen. Erschwerend dabei wirkt die grosse Vielfalt innerhalb der Migrationsbevölkerung. Gesundheitliche Vulnerabilität unterscheidet sich je nach Aufenthaltsstatus und Aufenthaltsdauer dieser Menschen in der Schweiz: Sogenannte »Sans-Papiers«, Asylsuchende und Flüchtlinge sind aufgrund prekärer sozioökonomischer Situationen und anderer struktureller Faktoren besonders verletzlich. In der Schweiz wurden ehemaligen Gastarbeiter*innen, die oft einen saisonalen Aufenthaltsstatus erhielten, ohne Möglichkeit des Familiennachzugs, Integrationsmaßnahmen lange Zeit verweigert. Diese Menschen verrichteten meist schwere körperliche Arbeit im Straßen-, Eisenbahn- oder Tunnelbau. Sie sind in großer Zahl hiergeblieben und benötigen nun im Alter umfangreiche Pflegeleistungen. Bei weiteren Migrant*innengruppen hängt die Vulnerabilität von der sozioökonomischen Situation, vom Bildungsstand, von den Sprachkenntnissen oder der Gesundheitskompetenz ab (Rüefli 2015).

## 19.3.2 Faktoren, die von den Leistungserbringenden abhängig sind und zu gesundheitlichen Ungleichheiten beitragen

Gesundheitliche Ungleichheiten können durch Faktoren begünstigt werden, die von den Leistungserbringenden abhängig sind resp. mit Verhaltensweisen des Gesundheitspersonals und mit der Qualität der Betreuung zusammenhängen: So ist bekannt, dass Migrant*innen als Patient*innen mehr Diagnosetests durchlaufen, aber seltener eine adäquate Medikation erhalten, z. B. zur Schmerzlinderung nach etablierten Standards. Ebenso belegt ist, dass Migrant*innen weniger Folgetermine und weniger präventive Interventionen erhalten, z. B. eine Mammographie für Frauen. Die Adhärenz von Migrant*innen bei Behandlungen ist schlechter als diejenige einheimischer Menschen. Migrant*innen werden weniger ermutigt, sich in Konsultationen aktiv einzubringen, und die Wahrscheinlichkeit ist größer, dass ihre Kommentare und Fragen nicht ernstgenommen werden (Bischoff 2003, Smedley et al. 2003).

## 19.4 Praktische Herausforderungen bei der Betreuung von Migrant*innen als Patient*innen

Die Herausforderungen im klinischen Alltag können in drei Kategorien eingeteilt werden: Die erste Kategorie enthält alles, was die Interaktion zwischen Patient*innen und Pflegefachpersonen prägt. Sie hängt mit Sprache, Verständigung und Kultur zusammen. Die zweite Kategorie umfasst alles, was die Ressourcen und Finanzierungsmechanismen betrifft und die dritte Kategorie steht für jene Fragen, die auf der Ebene der Politik angesiedelt sind. Diese Herausforderungen werden in den folgenden Abschnitten skizziert.

### 19.4.1 Sprachliche und kulturbedingte Herausforderungen

Die Betreuung von Migrant*innen als Patient*innen birgt Herausforderungen, die mit Sprache, Verständigung und Kultur zusammenhängen können (Priebe et al. 2011; Suphanchaimat et al. 2015). Sprachbarrieren beeinträchtigen die Fähigkeit von Pflegefachpersonen, Beziehungen aufzubauen, auf deren Grundlage der Pflegebedarf ermittelt, Pflege geplant und wirksam erbracht werden kann (Bischoff 2003; Oetterli et al. 2016; Rüefli 2015). Patient*innen können einerseits der offiziellen Sprache nicht mächtig sein oder andererseits nicht über das Vokabular verfügen, um ihre Beschwerden oder Anliegen genauer zu beschreiben. Dies erschwert die Diagnostik, bringt Unsicherheit in Behandlungsentscheidungen und kann ausführlichere, fachlich unnötige körperliche Untersuchungen sowie diagnostische Tests zur Folge haben, mit denen Barrieren der Verständigung kompensiert werden (Drewniak et al. 2017; Jensen et al. 2011; Priebe et al. 2011).

Im Zugang zu Übersetzungs- und Dolmetschdiensten zeigen sich viele Hindernisse. Auch wenn Dolmetschende vorhanden sind, können sie nicht immer eingesetzt werden, wenn sie benötigt werden, z. B. nachts. Zudem fühlen sich Pflegende aufgrund mangelnder Schulung oder rechtlicher Bedenken (z. B. Datenschutz) oft unsicher, wann diese

Übersetzenden beizuziehen sind (Rüefli 2015; Suphanchaimat et al. 2015). Zeitmangel, fehlende oder unklare Finanzierung sowie praktische Schwierigkeiten im Organisieren von Dolmetschenden stellen weitere Hürden dar (Rüefli 2015). Ein eingeschränkter Zugang zu Dolmetschdiensten führt häufig zu alternativen Lösungen, z. B. die Übersetzung durch Kinder oder andere Familienmitglieder. Dies kann problematisch sein, insbesondere wenn das Thema sensibel ist, soziale Abhängigkeiten bestehen oder die Übersetzung nicht korrekt ausgeführt wird.

Über den funktionalen Gebrauch von Sprache hinaus beeinflusst Gesundheitskompetenz die Gesundheitsergebnisse (gfs 2016; Sorensen et al. 2012). Gesundheitskompetenz »umfasst Wissen, Motivation und Kompetenzen von Menschen mit dem Ziel, Gesundheitsinformationen abzurufen, zu verstehen, zu bewerten und anzuwenden, damit sie im Alltag, in der Behandlung und Prävention von Krankheit und in der Förderung von Gesundheit Entscheidungen treffen, welche die Lebensqualität erhalten oder verbessern« (Sorensen et al. 2012, S. 3, Übersetzung durch die Autorin). Zudem kann es schwierig sein, sich mit der Funktionsweise von Gesundheitssystemen und kulturellen Gepflogenheiten vertraut zu machen (Vissandjee et al. 2017). Gemäß einer kürzlich in der Schweiz durchgeführten Umfrage unter Gruppen von niedergelassenen Migrant*innen hat Migration nur einen geringen negativen Einfluss auf die Gesundheitskompetenz (gfs 2016). In einer neueren Flüchtlingsbevölkerung in Schweden ist jedoch ein Niveau der Gesundheitskompetenz festgestellt worden, das weit unter demjenigen der einheimischen Bevölkerung liegt (Wångdahl et al. 2014).

Gesundheit und Gesundheitsversorgung sind kulturelle Konstrukte, d. h. Kultur definiert, wie Gesundheitsinformationen empfangen werden, was als Gesundheitsproblem betrachtet wird und wie Symptome und Beschwerden ausgedrückt werden (U.S. Department of Health and Human Services – OPHS Office of Minority Health, 2001). So stellen einige Kulturen Symptome vor allem als körperliche Phänomene dar, und zwar auch solche, die eine psychische Ursache haben (Eriksson-Sjöö et al. 2012; Fazel und Betancourt 2017; Laban et al. 2005; Pfarrwaller & Suris 2012). Das Verständnis der Rollen von Patient*innen und Pflegenden beeinflusst gegenseitige Erwartungen: Migrant*innen als Patient*innen können z. T. unrealistische Erwartungen an Pflegende haben, z. B. hinsichtlich der Verbesserung der Lebensumstände oder der Bearbeitung ihres Asylgesuchs (Eriksson-Sjöö et al. 2012; Giacco et al. 2014; Priebe et al. 2011). Unterschiedliche Gepflogenheiten, religiöse Praktiken und kulturelle Normen beeinflussen sowohl die Diagnostik und Therapie als auch die Organisation der Pflege. Patient*innenbesuche von Großfamilien z. B. können auf der Abteilung oft als schwierig erlebt werden.

> Pflegende können sich unsicher fühlen und befürchten, etwas Unangemessenes zu tun oder Anstoß zu erregen, da ihnen oftmals das Wissen über kulturelle Praktiken fehlt – z. B. in den Bereichen Intimpflege oder Entscheidungen am Lebensende (Debesay et al. 2014). Manche Überzeugungen oder Annahmen Pflegender, zum Beispiel über »patriarchale Normen« in der muslimischen Kultur oder einen »wehleidigen Umgang« mit Schmerz in mediterranen Kulturen, spiegeln möglicherweise die soziale Konstruktion von Unterschieden wider. Solche Konstruktionen sind bestenfalls Ausdruck einer Unbeholfenheit oder einer Hilflosigkeit angesichts des kulturell Unbekannten. Im schlechtesten Fall aber sind sie Ausdruck von Vorurteilen und Alltagsrassismus in der Gesellschaft (zur Instrumentalisierung von Kultur und kultureller Differenz vgl. Domenig 2007).

Implizite Vorurteile von Leistungserbringenden gegenüber Minderheiten beeinflussen

Interaktionen im Gesundheitssystem, von der Anamnese, Diagnostik und Diagnosestellung bis zu Therapieverordnungen und Behandlungsergebnissen (Drewniak et al. 2017, Hall et al. 2015, Sabin & Greenwald 2012). Im Gegensatz zu expliziten Einstellungen werden implizite nur unbewusst geäußert und spiegeln oft Stereotype. Dies trifft selbst für Pflegende zu, die von sich behaupten, eine egalitäre oder kosmopolitische Sichtweise zu haben (Drewniak et al. 2017; Sabin & Greenwald 2012). Ein Patient, der die Landessprache nicht spricht oder der sich im Gesundheitssystem nicht auskennt, kann eher als kompliziert oder zeitaufwändig wahrgenommen werden und Frustration hervorrufen. Solche Erklärungen können dazu verleiten, dass Betreuungspersonen ihr Engagement reduzieren, oberflächlicher agieren und dass Probleme ungelöst bleiben, sodass Patient*innen wiederholt vorstellig werden. Dies wiederum kann dazu führen, dass Migrant*innen als schwierige Patient*innen wahrgenommen werden (Edgoose 2012, Hull & Broquet, 2007, Suphanchaimat et al. 2015). Häufig verstärken institutionelle Einschränkungen oder Vorgaben dieses Unbehagen Pflegender gegenüber Migrant*innen (Debesay et al. 2014, Suphanchaimat et al. 2015).

### 19.4.2 Ressourcenbedingte Herausforderungen auf der Institutions- und Systemebene

Einschränkungen und Auflagen im klinischen Alltag erhöhen nicht nur die Frustration Pflegender, sondern mindern auch die Pflegequalität. Personalmangel, hohe Arbeitsbelastung und durch starre Zeitfenster begrenzte Pflegetätigkeit begünstigen eine Fragmentierung der Pflege und verhindern, dass Pflegefachpersonen nachhaltige Pflegeziele verfolgen können, die eine Antizipation und Prävention zukünftiger Probleme beinhalten (Grace 2018). Institutionelle Vorgaben und Standards der Pflege stehen oft in Widerspruch zu Einstellungen von Patient*innen, die Migrant*innen sind: Der Umgang mit vertraulichen Informationen, die Entscheidungskompetenz von Angehörigen oder die Präsenz von Familien auf Abteilung können die etablierte Praxis stören. Starre Termine passen nicht zu den Erfahrungen der meisten Migrant*innen als Patient*innen und führen oft dazu, Termine zu versäumen (Bischoff 2003). Ein solches Missverhältnis zwischen Alltagsroutine, dem Verhalten und den Bedürfnissen von Migrant*innen als Patient*innen erhöht häufig die Belastung des Pflegepersonals (Suphanchaimat et al. 2015). Eine weitere Herausforderung besteht darin, den Zugang zu Informationen des Sozialsystems zu verbessern und eine bessere Zusammenarbeit mit sozialen Diensten für Migrant*innen zu schaffen (Oetterli et al. 2016). Finanzierungs- und Kostenerstattungsfragen können für das Gesundheitspersonal und die Patient*innen mit einem massiven Zeitaufwand verbunden sein. Oft sind Übersetzungsdienste nötig, damit eine wirksame Kommunikation stattfinden kann und das Verständnis gesundheitsrelevanter Aspekte sowohl für Betroffene als auch Dienstleistende sichergestellt ist. Unklare Zuständigkeiten, wer die Kosten für Übersetzungsdienste trägt, erhöhen den administrativen Aufwand (Bischoff 2003; Bodenmann und Green 2018, Oetterli et al. 2016, Rüefli 2015).

Auch wenn in der Schweiz ein Krankenversicherungsobligatorium besteht – theoretisch wären hier Personen ohne legalen Aufenthaltsstatus inbegriffen – schließen viele Sans-Papiers keine Krankenversicherung ab. Neben der Angst vor Abschiebung sind es hohe Prämien und Selbstbehalte, die Personen mit niedrigem Einkommen davon abhalten. Das Ausmaß der Multimorbidität macht es gerade bei Sans-Papiers umso dringlicher, den Zugang zu einer umfassenden und langfristigen Grundversorgung zu sichern (Jackson et al. 2018, Jensen et al. 2011). Der Verzicht auf Gesundheitsversorgung aus finanziellen Gründen wird neben der Migrationsbevölkerung auch für weitere Populationen zu einem ernstzunehmenden Thema (Bodenmann et al. 2014).

## 19.5 Konzepte einer migrationssensitiven Pflegeethik

### 19.5.1 Das Recht auf Gesundheit

Das Recht auf Gesundheit ist seit der Gründung der WHO und der Erklärung der Menschenrechte völkerrechtlich für alle Menschen garantiert. Auch aus pflegeethischer Sicht folgt daraus ein Verständnis von Gesundheit einschließlich der Prävention als Menschenrecht, das sich in einem universellen, d. h. für alle bezahlbaren Zugang zu Gesundheitsleistungen (engl. universal health coverage) konkretisiert. Diese »gerechte Krankenversicherung« und die dafür notwendige Pflege sollten für alle Menschen gelten, die sich in einem Land aufhalten, d. h. unabhängig von ihrem rechtlichen Status (International Council of Nurses 2018). Angesichts der großen globalen Gesundheitsunterschiede sollten sich Überlegungen zum Recht auf Gesundheit deshalb vor allem auf Fragen der Gerechtigkeit und des Umgangs mit gesundheitlichen Ungleichheiten konzentrieren (Ruggia, 2016).

> Gerechtigkeit in der Gesundheitsversorgung ist eine Form der sozialen Gerechtigkeit, welche gesundheitliche Chancengleichheit und Fairness miteinschließt. Gesundheitliche Ungleichheiten, die auf vermeidbaren oder behebbaren Unterschieden zwischen Personengruppen beruhen, verstoßen gegen die Fairness und sind menschenrechtswidrig (Braveman 2014; WHO 2018).

Über die *Beschreibung* von Ungleichheiten hinaus führt diese Unterscheidung zu einer normativen *Bewertung* jener Ungleichheit, die als vermeidbar und demzufolge als ungerecht zu betrachten ist (Whitehead 1992). Gesundheitliche Ungleichheiten beziehen sich aber nicht nur auf Individuen – sie konfrontieren uns auch mit der Qualität und Effektivität der Gesundheitsversorgung und mit unserer Verantwortung als Gesundheitsfachpersonen (Bodenmann & Green 2018).

### 19.5.2 Gleichheit und Gerechtigkeit

Während der Fokus von Gleichheit (engl. equality) im gleichen Zugang zu Gesundheitsgütern liegt, fordert Gerechtigkeit (engl. equity), dass alle Menschen den bestmöglichen Gesundheitsstandard erreichen. Dabei wird den am stärksten gefährdeten Personen besondere Aufmerksamkeit geschenkt und breitere gesellschaftliche Einflüsse auf die Gesundheit und den Zugang zu Pflege werden berücksichtigt (WHO 2018).

### 19.5.3 Vulnerabilität

Es besteht ein Konsens darüber, dass vulnerable Personen mit Risiken gesundheitlicher Benachteiligung zusätzlichen Schutz benötigen (White & Chanoff 2011). Vulnerabilität kann als »erkennbar erhöhte Wahrscheinlichkeit, zusätzliches oder größeres Unrecht zu erleiden« bezeichnet werden (Hurst 2008, Übersetzung durch Autorin). Trifft diese erhöhte Wahrscheinlichkeit zu, entsteht die Gefahr, dass Standards der Gerechtigkeit und Fairness verletzt werden. Das Konzept der Vulnerabilität beschreibt folglich nicht nur eine Eigenschaft von Personen mit spezifischen Merkmalen. Sie beinhaltet auch den Appell an diejenigen, die in der Lage sind, Vulnerabilität zu mindern. Dieser Appell richtet sich in der Gesundheitsversorgung hauptsächlich an Leistungserbringende einschließlich der Pflegefachpersonen, da diese die Pflicht haben, Schaden zu verhindern und identifizierbares Unrecht zu vermeiden (Hurst 2008, ▶ Kap. 3).

### 19.5.4 Professionelle Verantwortung

Ein Gesundheitssystem ist dann gerecht, wenn es für alle, die gesundheitliche Bedürfnisse haben, zugänglich ist und die benötigte Hilfe mit den dafür notwendigen Ressourcen in Anspruch genommen werden kann. Von den Pflegenden erfordert dieses Ziel die Übernahme moralischer Verantwortung gerade in Situationen, in denen sie – nicht selten einzige – Zeug*innen von Ungerechtigkeiten sind (Grace 2018). Es liegt in ihrer professionellen und damit moralischen Verantwortung, Unrecht und Ungerechtigkeiten, die sich auf die Gesundheit von Personen auswirken, aufzudecken und anzugehen. So fordert es auch der Ethikkodex des International Council of Nurses (2012). Nebst der Verantwortung für einzelne Patient*innen haben Pflegende die Verantwortung, Phänomenen, die einer guten Pflegepraxis hinderlich sind, entgegenzuwirken. Sie leisten einen wichtigen Beitrag zu sozialer Gerechtigkeit, indem sie den Zugang vulnerabler Patient*innengruppen zu essenziellen gesundheitlichen Gütern fördern (Grace 2018).

## 19.6 Pflegeethische Handlungsfelder

Wie die Herausforderungen können auch die Lösungsansätze auf drei Ebenen angesiedelt werden: In der Interaktion zwischen Patient*innen und Pflegefachpersonen, in der Institution sowie im Gesundheitssystem und in der Politik.

### 19.6.1 Gesundheitsinformation

Gesundheitsinformation, -beratung und -aufklärung liegen im Interesse und in der Verantwortung aller und müssen in verschiedenen Sprachen verfügbar gemacht werden, damit Zugangsbarrieren abgebaut werden. Für spezialisierte Dienstleistungen wie Präventiv- oder Palliativmedizin fehlen mehrsprachige Informationen häufig noch (Salis Gross et al. 2014). Zum Erreichen schwer zugänglicher Bevölkerungsgruppen sollten geeignete Kanäle gefunden werden, damit Informationen in zweckmäßiger und angemessener Form vermittelt und Gesundheitsthemen in bestehende Strukturen der Integration eingeführt werden können. Bestehende Ressourcen müssen besser bekannt gemacht und genutzt werden, z. B. die Migesplus-Plattform des Schweizerischen Roten Kreuzes, www.migesplus.ch.

### 19.6.2 Kommunikation

Professionelles interkulturelles Dolmetschen ist ein Schlüssel für ein besseres Verständnis, bessere Behandlung und bessere Ergebnisse in der Gesundheitsversorgung von Migrant*innen. Wird eine dolmetschende Person beigezogen, vertrauen Migrant*innen eher auf Diagnosen. Ebenso geben Gesundheitsfachpersonen an, die Symptome der Patient*innen besser zu verstehen (Priebe et al. 2011, Teunissen et al. 2017). In der Schweiz werden die Kosten für Übersetzungsleistungen von der Krankenversicherung nicht gedeckt, d. h. die Leistungserbringenden müssen dafür aufkommen. Obwohl auch bei Migrant*innen sicherzustellen ist, dass behandlungsrelevante Informationen verstanden und nachvollzogen werden, birgt die Kostenfrage die Gefahr einer uneinheitlichen Praxis des Beizugs von Dolmetschdiensten, was wiederum Gerechtigkeitsfragen aufwirft. Das Recht, verstanden zu werden und zu verstehen, gilt nicht nur für medizinische Interventionen, sondern auch für Gespräche zur Therapiezieländerung, zur Pflege- oder Austrittsplanung. Pflegende haben aufgrund ihrer Nähe zu den Patient*innen und deren Umfeld eine wichtige Garant*innenfunktion, die das Recht der Betroffenen auf Teilhabe an allen Entscheidungen zu Fragen rund um die Gesundheit sichert. Dies bedingt eine standardisierte Praxis der Inanspruchnahme von Übersetzungsdiensten.

### 19.6.3 Kultursensible Pflege

Migrant*innen sollten nicht auf eine vermeintlich »homogene« Herkunftskultur reduziert werden. Gerade Interventionen, die auf kulturell verschiedene Gruppen zugeschnitten werden, können zu Stereotypisierung führen. In der Haltung der kulturellen Demut (englisch: cultural humility) konzentriert sich die Betreuungsperson auf ihr Bewusstsein der eigenen Kultur, und nicht aufs »Erfassen« der Kultur der anderen Person. Die Herausforderung besteht darin, die Ansichten und Verhaltensweisen zu überprüfen, die Menschen auf ihre Herkunftskultur reduzieren. Zum Verstehen der persönlichen Werte, Überzeugungen, Einstellungen und Vorurteile, welche die klinische Beurteilung beeinflussen können, sind ständige Reflexion und Offenheit erforderlich. Dieses Nachdenken führt nicht nur zu einem Hinterfragen und Prüfen der eigenen Kultur, sondern lässt auch zu, dass andere dies tun. Der Pflegeprozess ist im Dialog mit pflegebedürftigen Menschen immer vor dem Hintergrund der jeweiligen Lebenserfahrung, Selbstdefinition und Krankheitserfahrung zu gestalten (Forum für eine kultursensible Altenhilfe 2009, Hook et al. 2013). Kulturelle Demut erfordert von den betreuenden Menschen die ständige Bereitschaft zum Lernen, zum Nachdenken und zur Minimierung von Machtunterschieden in der Beziehung zwischen Patient*innen und Gesundheitsfachpersonen (Waters und Asbill 2013).

### 19.6.4 Pflegequalität und personenzentrierte Pflege

Das Erbringen von Gesundheitsleistungen kann entweder auf einem universalistischen (gleiche Dienstleistungen für alle) oder einem partikularistischen Ansatz (gruppenspezifische Dienstleistungen) beruhen. Während der erste Ansatz gesundheitliche Ungleichheiten durchaus zulässt oder gar verschärfen kann, riskiert der zweite eine Stereotypisierung (Bischoff 2003, Smedley et al. 2003). Die Lösung kann ein personenzentrierter Ansatz sein, der auf Vielfalt abzielt und eine Reihe möglicher und sich ändernder Unterschiede zulässt und erwartet, wobei der Schwerpunkt auf der Qualität der Versorgung für alle Patient*innen liegt (Betancourt et al. 2009; Forum für eine kultursensible Altenhilfe 2009; Rüefli 2015). Die Personenzentrierung in der Betreuung muss fester Bestandteil des Qualitätssicherungsprozesses und der Organisationsentwicklung sein.

### 19.6.5 Institutionelles Engagement und Flexibilität

Eine migrations- und kultursensible Pflege muss von der Organisation angestrebt, auf der

Praxisebene akzeptiert und für alle Beteiligten transparent gezeigt werden (Forum für eine kultursensible Altenhilfe 2009). Ausreichende Zeit und Ressourcen sind von zentraler Bedeutung für die qualitativ hochwertige Versorgung aller Patient*innen. In einer europäischen Studie haben die Leistungserbringenden angegeben, für Migrant*innen doppelte Sprechstunden zu buchen, insbesondere, wenn Dolmetscher*innen involviert waren, wodurch Migrant*innen als Patient*innen mehr Zeit gegeben wurde. Dadurch wurde sichergestellt, dass die Betroffenen gehört und verstanden wurden (Priebe et al. 2011).

Kultursensible Pflege erfordert ständige Weiterbildung und Zeit zur Reflexion. Die Fähigkeit der Pflegefachperson, eine tragfähige Beziehung zum Menschen mit pflegerischen Bedürfnissen aufzubauen, lässt sich nicht durch allgemeine Richtlinien sicherstellen. Ebenso wenig kann die Bereitschaft der Pflegenden, kulturell sensibel und empathisch zu handeln, durch das Wissen über Kultur oder Religion gewährleistet werden. Es braucht Gelegenheiten, über Beziehungserfahrungen zu reflektieren. Zudem sollten sich Bewertungen kultureller Kompetenz nicht auf die einzelne Fachperson beschränken, sondern auf die Ebene der Institution und des Gesundheitssystems ausgeweitet werden (Bischoff 2003; Forum für eine kultursensible Altenhilfe 2009).

## 19.6.6 Koordination

Die Berücksichtigung sozialer Determinanten der Gesundheit sowohl in der Anamnese als auch im Assessment des Gesundheitszustands der Patient*innen ermöglicht eine ganzheitlichere und effizientere Versorgung. Diese erfordert eine stärkere Vernetzung der Dienstleistenden und das Wissen über bestehende Angebote. Ein interdisziplinärer Ansatz, der besonders Gesundheitsfachpersonen psychosozialer Berufe verbindet, ist unerlässlich zur Vermeidung sowohl einer fragmentierten als auch einer unwirksamen Pflege von Migrant*innen als Patient*innen. Diese Art von Pflege würde zu Frustration aller Beteiligten führen (Oetterli et al. 2016, Priebe et al. 2011, Rüefli, 2015).

## 19.6.7 Professionelle Fürsprache (advocacy)

Manchmal sind es einzig Pflege- oder andere Gesundheitsfachpersonen, die in der Arbeit mit Migrant*innen Ungerechtigkeiten aufdecken, welche sich durch den ungleichen Zugang zu Gesundheitsgütern ergeben. Aus dieser Zeugenschaft entsteht sowohl eine moralische Verantwortung als auch eine professionelle Handlungspflicht. Beide zielen darauf ab, die zugrundeliegenden Probleme aufzudecken und anzugehen, sei es auf der Mikroebene des Stationsalltags, auf der Mesoebene der Institution oder auf der Makroebene der Politik. Die Geschichten einzelner Patient*innen zeigen Schicksale, Nöte und Ängste auf. Diese zu erzählen, ihnen Raum zu geben hat sich als äußerst wirksame Möglichkeit erwiesen, professionelle Fürsprache auszuüben.

## 19.7 Zusammenfassung

Migration ist ein globales und dauerhaftes Phänomen. Da Migration Gesundheitsrisiken und Gesundheitszustände beeinflusst, gilt Migration als soziale Determinante der Gesundheit und muss daher in die Behandlung, Pflege und Betreuung einbezogen werden.

Die besondere Vulnerabilität von Migrant*innen verpflichtet Pflege- und andere Gesundheitsfachpersonen dazu, vermeidbaren Ungleichheiten entgegenzuwirken. Institutionen und Gesundheitssysteme sollten daher gesundheitliche Ungleichheiten auch als Ausdruck der Qualität ihrer Versorgung betrachten. Dieser Fokus erlaubt es, Gesundheitsleistungen für Migrant*innen so zu erbringen, dass sie zur Verwirklichung von Gerechtigkeit beitragen. Dies kommt allen Menschen zugute, die gesundheitliche Anliegen haben.

## 19.8 Transferfragen

1. Kehren Sie nach dem Lesen dieses Kapitels zu den kurzen Fallbeschreibungen in der Einleitung zurück. Wie zeigt sich gesundheitliche Vulnerabilität in den geschilderten Situationen?
2. Welche institutionellen, praktischen, sprachlichen und kulturbedingten Herausforderungen erkennen Sie in den Fallbeschreibungen?
3. Welche ethischen Orientierungen unterstützen Sie, um diesen Herausforderungen zu begegnen und welche Strategien wenden Sie in den geschilderten Situationen konkret an?

## Literatur

B. S. S. Volkswirtschaftliche Beratung (2015) Sans-Papiers in der Schweiz 2015. Schlussbericht zuhanden des Staatssekretariats für Migration (SEM). Retrieved from (https://www.sem.admin.ch/dam/data/sem/internationales/illegale-migration/sans_papiers/ber-sanspapiers-2015-d.pdf, Zugriff am: 16.12.2019)

Betancourt, J, Green, A, & King, R (2009) Improving quality and achieving equity : A guide for hospital leaders. Retrieved from Massachusetts

Bischoff, A (2003) Caring for migrant and minority patients in European hospitals. A review of effective interventions. Retrieved from Vienna

Bodenmann, P & Green, A (2018) Disparités en santé: réalités locales et défis futurs. In P Bodenmann, Y Jackson & H Wolff (Eds.) Vulnérabilités, équité et santé. Chêne-Bourg: RMS editions/Médecine et Hygiène

Bodenmann, P, Wolff, H, Bischoff, T, et al (2014) Renoncement aux soins: comment appréhender cette réalité en médecine de premier recours? Revue Médicale Suisse, 10, 2258-2263

Braveman, P (2014) What are health disparities and health equity? We need to be clear. Public health reports, 129 Suppl 2(Suppl 2), 5-8. doi:10.1177/00333549141291S203

Bundeszentrale für Politische Bildung (2015) Kurzdossier: Migration und Pflege. Retrieved from (http://www.bpb.de/gesellschaft/migration/kurzdossiers/210999/migration-und-pflege, Zugriff am: 16.12.2019)

Debesay J, Harslof I, Rechel B, et al. (2014) Facing diversity under institutional constraints: challenging situations for community nurses when providing care to ethnic minority patients. J Adv Nurs, 70(9), 2107-2116. doi:10.1111/jan.12369

Domenig D (2007) Transkulturelle Kompetenz. Lehrbuch für Pflege-, Gesundheits- und Sozialberufe. 2. vollst. überarb. u. erw. Aufl. Hans Huber, Bern

Drewniak D, Krones T & Wild V (2017) Do attitudes and behavior of health care professionals exacerbate health care disparities among immigrant and ethnic minority groups? An integrative literature review. Int J Nurs Stud, 70, 89-98. doi:10.1016/j.ijnurstu.2017.02.015

Edgoose, J (2012) Rethinking the difficult patient encounter. Family Practice Management, 19(4), 17–20

Eriksson-Sjöö T, Cederberg M, Östman M, et al. (2012) Quality of life and health promotion intervention – a follow up study among newly-arrived Arabic-speaking refugees in Malmö, Sweden. International Journal of Migration, Health and Social Care, 8(3), 112-126. doi:10.1108/17479891211267302

Fazel M & Betancourt T S (2017) Preventive mental health interventions for refugee children and adolescents in high-income settings. The Lancet Child & Adolescent Health. doi:10.1016/s2352-4642(17)30147-5

Forum für eine kultursensible Altenhilfe (2009) Memorandum für einen kultursensible Altenhilfe. Retrieved from Bonn (http://www.kultur sensible-altenhilfe.de/materialien, Zugriff am: 16.12.2019)

gfs (2016) Bevölkerungsbefragung »Erhebung Gesundheits- kompetenz 2015«. Schlussbericht. Eine Studie im Aufrag des Bundesamtes für Gesundheit BAG. Retrieved from Bern (https://www.bag.admin.ch/bag/de/home/strategie-und-politik/nationale-gesundheitspolitik/gesundheitskompetenz.html, Zugriff am: 16.12.2019)

Giacco D, Matanov A & Priebe S (2014) Providing mental healthcare to immigrants: current challenges and new strategies. Curr Opin Psychiatry, 27(4), 282–288. doi:10.1097/YCO.0000000000000065

Grace P J (2018) Professional Responsibility, Social Justice, Human Rights and Injustice. In Nursing Ethics and Professional Responsibility in Advanced Practice (3rd ed.). Burlington, MA: Jones and Bartlett Learning

Guggisberg J r (2011) Gesundheitsmonitoring der Migrationsbevölkerung (GMM) in der Schweiz. Schlussbericht, August 2011

Hall W, Chapman M, Lee K, et al. (2015) Implicit Racial/Ethnic Bias Among Health Care Professionals and Its Influence on Health Care Outcomes: A Systematic Review. American journal of public health, 105(12), e60-e76. doi:10.2105/AJPH.2015.302903

Hook J N, Davis D E, Owen J, et al. (2013) Cultural humility: Measuring openness to culturally diverse clients. Journal of Counseling Psychology, 60(3), 353-366. doi:http://dx.doi.org/10.1037/a0032595

Hull S & Broquet K (2007) How to manage difficult patient encounters. Family Practice Management, 14(6).

Hurst S (2008) Vulnerability in research and health care: describing the elephant in the room? Bioethics, 22(4), 191-202. doi:doi:10.1111/j.1467-8519.2008.00631.x

International Council of Nurses (2012) The ICN Code of Ethics for Nurses. Retrieved from Geneva (https://www.icn.ch/sites/default/files/inline-files/2012_ICN_Codeofethicsfornurses_%20eng.pdf, Zugriff am: 16.12.2019)

International Council of Nurses (2018) Health of migrants, refugees and displaced persons. Position statement. Retrieved from Geneva (https://www.icn.ch/sites/default/files/inline-files/PS_A_Health_migrants_refugees_displaced%20persons.pdf, Zugriff am: 16.12.2019)

IOM (2018a) Global Migration Indicators 2018. Retrieved from Berlin (https://publications.iom.int/system/files/pdf/global_migration_indicators_2018.pdf, Zugriff am: 16.12.2019)

IOM (2018b) Social Determinants of Migrant Health (https://www.iom.int/social-determinants-migrant-health, Zugriff am: 16.12.2019)

Jackson Y, Paignon A, Wolff H et al. (2018) Health of undocumented migrants in primary care in Switzerland. PLoS One, 13(7), e0201313. doi:10.1371/journal.pone.0201313

Jakobsen M, Meyer DeMott M A, Wentzel-Larsen T et al. (2017) The impact of the asylum process on mental health: a longitudinal study of unaccompanied refugee minors in Norway. BMJ Open, 7(6), e015157. doi:10.1136/bmjopen-2016-015157

Jensen N K, Norredam M, Draebel T et al. (2011) Providing medical care for undocumented migrants in Denmark: what are the challenges for health professionals? BMC Health Serv Res, 11, 154. doi:10.1186/1472-6963-11-154

Laban C, Gernaat H, Komproe I, et al. (2005) Postmigration Living Problems and Common Psychiatric Disorders in Iraqi Asylum Seekers in the Netherlands. The Journal of Nervous and Mental Disease, 193(12), 825-832. doi:10.1097/01.nmd.0000188977.44657.1d

Oetterli M, Laubereau B, Krongrava P et al. (2016) Unterstützung von Hausärzten/-innen bei der Behandlung von Patienten/-innen mit Migrationshintergrund: Situationsanalyse, Handlungsbedarf und Empfehlungen zu Massnahmen. Retrieved from Luzern

Pfarrwaller E, & Suris J-C (2012) Determinants of health in recently arrived young migrants and refugees: a review of the literature. Italian Journal of Public Health 9(3). doi:10.2427/7529

Priebe S, Sandhu S, Dias S, et al. (2011) Good practice in health care for migrants: views and experiences of care professionals in 16 European countries. BMC Public Health, 11(1), 187. doi:10.1186/1471-2458-11-187

Rüefli C (2015) Grundlagenenalyse zur Zukundft des Themas Migration und Gesundheit beim Bund. Retrieved from Bern (https://www.bag.admin.ch/dam/bag/de/dokumente/nat-gesundheitsstrategien/nat-programm-migration-und-gesundheit/programm-migration-und-gesundheit-2014-2017/grundlagenanalyse-migration-und-gesundheit.pdf.download.pdf/Grundlagenanalyse_M+G_2015_SB_Schlussfassung%20inkl%20Zusammenfassung.pdf, Zugriff am: 16.12.2019)

Ruggia L (2016) Migration et santé: défis et opportunités d'une relation complexe. Bioethica Forum, 9(4)

Sabin J & Greenwald A (2012) The influence of implicit bias on treatment recommendations for 4 common pediatric conditions: pain, urinary tract infection, attention deficit hyperactivity disorder, and asthma. American journal of public health, 102(5), 988-995. doi:10.2105/AJPH.2011.300621

Salis Gross C, Soom Amman E, Sariaslan E et al. (2014) Migrationssensitive Palliative Care. Bedarf und Bedürfnisse der Migrationsbevölkerung in der Schweiz. Retrieved from Bern

Simonson T, Dubois-Arber F, Jeannin A et al. (2015) Comportements face au VIH/sida parmi les migrants originaires d'Afrique subsaharienne en Suisse. Enquête ANSWER 2013-2014. Retrieved from Lausanne

Smedley B, Stith A & Nelson A (2003) Institute of Medicine, Committee on Understanding and Eliminating Racial and Ethnic Disparities in Health Care. Unequal treatment: confronting racial and ethnic disparities in healthcare. In: Washington, DC: National Academies Press

Sorensen K, van den Broucke S, Fullam J et al. (2012) Health literacy and public health: a systematic review and integration of definitions and models. BMC Public Health, 12, 80. doi:10.1186/1471-2458-12-80

Staatssekretariat für Migration SEM (2018) Foreign Population and Asylum Statistics 2017 (https://www.sem.admin.ch/dam/data/sem/publiservice/statistik/bestellung/auslaender-asylstatistik-2017-e.pdf, Zugriff am: 10.12.2018)

Suphanchaimat R, Kantamaturapoj K, Putthasri W et al. (2015) Challenges in the provision of healthcare services for migrants: a systematic review through providers' lens. BMC Health Serv Res, 15, 390. doi:10.1186/s12913-015-1065-z

Teunissen E, Gravenhorst K, Dowrick C et al. (2017) Implementing guidelines and training initiatives to improve cross-cultural communication in primary care consultations: a qualitative participatory European study. Int J Equity Health, 16(1), 32. doi:10.1186/s12939-017-0525-y

U. S. Department of Health and Human Services – OPHS Office of Minority Health (2001) National Standards for Culturally and Linguistically Appropriate Services in Health Care. Final Report. Retrieved from Washington D.C. (https://minorityhealth.hhs.gov/assets/pdf/checked/finalreport.pdf, Zugriff am: 16.12.2019)

UNHCR (2018) Figures at a glance (https://www.unhcr.org/figures-at-a-glance.html, Zugriff am: 16.12.2019)

Vissandjee B, Short W E & Bates K (2017) Health and legal literacy for migrants: twinned strands woven in the cloth of social justice and the human right to health care. BMC Int Health Hum Rights, 17(1), 10. doi:10.1186/s12914-017-0117-3

Wångdahl J, Lytsy P, Mårtensson L et al. (2014) Health literacy among refugees in Sweden – a cross-sectional study. BMC Public Health, 14(1), 1030. doi:10.1186/1471-2458-14-1030

Waters A & Asbill L (2013) Reflections on cultural humility (http://www.apa.org/pi/families/resources/newsletter/2013/08/cultural-humility.aspx, Zugriff am: 16.12.2019)

White A & Chanoff D (2011) Seeing patients: unconscious bias in health care. Cambridge, Massachussetts, London, England: Harvard University Press

Whitehead M (1992) The concepts and principles of equity and health. International journal of health services: planning, administration, evaluation, 22(3), 429-445. doi:10.2190/986l-lhq6-2vte-yrrn

WHO (2018) Equity (https://www.who.int/healthsystems/topics/equity/en/, Zugriff am: 16.12.2019)

Womersley G, Kloetzer L & Goguikian Ratcliff B (2017) Mental Health Problems Associated with Asylum Procedures of Refugees in European Countries (http://nccr-onthemove.ch/highlights-2/highlights-2-5-2/, Zugriff am: 10.12.2018)

# 20 Pflegeethik und Robotik in der Pflege

*Dominic Seefeldt, Manfred Hülsken-Giesler*

*Die Frage, welche Bedeutung Robotik für die Pflege zukünftig erhalten kann bzw. soll, wird aktuell in fachwissenschaftlichen wie öffentlichen Kreisen zunehmend diskutiert. Ausgehend von drei kurzen Fallvignetten skizziert der Beitrag den aktuellen pflege- und technikethischen Diskurs zur Thematik und arbeitet einen Argumentationsgang aus pflegewissenschaftlicher Perspektive heraus. Der Stand des Diskurses wird sodann an die eingangs vorgestellten Fallvignetten zurückgebunden, um Perspektiven über die Zukunft der Pflege unter Bedingungen des möglichen Einsatzes von Robotik in der Pflege zu entwerfen.*

**Ziele:** Nach dem Lesen dieses Kapitels sind Sie in der Lage,

- Unterschiede zwischen post-hoc-Ansätzen und prospektiven Ansätzen zur ethischen Bewertung von Robotik in der Pflege zu erkennen,
- Charakteristika von »guter Pflege« zur prospektiven ethischen Bewertung von Robotik für die Pflege zu benennen,
- die Bedeutung von Fallvignetten zur Ausbildung von moralischer Vorstellungskraft für ethische Reflexionen zur Zukunft der Pflege am Beispiel Robotik für die Pflege zu beschreiben.

## 20.1 Pflege und Robotik: Drei Fallvignetten

### 20.1.1 Vignette 1: Die Ecke

Der Pflegedienst klingelt an der Tür von Frau Koertig. Stefanie Zimmermann ist seit 17 Jahren im ambulanten Pflegedienst tätig. Es dauert eine Weile bis die Tür sich öffnet, da Frau Koertig im Schlafzimmer war und der Weg zur Haustür für sie beschwerlich ist. Stefanie begrüßt Frau Koertig und fragt nach ihrem Befinden. »Ganz gut«, sagt sie. »Eigentlich wie immer«. Beim Eintritt in die Wohnung folgt die Pflegende Frau Koertig. Sie geht heute langsamer als sonst. Auch fällt Stefanie auf, dass in der Küche keine Spuren des Frühstücks zu sehen sind. Im Wohnzimmer ist das Radio aus, was Stefanie ungewöhnlich findet. Sonst hört Frau Koertig immer Radio.

Vor zwei Monaten hat Frau Koertig einen Pflegeroboter bekommen. »Der wohnt jetzt bei mir«, sagt sie. Als das mobile Gerät sich mit dem Sensor des Pflegedienstes verbindet, erkennt es, dass Stefanie Zimmermann im Haus ist und fährt selbstständig zu ihr, um sie zu unterstützen. Die Pflegeplanung für Frau Koertig ist entlang des Pflegeprozesses im Roboter gespeichert. Er stellt die notwendigen Informationen bereit und sorgt dafür, dass Stefanie nichts vergisst. Das hat die letzten Male gut geklappt. Am Anfang steht die Messung des Blutzuckerspiegels, denn

Frau Koertig nimmt Medikamente, die richtig dosiert werden müssen. Der Roboter zeigt auf einem Display die Werte der vergangenen Wochen an und bittet die Pflegefachperson um Eingabe der Ergebnisse, um einen Dosierungsvorschlag zu machen.

»Haben Sie heute gefrühstückt?«, fragt Stefanie Zimmermann. »Ich hatte nicht so einen Hunger«. »Und haben Sie heute Morgen die Nachrichten gehört?«. »Ich wollte etwas Ruhe«. Der Pflegeroboter piept. Sein Ablauf ist getaktet, denn die Pflegefachperson muss ja noch andere Menschen in der Umgebung versorgen. Nachdem Stefanie Zimmermann Frau Koertigs Gang und die Küche gesehen hat, hat sie das Gefühl, dass etwas nicht stimmt. Zudem muss Frau Koertig ihre Medikamente nach dem Essen einnehmen und hat noch nicht gefrühstückt. Während der Roboter weiter auf die Eingabe der Blutzuckerwerte wartet, versucht die Pflegende herauszufinden, warum es Frau Koertig anscheinend nicht gut geht. Als der Roboter das zweite Mal piept, schaltet sie ihn aus und schiebt ihn in die Ecke.

### 20.1.2 Vignette 2: Einstellungssache

»Unser Personal ist gut im Umgang mit den autonomen Systemen ausgebildet«, sagt Kathrin Adler, Leiterin des Ambulanten Pflegedienstes Hochfeld. Ihr Pflegedienst setzt solche Systeme seit vielen Jahren ein. »2019 haben wir die ersten Roboter gekauft. Damals war es noch schwieriger«, sagt sie und schaut zu ihrer Kollegin, Jana Fiedler, die diese Anfangszeiten mitbekommen hat. »Damals war das alles noch neu. Die neuen Kolleg*innen hatten in ihrer Ausbildung nur wenig Kontakt mit Robotern. Wir haben zwar ständig Fortbildungen angeboten, aber sowas braucht Zeit.« Jetzt sei die Situation anders. Die beiden Kolleginnen sind sich einig, dass es ohne die Fortbildungen wohl nicht geklappt hätte. »Am Anfang fühlten sich alle etwas eingeschüchtert«, so Adler, jetzt könnten sie die Vorteile voll ausnutzen.

»Wir haben damit angefangen diese Systeme einzusetzen, um ein Alleinstellungsmerkmal zu haben. Damals hat das ja kaum jemand gemacht. Aber wirtschaftlich gelohnt hat sich das damals nicht«, sagt Adler. Ihr Pflegedienst war einer der ersten in der Region, der auf autonome Systeme gesetzt hat. »Wir hatten zu viele Fehlalarme. Das ist teuer.« Autonome Systeme in der Pflege arbeiteten anfangs mit feststehenden Werten. So forderte der Roboter z. B. zur Blutdruckmessung auf und übermittelte die Daten direkt an den Pflegedienst. »Aber der Blutdruck ist nicht bei allen Menschen gleich«, sagt Jana Fiedler. »Ich bin ständig zur Kundschaft gefahren, weil ein Alarm ausgelöst wurde. Und dann steht man da und alles ist in Ordnung.« Diese Anfangsschwierigkeiten scheinen jetzt behoben zu sein. »Es gibt jetzt kaum noch Fehlalarme«, so Adler, »Die Systeme sind lernfähig und passen sich an den jeweiligen Menschen an. Dadurch ist das jetzt auch nicht mehr so teuer.«

### 20.1.3 Vignette 3: Selbstbestimmung

**14.03.2053 – Interview mit Johanna Kunze (Historikerin)**
I: Frau Kunze, Sie haben sich mit dem Begriff Selbstständigkeit beschäftigt. Wir möchten alle selbstständig sein. Waren wir das früher nicht?
JK: Doch, definitiv, aber was wir darunter verstehen, hat sich verändert. Selbstständigkeit ist ein dynamisches Konzept, das früher ganz anders ausgelegt wurde als heute.

*I:* Wie unterscheidet sich unser heutiges Verständnis von dem früherer Tage?

*JK:* Unser heutiges Verständnis ist das Resultat einer längeren historischen Entwicklung. Vor der sogenannten Aufklärung – die etwa von 1650 bis 1800 datiert werden kann – hat Selbstständigkeit gar keine so große Rolle gespielt. Der Fokus lag auf dem Beitrag zu der eigenen Familie oder zu dem Dorf, in dem man gelebt hat. Erst durch die Aufklärung wurde Selbstständigkeit zu einem so wichtigen Konzept. Es galt dann als wünschenswert selbstständig zu sein, unabhängig von anderen. Durch die technologische Entwicklung sind dann auch immer mehr Möglichkeiten geschaffen worden, dieses Ideal zu realisieren.

*I:* Das wünschen sich ja auch heute viele Menschen. Was aber sind die konkreten Veränderungen für mein eigenes Leben, die mit diesem geänderten Verständnis einhergehen?

*JK:* Stellen Sie sich vor, Sie sind alt und gebrechlich. Bis zu dem Zeitpunkt, an dem das Konzept der Selbstständigkeit seine Relevanz erlangte, gehörte dieser Zustand schlicht und einfach zum Leben dazu. Wer schwach war, wurde in der Familie gepflegt. Später wurde es dann jedoch relevant, ob man als selbstständig galt oder nicht. Wer selbstständig ist kann sich auch selbst versorgen, wer es nicht ist, bekommt institutionelle Hilfe.

*I:* Das ist heute auch noch so.

*JK:* Ja, aber wer heute als selbstständig angesehen wird, wäre es noch vor 100 Jahren nicht gewesen.

*I:* Das müssen Sie erklären.

*JK:* Das frühere Verständnis von Selbstständigkeit beinhaltete immer auch eine Unabhängigkeit von Technik. Viele Philosophen waren der Technik sehr skeptisch gegenüber eingestellt. Für sie konnte nur selbstständig sein, wer nicht von Technik abhängig war. Erst mit den großen Sprüngen in der technischen Entwicklung im 20. Jahrhundert änderte sich diese Ansicht. Heute ist Unterstützung durch autonome Systeme ganz normal. Niemand würde sich als unselbstständig bezeichnen, nur weil er diese Unterstützung erfährt.

*I:* Worin liegt die praktische Relevanz Ihrer Forschung?

*JK:* Es ist wichtig zu verstehen, dass das Konzept »Selbstständigkeit« dynamisch ist. Erst vor knapp 35 Jahren wurde unser heutiges Verständnis über eine Weiterentwicklung des Pflegeversicherungsrechtes im Gesetz verankert. Heute gilt jemand, der mit technischer Unterstützung zu Hause leben kann, als selbstständig. Das wäre noch vor 50 Jahren anders gewesen. 50 Jahre sind keine lange Zeit. Ich hoffe in 50 Jahren noch zu leben und glaube, dass es Sinn macht, sich mit diesem Wandel zu beschäftigen. Wie möchte ich im Alter leben? Und welche Unterstützung möchte ich erfahren? Das sind für mich wichtige Fragen.

*I:* Wir danken Ihnen für das Gespräch!

## 20.2 Fallvignetten im pflegeethischen Diskurs

Technologische Entwicklung ist notwendigerweise unsicher, häufig mit komplexen Folgerungen verbunden und der tatsächlichen gesellschaftlichen Entwicklung in der Regel einige Schritte voraus (Boenink 2010). Während die Versprechen und Erwartungen hinsichtlich der intendierten Ziele des Technikeinsatzes oft überbetont werden, bleiben nicht intendierte Veränderungen – sogenannte *Soft Impacts* – oft im Dunkeln. Vor diesem Hintergrund haben sich im Bereich der strategischen Technikentwicklung und Politikgestaltung Vignetten als probates Mittel zur Reflexion von Möglichkeiten und Begrenzungen etabliert (Rasmussen 2005, Notten 2003). Die Arbeit mit Vignetten erhebt nicht den Anspruch, die Zukunft vorauszusagen oder unmittelbare Orientierung für strategische Technikentwicklung oder Politikgestaltung zu liefern. Es geht vielmehr darum, über die Diskussion von Vignetten einen Mehrwert für eine reflektierte Technikentwicklung und Politikgestaltung herzustellen, indem diese dazu anregen, verschiedene Perspektiven zu entwickeln und moralische Konflikte zu explizieren und auf diese Weise deliberativ-demokratische Prozesse zu unterstützen. Vignetten regen die *moralische Vorstellungskraft* an, die als kognitive Kompetenz bei der menschlichen Entscheidungsfindung eine wichtige Rolle spielt (Dewey 2002): »Specifically, it is significant, when we make decisions according to particular epistemic or moral criteria. We decide (or not) to do something on the basis of what (we think) we want: on what we know about the world: or on what we think is right to do« (Lucivero 2016, S. 160). Das Potenzial von Vignetten kann dann entfaltet werden, wenn sie verschiedene epistemische Vorannahmen im Umfeld einer Entscheidungsfindung verdeutlichen und aufzeigen, dass diese ggf. enorme moralische Relevanz enthalten.

Die Fallvignetten, mit denen wir unseren Beitrag eröffnet haben, adressieren die moralische Vorstellungskraft in Bezug auf die ethische Bewertung von Robotik in der Pflege. Sie (und weitere Vignetten) wurden im Rahmen eines Workshops zu Fragen der ethischen Bewertung von Robotik in der Pflege systematisch über Leitfragen zur Erstellung von Vignetten (Boenink 2010) entwickelt und zielen im hier gegebenen Zusammenhang darauf ab, deliberativ-demokratische Reflexionen zur Zukunft der Pflege unter Bedingungen des Einsatzes von Robotik in der Pflege mit Blick auf die unmittelbare Versorgungsebene (Mikroebene), die Organisation und Administration von Pflege (Mesoebene) und die gesellschaftliche Entwicklung (Makroebene) anzuregen (ausführlicher Hülsken-Giesler & Remmers 2019).

## 20.3 Pflegeethik und Robotik: Standpunkte und Perspektiven

Die Entwicklung und Etablierung von Robotik für die Pflege wird aktuell als eine tragfähige Möglichkeit diskutiert, den Herausforderungen der Pflege im Kontext der demografischen Entwicklung zu begegnen und damit einerseits Versorgungssicherheit und -qualität in der Pflege zu unterstützen und andererseits die (begrenzte) Anzahl an beruflichen und informell Pflegenden physisch wie psychisch zu entlasten (z. B. Hülsken-Giesler & Remmers 2019, Bendel 2018, Kehl 2018, Klein et al. 2018, Krings et al. 2012, Meyer 2011). Die zukünftige Bedeutung von Robotik in der Pflege wird im deutschsprachigen Fachdiskurs sehr unterschiedlich eingeschätzt. Während einerseits konstatiert wird, dass Robotik kaum zu Rationalisierungseffekten in der Pflege beitragen wird (Zegelin & Meyer 2018) und die Gesamtdiskussion »vor allem journalistisch interessant« ist (Isfort et al. 2018, S. 59), wird andernorts darauf verwiesen, dass die finanzkräftigen EU- und bundespolitischen Bemühungen zur Förderung der Entwicklung und Verbreitung von Robotik in der Pflege auf eine systematische und langfristig angelegte europäische Innovationspolitik verweisen: Das Projekt robotisierter Pflege steht in dieser Lesart paradigmatisch und prototypisch für das Zukunftsprojekt, Robotik als entscheidende Technologie zur

Lösung gesellschaftlicher ›grand challenges‹ zu positionieren (Lipp 2017). Folgt man diesem Befund, wird derzeit »Robotik und Pflege als Gegenstand wissenschaftspolitischer Strategiebildung und Priorisierung füreinander disponibel« (ebd., S. 119) gemacht, um so den breiteren Einsatz von Robotern in sozialen Bezügen vorzubereiten.

> Zur Bestimmung von »Robotik« wird hier, etwas vereinfacht, auf das *sense-think-act paradigm* zurückgegriffen. Demnach gelten Systeme als autonome Robotik, in denen maschinelle *Sensorik* über geeignete Algorithmen mit *Aktorik* verbunden ist, Systeme, die also in der Lage sind, maschinelle *Wahrnehmung* in maschinelle *Handlung* zu überführen und damit Aufgaben ohne direkte menschliche Steuerung auszuführen (Thrun 2004, Franklin & Graesser 1997). »Pflegerobotik« wird heute vorzugsweise über die praktischen Verwendungsmöglichkeiten im Handlungsfeld sowie über konkrete Funktionalitäten definiert, etwa im Rahmen der Assistenz bei Pflegetätigkeiten, der Überwachung von Vitaldaten oder auch der Unterstützung in sozialpflegerischen Kontexten (van Wynsberghe 2013, Sharkey & Sharkey 2012, Vallor 2011).

Im dynamischen Diskurs um die Möglichkeiten und Begrenzungen von Robotik für die Pflege wird jüngst zunehmend darauf hingewiesen, dass komplexere Robotik für die Pflege aktuell kaum systematisch und nachhaltig zum Einsatz kommt. Robotik für die Pflege befindet sich derzeit vor allem im Stadium der Entwicklung und Erprobung im geschützten Raum der Labore und ausgesuchter Modelleinrichtungen im Rahmen von Forschungsvorhaben (siehe z. B. Kehl 2018, Klein et al. 2018). Das Angebot kommerziell verfügbarer Produkte ist überschaubar und in der Funktionalität in der Regel klar und begrenzt definiert (zur Übersicht Klein et al. 2018). Weiterreichende Entwicklungen scheitern derzeit insbesondere noch am technischen Reifegrad der Systeme, an datenschutzrechtlichen Beschränkungen sowie an Fragen eines kosteneffizienten Einsatzes im Rahmen der gegebenen Bedingungen im Gesundheits- und Pflegewesen (ebd., Kehl 2018). Bereits heute ist allerdings erkennbar, dass Robotik zukünftig wohl mit weiteren technologischen Dynamiken, etwa aus den Bereichen »Big Data« und Künstliche Intelligenz, zusammengeführt und die Entwicklung von Robotik für die Pflege darüber weiter vorangetrieben wird (Plattform Lernende Systeme 2019).

Systematisiert man den aktuellen Stand der Entwicklungsarbeiten, so lassen sich im Kern drei relevante Kategorien von Robotik für die Pflege beschreiben: (1) Sozio-assistive Systeme einschließlich Emotionsrobotik, (2) Servicerobotik für Pflegende sowie für Menschen mit Hilfebedarf sowie (3) Rehabilitationsrobotik, die allerdings, legt man die Aufgaben und Verantwortungsbereiche der Pflege in Deutschland zugrunde, nur eingeschränkt als »Pflegerobotik« gelten können (Hülsken-Giesler & Remmers 2019, Kehl 2018).

### 20.3.1 Ethische Bewertung von Robotik für die Pflege über etablierte post-hoc-Ansätze

Bei der ethischen Bewertung von Chancen und Potenzialen der Robotik für die Pflege spielen in deontologischer (resp. pflichtethischer, ▸ Kap. 1.2.1) Tradition moralphilosophischen Denkens begründete normative Erwägungen zu Aspekten der Selbstbestimmung, der personalen Integrität und Sicherheit sowie der Unabhängigkeit (Sorell/Draper 2014), aber auch klassisch-utilitaristische (resp. folgenethische, ▸ Kap. 1.2.1) Erwägungen zum Erhalt oder zur Steigerung von Wohlbefinden eine hervorgehobene Rolle

(Remmers 2016). In dieser Perspektive kann der Nutzen bislang entwickelter robotischer Systeme für die Pflege etwa mit Blick auf Fragen der Sicherheit von ggf. (hoch)vulnerablen Menschen, des Wohlbefindens oder der physischen und/oder psychischen Entlastung von informellen und/oder professionellen Helfer*innen in der Regel schnell verdeutlicht werden. Die Aufmerksamkeit richtet sich aber, diesen Perspektiven folgend, auch auf ernst zu nehmende moralische Bedenken gegenüber Robotik in der Pflege, etwa dann, wenn (prinzipiell gleichrangige) ethische Prinzipien in der Einzelfallbetrachtung in Konkurrenz treten – wie dies in Bezug auf den Einsatz von digitaler Technologie in der Pflege nicht selten mit Blick auf Aspekte von Autonomie und Fürsorge der Fall ist (Kehl 2018, Remmers 2016).

Im Anschluss an diese Argumentationen nimmt die aktuelle Debatte um die ethische Reflexion von Robotik für die Pflege ihren Ausgangspunkt häufig in den mittlerweile als klassisch zu bezeichnenden Arbeiten von Beauchamp & Childress (2013), die zur Bewertung in medizinethischen Kontexten die Prinzipien *Autonomie, Fürsorge, Nicht-Schaden* und *Gerechtigkeit* vorschlagen (Kehl 2018, Remmers 2016, ▶ Kap. 1.4.5). Auch die ethische Bewertung von Robotik in der Pflege ist demnach stets darauf verwiesen, grundlegende ethische Prinzipien vor dem Hintergrund des jeweiligen Einzelfalls abzuwägen und eventuelle Konflikte konkret, d. h. also kontextspezifisch und unter Berücksichtigung der situativen Besonderheiten zu bearbeiten. Eine weitere Herausforderung besteht in diesem Zusammenhang darin, Fragen der Beurteilungsperspektive zu klären: Pflege realisiert sich heute nicht selten in komplexen Pflegearrangements, Aspekte von Sicherheit, Wohlbefinden, Lebensqualität oder Gerechtigkeit stellen sich möglicherweise in Perspektive von Betroffenen, (pflegenden) Angehörigen oder professionellen Helfer*innen unterschiedlich dar. Eine systematische ethische Bewertung, hat daher die Breite berechtigter Interessen und Präferenzen zu berücksichtigen und abzuwägen (Remmers 2018).

Deontologische und utilitaristische Argumentationen haben sich empirisch als gesellschaftlich tief verwurzelt erwiesen (Swierstra & Rip 2007), erfahren allerdings jüngst auch Weiterentwicklungen: So wird das bioethische Prinzip des Respekts vor der Autonomie heute vielfach in Perspektive einer relationalen Autonomie diskutiert (Stoljar 2000, Oshana 1998). Fragen der Autonomie konzentrieren sich demnach nicht auf das Individuum, sondern sind vielmehr im Zusammenhang mit den sozialen und umweltlichen Bezügen des Individuums zu klären. In dieser Perspektive kann pflegebedürftigen Menschen trotz ggf. auch erheblicher Angewiesenheit auf menschliche – oder eben auch auf technische – Unterstützungssysteme durchaus Autonomie zugestanden werden. Die Situation pflegebedürftiger Menschen wäre damit in Relation zu potentiell einsetzbarer Robotik zu betrachten und ethisch zu bewerten (Ach & Schöne Seifert 2013). Utilitaristische Theorien wurden in den vergangenen Jahren explizit auch hinsichtlich ihres Nutzens für die Evaluation von technischer Entwicklung weiterentwickelt (Søraker 2010, Feldman 2004, Nozick 1974). So kann heute die Frage nach authentischem Glück durchaus auch unter Gesichtspunkten eines technisch beeinflussten oder gar technisch erzeugten Wohlbefindens – sei es z. B. durch Einsatz von Emotionsrobotik oder etwa durch robotisch unterstützten Spielspaß in der Altenhilfe – diskutiert werden (Søraker 2010).

In der jüngeren technikethischen Diskussion wird allerdings grundsätzlich die Frage aufgeworfen, ob deontologische und klassische utilitaristische Ansätze ausreichend sind, um die in Aussicht gestellten komplexen und dynamischen Verbindungen zwischen Mensch und Robotik angemessen zu reflektieren (Verbeek 2011; mit Blick auf Robotik für die Pflege Hülsken-Giesler & Remmers 2019, Depner & Hülsken-Giesler 2017).

Eine weitere, im Bereich der Pflegeethik mittlerweile weitgehend etablierte Perspektive, stellen Ansätze der Care-Ethik bereit. Care-Ethiken beziehen sich in der ethischen Reflexion vor allem auf die mikrologische Betrachtung von Beziehungen und Verantwortlichkeiten, praxiswirksamen Präferenzen, Überzeugungen und Gewissheiten auf der Binnenebene sozialer Bezüge (van Wynsberghe 2012). Little (1998, S. 195) skizziert dazu etwa folgende Aspekte:

»An emphasis of concern and discernment (to notice and worry more about the dangers of interference rather than the dangers of abandonment), habits and proclivities of interpretation (the proclivity to read the moral question presented by a situation in terms of responsibilities rather than rights), and selectivity of skills (to have developed an ease of abstraction more than an attunement to difference.« (Little 1998, S, 195)

Ethische Bewertung und ethisches Handeln in der Pflege orientieren sich demnach vorzugsweise an der Betrachtung des pflegerischen Einzelfalls. Die ethische Legitimität des Technologieeinsatzes in der Pflege ist an den derzeit vorherrschenden Überzeugungen, Wertvorstellungen, Beziehungsstrukturen und Präferenzen in der jeweils konkret gelebten Pflegewirklichkeit zu bemessen (Depner & Hülsken-Giesler 2017, Mol et al. 2015, van Wynsberghe 2012).

### 20.3.2 Prospektive Ansätze der ethischen Bewertung von Robotik für die Pflege

Die ethische Auseinandersetzung mit autonomen Systemen für die Pflege darf sich, so der Stand des Diskurses, heute nicht mehr nur auf die Bewertung von Robotik beschränken, die bereits in der Erprobung oder im Handlungsfeld verfügbar ist (post-hoc-Bewertung). Ethisch relevante Aspekte und Entscheidungen fließen vielmehr bereits in die Planung und Konstruktion der Systeme ein und werden den dann materialisierten Systemen quasi eingeschrieben (Verbeek 2010). Technologien sind demnach grundsätzlich nicht wertfrei, sie sind moralisch relevant, da sie menschliche Wahrnehmung und Handlungen vermitteln (vgl. Verbeek 2010). Freiheit und Absicht – die als Grundvoraussetzung für moralische Verantwortung gelten müssen – sind in sozialen Netzwerken, die sowohl aus menschlichen als auch aus nicht-menschlichen Akteur*innen bestehen (vgl. Latour 1987), notwendigerweise hybrider Natur. Entwickler materialisieren in diesem Sinne Moral in technischen Artefakten (vgl. Verbeek 2006), der Entwicklungsprozess wird zu einer inhärent moralischen Aktivität (vgl. Verbeek 2008, 2011). Damit sind ethische Reflexionen zu Technikentwicklungsprozessen nicht nur gerechtfertigt, sondern letztlich unverzichtbar (vgl. Verbeek 2008). Computergestützte Systeme können – in ihrem derzeitigen technischen Entwicklungsstand – nicht moralisch verantwortlich gemacht werden, die in ihnen eingeschriebenen Werte sowie die Auswirkungen ihrer Verwendung auf die menschliche Wahrnehmung und Praxis fordert jedoch – und dies wird vielfach auch in Kreisen der Robotikentwicklung anerkannt – zur ethischen Reflexion bereits im Entwicklungsprozess auf (vgl. Asaro 2009, Tamburrini 2009; Floridi & Sanders 2004).

Vor diesem Hintergrund sind designethische Bewertungen von Robotik für die Pflege heute von besonderer Bedeutung (Depner & Hülsken-Giesler 2017, van Wynsberghe 2013). Auch in diesem Zusammenhang haben konsequentialistische (resp. folgenethische) Fragestellungen eine hohe Prominenz, insofern davon auszugehen ist, dass die konkrete Gestaltung von Technik unmittelbare Auswirkungen auf die Ermöglichung oder ggf. auch Verhinderung von »guter Pflege« unter Bedingungen des Technologieeinsatzes hat (Depner & Hülsken-Giesler 2017).

Entscheidend für die *prospektive ethische Bewertung* von Robotik für die Pflege ist, dass bereits in der Phase der Konstruktion der Systeme jene Aspekte systematisch beachtet werden, die »gute Pflege« charakterisieren. Im Anschluss an theoretische und empirische Erkenntnisse der Pflegewissenschaft und ihrer Bezugswissenschaften wird »gute Pflege« heute als *Interaktionsarbeit* beschrieben, die näher bestimmt werden kann durch folgende Merkmale:

1. Gefühlsarbeit (Umgang mit den Gefühlen anderer, z. B. der Pflegeempfänger, pflegender Angehöriger),
2. Emotionsarbeit (Umgang mit den Emotionen als Pflegende)
3. Kooperationsarbeit (Herstellung von Kooperationsbeziehungen)
4. Wissensbasierung (externe Evidenz)
5. Körpernähe (im Sinne der Arbeit am und mit dem Körperleib)
6. enge Abgestimmtheit mit den Besonderheiten des Einzelfalls, also z. B. den biographisch-sozialisatorischen Präferenzen und Wünschen sowie den je spezifischen situativen Gegebenheiten (interne Evidenz)
7. gemeinsame Erbringung mit den Adressat*innen von Pflege und daher nur begrenzte Standardisierbarkeit

(Hülsken-Giesler 2019, 2016a, Hülsken-Giesler & Remmers 2019, Hülsken-Giesler & Daxberger 2018, Behrens & Langer 2016, Bohle et al. 2015, Remmers 2011).

Robotik für die Pflege muss demnach so konzipiert sein, dass sie Raum gibt für professionelle Situationsdefinitionen in ggf. komplexen Pflegearrangements, den Facettenreichtum des pflegerischen Handelns nicht limitiert, sondern bestenfalls unterstützt und mit ihren intendierten Funktionalitäten die Charakteristika einer »guten Pflege« unterstützt und nicht unnötig verzerrt, begrenzt oder gar ersetzt. Prospektiv-ethische Bewertungsansätze bieten damit die Möglichkeit, Robotik in der Pflege vor und während der Entwicklung dahingehend zu untersuchen, wie sie das Pflegeumfeld im Falle ihrer Etablierung verändern und welchen Einfluss sie auf das professionelle Handeln nehmen.

In der ethischen Diskussion um Robotik für die Pflege werden aus verschiedensten Positionen wichtige Fragestellungen thematisiert (vgl. z. B. Sharkey & Sharkey 2010, Sparrow & Sparrow 2006, Vallor 2011). Häufig lassen diese Ansätze allerdings einen normativen Rahmen für die zukünftige Gestaltung von Robotik für die Pflege vermissen. (vgl. van Wynsberghe 2013). Es stellt sich die Frage, wie die Entwicklung von Robotik für die Pflege so begleitet werden kann, dass sie den Anforderungen an eine angemessene Unterstützung der professionellen Pflege im oben skizzierten Sinne gerecht werden kann.

Im deutschsprachigen Diskurs ist zurecht darauf hingewiesen worden, dass in Kontexten der Entwicklung von autonomen Systemen für die Pflege zunächst eine *Technology-Push-Strategie*, also das Ansinnen, Robotik für die Pflege am Maßstab der technischen Möglichkeiten zu entwickeln, zu überwinden ist (Krings et al. 2012). Angemahnt wird vielmehr, dass entsprechende Entwicklungen und schließlich auch der funktionale Einsatz von Robotik immer wieder neu an die Bedingungen und Bedarfe je konkreter Pflegearrangements anzupassen sind (*Demand-Pull-Orientierung*) (ebd.). Vor der Bearbeitung technisch-funktionaler oder auch motivationaler Aspekte (Akzeptanzforschung) sind demnach zunächst die Lebenslagen, Werte, Präferenzen, Bedürfnisse und ggf. auch Ängste der (potenziellen) Nutzer*innen über vertiefende qualitative Analysen zu erheben, um eine angemessene Technologieentwicklung betreiben zu können (ebd., ausführlicher für den Kontext der Pflege z. B. Elsbernd et al. 2014). Weiterhin sind Untersuchungen zur Weiterentwicklung von Pflegearrangements unter

Bedingungen sozio-technischer Konstellationen auf den Weg zu bringen (vgl. z. B. Hülsken-Giesler/Krings 2015; Hülsken-Giesler 2016b), öffentliche Diskurse zur Zukunft der Pflege unter Bedingungen von Robotik für die Pflege anzustoßen (Hülsken-Giesler/Wiemann 2015) sowie schließlich differenzierte Technikbewertungen von »artificial companions« in Pflegearrangements zu fördern (z. B. Beer et al. 2015). Eine verstärkte Einbindung von (potenziellen) Nutzer*innen in den Diskurs und die Entwicklung von Robotik für die Pflege im Sinne einer partizipativen Technologieforschung stellt aber auch vor methodische Herausforderungen – etwa wenn es um die Einbindung von demenziell erkrankten Menschen geht (z. B. Weinberger/Decker 2015) – die zukünftig verstärkter Aufmerksamkeit bedürften.

Im deutschsprachigen Raum hat sich zur systematischen ethischen Reflexion von technologieinduzierten Problemstellungen in der Pflege das Instrument MEESTAR weitgehend etabliert, das multiperspektivische Einzelfallbetrachtungen (sowohl mit Blick auf konkret in Frage stehende Pflegearrangements als auch mit Blick auf konkret in Frage stehende Technologie) bereits im Entwicklungsprozess erlaubt (▶ Kap. 21; Manzeschke et al. 2013). Die Stärke dieses Ansatzes – entsprechende Reflexionen auf konkrete Kontexte und Technologien diskursethisch zu konzentrieren – ist allerdings im stark von spezifischen Interessen und Asymmetrien durchzogenen Handlungsfeld der Pflege immer wieder neu abzusichern und insbesondere auch mit Blick auf mittel- bis langfristige Entwicklungen in der Pflege zu pointieren.

## 20.4 Ethische Bewertung von Robotik in der Pflege unter Gesichtspunkten von »guter Pflege«

Neben der ethischen Betrachtung von autonomen Systemen, die bereits im Einsatz sind (post-hoc-Bewertung), spielen konstruktionstechnische Entscheidungen in der Phase der Technologieentwicklung bei designethischen Bewertungen (im breiten Sinne der Auseinandersetzung mit Prozessen der Gestaltung von [technischen] Dingen) eine wichtige Rolle. Der Einsatz von Fallvignetten, partizipativen Ansätzen der prospektiven Technikbewertung und designethischen Ansätzen stellt heute verschiedene Möglichkeiten bereit, um eine geplante Robotik bereits im Vorfeld ihrer Entwicklung, Erprobung und Etablierung auf ihren Einfluss auf die Gestaltung von Pflegearrangements zu befragen. Letztlich bleibt aber auch in diesen Zusammenhängen die Frage, an welchen normativen Orientierungen eine Technikbewertung erfolgen

kann. Der Rückgriff auf medizinethische Prinzipien und care-ethische Orientierungen liefert hier wichtige Impulse. Während eine Orientierung an allgemeingültigen ethischen Prinzipien jedoch (auch unter Bedingungen relationaler Bezüge) immer Gefahr läuft, der Komplexität und den Besonderheiten oder ggf. auch der Mehrperspektivität und den Widersprüchlichkeiten eines Einzelfalls nur unzureichend gerecht zu werden, stehen care-ethische Orientierungen vor der Herausforderung, eine allzu starke Entfremdung von der real gelebten Praxis zu vermeiden, um über ethische Reflexion nicht zur Reproduktion von (in pflegerischen Kontexten ja nicht selten anzutreffenden) defizitären Bedingungen beizutragen (Rachels & Rachels 2007). Der hier vorgeschlagene Rückgriff auf die Orientierung an normativen, aber empirisch gesättigten

Vorstellungen von »guter Pflege« sucht die Vorteile beider Ansätze zu verbinden und dabei die skizzierten Gefahren zu begrenzen. Richtet sich die ethische Reflexion nun auf die Zukunft der Pflege unter Bedingungen des Einsatzes von Robotik in der Pflege, erhalten Fallvignetten, wie wir sie eingangs exemplarisch und sicherlich noch sehr vorläufig präsentiert haben, eine ganz besondere Relevanz.

### 20.4.1 Überlegungen zu Vignette 1

Vignette 1, »Die Ecke«, thematisiert den Einsatz von Robotik in der ambulanten Pflege in der Häuslichkeit einer Hilfeempfängerin, also auf der Mikroebene der Versorgungspraxis. Die skizzierte Pflegesituation kann aus verschiedenen ethischen Blickwinkeln betrachtet werden. Medizinethische Prinzipien werfen hier Fragen nach der (relationalen) Autonomie von Hilfeempfängerin und Pflegefachperson auf. Utilitaristische Überlegungen sorgen für eine Diskussion um den Ausgang der Situation. Hilft der eingesetzte Roboter mehr, als dass er schadet? Care-ethische Fragen thematisieren insbesondere die Beziehung von Hilfeempfängerin und Pflegefachperson und den möglichen Einfluss, den der eingesetzte Roboter auf diese haben könnte. Jede dieser Perspektiven eröffnet neue Fragen und geht also mit einem Mehrwert und nützlichen Diskussionen um die Situationsbewertung einher. Erst aus einer designethischen Perspektive eröffnet sich aber u. E. eine Möglichkeit, die skizzierte Situation in ihrer ethischen Bedeutung *systematisch* unter genuin pflegespezifischen Gesichtspunkten zu befragen. In Frage steht damit, inwiefern die eingesetzte Robotik Pflege als Interaktionsarbeit (Gefühlsarbeit, Emotionsarbeit, Kooperationsarbeit), Pflege als Körperarbeit (Arbeit am und mit dem Körperleib), Pflege als Wissensarbeit (externe und interne Evidenz) und Pflege als Arbeit in Ungewissheit (begrenzte Standardisierbarkeit) in ggf. komplexen Pflegearrangements systematisch ermöglicht, begrenzt oder gar verhindert. Der Pflegeprozess ist in der skizzierten Vignette 1 stark technisch determiniert. Die eingesetzte Robotik unterstützt die Pflegefachperson durch die computergestützte Bereitstellung von pflegerelevantem Regelwissen. Fraglich ist jedoch, inwiefern die hier beschriebene Technik Raum für professionell pflegerische Situationsdefinitionen lässt, die externe Evidenzen in ihrer Bedeutung für den konkreten Einzelfall einbettet und dabei die situativen und ggf. auch körperlich-leiblich gebundenen Kontextbedingungen berücksichtigt. Die Pflegefachperson löst diese Unklarheit im skizzierten Fall dadurch, dass sie die Technik schlicht abschaltet. Die Vignette mag vor diesem Hintergrund zu Diskussionen anregen, wie eine Robotik gestaltet werden kann, die der Pflegefachperson den notwendigen Raum für eine professionelle Situationsdefinition zugesteht.

### 20.4.2 Überlegungen zu Vignette 2

Vignette 2, »Einstellungssache«, thematisiert die Bewertung von Robotik in Bezügen der institutionellen Administration und Organisation auf der Mesoebene der Pflegearbeit. Klassische ethische Theorien beleuchten in diesem Zusammenhang vorzugsweise Aspekte der Fürsorge, etwa unter dem Gesichtspunkt, dass eine angemessene Pflege unter den gegebenen wirtschaftlichen Bedingungen ggf. nur unter Einsatz moderne Technologie zu realisieren ist. Unter Gesichtspunkten der Gerechtigkeit wäre über die Gerechtigkeit einer Zweiklassenpflege – Pflege mit und Pflege ohne technologische Unterstützung – zu diskutieren. Utilitaristische Erwägungen wären z. B. in Bezug auf die Herstellung größtmöglichen Glücks anzustellen, hier etwa über die Abwägung von technisch induziertem Sicherheitsgefühl auf der einen Seite und neue aufzubringende Zeitressourcen für die Bearbeitung fehlerhafter Alarme auf der anderen.

In designethischer Perspektive dagegen wendet sich die Perspektive: In Frage steht hier, wie sich sozio-technische Netzwerke der Pflege zukünftig entwickeln und welche Entwicklungspotenziale sowohl auf Seiten der Pflege (z. B. Stichwort Professionsprofil im Hilfe-Mix aus informeller, professioneller und technischer Unterstützung) als auch auf Seiten der Technik (z. B. Stichwort Lernende Systeme) ergeben und wie diese ggf. in Beziehung zu bringen sind.

### 20.4.3 Überlegungen zu Vignette 3

Vignette 3, »Selbstbestimmung«, thematisiert den Wandel grundlegender Werte auf der gesellschaftlichen Makroebene, hier am Beispiel des Verhältnisses von Selbstbestimmung und Autonomie. Selbstbestimmung wird als medizinethischem Prinzip sowohl im akademischen Diskurs als auch in der pflegerischen Versorgungspraxis eine hohe Bedeutung beigemessen.

> Das Konzept Selbstständigkeit erhielt mit jüngeren sozialrechtlichen Reformen eine herausragende Bedeutung in der Definition von Pflegebedürftigkeit (SGB XI, § 14 Abs. 1). Selbstbestimmung ist nicht gleich Selbstständigkeit: Selbstbestimmung ist prinzipiell auch ohne Selbstständigkeit möglich, Selbstständigkeit möglicherweise auch ohne Selbstbestimmung.

Vignette 3 kann Diskussionen darüber anregen, dass grundlegende gesellschaftliche Werte niemals ahistorisch und statisch sind, sich auch unabhängig von technischen Interventionen entwickeln und ihre Bedeutung in sozialen Netzwerken stetig neu auszuhandeln ist. Sie gibt im gegebenen Zusammenhang von Selbstständigkeit und Selbstbestimmung aber auch Anlass darüber nachzudenken, inwiefern robotische Unterstützung in der Pflege ggf. auch dieses Verhältnis beeinflusst, verflüssigt oder gar neu formatiert.

## 20.5 Fazit und Ausblick

Die ethische Bewertung von Robotik für die Pflege, so wurde im vorliegenden Beitrag argumentiert, hat sich über reine post-hoc Reflexionen hinaus, insbesondere bereits auf die Phase der Technologieentwicklung und -konstruktion zu beziehen. Designethische Arbeiten dieser Art sollten sich dabei vorzugsweise an den Charakteristika von »guter Pflege« orientieren, die Entwicklung von Robotik für die Pflege also an ihrem Beitrag zur Ermöglichung und Unterstützung von Pflege als einzelfallorientierte, kontextsensitive, wissensbasierte und körpernahe Interaktionsarbeit unter konstitutiven Bedingungen der Unbestimmtheit in komplexen Pflegearrangements bemessen und schließlich ethisch bewerten.

Jüngste Initiativen des Bundesministeriums für Bildung und Forschung (BMBF) zielen über eine Förderlinie »Robotische Systeme für die Pflege« darauf ab, dass die derzeit verfügbare einschlägige Robotik die Labore zunehmend verlässt und in die reale Pflegepraxis einwandert[18]. Über ein wissenschaftliches Begleitprojekt sollen im Rahmen die-

---

18 siehe Richtlinie zur Förderung von Forschung und Entwicklung auf dem Gebiet »Robotische Systeme für die Pflege«, Bundesanzeiger vom 14.11.2018, https://www.bmbf.de/foerderungen/bekanntmachung-2088.html, Zugriff am 19.01.2020

ser Förderlinie pflegetheoretische und pflegeethische Begründungslinien für die Möglichkeiten und Begrenzungen von Robotik in der Pflege sowie ein praktisch handhabbares Instrumentarium zur ethischen Bewertung von Robotik in der Pflege entwickelt werden. Der hier skizzierte Argumentationsgang kann als Ausgangspunkt für Arbeiten dieser Art verstanden werden. Entscheidend erscheint in diesem Zusammenhang, insbesondere eine prospektive ethische Bewertung von Robotik zur Ermöglichung von »guter Pflege« als Bestandteil einer partizipativen demokratischen Technikgestaltung zu verstehen (Hülsken-Giesler & Depner 2018).

## 20.6 Transferfragen

1. Was bedeutet »prospektive ethische Bewertung« von Technologien für die Pflege?
2. Wie können Fallvignetten in Ihrem Umfeld gewinnbringend eingesetzt werden?
3. Anhand welcher ethisch relevanter Kriterien wäre der Einsatz von Robotik für die Pflege in Ihrer konkreten Versorgungspraxis zu bewerten und wie würde diese Bewertung bei Ihnen ausfallen?

## Literatur

Ach JS, Schöne-Seifert B (2013) Relationale Autonomie. Eine kritische Analyse. In: Wisemann, C, Simon A (Hrsg.) Patientenautonomie. Theoretische Grundlagen – Praktische Anwendungen. Münster: Mentis, S. 42–60

Asaro P (2006) What should we want from a robot ethic?, International Review of Information Ethics 6(12), S. 8–16

Behrens J, Langer G (2016) Evidence based Nursing and Caring. Methoden und Ethik der Pflegepraxis und Versorgungsforschung – Vertrauensbildende Entzauberung der »Wissenschaft«. Bern: Hogrefe

Böhle F, Stöger U, Weihrich M (Hrsg.) (2015) Interaktionsarbeit gestalten. Vorschläge und Perspektiven für humane Dienstleistungsarbeit. Berlin: Edition Sigma

Childress JF, Beauchamp TL (2001) Principles of biomedical ethics. New York: Oxford University Press

Beer T, Bleses HM, Ziegler S (2015) Personen mit Demenz und robotische Assistenzsysteme: Ethnographische Erkundungen zu Randakteuren der Pflege, Pflege & Gesellschaft 20(1), S. 20–36

Bendel O (Hrsg.) (2018) Pflegeroboter. Wiesbaden: Springer Gabler

Boenink, M (2010) Imagining the future: how vignettes and scenarios might improve ethical reflection on synthetic biology for health purposes. Ethics and clinical applications of synthetic biology: an interdisciplinary dialogue. SYBHEL project, Bilbao, 55–64

Dewey, J (2002) Human nature and conduct. New York: Dover Publications

Depner D, Hülsken-Giesler M (2017) Robotik in der Pflege: Eckpunkte für eine prospektive ethische Bewertung in der Langzeitpflege, Zeitschrift für medizinische Ethik 63(1), S. 51–62

Elsbernd A, Lehmeyer S, Schilling U (2014) So leben ältere und pflegebedürftige Menschen in Deutschland. Lebenslagen und Technikentwicklung. Lage: Jacobs

Feldman F (2004) Pleasure and the good life: Concerning the nature, varieties, and plausibility of hedonism. Oxford: Oxford University Press on Demand

Floridi L, Sanders JW (2004) On the Morality of Artificial Agents, Minds and Machines 14(3), S. 349–379

Franklin Sam Graesser A. (1997) Is It an Agent, or Just a Program? A Taxonomy for Autonomous Agents. In: Müller JP, Wooldridge MJ, Jennings NR (Hrsg.) Intelligent Agents III Agent Theories, Architectures, and Languages. Berlin u. a.: Springe, S., 21–35

Hülsken-Giesler M (2019) Robotik für die Pflege: Pflegewissenschaftliche Begründungen und Bewertungen. In: Hergesell J, Maibaum A, Meister M (Hrsg.) Genese und Folgen der »Pflegerobotik«. Weinheim: Betz, S. 146–157

Hülsken-Giesler, M (2016a) Körper und Leib als Ausgangspunkt eines mimetisch begründeten Pflegehandelns. In: Uschok A (Hrsg.) Körperbild und Körperbildveränderungen – Körperbildverbesserung: Praxisbuch für Pflege- und Gesundheitsberufe. Bern: Hogrefe, S. 55–67

Hülsken-Giesler M (2016b) Gemeindenahe Pflege. In: Brandenburg H, Hülsken-Giesler M, Sirsch E (Hrsg.) Vom Zauber des Anfangs und von den Chancen der Zukunft. Bern: Hogrefe. S. 149–157

Hülsken-Giesler M, Remmers H (2019) Autonome Assistenzsysteme in der Pflege. Potenziale und Grenzen aus pflegewissenschaftlicher Sicht. Göttingen: V&Runipress (in Vorbereitung)

Hülsken-Giesler M, Daxberger S (2018) Robotik in der Pflege aus pflegewissenschaftlicher Perspektive. In. Bendel O (Hrsg.) Pflegeroboter. Wiesbaden: Springer, S. 125–139

Hülsken-Giesler M, Depner D (2018) Demokratische Techniknutzung in der Pflege, oder: Kann die Pflege Mikropolitik? In: Balzer S, Barre K, Kühme B, von Gahlen-Hoops W (Hrsg.) Wege kritischen Denkens in der Pflege. Frankfurt am Main: Mabuse, S. 85–100

Hülsken-Giesler M, Krings, BJ (2015) Technik und Pflege in einer Gesellschaft des langen Lebens. In: Technikfolgenabschätzung – Theorie und Praxis 24(2), S. 4–11

Hülsken-Giesler M, Wiemann B (2015) Die Zukunft der Pflege – 2053: Ergebnisse eines Szenarioworkshops, Technikfolgenabschätzung – Theorie und Praxis 24(2), S. 46–57

Isfort M, Rottländer R, Weidner F, Gehlen D, Hylla J, Tucman D (2018) Pflege-Thermometer 2018. Eine bundesweite Befragung von Leitungskräften zur Situation der Pflege und Patientenversorgung in der stationären Langzeitpflege in Deutschland. Herausgegeben von: Deutsches Institut für angewandte Pflegeforschung e. V. (DIP), Köln. (http://www.dip.de, Zugriff am: 25.05.2019)

Kehl C (2018) Robotik und assistive Neurotechnologien in der Pflege – gesellschaftliche Herausforderungen, Berlin, Büro für Technikfolgen-Abschätzung beim Deutschen Bundestag (http://www.tab-beim-bundestag.de/de/pdf/publikationen/berichte/TAB-Arbeitsbericht-ab177.pdf, Zugriff am 15.05.2019)

Klein B, Graf, B, Schlömer IF, Roßberg H, Röhricht K, Baumgarten S (2018) Robotik in der Gesundheitswirtschaft. Einsatzfelder und Potenziale. Heidelberg: medhochzwei

Krings BJ, Böhle K, Decker M, Nierling L, Schneider C (2012) Serviceroboter in Pflegearrangements (http://www.itas.kit.edu/pub/l/t/preprint.htm, Zugriff am: 17.08.2019)

Latour B (1987) Science in action: How to follow scientists and engineers through society, Cambridge: Harvard University Press

Lipp B (2017) Analytik des Interfacing. Zur Materialität technologischer Verschaltung in prototypischen Milieus robotisierter Pflege, BEHEMOTH - A Journal on Civilisation 10(1), 207–129

Little MO (1998) Care: From theory to orientation and back, The Journal of medicine and philosophy, 23(2), 190–209

Lucivero F (2016) Ethical Assessment of Emerging Technologies. Appraising the moral. New York u. a.: Springer

Manzeschke A, Weber K, Rother E, Fangerau H (2013) Ethische Fragen im Bereich Altersgerechter Assistenzsysteme. (https://www.technik-zum-menschen-bringen.de/dateien/service/broschuere-ethische-fragen-altersgerechte-assistenzsysteme.pdf/download, Zugriff am: 15.05.2019)

Meyer S (2011) Mein Freund der Roboter. Servicerobotik für ältere Menschen – eine Antwort auf den demografischen Wandel? Berlin: VDE

Mol A, Moser I, Pols J (Hrsg.) (2015) Care in practice: On tinkering in clinics, homes and farms. Bielefeld: transcript

Van Notten PWF et al. (2003) An updated scenario typology, Futures 35(5), S. 423–443

Nozick R (1974) Anarchy, state, and utopia. New York: Basic Books

Oshana M (1998) Personal autonomy and society, Journal of Social Philosophy 29(1), S. 81–102

Plattform Lernende Systeme (2019) Lernende Systeme im Gesundheitswesen. Grundlagen, Anwendungsszenarien und Gestaltungsoptionen. Bericht der AG Gesundheit, Medizintechnik, Pflege. Frankfurt am Main: Zarbock

Rachels J, Rachels S (2007) The elements of moral philosophy. Boston: McGraw-Hill

Rasmussen LB (2005) The narrative aspect of scenario building: How story telling may give people a memory of the future, AI & society 19 (3), S. 229–249

Remmers H (2018) Pflegeroboter: Analyse und Bewertung aus Sicht pflegerischen Handelns und ethischer Anforderungen. In: Bendel O (Hrsg.) Pflegeroboter. Wiesbaden: Springer, S. 161–179

Remmers H (2016) Ethische Implikationen der Nutzung altersgerechter technischer Assistenzsysteme. Expertise für den Siebten Altenbericht der Bundesregierung (https://www.siebter-altenbericht.de/fileadmin/altenbericht/pdf/Expertise_Remmers.pdf, Zugriff am: 15.05.2019)

Remmers H (2011) Pflegewissenschaft als transdisziplinäres Konstrukt. Wissenschaftssystematische Überlegungen – Eine Einleitung. In: Ders. (Hrsg.) Pflegewissenschaft im interdisziplinären Dialog. Eine Forschungsbilanz. Göttingen: V&Runipress, S. 7–47

Sharkey AJ, Sharkey N (2010) Granny and the robots: Ethical issues in robot care for the elderly, Ethics and Information Technology 14 (1), S. 27–40

Sparrow R, Sparrow L (2006) In the hands of machines?: The future of aged care, Minds and Machines 16(2), S. 141–161

Søraker, JH (2010) The Value of Virtual Worlds and Entities: A Philosophical Analysis of Virtual Worlds and Their Potential Impact on Wellbeing. Enschede: University of Twente

Sorell T, Draper H (2014) Robot carers, ethics, and older people, Ethics and Information Technology 16(3), S. 183–195

Stoljar N (2000) Autonomy and the feminist intuition. In: Mackenzie C, Stoljar N (Hsg.) Relational autonomy: Feminist perspectives on autonomy, and the social self. New York: Oxford University Press, S. 94–111

Swierstra T, Rip A (2007) Nano-ethics as NEST-ethics: Patterns of Moral Argumentation about New and Emerging Science and Technology, NanoEthics 1(1), S. 3–20

Tamburrini G (2009) Robot ethics: A view from the philosophy of science, in Ethics and robotics. In: Capurro R, Nagenborg N (Hrsg.) Ethics and Robotics. A view from the philosophy of science, in Ethics and robotics. (https://pdfs.semanticscholar.org/3f22/e4f284f66e501d89e3379ca5b727918012b7.pdf?_ga=2.150329142.1098146721.1569852878-431259582.1569852878, 15.05.2019)

Thrun S (2004) Toward a framework for human-robot interaction, Human-Computer Interaction (1/2), S. 9–24

Vallor S (2011) Carebots and caregivers: Sustaining the ethical ideal of care in the 21st century, Journal of Philosophy and Technology 24, S. 251–268

Weinberger N, Decker M (2015) Technische Unterstützung für Menschen mit Demenz. Zur Notwendigkeit einer bedarfsorientierten Technikentwicklung. Technikfolgenabschätzung – Theorie und Praxis, 24(2), S. 36–45

van Wynsberghe AL (2013) Designing robots for care: care centered value-sensitive design, Science and engineering ethics 19(2), S. 407–433

van Wynsberghe AL (2012) Designing robots with care: Creating an ethical framework for the future design and implementation of care robots. Dissertation University of Twente (https://ris.utwente.nl/ws/portalfiles/portal/6065218/thesis_A_van_Wynsberghe.pdf, Zugriff am: 01.10.2019)

Verbeek PP (2011) Moralizing Technology: Understanding and Designing the Morality of Things. Chicago: University of Chicago Press

Verbeek, PP (2005) What things do: Philosophical reflections on technology, agency, and design. Pennsylvania: Pennsylvania State University Press

Verbeek PP (2006) Materializing morality: Design ethics and technological mediation, Science, Technology, & Human Values, 31(3), S. 361–380

Zegelin A, Meyer G (2018) Roboter gegen Personalengpässe in der Pflege? Pflege 31(2), S. 61–62

# 21 Ethische Aspekte der Digitalisierung und Technisierung des Pflegealltags

*Arne Manzeschke, Julia Petersen*

*In diesem Kapitel erfahren Sie Hintergründe zur Technisierung und Digitalisierung des pflegerischen Alltags. Es erfolgt ein Überblick über derzeit bestehende Technikanwendungen in Forschung und Praxis. Dazu werden pflegetheoretische und pflegeethische Überlegungen diskutiert. Schließlich wird anhand konkreter sozio-technischer Arrangements evaluiert, wie pflegeethische Aspekte bei deren Anwendung berücksichtigt werden können.*

**Lernziele:** Nach dem Lesen dieses Kapitels sollten Sie

- in der Lage sein, die Begründungsstrategien für Technikeinsatz in der pflegerischen Versorgung von Patient*innen zu benennen,
- sich bewusst sein, welche ethischen Dimensionen bei der Implementation technischer Artefakte in die Pflegepraxis Beachtung finden sollten,
- in der Lage sein, Ihre ethische Urteilskraft in der Anwendung von MEESTAR trainieren zu können.

## 21.1 Einleitung

»Der deutliche Anstieg der Zahl der Pflegebedürftigen führt für das gesamte Bundesgebiet zu höheren Fallzahlen, die für das Jahr 2030 etwa 3,5 Mio. Pflegebedürftige (+ 850 Tsd. gegenüber 2013) im Sinne des derzeit geltenden Pflegebedürftigkeitsbegriffs erwarten lassen […]. Bei gleichen Versorgungsquoten wie heute resultiert daraus ein zusätzlicher Bedarf an Beschäftigten in der Pflege von 267 Tsd. Vollzeitäquivalenten« (Rothgang et al. 2016, S. 120). Dieses Zitat macht deutlich, vor welchen Herausforderungen das Gesundheitswesen insgesamt und insbesondere die Pflege steht. Die Förderrichtlinie »Altersgerechte Assistenzsysteme für ein gesundes und unabhängiges Leben« des Bundesministeriums für Bildung und Forschung (BMBF) reagierte im Jahr 2008 auf die sich verschärfenden demographischen Veränderungen in der Bevölkerung (BMBF 2008). »Altersgerechte Assistenzsysteme« sollen neben der Förderung und Aufrechterhaltung von Autonomie von Patient*innen auch das Gesundheitssystem und die Pflegenden entlasten (Meyer & Mollenkopf 2010, Weiß 2014). So entstehen zahlreiche Forschungsprojekte, die vorwiegend technische Innovationen bieten, um die Problemfelder in der Pflegepraxis anzugehen. Im Rahmen der Digitalisierung geschieht dies in einer immensen Geschwindigkeit.

Unter *Digitalisierung* ist allgemein das Umwandeln und Prozessieren lebensweltlicher Phänomene, die in der Regel analog vorliegen, in digitale Informationseinheiten zu verstehen, die als »Daten« von technischen (digitalen) Endgeräten gelesen, gespeichert und weiterverarbeitet werden können. Weiter meint Digitalisierung die Vernetzung von immer mehr digitalen Endgeräten zu einem großen Netz der Information und Kommunikation, in dem Daten produziert, erhoben, gespeichert, verarbeitet und zur Steuerung individueller, organisationaler oder gesellschaftlicher Prozesse genutzt werden (vgl. Manzeschke & Brink 2019).

Vor diesem Hintergrund soll nun die Bedeutung dieser Entwicklung für das Gesundheitswesen untersucht und schließlich am Beispiel der Robotik exemplifiziert werden. Spezielle Monitoringsysteme, Lifter oder Pflegeroboter versprechen, die Arbeitsbelastung für Pflegende zu reduzieren, um nicht zuletzt den bestehenden Fachkräftemangel zu kompensieren. Es werden nicht nur Systeme entwickelt, die ausschließlich praktische Tätigkeiten verrichten sollen, sondern auch solche wie »Emorobot«, die gezielt eine emotionale Bindung zur pflegebedürftigen Person aufbauen und die Rolle eines »Begleiters« einnehmen sollen (Beer et al. 2015), wie es auch die Förderrichtlinie des BMBF »InterEmotio« (BMBF 2013) vorgibt. Technische Systeme werden oftmals eingeteilt in »Trainingsgeräte und Hilfsmittel«, »Telepräsenz- und Assistenzroboter« und »sozial-interaktive Roboter«, die jeweils unterschiedliche Ziele verfolgen (Becker et al. 2013, S. 21). Laut einer von Bedaf et al. (2015) durchgeführten Literaturrecherche befanden sich bereits 2015 insgesamt 107 Roboter in der Entwicklung, mit dem Ziel, diese im geriatrischen Pflegebereich einzusetzen. Die derzeit entwickelten Robotersysteme wie Care-O-bot oder Pepper, die bereits kommerziell erworben werden können, sollen dazu befähigt werden, Menschen mit Unterstützungsbedarf im häuslichen Umfeld bei der Essenseinnahme oder dem Ankleiden zu assistieren (Fischer 2015). Die Technikentwicklung für den Gesundheits- und Pflegesektor vollzieht sich in einer rasanten Geschwindigkeit. Neben zahlreichen Vorteilen und Verbesserungen für den Pflegesektor erwachsen aber auch weitreichende ethische Fragen, die den Kern der Pflege berühren. Die technischen Systeme wirken gleichsam wie ein Spiegel, der uns Menschen die Frage vorhält, ob es einen Unterschied zwischen technischen Systemen und Menschen bei der pflegerischen Versorgung gibt und worin genau der besteht. So müssen wir uns mehr denn je damit befassen, was die professionelle Pflege auszeichnet, worin ihr humaner Kern besteht und was deshalb auch nicht durch technische Systeme substituiert werden sollte.

## 21.2 Was ist ein Roboter – und wo ist das Problem für die Pflege?

Das Wort Roboter verweist auf einen slawischen Ursprung und heißt »arbeiten«. Der Roboter ist ein Arbeiter, der eine ihm zugewiesene Arbeit erledigt. Nach ISO 8373 (2012) gilt: »Ein Roboter ist ein frei und wieder programmierbarer, multifunktionaler Manipulator mit mindestens drei unabhängigen Achsen, um Materialien, Teile, Werkzeuge oder spezielle Geräte auf programmierten, variablen Bahnen zu bewegen zur Erfüllung der verschiedensten Aufgaben«. Die ersten Roboter wurden in den 1950er Jahren konstruiert. Sie übernehmen immer mehr die Arbeit vom Menschen, vor allem solche, die schwer, gefährlich, lästig oder monoton ist. Nach den *Industrierobotern* in eigenen Produktionsstraßen und durch Käfige vom Menschen abgeschirmt, werden nun zunehmend auch *Serviceroboter* gebaut, die in direkter Interaktion mit dem Menschen Arbeiten verrichten, ohne den Menschen dabei zu gefährden. In dieser unmittelbaren Interaktion zwischen Mensch und Maschine erscheinen nun auch pflegerische Tätigkeiten substituierbar, sei es, dass ein Roboter einen Menschen mit Einschränkungen aufgrund von Alter, Krankheit oder Behinderung direkt unterstützt (z. B. Hol- oder Anreichdienste), sei es, dass er eine professionelle Pflegende bei ihren Tätigkeiten unterstützt. Wir unterscheiden hier zwischen primärer und sekundärer Assistenz (Manzeschke 2019).

> Serviceroboter sollen am Menschen funktional beschreibbare Tätigkeiten verrichten oder diesen bei der Ausführung von Tätigkeiten unterstützen: Gegenstände anreichen, Essen angeben, Körperwäsche oder Ähnliches. In der nächsten Ausbaustufe sollen sie aber auch fähig sein, auf sozialer Ebene mit dem Menschen zu interagieren. Diese *sozialen Roboter* lassen sich so verstehen: »Eine physische Entität, die in einem komplexen, dynamischen und sozialen Umfeld ausreichend befähigt ist, um sich auf eine Weise zu verhalten, die förderlich ist für die eigenen Ziele und die der Gemeinschaft.« (Duffy et al. 2014; Übers. AM) Das ist eine Formulierung, die dem sehr nahekommt, was wir bei Menschen »soziales Verhalten« nennen.

Es ist wichtig, diese drei Stufen der Robotik zu unterscheiden, wenn im Folgenden gefragt werden soll, ob und in welcher Weise Robotik in der Pflege eine unterstützende oder ersetzende Rolle zukommen könnte. Dabei ist uns die Unterscheidung von »Helfen« und »Assistieren« wesentlich. *Hilfe* wird hier verstanden als eine Tätigkeit von Mensch zu Mensch, bei der einer dem anderen seine Ressourcen, Fähigkeiten oder sich selbst zur Verfügung stellt, um die Ziele eines Anderen umzusetzen, wozu der allein und aus sich heraus nicht mehr in der Lage ist. Helfen lässt sich aus einer sehr fundamentalen leiblichen Erfahrung des Angerührtseins, des Angerufenwerdens vor aller Sprache verstehen (vgl. Levinas 1995). *Assistenz* dagegen kann in technischer oder personaler Form geschehen. Erstere »beinhaltet das funktionale Element von mitmenschlicher Hilfe ohne ›Beimischung‹ des sozialen Elements der menschlichen Begegnung.« (Manzeschke 2019). Wichtig für das weitere Argument ist die Tatsache, dass ein Roboter lediglich das »funktionale Element« einer Tätigkeit, wie das Essenanreichen, leisten könnte. Das »soziale Element« muss hierbei entfallen. Dies muss nicht zwingend negativ sein. So können unterstützungsbedürftige Personen etwa in schambesetzten Situationen wie der Intimpflege die »reine Funktion« der sozialen Funktion sogar vorziehen. Der Beziehungsaspekt spielt hierbei oft eine untergeordnete Rolle. So beschreiben Henlin & Briggs (1993) anhand von 15 000 Beobachtungen den Wechsel von Personalisierung und De-Personalisierung zwischen Gynäkologe und Patientin in einer Interaktionssituation zur gynäkologischen Untersuchung, wobei in der Untersuchungssituation selbst das Geschlechtliche der Personen zurücktritt, um die schambehaftete Situation besser bewältigen zu können. Andererseits gibt es Menschen, die sich in sensiblen Situationen gerade keine technisch »kalte Hand« wünschen, sondern menschliche Nähe suchen. Entsprechend hat eine ethische Bewertung sehr differenziert nach Person(en), Situation und Unterstützungsform zu erfolgen.

## 21.3 Assistive Technologien in der Pflege – Die Pflege im Sorites-Paradoxon?

Oft wird betont, dass die Technik die Pflegenden nicht ersetzen, sondern ihnen Unterstützung bieten soll, die es ihnen wiederum ermöglicht, sich um die »wesentlichen Tätigkeiten« der Versorgung von Patient*innen zu kümmern. Doch welche Tätigkeiten sind das genau? Gibt es ein Maß für pflegerische Tätigkeiten, bis zu dem sie auf eine technische Assistenz, zum Beispiel einen Roboter, übertragen werden können. Hört die Pflege jenseits der Grenze auf, Pflege zu sein? Diese Fragestellung erinnert an das Sorites-Paradoxon. Es beschreibt das Phänomen eines Sandhaufens, von dem fortlaufend ein Sandkorn entfernt wird. Wenn $n$ Körner einen Haufen darstellen, dann sind $n-1$ Körner ebenfalls ein Haufen. Setzt man dieses Vorgehen fort, wäre auch ein einzelnes Sandkorn noch ein Haufen, was wir jedoch intuitiv ablehnen würden (Hyde 2014; Buldt & Schmidt 1995). Der Sorites kann auch gegenläufig durch Hinzufügen formuliert werden (Bildet ein Korn einen Haufen? Bilden zwei Körner einen Haufen ...?). Auf diese Weise lassen sich Begriffe über die Anzahl der zugehörigen Elemente prüfen und problematisieren:

*Was ist das Wesentliche der Pflege und über welche Elemente lässt sie sich spezifizieren? Ebenso lassen sich Kettenschlüsse auf ihre Schlüssigkeit überprüfen: Wenn die Tätigkeit p nicht das Wesen der Pflege ausmacht, dann lässt sie sich an Maschinen delegieren; Wenn für q das gleiche gilt, dann lässt sich auch diese Tätigkeit delegieren usw.*

In diesem Sinne findet das Sorites-Paradoxon hier seine Verwendung. Im Hinblick auf die pflegerische Versorgung stellt sich also die Frage: Welche Tätigkeiten oder Haltungen sind genuin pflegerischer Natur und können oder sollen nicht an eine technische Assistenz ausgelagert werden? Ferner: Was macht Pflege aus, und wie kommt dieses Wesentliche in, mit und unter den pflegerischen Handlungen zum Ausdruck? Kann dieses Wesentliche mit Technik einhergehen, und wenn ja: wie?

## 21.4 Pflegetheoretische Überlegungen zur Technisierung des Pflegealltags

Viele Pflegetheoretiker*innen versuchen hierauf eine Antwort zu geben: »Entwickelt wurden überwiegend Theorieansätze mit dem (impliziten) Anspruch, den Gegenstandsbereich und die Spezifität der Pflege herauszuarbeiten.« (Stemmer 2003, S. 51) Meleis beschrieb 1999 die drei Grundtypen Bedürfnis-, Interaktions- und Ergebnismodelle, in die sich Pflegetheorien und daraus abgeleitete Modelle einordnen lassen (Meleis 1999). In einigen Klassifikationssystemen, wie etwa den Pflegediagnosen nach NANDA (North American Nursing Diagnosis Association) und der dazugehörigen NIC (Nursing Interventions Classification), die Ende des 20. Jahrhunderts in den USA entwickelt wurden, fällt der hohe Stellenwert der Pflegeintervention als Tätigkeit innerhalb des pflegerischen Handlungsfeldes besonders auf. Diese Fokussierung lässt sich jedoch in der allgemeinen Definition von Pflege der American Nurses Association (ANA) nicht belegen: Pflege wird hier definiert als »Diagnose und Therapie menschlicher Reaktionen auf aktuelle oder potenzielle

Gesundheitsprobleme« (American Nurses Association, zitiert nach Stemmer 2003, S. 55). Stemmer argumentiert, dass durch die Überbetonung der Dimension der *Intervention* die Notwendigkeit einer *Konzeption* von Pflege übergangen wird: »Diese Bestimmung erinnert fatal an ein atheoretisches Verständnis von Pflege, in dem Pflege sich durch den Handlungsvollzug definiert und Fragen beispielsweise nach der Begründung professionellen Handelns oder das jeweilige Verständnis von der Person mit Pflegebedarf kaum eine Rolle spielen.« (Stemmer 2003, S. 55).

Peplau lieferte dagegen bereits 1952 mit ihrem »Interaktionsmodell« eine erste pflegewissenschaftliche Grundlage, in der die Beziehung zwischen Pflegenden und Patient*innen im Mittelpunkt von Pflege steht (Peplau 1952). Ein emotional bedeutsamer Austausch von Pflegenden und Person mit pflegerischen Bedürfnissen und die Bestimmung der dieser Beziehung zugrundeliegenden Strukturen sollen die Pflegende befähigen, die Interaktion als Lernerfahrung für beide Interaktionspartner*innen zu gestalten (ebd.). »Pflege wird als signifikanter, therapeutischer interpersonaler Prozess verstanden, der über die Fertigkeiten verfügt, die Kraft zur Entwicklung der Person zu geben und auch als pädagogisches Instrument eingesetzt werden kann.« (Steppe 1990, S. 767) Dieser Theorie liegt, so wie den meisten Pflegetheorien, ein ganzheitliches Menschenbild zugrunde, das den Menschen nicht als Summe seiner Teile, sondern als Ganzes in den Blick nimmt (Rekittke 2003). Benner spricht selbst einer sachgerechten Ausübung von Pflegetechniken die Bezeichnung Pflegepraxis ab, solange sie nicht zugleich in ein fürsorgliches Engagement für die Beziehung eingebettet sind (Kumbruck et al. 2010). Das fürsorgliche Moment und die Beziehung selbst tragen somit einen Teil zur »Qualität der pflegerischen Handlung, zumindest im subjektiven Erleben des Patienten« bei (Pohlmann 2013, S. 157) und generieren Kräfte für die Genesung der betroffenen Person (Fiechter & Meier 1993).

> Pflege kann, unabhängig von einer konkreten Pflegetheorie, mit ihrem derzeitigen Selbstverständnis und insbesondere mit der Betonung von Reziprozität in der Pflegenden-Patient-Beziehung niemals durch einen Roboter geleistet werden.

Wie der International Council of Nurses festhält wird Pflege keinesfalls als eine Aneinanderreihung von Verrichtungen definiert: »Nursing encompasses autonomous and collaborative care of individuals of all ages, families, groups and communities, sick or well and in all settings. Nursing includes the promotion of health, prevention of illness, and the care of ill, disabled and dying people. Advocacy, promotion of a safe environment, research, participation in shaping health policy and in patient and health systems management, and education are also key nursing roles« (International Council of Nurses 2018). Dezidiert muss gesagt werden, dass die bloße Verrichtung von »pflegerischen Tätigkeiten« ohne Beachtung des Beziehungsaspektes, ob von Personen oder von Robotern erbracht, nicht einem substanziellen Verständnis von Pflege entspricht. Angesichts dieser Grundlage und den Elementen, die für die Pflege als unverzichtbar gelten, wird der Gehalt des Begriffs »Pflegeroboter« geradezu absurd.

## 21.5 Technik und das menschliche Moment der Sorge

Es führt in die Irre, bestimmte Tätigkeiten oder eine bestimmte Menge von Tätigkeiten als »Pflege« zu verstehen und hier eine Grenze der Delegierbarkeit an Maschinen bestimmen zu wollen. Vielmehr geht es darum, in, mit und unter den verschiedenen Tätigkeiten die Beziehungsdimension zum Ausdruck zu bringen und entsprechend zu überlegen, ob und wie hierbei Technik intelligent eingesetzt werden kann. Wenn also für bestimmte Tätigkeiten Technik so eingesetzt wird, dass eine menschliche Kraft hierbei nicht mehr benötigt wird, so bliebe unter dem Strich zu fragen, wo und wie das menschliche Moment der Sorge und Beziehung gleichwohl noch zum Tragen kommt. Das zwingt dazu, Sorgearrangements komplexer zu denken und zu gestalten, als sich auf einzelne Verrichtungen zu konzentrieren.

Im Bedürfnismodell der transkulturellen Pflege nach Leininger (1966) liegt der Fokus auf der Sorge-Tätigkeit, die auch eine zentrale Rolle in den Theorien zur Care-Ethik spielt, die in den 1980er Jahren im angloamerikanischen Raum entstanden sind (Kumbruck et al. 2010). Der Begriff »Care« bezieht sich dabei auf eine von Mitmenschlichkeit geprägte pflegende Beziehung (Käppeli 2004, ▶ Kap. 4). So betont Leininger, »dass die menschliche Fürsorge und das menschliche Fürsorgen das charakteristische und verbindende Merkmal der professionellen Pflege ist und dass diese Perspektive auch in Zukunft Bestand haben wird – unter der Voraussetzung, dass die Pflegenden sich der umfassenden Erforschung und Anwendung ihres Pflegewissens verpflichtet fühlen« (Leininger 1998, zitiert nach Kumbruck et al. 2001, S. 20).

Diese Theorien unterschiedlicher Reichweite beziehen sich darauf, was Pflege ist und was sie leisten soll; sie spiegeln dabei aber einen Pluralismus wider, den es auszuhalten gilt. Gemeinsam ist ihnen jedoch die Auffassung von Pflege als komplexem Prozess, der ohne Respekt und Hinwendung des eventuell vulnerablen Gegenübers nicht auskommt. So ist Pflege nicht die Addition unterschiedlichster diskreter Tätigkeiten, die in einem Haufenbegriff zusammengefasst werden könnten. Bewusstsein muss auch darüber geschaffen werden, was bei der Übernahme augenscheinlich »schlichter« Tätigkeiten durch technische Systeme verloren geht. Die Beobachtung der zu pflegenden Person ist wichtiger Bestandteil einer jeden Pflegeintervention, wobei dessen Reaktion auf die pflegerische Tätigkeit, sei es bei der Körperpflege oder der Wundversorgung, entscheidenden Einfluss hat. Hier wird die Bedeutung der intuitiven und situativen Einschätzung der Pflegenden deutlich. Aus dieser Tatsache darf nicht der Schluss gezogen werden, keine einzige Tätigkeit dürfe technisch unterstützt oder ersetzt werden. Vielmehr ist zu fragen, wie diese beziehungsreiche Beobachtung gewährleistet werden kann, auch wenn Technik in den Sorge-Arrangements eingesetzt wird. Ohne Frage wird der Einsatz von Technik die Pflegebeziehung sowie die Rahmenbedingungen, in denen Pflege stattfindet, verändern. Wann und wie geschieht das zum Guten – oder mindestens zum Besseren? Das ist eine ethische Frage, die sowohl von den direkten Betroffenen wie von der Gesellschaft als ganzer beantwortet werden muss.

Zur Lösung des Sorites-Paradoxons wird die Benennung eines exakten Umschlagpunktes vorgeschlagen, was jedoch weder bei der Betrachtung eines Sandhaufens noch bei der Abwägung, ob verschiedene Tätigkeiten noch »Pflege« sind, als sinnvoll erscheint. Alternativ lassen sich Zustände, die keiner Definition entsprechen, als »Grauzonen« beschreiben (Hyde 2014). So kann bei einer bestimmten Anzahl von Sandkörnern nicht gesagt werden, ob diese einen Haufen bilden oder nicht.

> Um zu vermeiden, dass die Pflege in ihrem Selbstverständnis durch die sukzessive Substitution von Aufgaben durch technische Systeme in eine Art Grauzone gerät, muss sie sich auf das berufen, was sie ausmacht. Und das ist, so weit besteht in der Literatur Konsens, mehr als die Summe ihrer verrichteten Tätigkeiten. Ein erster Schritt in diese Richtung ist mit der Festlegung der sogenannten Vorbehaltsaufgaben für Pflegende im Pflegeberufegesetz 2017 erfolgt, das die Ausführung von Aufgaben wie die Festlegung des individuellen Pflegebedarfs oder die Gestaltung und Steuerung des Pflegeprozesses nur examinierten Pflegefachpersonen erlaubt. Somit erfolgt eine genauere Definition, welche Prozesse die Pflege eigenverantwortlich gestalten kann.

## 21.6 Ethische Aspekte

Nun soll an konkreten Beispielen erörtert werden, welche ethischen Fragestellungen und Aspekte sich angesichts der Anwendung technischer Systeme in der pflegerischen Versorgung oder Betreuung ergeben. Eine Technikanwendung, die in immer mehr Bereichen, wie dem Lernen und Lehren, der Unterhaltung oder auch zu Therapiezwecken eingesetzt wird, ist die Virtual-Reality-Technologie (VR, vgl. dazu grundsätzlich: Madari & Metzinger 2016). Bei der Forschung und Entwicklung rund um altersgerechte Assistenzsysteme steht der Wunsch nach einem selbstbestimmten Leben im Mittelpunkt, der mit verschiedenen Technologien erfüllt werden soll. Beim Einsatz von VR bei Menschen, die von Demenz betroffen sind, ist ein Ziel, die Teilhabe an gesellschaftlichen Entwicklungen und Technologien auch solchen hoch vulnerablen Gruppen zugänglich zu machen (PPZ Nürnberg 2018). Jedoch ergeben sich Probleme, die beachtet werden müssen. Wie in allen Forschungsvorhaben mit Menschen mit Demenz sind forschungsethische Aspekte, deren Kern die Einwilligungsfähigkeit der Personen betrifft, zu berücksichtigen (Alzheimer Europe Report 2011). Aber auch die Tatsache, dass die Person vergessen könnte, dass sie sich gerade in der Virtuellen Realität befindet, muss ethisch bedacht werden: Wird so zu weiterer Desorientierung bei Menschen mit Demenz beigetragen? Ist das als solches bzw. unter bestimmten Umständen gar kein Problem? Was bedeutet dieses Setting für die soziale Interaktion zwischen den Pflegenden und den Pflegebedürftigen? Hierbei können auch Rahmenbedingungen ausschlaggebend sein. So ist es entscheidend, ob die VR-Technologie zum Beispiel in Begleitung einer sozialpädagogischen Betreuung eingesetzt wird oder für einen Einsatz konzipiert wird, bei dem Bewohner*innen »beschäftigt« und Personal anderweitig eingesetzt werden soll. Davon hängt ab, ob das System zur Kommunikation und Vertiefung sozialer Kontakte anregt, wie es auch bei der Kuschelrobbe Paro im therapeutischen Einsatz beobachtet wird (Klein 2016), oder sich Rationalisierungstendenzen ergeben, da eine solche »Beschäftigung« von Patient*innen – zumindest teilweise – auch ohne oder mit weniger Personal auskommen könnte. Bei diesen Fragen besteht bei weitem kein Konsens. Insbesondere bei Menschen mit Demenz oder anderen kognitiven Einschränkungen entsteht in Bezug auf Pflegende eine »extrem asymmetrische Beziehung« (Remmers 2016, S. 15). Diese Situation dürfe nicht ausgenutzt werden oder zur Legitimation einer auf Täuschung beruhenden Interaktion führen, sodass eine

»künstliche Manipulation von Gefühlszuständen« (ebd.) entsteht.

Es gibt auch Techniken, die darauf ausgerichtet sind, eine Aufgabe, die bisher Pflegenden zugesprochen wurde, komplett zu übernehmen. So die sog. »Lindera-App«, die mit einer Mobilitätsanalyse das Sturzrisiko eines älteren Menschen einschätzen soll. Was bisher eine Pflegefachperson mit Erfahrung, Intuition und Assessmentinstrumenten erledigte, könnte nun mit Hilfe von künstlicher Intelligenz *objektiviert* werden. Unabhängig von der Frage, mit welcher Methode das Sturzrisiko von älteren Menschen besser eingeschätzt werden kann, stellt sich die Frage nach einem möglichen Kompetenzverlust auf Seiten von Pflegefachpersonen. Wird diese Aufgabe durch Technik substituiert, so wird diese Fähigkeit bei Pflegenden wahrscheinlich schwinden. Hier zeigt sich ein generelles Problem eines bestimmten Technikeinsatzes; er zielt auf die Ersetzung menschlicher Arbeit. Dies wird gerade deshalb auch erwünscht, weil die Technik präziser, schneller agiert und ermüdungsfrei eingesetzt werden kann, emotional nicht »stört« und sozial keine Ansprüche stellt.

Mit diesen Vorteilen geht einher, dass Menschen die technisch substituierten Fähigkeiten verlernen. Historisch betrachtet ist das nicht immer ein Verlust. Dass Diagnostiker*innen sich heute auf bildgebende Verfahren verlassen, wird die Kenntnis z. B. der Urindiagnostik nicht eben gestärkt haben, stellt aufs Ganze gesehen kaum ein Problem dar. Auch hier mögen manche widersprechen. Anders und folgenreicher könnte es sich jedoch im Bereich der sozialen Beziehungen und der Berührung ausnehmen. Wenn Technik die soziale Beziehung immer mehr in den Hintergrund schiebt, weil sie funktional nicht wesentlich erscheint und schwerer zu operationalisieren ist, dann könnte das – zunächst einmal für die Gesundheitsversorgung, vielleicht aber auch weiter in die Gesellschaft wirkend – weitreichende Folgen hinsichtlich der Art haben, wie wir Menschen einander begegnen, füreinander sorgen und anerkennen. Wenn Berührung zu einer unangenehmen, beschämenden, gar entwürdigenden Angelegenheit wird, der durch technische Strukturen Vorschub geleistet wird, dann hat das eminente Rückwirkungen auf unser Selbstverhältnis und die Weise, wie wir miteinander leben. Aus einer ethischen Perspektive ist hier ein deutliches Caveat zu notieren.

## 21.7 Ethische Evaluation soziotechnischer Arrangements am Beispiel von MEESTAR

Welche Bezugspunkte können nun für eine ethische Einschätzung sogenannter soziotechnischer Arrangements herangezogen werden? Mit sozio-technischen Arrangements bezeichnen wir Systeme, die soziale wie technische Elemente enthalten, die von uns in jedem Fall in ihrer Zusammensetzung, ihren systeminternen Wechselwirkungen und ihren sozio-technischen externen Implikationen betrachtet werden. Der ICN-Ethikkodex für Pflegende gilt als Grundlage für die Berufstätigkeit von Pflegenden und gibt Grundhaltungen vor, die sich aus den Menschenrechten ergeben. In Bezug auf den Technologieeinsatz in der Pflege ist Folgendes zu finden: »Die Pflegende gewährleistet bei der Ausübung ihrer beruflichen Tätigkeit, dass der Einsatz von Technologie und die Anwendung neuer wissenschaftlicher Erkenntnisse vereinbar sind mit der Sicherheit, der Würde und den Rechten des Menschen.« (ICN 2010, S. 3) Jedoch fällt eine ethische Evaluation für ein konkretes System mit diesen Bezugspunkten (Sicherheit, Würde, Recht) zunächst einmal schwer – nicht zuletzt, weil jeder dieser Begriffe für sich ein breites Register an Theorien, Praktiken und Bewertungen aufruft, die ethisch zu bewerten schnell überfordern kann.

Ein Analyseinstrument, um ethisch relevante Aspekte in einem sozio-technischen Arrangement identifizieren und lösungsorientiert bearbeiten zu können, ist MEESTAR (Modell zur ethischen Evaluation von soziotechnischen Arrangements; vgl. Manzeschke et al. 2013). Ziel ist es, die ethischen Aspekte bereits im Entwicklungsprozess von Technologien zu berücksichtigen. Dabei wird das sozio-technische System aus drei verschiedenen Perspektiven betrachtet: individuell, organisational und gesellschaftlich. Unter diesen Perspektiven werden die ethischen Dimensionen Selbstbestimmung, Fürsorge, Selbstverständnis, Teilhabe, Gerechtigkeit, Sicherheit und Privatheit beleuchtet. Anschließend erfolgt eine Einstufung des jeweiligen Aspekts in die Stufen 1 bis 4, die von »aus ethischer Sicht völlig unbedenklich« (Stufe 1) bis »Anwendung ist aus ethischer Sicht abzulehnen« (Stufe 4) reichen (▸ Abb. 21.1).

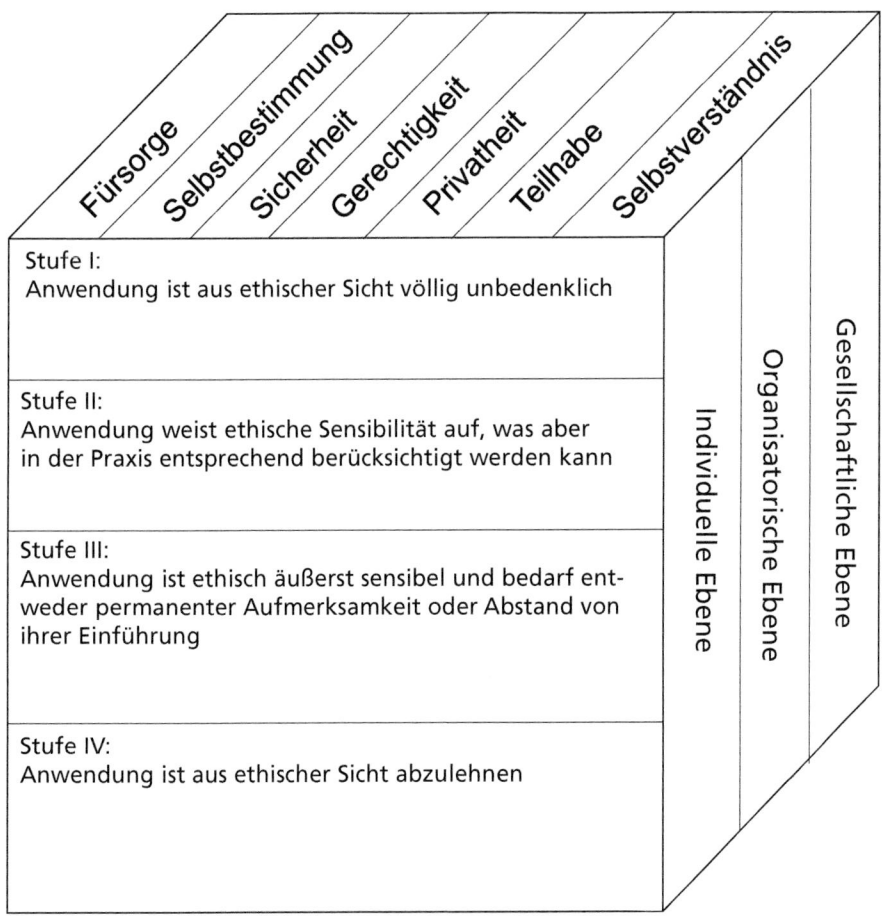

Abb. 21.1: MEERSTAR-Modell zur ethischen Evaluierung soziotechnischer Arrangements (vgl. Manzeschke et al. 2013)

Die ethische Bewertung kann immer nur bezogen auf ein konkretes Szenario erfolgen: »Eine konkrete Person mit ihrem konkreten sozialen Umfeld hat einen konkreten Assistenzbedarf, der durch eine Verbindung von personalen und technischen Arrangements geleistet werden soll« (ebd., S. 13). Das MEESTAR-Instrument soll für ethische Fragen sensibilisieren, es soll den Reflexionsprozess der Beteiligten strukturieren und ihre Urteilskraft und Verantwortlichkeit stärken. Idealerweise wird es von denjenigen, die ein soziotechnisches Arrangement konstruieren, anbieten oder nutzen wollen, frühzeitig eingesetzt, um auf die ethischen Problemlagen aufmerksam zu werden und diese entsprechend im Konstruktionsprozess, im Vertrieb oder in der Nutzung rechtzeitig und zielgerichtet zu adressieren. Hierbei verwendet das Modell sieben moralische Dimensionen (x-Achse), vier Stufen der ethischen Sensibilität (y-Achse) sowie drei Ebenen der Beobachtung (z-Achse). Das Modell versteht sich als eine Heuristik und ein Modell zur Strukturierung ethischer Reflexion. Es beansprucht keinen theoretischen Charakter und keine Abgeschlossenheit. Allerdings hat es seine Praxistauglichkeit mittlerweile bei der Begleitung von mehr als 40 Forschungsprojekten unter Beweis gestellt und das nicht nur im Bereich altersgerechter Assistenzsysteme, sondern auch im Bereich von Medizin, Pflege und Arbeitswelt.

## 21.8 Exemplarische Anwendung des MEESTAR-Modells am Beispiel eines Assistenzroboters

Exemplarisch soll im Folgenden die Funktionsweise des Modells an einem Assistenzroboter, der im häuslichen Bereich für Unterstützungstätigkeiten konzipiert wird, näher betrachtet werden.

Das vom BMBF geförderte Forschungsprojekt *Ropha* hat zum Ziel, die »Wahrnehmungs- und Handhabungsfähigkeiten eines Roboters so zu entwickeln, dass dieser einem Menschen Nahrung mundgerecht anreichen kann« (BMBF 2017). Ältere, hilfsbedürftige Menschen könnten in ihren alltäglichen Aufgaben – vom Anrichten von Mahlzeiten bis zur Anreichung von Nahrung – durch diesen sog. Care-O-bot unterstützt werden. Beispielhaft werden nun einige Aspekte der verschiedenen Dimensionen und Ebenen herausgegriffen. Zur ethischen Einschätzung kann nun die individuelle Ebene im MEESTAR-Modell betrachtet werden, indem zum Beispiel die Perspektive des hilfebedürftigen Menschen oder dessen Angehöriger in den Blick genommen wird. Es kann etwa danach gefragt werden, welche Sicherheitsfunktionen der Roboter enthält, wie transparent diese für die Nutzer sind und welche zusätzlichen Maßnahmen getroffen werden müssten, um Risiken zu minimieren. Geklärt werden müsste hierbei, ob eine Pflege- oder Betreuungsperson anwesend sein muss, wie der Roboter sich bei Verschlucken der Person beim Essen verhält usw. Hier wäre zum Beispiel die Dimension Sicherheit maßgeblich.

Technisch mittlerweile leicht hinzuzufügen sind »soziale« Funktionen oder Umgangsformen des Roboters, wie eine Sprachfunktion oder animierte Augen auf dem integrierten Display des Care-O-bots. Durch solche Leistungsmerkmale entstehen Fragen nach der Auswirkung des Einsatzes von Robotern auf das soziale Miteinander. Könnte ggf. eine emotionale oder soziale Abhängigkeit zu dem Gerät entstehen, die die Gefahr der sozialen Isolation birgt? Wenn der Eindruck bei Angehörigen entsteht, dass der Roboter die Betreuung oder Pflege der hilfebedürftigen Person übernimmt, könnte es bewusst oder unbewusst zu einer Verringerung der menschlichen Kontakte kommen. Hören Menschen durch die Garantie dieser »Versorgungssicherheit« auf, sich um bestimmte Dinge oder Mitmenschen zu kümmern? Wird es möglich, Fürsorge an technische Systeme abzugeben? Verlieren wir auf lange Sicht die Fähigkeit, Beziehungen einzugehen? Gerade die Nahrungsaufnahme resp. das Essen, ist in unserer Gesellschaft ein höchst soziales Geschehen. Deswegen muss diskutiert werden, ob resp. in welchem Ausmaß diese Akte sozialen Miteinanders, die eben mehr sind als funktionale Verrichtungen, durch robotische Systeme geleistet werden sollen oder können. Was bedeutet es für unser soziales Miteinander, wenn Essen hier auf die technische Nahrungsaufnahme reduziert würde?

Die »Bewertung und Wahrnehmung eines Subjektes gegenüber sich selbst« (ebd., S. 19) kann als Selbstverständnis bezeichnet werden, das auch eine MEESTAR-Dimension darstellt. Die Diskurse um Altersbilder spielen bei pflegebedürftigen, älteren Menschen eine große Rolle. Deshalb muss diskutiert werden, ob ein Assistenzroboter in der Häuslichkeit und die Rahmenbedingungen seines Einsatzes die Sichtweise aufs Altern als einen defizitären Zustand, der kompensiert und behoben werden muss, verschärft oder ob er Raum für pluralistische, differenzierte Vorstellungen des Alters zulässt. Des Weiteren ist die Frage, ob und inwieweit durch datenerhebende technische Systeme eine Standardisierung möglicher Zustände von Patient*innen erfolgt, die eine individuelle und intuitive Reaktion, wie sie von einem menschlichen Gegenüber erwartet wird, verhindert. Was macht es mit dem Menschen selbst, dessen Hilfebedürfnis von einem Assistenzroboter »beantwortet« wird?

In der Dimension Privatheit spielen auch Fragen nach dem Datenschutz eine Rolle. Diskutiert werden muss, welche Informationen gespeichert werden, wer Zugang zu diesen hat und wie sich Missbrauch verhindert lässt. Die Dimension der Selbstbestimmung oder Autonomie indes verweist auf die Handlungsfreiheit, die sich aus der Würde des Einzelnen unmittelbar ergibt (ebd., S. 15). So gilt es zu reflektieren, unter welchen Umständen dieser Roboter zum Einsatz kommt. Obliegt die Entscheidung über dessen Nutzung der hilfebedürftigen Person selbst, deren Angehörigen oder der Krankenkasse? Welche gesellschaftlichen Zwänge veranlassen Menschen, sich von der Abhängigkeit Angehöriger loszusagen? Auf organisationaler Ebene entstehen andere Fragestellungen. In der Dimension Sicherheit wären hier Fragen nach Kompetenzverlusten oder Abhängigkeiten von Technik innerhalb der Organisation wie zum Beispiel des Pflegedienstes, der neben Pflegenden auch Assistenzroboter einsetzt, relevant. So müssen die Folgen bei einem Technikausfall beachtet werden. Auch die Frage, wie mit den generierten Daten, etwa zu den Einsatzzeiten des Roboters, im Rahmen der Organisation umgegangen wird, muss diskutiert werden. Wird die pflegerische Arbeit an sich durch den Einsatz dieses Geräts entwertet oder Arbeitsplätze gar ersetzt? Verändert sich das Berufsbild der Pflegefachpersonen und was bedeutet die Kooperation mit Assistenzrobotern für das Selbstbild erster?

Die gesellschaftliche Ebene weitet den Blick nochmal und stellt Fragen nach möglichen Auswirkungen des Einsatzes des soziotechnischen Arrangements auf die Gesellschaft als Ganzes. In der Dimension Sicherheit stellen sich Fragen nach Verantwortung und Haftung bei unerwünschten Folgen. Die Dimension Fürsorge »impliziert, dass für den Anderen, den Bedürftigen, Sorge, Entscheidung und Verantwortung übernommen wird in dem Maße, in dem der bedürftige Mensch dazu selbst nicht mehr in der Lage ist« (ebd., S. 14). In diesem Sinne muss nochmal aus einer gesellschaftlichen Perspektive betrachtet werden, welchen Einfluss dieses robotische System auf die Fürsorge zwischen Menschen hat und ob die Gefahr besteht, Fürsorgetätigkeiten an Technik auszulagern. Fragestellungen, die den Zugang zu Technik in den Blick nehmen, fallen bei MEESTAR in die Dimension der Gerechtigkeit. Sind die Geräte für alle Menschen mit Bedarf zugänglich, werden die Kosten beispielsweise von der Krankenkasse übernommen, oder ist die Anschaffung eines Assistenzroboters ein Luxusgut? Werden Forderungen nach der gesellschaftlichen und politischen Aufwertung von Pflege degradiert durch die Lösung drängender Fragen durch technische Systeme? Für eine unterstützungsbedürftige Person mag es sehr wohl nützlich und unproblematisch erscheinen, bei der Unterstützung auf die Einhaltung gewisser Datenschutzregeln zu verzichten oder eine Einschränkung der eigenen Persönlichkeitsrechte hinzunehmen. Aus der Perspektive der Gesellschaft stellt sich das durchaus anders dar: Wir wollen nicht in einer Gesellschaft leben, wo die Bürger*innenrechte systematisch beschnitten werden oder der Datenschutz einer individuellen und vielleicht kurzfristigen Nützlichkeit geopfert wird. Hier muss der ethische Diskurs ansetzen, der diese verschiedenen Perspektiven in einer klugen und moralisch überzeugenden Weise vermittelt.

> Die Beurteilung von Technikeinsatz in der Pflege muss ganz konkret auf das zu verwendende System und den betreffenden Kontext bezogen werden. Der rege Diskurs über diese Fragen spiegelt auch das pluralistische Wertesystem unserer Gesellschaft wider. Umso wichtiger erscheint es, diese Debatten in der Breite der Gesellschaft zu führen, um eine patient*innenenzentrierte pflegerische Versorgung auch in Zeiten der Technisierung und Digitalisierung zu ermöglichen.

## 21.9 Zusammenfassung und Ausblick

Es ist davon auszugehen, dass der Einfluss technischer Innovationen auf die Pflege weiter zunehmen wird (Kunze 2017). Allein aus diesem Grund ist es geboten, dass Pflege nicht nur am Technikentwicklungsprozess teilnimmt, sondern vielmehr diese aktiv gestaltet und Ausgangspunkt für Innovationen ist. Die Bedarfe von Pflegenden und Patient*innen müssen explizit benannt werden, um sie in den Fokus der Entwicklung zu stellen. Zielkriterium beim Einsatz von Technik in der Pflege muss somit die Lebens- und Arbeitsqualität von Pflegenden und zu Pflegenden sein (Fuchs-Frohnhofen et al. 2018). Pflegende haben durch ihre Nähe zu Patient*innen eine besondere Stellung in der Gesundheitsversorgung und müssen ihre Sichtweise auch in der Reflexion der ethischen Aspekte soziotechnischer Systeme in der pflegerischen Versorgung mit einbringen können. Der Verweis auf die institutionellen und gesellschaftlichen Rahmenbedingungen des Technikeinsatzes darf bei dieser Betrachtung ebenso wenig fehlen wie der Bezug zu konkreten Anwendungskontexten. Hierzu erscheint es auch wichtig, dass Pflegende schon frühzeitig Kompetenzen entwickeln können, die ihnen diese Reflexion erlauben. Dazu sind neben Kompetenzen zur Einschätzung von neuen Technologien auch Kompetenzen für ethische Reflexion nötig, wie es die neue Ausbildungs- und Prüfungsverordnung für die Pflegeberufe, die zum 1. Januar 2020 in Kraft getreten ist, auch vorsieht.

Auf Herausforderungen des demographischen Wandels und des anhaltenden Fachkräftemangels in der Pflege wird überwiegend mit technischen Lösungen geantwortet. Dabei darf die Pflege, die eine ganzheitliche Sichtweise auf ihre Adressat*innen hervorhebt, nicht in Einzeltätigkeiten aufgegliedert werden. Bei der ethischen Bewertung von sozio-technischen Systemen für die Pflegepraxis muss stets das konkrete System und der Anwendungskontext beachtet werden. Mit dem Analyseinstrument MEESTAR kann eine systematische und strukturierte Einschätzung erfolgen, die schon Konstrukteurinnen und Konstrukteure dieser Systeme in ihrer ethischen Urteilskraft unterstützt, aber auch den gesellschaftlichen Diskurs anregen kann.

## 21.10 Transferfragen

1. Warum ist eine (pflege)ethische Betrachtung beim Einsatz innovativer Technik in die pflegerische Versorgung essenziell?
2. Welche pflegetheoretischen Aspekte können beim Einsatz von technischen Systemen diskutiert werden?
3. Welche (pflege)ethischen Aspekte sind beim Einsatz von technischen Systemen zu beachten und wie können diese adressiert werden?
4. Welche ethischen Dimensionen sind bei der Implementation technischer Artefakte in die Pflegepraxis wichtig?

## Literatur

Alzheimer Europe Report (2011) The ethics of dementia research, (http://www.alzheimer-europe.org/Publications/Alzheimer-Europe-Reports, Zugriff am 12.02.2019)

Becker H, Scheermesser M, Früh M, Treusch Y, Auerbach H, Hüppi R, Meier F (2013) Robotik in Betreuung und Gesundheitswesen, (https://doi.org/10.3929/ethz-a-007584670, Zugriff am 23.12.2018)

Bedaf S, Gelderblom G, Gert J, De Witte L (2015) Overview and Categorization of Robots Supporting Independent Living of Elderly People: What Activities Do They Support and How Far Have They Developed. Assistive Technology 27 (2), Abingdon: Taylor & Francis. S. 88–100

Beer T, Bleses, H Ziegler, S (2015) Personen mit Demenz und robotische Assistenzsysteme. Ethnographische Erkundungen zu Randakteuren der Pflege. Pflege & Gesellschaft 20 (1), S. 20–36

Buldt B, Schmidt EG (1995) »Sorites«. In: Historisches Wörterbuch der Philosophie, hrsg. von Ritter, J, Grüner K, Darmstadt: Wissenschaftliche Buchgesellschaft, Bd. 9, Sp. 1090–1099

Bundesministerium für Bildung und Forschung (2008) Förderrichtlinie »Altersgerechter Assistenzsysteme für ein gesundes und unabhängiges Leben – AAL«. (https://www.bmbf.de/foerderungen/bekanntmachung-337.html, Zugriff am 22.06.2018)

Bundesministerium für Bildung und Forschung (2013) Förderrichtlinie »Vom technischen Werkzeug zum interaktiven Begleiter – sozial- und emotionssensitive Systeme für eine optimierte Mensch-Technik-Interaktion-Interemotio« (https://www.bmbf.de/foerderungen/bekanntmachung-908.html, Zugriff am 25.07.2018)

Bundesministerium für Bildung und Forschung (2017) RoPHa - Robuste Wahrnehmungsfähigkeiten für Roboter zur Unterstützung älterer Nutzer im häuslichen Umfeld (https://www.technik-zum-menschen-bringen.de/projekte/ropha, Zugriff am 12.12.2018)

Duffy B R, Rooney C F B, O'Hare G M P, O'Donoghue R.P.S. (2014) What is a social robot? (https://www.researchgate.net/profile/Gregory_OHare/publication/228803576_What_

is_a_Social_Robot/links/0912f509111b0d6c1c000000/What-is-a-Social-Robot.pdf, Zugriff am 12.01.2019)

Fiechter V, Meier M (1993) Pflegeplanung. Eine Anleitung für die Praxis. 9. Auflage, Basel: Recom

Fischer H, Endmann A, Kröke M (Hrsg.) (2015) Mensch und Computer 2015 – Usability Professionals, Berlin: De Gruyter, S. 144–151

Fuchs-Frohnhofen P, Blume A, Ciesinger KG, Gessenich H, Hülsken-Giesler M, Isfort, M, Jungtäubl M, Kocks A, Patz M, Weihrich, M (2018) Memorandum Arbeit und Technik 4.0 in der professionellen Pflege

Henslin J, Biggs M (1993) The Sociology of the Vaginal Examination. In: Henslin J (1993) Down to earth sociology. 7 Auflage, New York: Free Press

Hyde D (2014) Sorites Paradox, The Stanford Encyclopedia of Philosophy. (https://plato.stanford.edu/archives/win2014/entries/sorites-paradox/, Zugriff am 23.07.2018)

International Council of Nurses (2010) ICN-Ethikkodex für Pflegende, (http://www.deutscher-pflegerat.de/Downloads/DPR%20Dokumente/ICNEthik-E04kl-web.de.pdf, Zugriff am 22.12.2018)

International Council of nursing (2018) Definition of nursing (short version), (www.icn.ch/definition.htm, Zugriff am 23.02.2019)

Käppeli S (2004) Vom Glaubenswerk zur Pflegewissenschaft, Geschichte des Mitleidens in der christlichen, jüdischen und freiberuflichen Krankenpflege. Bern: Huber

Klein B (2016) Zwischen Natur und Technik – Künstliche Tiere: Können künstliche Tiere zur Lebensqualität in der Altenhilfe beitragen? In: Fehlmann M, Michel M, Rebecca Niederhauser R (Hrsg.): Tierisch! Das Tier und die Wissenschaft, Zürich: vdf Hochschulverlag AG an der ETH Zürich S. 33–41

Kohlen C, Kumbruck, C (2008) Care-(Ethik) und das Ethos fürsorglicher Praxis. Universität Bremen, Forschungszentrum Nachhaltigkeit. (http://nbn-resolving.de/urn:nbn:de:0168-ssoar-219593, Zugriff am 23.08.2018)

Kumbruck C, Rumpf M, Senghaas-Knobloch E (2011) Unsichtbare Pflegearbeit - Fürsorgliche Praxis auf der Suche nach Anerkennung: Studien zur Pflege 3, LIT: Berlin-Münster-Wien-Zürich-London

Kunze C (2017) Technikgestaltung für die Pflegepraxis: Perspektiven und Herausforderungen, Pflege & Gesellschaft (2), S. 130-145

Leininger M (1998) Kulturelle Dimensionen menschlicher Pflege, Freiburg: Lambertus

Levinas E (1998) Ich und Totalität. In: Levinas E: Zwischen uns. Versuche über das Denken an den Anderen, München: Hanser, S. 24–55

Madary M, Metzinger T (2016) Real Virtuality: A Code of Ethical Conduct. Recommendations for Good Scientific Practice and the Consumers of VR-Technology. Front. Robot. AI 3(3), doi: 10.3389/frobt.2016.00003

Manzeschke A, Brink, A (2019) Ethik der Digitalisierung der Industrie. In: Walter Frenz: Handbuch Industrie 4.0, Heidelberg: Springer (im Erscheinen)

Manzeschke A (2019) Technische Assistenzsysteme. In: Fuchs, M (Hrsg.) Handbuch Alter und Altern. Anthropologie – Kultur – Ethik. J. B. Metzler: Stuttgart/Weimar

Manzeschke A (2015) MEESTAR: Ein Modell angewandter Ethik im Bereich assistiver Technologien. In: Weber K, Frommeld D, Manzeschke A, Fangerau H (Hrsg): Technisierung des Alltags. Beitrag für ein gutes Leben?, Stuttgart: Steiner, S. 263–283; S. 274

Manzeschke A, Weber K, Rother E, Fangerau H (2013) Ergebnisse der Studie »Ethische Fragen im Bereich Altersgerechter Assistenzsysteme«. Studie im Auftrag der VDI/VDE Innovation + Technik GmbH im Rahmen der vom Bundesministerium für Bildung und Forschung (BMBF) beauftragten Begleitforschung AAL. https://www.ethikdiskurs.de/forschungsprojekte/projektarchiv/ethische-fragen-im-bereich-altersgerechter-assistenzsysteme, Zugriff am 12.05.2019

Meleis A (1999) Pflegetheorien. Gegenstand, Entwicklung und Perspektiven des theoretischen Denkens in der Pflege, Bern: Huber

Misselhorn C, Pompe U, Stapleton M (2013) Ethical Considerations Regarding the Use of Social Robots in the fourth Age, GeroPsych (26), S. 121–133

Meyer S, Mollenkopf H (Hrsg.) (2010) AAL in der alternden Gesellschaft. Anforderungen, Akzeptanz und Perspektiven. Analyse und Planungshilfe, Berlin/Offenbach: VDE Verlag

Peplau H (1952) Interpersonal Relations in Nursing: A Conceptual Frame of Reference for Psychodynamic Nursing. Putnam

Pflegepraxiszentrum (PPZ) Nürnberg (2018) VR Game, (https://www.ppz-nuernberg.de/ Zugriff am: 21.01.2019)

Pohlmann M. (2014) Die Pflegende-Patienten-Beziehung Ergebnisse einer Untersuchung zur Beziehung zwischen Patienten und beruflich Pflegenden im Krankenhaus. Pflege, Göttingen: Hogrefe S. 156–162

Rekittke A (2003) Ganzheitlichkeit als Ideologie? Pflegewissenschaftliche Dipl.-Arbeit an der Alice-Salomon-Fachhochschule, Berlin

Rothgang H, Kalwitzki T, Müller R, Runte R, Unger R (2016) Schwerpunktthema Pflegebedürftigkeitsbegriff. Schriftenreihe zur Gesundheitsanalyse, (https://www.barmer.de/presse/presseinformationen/pressemitteilungen/pressearchiv-2016/pflegereport-2016-79324, Zugriff am 15.02.2018)

Stemmer R (2003) Pflegetheorien und Pflegeklassifikationen, Pflege & Gesellschaft, 8.(2), S. 51–58

Steppe H (1990) Pflegemodelle in der Praxis, 3. Folge: Hildegard Peplau, Die Schwester/Der Pfleger 9, Bibliomed

Weiß, C (2014) Technik für ein selbständiges Leben im Alter: Stand von Forschung und Innovation. In: Informationsdienst Altersfragen, hrsg. vom Deutschen Zentrum für Altersfragen, Heft 41. Jg., S. 3

**Teil III**
**Dimensionen des Ethiktransfers**

# 22 Methoden ethischer Fallbesprechung im Pflegealltag

*Norbert Steinkamp*

*Dieses Kapitel stellt Methoden der interprofessionellen ethischen Fallbesprechung vor. Solche Methoden bieten eine Struktur an, um konkrete Handlungssituationen mithilfe ethischer Argumentation zu analysieren. Entscheidungssituationen erfordern eine andere Herangehensweise als der Gedankenaustausch zum Zwecke des Verstehens oder der Klärung grundlegender Handlungsausrichtung. Das Kapitel präsentiert mit der Nimweger Methode für ethische Fallbesprechung zunächst eine Methode für Situationen, an deren Ende eine Entscheidung steht. Sodann werden zwei weitere Gesprächsmethoden vorgestellt, deren Ziele das Verstehen sowie die Klärung ethischer Begriffe sind: das hermeneutische Gespräch und die sokratische Methode.*

**Ziele:** Nach der Lektüre dieses Kapitels haben Sie einen Überblick über verschiedene Methoden ethischer Fallbesprechung. Sie verfügen über Kenntnisse der Funktion ethischer Fallbesprechung, angemessener Methodik sowie der Rolle der Gesprächsleitung und entwickeln Ideen, wie sie diese innerhalb des Pflegeteams und in interprofessionellen Settings anwenden können.

## 22.1 Ein Fallbeispiel

Da sich Methoden ethischer Fallbesprechung in konkreten Situationen der Behandlung, Pflege und Versorgung von Patient*innen oder Bewohner*innen bewähren müssen, wird am Beginn dieses Kapitels eine solche Situation vorgestellt.

**Fallbeispiel**

Herr Bergmann ist 52 Jahre alt und hat eine leichte geistige Behinderung. Er wohnt in einer begleiteten Wohngemeinschaft und fährt täglich zur Arbeit. Herr Bergmann hat seit Jahren undeutliche Schmerzen in der Magengegend. Hierfür nimmt er hin und wieder ein Antazidum. Daneben ist er seit einem halben Jahr in Behandlung wegen depressiver Beschwerden, die sich bis jetzt als nicht behandelbar erwiesen haben. Vor zwei Wochen erscheint Herr Bergmann in der Sprechstunde des Hausarztes und klagt über fortdauernde Schmerzen in der Magengegend, worauf ihm der Arzt eine Gastroskopie vorschlägt. In der Wohngemeinschaft wird viel Wert auf ein unterstützendes Lebensumfeld, Inklusion und den Respekt vor der Autonomie der Bewohner*innen gelegt. Herr Bergmann soll selbst darüber entscheiden, ob er sich einer Behandlung unterziehen will oder nicht. Sein Mentor spricht mit ihm über die Untersuchung und erklärt ihm noch einmal sorgfältig, was bei der Gastroskopie passieren wird. Herrn Bergmann wird deutlich, dass die Untersuchung nicht angenehm ist. Er will vor allem in Ruhe gelassen werden und lehnt diese deutlich ab, obwohl der Hausarzt ihm gegenüber beteuert, dass diese angebracht sei. Der Hausarzt hat wenig Verständnis für das Verhalten von Herrn Bergmann und zweifelt, ob er angesichts seiner Beeinträchtigungen in der Lage sei, seine Interessen angemessen wahrzunehmen (Beispiel entnommen aus Manschot et al. 2009, S. 37 f.).

Im Folgenden werden nicht in erster Linie Vorschläge unterbreitet, wie die hier skizzierte Situation zu »lösen« sei. Vielmehr geht es um Anleitung zur Deliberation mit den Zielen der Entscheidungsfindung und des vertieften Verstehens. Mit dem Begriff der Deliberation (oder auch des Deliberierens) bezeichnet man einen Dialog zwischen mehreren Personen, beispielsweise in einem Team. Es geht dabei in erster Linie um die Entwicklung von Argumenten und den Austausch über sie in Bezug auf eine konkrete Fragestellung. Wichtig dabei ist nicht, wer am Ende Recht behält. Vielmehr geht es darum, dass alle Beteiligten zu vertiefter Einsicht in Gründe ihres Denkens und Handelns gelangen und auf dieser Basis größere Klarheit in Bezug auf ihre Entscheidungsfindung entwickeln (Steiner 2012, Steinkamp 2009, Habermas 1992).

> Die englischsprachige Fachdiskussion verwendet den Begriff *Deliberation*, um die ethische Fallbesprechung – welche die für die Behandlung, Pflege und Versorgung von Patient*innen Verantwortlichen selbst unter Anleitung einer Gesprächsleitung durchführen – von der Vorstellung direktiver Beratung abzugrenzen, wie sie anfänglich mit dem Begriff der *ethics consultation* angedeutet wurde (vgl. Aulisio et al. 2003).

## 22.2 Methoden ethischer Fallbesprechung

Methoden ethischer Fallbesprechung helfen bei der Strukturierung des Prozesses der Deliberation. In ihrer Grundstruktur besteht sie aus einer kleineren Anzahl von Schritten, mittels derer interprofessionelle Teambesprechungen über ein moralisches Problem in der Behandlung, Pflege und Versorgung von Patient*innen in aufeinanderfolgende Phasen unterteilt werden. Die Struktur einer Methode ethischer Fallbesprechung orientiert sich an allgemeinen Regeln der Argumentation (Toulmin 2006). Sie verknüpft ethische mit fachlichen (z. B. ärztlichen, pflegerischen) Argumentationsweisen. Ihre Grundstruktur kann in *Protokollen* für verschiedene Praxiszusammenhänge weiter ausgearbeitet werden. Das Protokoll einer ethischen Fallbesprechung kann eine Fragenliste sein, in welcher die Grundstruktur durch spezifische Fragen stationärer oder ambulanter Kontexte ergänzt wird.

Ethische Fragen können informell oder formell besprochen werden. Für die formelle ethische Fallbesprechung wurden problemorientierte und haltungsorientierte Methoden vorgeschlagen (Manschot et al. 2009): Mithilfe *problemorientierter Methoden* wird eine möglichst große Klarheit darüber angestrebt, welche Aspekte eines Problems mittels welcher theoretischen und praktischen Annahmen analysiert werden können. Ziel ist, durch argumentative Klärung Wege zu einer verantworteten Entscheidung aufzuzeigen.

Mithilfe *haltungsorientierter Methoden* wird das Gespräch im Sinne interpretativ-verstehenden Denkens angeleitet mit dem Ziel, das Problem bzw. Teile des Problems besser verstehen und in den Gesamtzusammenhang des Handelns einordnen zu können. Problemorientierte Methoden sind direkt, haltungsorientierte Methoden indirekt handlungsorientierend.

1. Beispiele für problemorientierte Fallbesprechungsmethoden (Steinkamp 2009, Steinkamp & Gordijn 2003):
   - der *klinische Pragmatismus* (Fins et al. 1997; ► Kap. 1; ► Kap. 23), eine an der Systematik ärztlicher Diagnostik orientierte Methode,
   - die *Nimwegener Methode der ethischen Fallbesprechung* als Instrument interprofessioneller Teambesprechungen.
2. Beispiele für haltungsorientierte Methoden:
   - das *hermeneutische Gespräch* zur (retrospektiven) Analyse narrativer Strukturen (Durand 1999),
   - die *sokratische Methode* (Badura 2002, Birnbacher & Krohn 2002) zur Besprechung über den Einzelfall hinausgehender Fragen.

Welche Methode bevorzugt wird, hängt von der Situation, der in einer Besprechung eingenommenen Perspektive sowie von den vereinbarten Besprechungszielen ab (► Tab. 22.1):

Tab. 22.1: Methoden ethischer Fallbesprechung – Situationen, Perspektiven, Ziele

|  | Situation | Perspektive | Ziel |
| --- | --- | --- | --- |
| **Klinischer Pragmatismus** | Moralischer Konflikt, Entscheidungssituation | Primär prospektiv | Konsens, Handlung |
| **Nimwegener Methode** | Moralisches Problem in der Entscheidungsfindung | Primär prospektiv | Begründung, Argumente, Handlung |
| **Hermeneutische Methode** | Moralisches Unbehagen, Reue, unerledigte Fragen | Primär retrospektiv | Interpretation, Verstehen, Haltung |
| **Sokratische Methode** | Begriffliche oder normative Verunsicherung | Primär retrospektiv | Begriffsklärung, Haltung |

Im Folgenden wird erst die *Nimwegener Methode für die ethische Fallbesprechung* vorgestellt. Danach werden zum Vergleich das *hermeneutische Gespräch* und die *sokratische Methode* erläutert.

## 22.3 Die Nimwegener Methode für die ethische Fallbesprechung

Die *Nimwegener Methode* ist ein vierstufiges Modell der prospektiven ethischen Falldiskussion, das ursprünglich vom *Bochumer Medizinethischen Arbeitsbogen* (Viefhues et al. 1987)

abgeleitet und an die Besonderheiten der Behandlung, Pflege und Versorgung von Patient*innen angepasst wurde. Entwickelt wurde sie für die Fallbesprechung im interprofessionellen Team. Die Aufgabe von Ethikfachpersonen besteht dabei weniger in einer auf Beschlussfassung gerichteten direktiven Beratung als vielmehr in der Moderation als aktivierender, nicht direktiver Beratung im Sinne inhaltlicher und prozeduraler Strukturierung. Ärzt*innen und Pflegende sowie alle anderen Teilnehmer*innen sind nicht Rezipient*innen eines Ratschlags, sondern gestalten den Verlauf der Besprechung aktiv mit. Neben Ethikfachpersonen kann die Fallbesprechung auch von anderen Personen mit entsprechender Aus- oder Weiterbildung in praktischer Ethik, Gesprächsleitung sowie Kenntnis des entsprechenden Handlungsfelds moderiert werden.

> Die Nimwegener Methode geht von folgenden *fünf Grundannahmen* aus:
>
> 1. Ethische Fragen sind innerlich mit dem jeweiligen Handeln verflochten; ärztliche wie pflegerische Praxis sind neben der professionellen auch eine genuin moralische Praxis (ten Have et al. 2013).
> 2. Sorgfältiges Formulieren eines moralischen Problems am Beginn einer Fallbesprechung eröffnet den Zugang zur moralischen Dimension.
> 3. Das genaue Verständnis eines moralischen Problems lässt sich durch Analyse, Interpretation und ethische Argumentation vertiefen.
> 4. Konsens ist praktisch bedeutsam. Ausschlaggebend sind am Ende jedoch die Stringenz der Argumente und die Kohärenz zwischen grundlegenden Wertüberzeugungen der Beteiligten sowie ihren Urteilen im Einzelfall.
> 5. Moderiert wird die ethische Fallbesprechung vorzugsweise von einer nicht zur Abteilungshierarchie gehörenden Person, die, wenn auch vertraut mit der jeweiligen Praxis, Abstand vom zu diskutierenden Problem halten kann und in der Besprechung moralischer Probleme geschult ist.

Vier Gesprächsphasen werden unterschieden (▶ Tab. 22.2). Im Anlauf zur ersten Phase versprachlichen die Teilnehmerinnen und Teilnehmer ihre moralischen Intuitionen in

**Tab 22.2:** Kurzfassung der Nimwegener Methode für ethische Fallbesprechung

| Gesprächsphase | Fragen |
| --- | --- |
| 1. **Problembestimmung** | Was ist der Anlass der Besprechung? Wie lautet das moralische Problem? Ist das, was wir tun (sollen) das moralisch Gute? |
| 2. **Inventarisieren und Verstehen der Situation** | Welche medizinischen, pflegerischen, lebensanschaulichen und organisatorischen Aspekte sind relevant und wie sind sie zu verstehen? |
| 3. **Ethische Bewertung** | Was entspricht am besten dem Wohl und Willen der betreffenden Person? Wie lässt sich diesbezüglich die jeweilige Verantwortung von Ärzt*innen und Pflegenden und anderen definieren? |
| 4. **Beschlussfassung** | Hat sich die Ausgangsfrage geändert? Welche Schlussfolgerungen und Entscheidungen lassen sich aus dem zuvor Besprochenen ableiten? Welches sind die wichtigsten Argumente? |

Bezug auf die besprochene Situation. Die ethische Fallbesprechung schließt so an alltagsmoralischen Vorstellungen an. Hieraus wird die moralische Fragestellung entwickelt.

Nicht immer ist gleich zu Beginn deutlich, worin das moralische Problem in einer Situation besteht. Dann hilft es, die Gesprächsteilnehmer*innen zunächst um Nennung des Anlasses der Besprechung zu bitten. Von hier aus kann man sich den im engeren Sinne moralischen Aspekten zuwenden. In der ersten Gesprächsphase kommt es also darauf an, einen konkreten Bezug zur Person sowie zu den im Team wahrgenommenen moralischen Fragen herzustellen. Bei Herrn Bergmann kann dies beispielsweise die Frage nach der moralisch angemessenen Balance zwischen dem jeder Person geschuldeten Respekt vor eigener Entscheidungsfreiheit einerseits und andererseits der für Gesundheitsfachpersonen geltenden Pflicht sein, Leiden zu verhüten oder zu lindern sowie das Wohlergehen zu fördern. Werden im ersten Anlauf nicht nur ein, sondern mehrere moralische Probleme genannt, können diese Vorschläge zunächst gesammelt und sodann nach Dringlichkeit oder Bedeutung geordnet werden. Schließlich einigen sich die Teilnehmer*innen auf eine in der konkreten Situation als vorrangig wahrgenommene Frage und formulieren diese so konkret und klar wie möglich. Diese Vorgehensweise beruht auf zwei Annahmen:

Erstens zeigen sowohl Fallbesprechungen als auch die Arbeit von Klinischen Ethikkomitees, dass beim Fehlen einer klar eingrenzbaren Fragestellung die Deliberation nach problemorientierten Methoden weniger gut zu einem Ergebnis führt (Steinkamp et al. 2010). In einer Situation, in der vor allem das moralische Unbehagen oder die Reue über eine Fehlentscheidung oder ein Versäumnis im Vordergrund stehen, kann eine andere, haltungsorientierte Methode der Fallbesprechung, eventuell auch zur Ergänzung, herangezogen werden. Zweitens stellen sich moralische Fragen auch auf Ebene der Intuition. Es kann deshalb hilfreich sein, sich mit der eigenen, intuitiven Situationswahrnehmung auseinanderzusetzen bevor detailliertere Situationsbeschreibungen wie beispielsweise ärztliche oder pflegerische Diagnosen besprochen und ethische Argumente ausgearbeitet werden.

In Bezug auf die Bedeutung von Intuitionen erschließen sich nach Thomas von Aquin (1225–1274) Alltagsmoral sowie moralische Sensibilität einer Person über das, was wir Gewissen nennen. Gewissensurteile umfassen – neben der Reflexion auf die *Alltagsmoral* – auch bereits Ansatzpunkte vernunftgeleiteter *ethischer Argumentation* (Aquinas 1988). Entsprechend können Gesprächsteilnehmende darin unterstützt werden, sich ihrer intuitiven moralischen Urteile bewusst zu werden und diese zu artikulieren. Ausgehend von dieser erfahrungsbezogenen Basis wird die weitere Argumentation entwickelt und fortlaufend auf ihren Bezug zur Ausgangssituation überprüft. Nach der Problembestimmung (*Phase 1*) werden entsprechend der Nimweger Methode Einzelheiten der klinischen, stationären oder ambulanten Situation sowie der Wünsche und Bedürfnisse der betroffenen Person gesammelt und interpretiert (*Phase 2*), Werte und Normen miteinander abgewogen (*Phase 3*), und schließlich eine Schlussfolgerung entwickelt und begründet (*Phase 4*).

In der Praxis der ethischen Fallbesprechung erweist sich insbesondere die zweite, inventarisierende und interpretierende Phase des Gesprächs als wichtiger Moment, in dem der Sicht der Pflegenden besondere Aufmerksamkeit zukommt. Eine Deliberation mit dem Blick auf Aktivitäten des täglichen Lebens, das psychosoziale Umfeld, Ressourcen sowie die Bedeutung von Erfahrungen vervollständigt einerseits das Verständnis einer Situation im Allgemeinen. Andererseits bietet sie Pflegenden, die in den hierarchischen klinischen Strukturen oftmals eine Marginalisierung erfahren, einen herausgehobenen Ort, an dem pflegerische Fachexpertise und moralische Wertungen aus dem Pflegealltag eingebracht werden können und sollen. Über die Bestandsaufnahme und fachliche Analyse hinaus werden Einzelheiten der Handlungssituation in den Folgeschritten im Blick auf ihre Bedeutung für das Handeln interpretiert.

> Die Nimwegener Methode leitet dazu an, zwischen *beschreibenden, interpretierenden und wertbezogenen Aussagen* zu unterscheiden, diese aber nicht beziehungslos voneinander zu trennen. Eine Unterscheidung zwischen Sein und Sollen ist im Rahmen einer ethischen Fallbesprechung aus praktischen Gründen wichtig: Erstens kann das, was ist, einschließlich der hierauf bezogenen Erzählungen und Interpretationen erst sorgfältig und gründlich verstanden werden, bevor ein Beschluss gefasst und begründet wird. Zweitens wird mithilfe einer solchen Unterscheidung der Blick freigelegt für die *ethischen Aspekte* der Situation.

Im Übergang zur wertbezogenen Argumentation wird von dieser Methode eine normative Vorstrukturierung nach einer auf sogenannten mittleren Prinzipien – Respekt vor Autonomie, Gutes tun, Nicht-Schaden und Gerechtigkeit – beruhenden angewandten Ethik ins Spiel gebracht (Beauchamp & Childress 2013). Diese werden jedoch nicht als vollständig und exklusiv, sondern als Anregung zur Reflexion auf der Ebene der Ethik aufgefasst (▶ Kap. 21.2).

Ethische Fallbesprechungsmethoden kann man auch in dieser Hinsicht in zwei Gruppen einteilen: Einerseits solche, die keine oder nur sehr marginale, andererseits solche, die deutlichere inhaltlich ethische Vorgaben machen (van Dartel & Molewijk 2014, Manschot et al. 2009). Der Vorteil einer strikt prozessorientierten Methode ohne inhaltliche Vorgaben ist ihre breite Anschlussfähigkeit an die eigene Situationswahrnehmung und unterschiedliche Kontexte. Ihre Herausforderung liegt in der konkreteren Bestimmung der Ebene des Ethischen. Während Konsens im Team ein wichtiges praktisches Ziel ist, begrenzt die Tatsache, dass Konsense auch unmoralisch sein können, ihre Geltung als letzter ethischer Richtschnur. Auf argumentativer Ebene kann man sich in ethischen Fallbesprechungen an der *Kohärenz* zwischen begründeten Urteilen, moralischen Argumenten und theoretischen Hintergrundannahmen orientieren (Daniels 1996, S. 22). Dabei sind *gesunder Menschenverstand* (common sense), Gewissen und Konsens wichtige Aspekte in der ethischen Fallbesprechung, nicht aber letztes Kriterium für die moralische Richtigkeit von Urteilen und Entscheidungen.

Vertrautheit mit dem jeweiligen Praxisfeld und Unabhängigkeit von Abteilungshierarchien unterstützen die erfolgreiche Durchführung von Fallbesprechungen. Insbesondere gilt dies für die Rolle der Moderation, der nach der Nimwegener Methode eine besondere Verantwortung in der Strukturierung des Gesprächs zukommt. Diese soll Teilnehmerinnen und Teilnehmern ermöglichen, sich ganz auf ihre jeweilige Verantwortung zu konzentrieren. Hierauf werden entsprechende Trainingsprogramme abgestimmt (Akademie für Ethik in der Medizin 2010).

## 22.4 Verstehen und Argumentieren: das hermeneutische Gespräch

In Situationen, in denen nicht die Entscheidungsfindung, sondern das Verstehen einer moralisch geprägten Problematik im Vordergrund steht, liegt es nahe, auf Methoden zurückzugreifen, die auf Interpretation sowie Begriffsklärung ausgerichtet sind. Beispiele solcher Methoden sind das hermeneutische Gespräch und die sokratische Methode. Neben Situationen moralischer Verunsicherung kann eine solche Methode bei retrospektiven Besprechungen sinnvoll sein, und zwar sowohl in klinischen Situationen (Steinkamp & Gordijn 2010), im Wohnumfeld psychiatrischer Einrichtungen (van Woelderen 2009) als auch in der Vermittlung von Ethik in der Aus- und Weiterbildung.

Der Akzent interpretierender Methoden ethischer Fallbesprechung liegt auf dem Verstehen von Inhalt und Bedeutung moralischer Einschätzungen. In solchen Fällen »greift« eine Methode wie diejenige des Hermeneutischen Gesprächs vielleicht besser als die schrittweise Entwicklung eines moralischen Urteils im Blick auf Entscheidungen. Einen Überblick über die Grundstruktur einer hermeneutischen Fallbesprechungsmethode (Dekkers et al., unveröffentlicht) liefert die folgende Tabelle (▶ Tab. 22.3).

Tab. 22.3: Grundstruktur einer hermeneutischen Fallbesprechungsmethode (nach Dekkers et al., unveröffentlicht)

| Elemente | Inhalte |
| --- | --- |
| Einen ersten Blick auf die Situation vornehmen | 1. Erste Intuitionen hinsichtlich des vorliegenden Falls |
| Erzählperspektiven der Beteiligten bestimmen | 2. Perspektive und Stil |
| Erzählungen analysieren | 3. Struktur der Erzählungen<br>4. Inhalt der Erzählungen |
| Erzählelemente herausarbeiten | 5. Schlüsselbegriffe<br>6. Ethische Theorien |
| Die Rückkoppelung zum vorliegenden Fall vornehmen | 7. Bedeutung der vorangehenden Überlegungen für den Fall<br>8. Unterschiede der Schlussfolgerungen im Vergleich zu den Anfangsintuitionen |

Das Gespräch beginnt mit einer Bestandsaufnahme moralischer Intuitionen. Unterstellt wird, dass moralische Intuitionen im Erzählten »eingebettet« sind. Zum Zwecke besseren Verstehens wird die Fallbeschreibung aus unterschiedlichen Perspektiven variiert, um diese als Geschichte zu begreifen, die von einer bestimmten Perspektive aus erzählt worden ist. Das Verstandene wird schließlich verglichen mit den zu Beginn der Besprechung geäußerten ersten Intuitionen, um sich so des Lernergebnisses der Fallbesprechung zu vergewissern.

Ein wichtiges Lernziel hermeneutischen Interpretierens und Argumentierens ist die Einsicht in die Perspektivgebunden-

> heit sprachlicher Äußerungen. Für das pflegerische Handeln bedeutet dies, sich bewusst zu machen, dass eine Fallvignette oder auch eine ausführlichere Fallpräsentation kraft ihrer Eigenschaft als sprachlicher Äußerung einerseits fachinhaltliche wie kommunikative Einsichten erschließt, andererseits aber auch entsprechenden Begrenzungen unterliegt. Situationen werden professionell, wie bezüglich des Organisationskontextes, je nach Perspektive unterschiedlich wahrgenommen und interpretiert: Bin ich ärztlich oder pflegerisch ausgebildet? Besteht meine Verantwortung in der Behandlung oder in der Versorgung? Bin ich als Patient*in von einer Situation existentiell betroffen? Wie prägt der Organisationskontext mein Handeln?

Eine interessante praktische Umsetzung besteht darin, Situationen, die in interprofessionellen Besprechungen behandelt oder auch in Fort- oder Weiterbildungen ausführlicher analysiert werden, mindestens aus zwei Perspektiven zu präsentieren: (a) aus der Perspektive der betroffenen Person sowie (b) aus einer fachlichen Perspektive. Ein Beispiel für eine solche Vorgehensweise findet sich in der Sammlung von Lernfällen im von Bischkopf et al. neu herausgegebenen Lehrbuch Soziale Arbeit in der Psychiatrie (Bischkopf et al. 2017, 323–420). Die Hermeneutik verleiht einer zentralen Intention problemorientierter Methoden eine vertiefte Bedeutung: Innerhalb der Organisation werden Räume des Nachdenkens eröffnet, die – zumindest vorübergehend – nicht in erster Linie ergebnisorientiert sind. In der eingangs erwähnten Fallgeschichte von Herrn Bergmann kann die hermeneutische Besprechung Tiefenschichten der Erzählung zu Tage bringen, die ein angemessenes Verständnis der Situation ermöglichen. Nicht nur das, was zu tun ist, steht im Vordergrund, sondern auch das, was zum Verstehen der gegenwärtigen Situation beigetragen hat. Dies kann wiederum neue Einsichten im Blick auf das Handeln eröffnen.

## 22.5 Erörtern tiefergehender ethischer Fragen: das sokratische Gespräch

Das sokratische Gespräch ist eine Methode des Gruppengesprächs, in der mithilfe eines im Rückblick analysierten Fallbeispiels eine *konkrete philosophische Frage* so erörtert wird, dass man ein vertieftes Verständnis einer in ihr sich stellenden *allgemeinen Problematik* erreicht. Ausgehend von konkreten pflegerischen Erfahrungen kann beispielsweise versucht werden, zu klären, inwieweit ich als Pflegefachperson verpflichtet bin, über protokollarisch festgelegte Arbeitsschritte hinaus Verantwortung zu übernehmen und worin genau diese Verantwortung besteht (Bouduin 2009). In seiner ursprünglichen Form hat das sokratische Gespräch drei Wurzeln: Neben den Platonischen Dialogen, in welchen eine philosophisch denkende Person gleich einer Hebamme ihren Gesprächspartner zugleich herausfordert und unterstützt, Einsichten ans Licht zu bringen, geht es zurück auf Unterrichtskonzepte der sozialistischen Reformschulbewegung der 1920er Jahre sowie auf Grundsätze der Neo-Kantischen Erkenntnistheorie (Birnbacher 1999).

Hieraus ergibt sich zunächst

a) der Gedanke, dass philosophisches Verstehen im lebendigen Dialog zwischen Menschen zu erlangen ist,

b) die Einsicht, dass ein solches Verstehen nicht Gelehrten vorbehalten, sondern partizipativ jeder Person zugänglich ist und
c) die Annahme, dass der Zugang zu einem solchen Verstehen grundsätzlich durch die bei allen Menschen und zu allen Zeiten gleiche Vernunft erlangt werden könne.

Während der Gedanke einer gesellschafts- und geschichtslosen Vernunft nicht mehr aufrechterhalten wird, ist die Idee der partizipativen Wahrheitsfindung durch das Gespräch nach wie vor prägendes Element der Methode des sokratischen Gesprächs. Sie korrespondiert mit der zunehmenden Bedeutung von Empowerment und partizipativer Entscheidungsfindung im Sozial- und Gesundheitswesen (van der Donk et al. 2014). Auch ein solches Gespräch verläuft entlang des Leitfadens einer Methode und steht unter der Leitung reflektierter Gesprächsleitung. Den Anfang bildet eine philosophisch relevante Frage des täglichen Lebens beziehungsweise der professionellen Praxis. Eine sich im Pflegekontext ergebende Frage kann sein: »Nach welchen Gesichtspunkten sollten in der Pflege vorhandene Ressourcen (Zeit, pflegerische Mittel usw.) verteilt werden?« (vgl. Bouduin 2009).

Da die Teilnehmenden eines solchen Gesprächs ausschließlich von ihren eigenen Erfahrungen, ihrer eigenen Einsicht und ihrem eigenen Denken heraus sprechen sollen, wird die allgemeine philosophische Fragestellung des Gesprächs mithilfe eines konkreten Fallbeispiels näher untersucht. Mehr noch als die hermeneutische Methode bezieht sich das sokratische Gespräch dabei retrospektiv auf eine abgeschlossene Geschichte. Wie wir aus der Praxis des hermeneutischen Gesprächs wissen, kann auch hier die Multiperspektivität einer aus dem Blickwinkel verschiedener Personen erzählten Geschichte die Auseinandersetzung bereichern.

Das sokratische Gespräch nutzt als Methode die sogenannte »regressive Abstraktion« (Badura 2002): Ausgehend von einer *allgemeinen Fragestellung*, welche auf ein *konkretes Beispiel* bezogen wird, wird zunächst nach *spezifischen Antworten* gesucht. Auf der Basis dieser Antwort wird im Zuge schrittweiser Abstraktion eine *allgemeine Antwort* auf die Ausgangsfrage freigelegt. Der niederländische sokratische Berater Kessels erläutert den Gesprächsverlauf am Bild einer Sanduhr (Kessels 1999; ▶ Abb. 21.1).

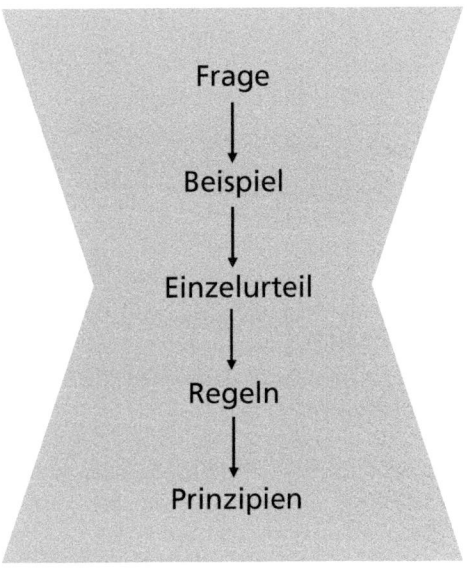

**Abb. 22.1:** Sanduhrmodell des Verlaufs eines sokratischen Gesprächs

Birnbacher hat auf die Bedeutung der Abkehr von der ursprünglichen Idee hingewiesen, es gebe auf jede philosophische Frage genau eine wahre und richtige Antwort (Birnbacher 1999). Die damit gegebene größere Offenheit, die verschiedene begründbare Antworten auf philosophische Fragen zugesteht, macht den sokratischen Dialog anschlussfähig als Methode kreativer Ideenentwicklung in partizipativ gestalteten Veränderungsprozessen. Für die praktische Anwendung eines solchen Gesprächsmodells wurden Prozessregeln für die Gesprächsleitung sowie Verhaltensregeln für Gesprächsteilnehmer*innen entwickelt (vgl. Birnbacher 1999):

*Prozessregeln für Gesprächsleiter\*innen im Rahmen des sokratischen Gesprächs*

1. Zurückhaltung und Nondirektivität in Bezug auf substantielle Fragen
2. Unparteilichkeit und Schutz des »langsamsten« Denkers
3. Befähigung der Gesprächsteilnehmer\*innen, einander klar und deutlich zu verstehen; Unterstützung von Bemühungen um ein besseres Verständnis
4. Zurückführung der Gesprächsteilnehmer\*innen auf die Ausgangsfrage
5. Konsensorientierung

*Verhaltensregeln für Gesprächsteilnehmende im Rahmen des sokratischen Gesprächs*

1. Klare und verständliche Ausdrucksweise
2. Wille zur Verständigung
3. Die eigene Erfahrung als Ausgangspunkt
4. Artikulation von Unzufriedenheit und Unbehagen

Birnbacher weist auf Parallelen zwischen dem sokratischen Gespräch und der themenzentrierten Interaktion nach Ruth Cohn hin (vgl. Birnbacher 1999, Cohn 1997). Hauptthema und Ausrichtung des sokratischen Gesprächs jedoch sind philosophischer Natur, während es in Cohns Modell vor allem um die Entwicklung subjektbezogener Kommunikationsfähigkeiten und den Zugang zu den eigenen Gefühlen geht.

Eine Stärke des sokratischen Gesprächs liegt darin, dass es – über das kurzfristige Lösen von Problemen hinaus – zu *philosophischem Nachdenken* anleitet. Im Vergleich zu den anderen hier vorgestellten Methoden wird also direkt auf vertiefte, über die Einzelsituation hinausgehende Einsicht abgezielt. Im Vergleich zu anderen Methoden erfordert es in der Regel mehr Zeit und kann deshalb beispielsweise im Umfeld von Richtungsentscheidungen in Direktorien, in der Leitlinienentwicklung im Ethikkomitee, oder auch in der Fort- und Weiterbildung von Pflegenden Verwendung finden.

In der eingangs erwähnten Fallgeschichte könnte ein sokratisches Gespräch dazu beitragen, Grundbegriffe wie den freien Willen sowie die Frage, welches Gewicht dieser erhalten solle, gründlicher zu durchdenken und das erlangte Verständnis mit dem Inhalt berufsethischer Richtlinien abzugleichen. Der Kern des sokratischen Gesprächs liegt in der Klärung von Fragen, die sich im Einzelfall stellen, jedoch über diesen hinausweisen. Diese schließen das berufliche Selbstverständnis und die Frage nach moralischen Haltungen von Pflegenden ausdrücklich mit ein.

## 22.6 Zusammenfassung

In Organisationen des Gesundheitswesens stellen sich vielfältige Probleme, in denen eine ethische Fallbesprechung für Beteiligte und Betroffene hilfreich sein kann (vgl. van Dartel & Molewijk 2014). Entscheidungen müssen gefällt werden; der Umgang mit moralischem Unbehagen und Verunsicherung will eingeübt sein. Einsicht und Klarheit in grundsätzlichen Fragen fördern die Handlungskompetenz. Die in diesem Kapitel vorgestellten Methoden regen dazu an, sich diesen Fragen je nach Situation zu stellen und dabei verschiedene Herangehensweisen auszuprobieren.

Die Nimwegener und andere prospektiventscheidungsorientierte Methoden lassen sich gut in bereits bestehenden interprofessionellen Besprechungen anwenden und leiten dazu an, eine ethische Handlungsfrage in den Mittelpunkt zu stellen. Nicht unwichtig ist dabei die methodische Abfolge der Bestimmung des moralischen Problems, der Inventarisierung und Interpretation der Situation, der Bewertung und der Beschlussfassung besteht. Als mindestens ebenso wichtig wird jedoch die Kultivierung einer offenen, respektvollen, deliberativen Gesprächshaltung angesehen (Gracia 2003). Hermeneutische Fallbesprechungen ermöglichen einen größeren Abstand von der Lösungsorientierung. Sie eignet sich für Besprechungen, in denen es, auch retrospektiv, um die Reflexion moralischer Verunsicherung geht. Die am deutlichsten reflexive, philosophische Fallbesprechungsmethode ist das sokratische Gespräch. Es kann in Situationen eingesetzt werden, in denen es um ein weitergehendes Nachdenken über Praxissituationen im Blick auf die Formulierung normativer Grundorientierungen geht. Aus der Annahme, dass die Beherrschung verschiedener Teamgesprächsformen sich förderlich auf die Besprechung verschiedener sich in der Praxis stellender Probleme auswirkt, ergibt sich, dass eine klinisch tätige Ethikfachperson über Kenntnisse und Fertigkeiten einer Auswahl dieser Methoden verfügen und sie in der Prozessgestaltung und Moderation in den vielfältigen Herausforderungen des Pflegealltags auf angemessene Weise anwenden sollte.

## 22.7 Transferfragen

1. Worin sehen Sie den Beitrag einer Methode der ethischen Fallbesprechung zur Gesprächskultur interprofessioneller Teams?
2. Wie kann die ethische Fallbesprechung als Instrument genutzt werden, um Pflegende in der Artikulation ihrer Wahrnehmungen und ihrer Anliegen zu unterstützen? Wo erkennen Sie fördernde und hindernde Umstände in Ihrem beruflichen Umfeld?
3. Wo sehen Sie Möglichkeiten, die methodische Pluralität ethischer Entscheidungsfindung im Pflegealltag zu nutzen?

## Literatur

Akademie für Ethik in der Medizin (2010) Standards für Ethikberatung in Einrichtungen des Gesundheitswesens. In: Ethik in der Medizin 22. Jg., Heft 2, 149–153.
Aquinas Th (1988) On Law, Morality, and Politics. Edited, with introduction, by Baumgarth, W P., Regan, R J Indianapolis: Hacket.
Aulisio M P, Arnold R M , Youngner S J (Eds.) (2003) Ethics consultation. From theory to practice. Baltimore: The Johns Hopkins University Press
Badura J (2002) Die Suche nach Angemessenheit. Praktische Philosophie als ethische Beratung. Münster: Lit.
Beauchamp T, Childress J (2013) Principles of Biomedical Ethics. 6. Aufl. Oxford: Oxford University Press
Birnbacher D (1999) The Socratic Method in Teaching Medical Ethics. In: Medicine, Healthcare and Philosophy 2. Jg., Heft 3, 219–224
Birnbacher D, Krohn D (2002) Das Sokratische Gespräch. Stuttgart: Reclam Verlag
Bischkopf et al. (2017) Soziale Arbeit in der Psychiatrie. Lehrbuch. Köln: Psychiatrie Verlag
Bouduin D (2009) De socratische methode: van moreel oordeel naar morele vooronderstelling. In: Manschot H, van Dartel H (Hrsg.) In gesprek

over goede zorg. Overlegmethoden voor ethiek in de praktijk. Vierde oplage. Amsterdam: Boom, S. 97–114

Cohn R C (1997) Von der Psychoanalyse zur themenzentrierten Interaktion. Von der Behandlung einzelner zu einer Pädagogik für alle. Stuttgart: Klett-Cotta

Daniels N (1996) Justice and Justification. Cambridge: Cambridge University Press

van Dartel H, Molewijk B (Hrsg.) (2014) In gesprek blijven over goede zorg. Overlegmethoden voor ethiek in de praktijk. Tweede druk. Amsterdam: Boom

van der Donk C, van Lanen B, Wright M T (2014) Praxisforschung im Sozial- und Gesundheitswesen. Bern: Huber

Durand G (1999) Introduction Générale à la Bioéthique. Histoire, Concepts et Outils. Montréal (Québec): Fides

Fins J, Bacchetta M, Miller F (1997) Clinical Pragmatism: A Method of Moral Problem Solving. In: Kennedy Institute of Ethics Journal 7. Jg., Heft 2, 129–145

Gracia-Guillen D (2003) Ethical case deliberation and decision making. In: Medicine, Health Care and Philosophy 6. Jg., Heft 3, 227–233

ten Have H, ter Meulen., van Leeuwen E (2013) Medische Ethiek. Vierde druk. Houten/Diegem: Bohn, Stafleu, van Loghum

Kessels J (1999) Socrates op de markt. Filosofie in bedrijf. Amsterdam: Boom

Manschot H, van Dartel H. (Hrsg.) (2009) In gesprek over goede zorg. Overlegmethoden voor ethiek in de praktijk. 4. Aufl. Amsterdam: Boom

Steinkamp N (2009) Ethical deliberation in healthcare organizations. Studies on structures and methods. Ede: Ponsen & Looijen BV

Steinkamp N, Gordijn B (2003) Ethical case deliberation on the ward. A comparison of four methods. In: Medicine, Health Care and Philosophy 6. Jg., Heft 3, 235–244

Steinkamp N, Gordijn B, ten Have H (2008) Debating Ethical Expertise. In: Kennedy Institute of Ethics Journal 18. Jg., Heft 2, 173–192

Steinkamp N, van Woelderen M (2009) Interdisziplinäre Entscheidungsfindung: Erfahrungen aus der Psychiatrie in den Niederlanden. In: Bulletin der Schweizerischen Gesellschaft für Biomedizinische Ethik. Band 58, 16–17

Steinkamp N, Gordijn B (2010) Ethik in Klinik und Pflegeeinrichtung. Ein Arbeitsbuch. 3. Aufl. Neuwied, Köln, München: Luchterhand

Toulmin S E (2003) The Uses of Argument. Updated Edition. Cambridge: Cambridge University Press

Viefhues H, Sass H M (1987) Bochumer Arbeitsbogen zur medizinethischen Praxis. Medizinethische Materialien Heft 2. Bochum: Zentrum für Medizinische Ethik e. V.

Woelderen M van (2009) Moral deliberation in psychiatry. Needs and expectations of employees of GGZ Nijmegen regarding moral deliberation. Nijmegen: unpublished MA thesis

# 23 Interprofessionelle klinisch-ethische Entscheidungsfindung am Beispiel der Intensivmedizin

*Tanja Krones, Settimio Monteverde*

*In diesem Beitrag beschreiben wir die Notwendigkeit und Sinnhaftigkeit einer interprofessionell gedachten und gelebten Ethik. Der Kontext der Intensivmedizin eignet sich hierbei besonders gut, um zu reflektieren, dass Pflegende mit vielen weiteren Professionen für und mit von Krankheit betroffenen Menschen in unterschiedlichsten Lebenslagen Entscheidungen treffen und tragen, so wie es auch in anderen Kontexten wie Pflegeheimen, Kinder-, Rehabilitations- oder Akutkliniken geschieht. Nach einer Einführung in den Kontext der Intensivmedizin umreißen wir die internationale Diskussion zu einer interprofessionellen Ethik. Anhand eines Fallbeispiels auf der Intensivstation schildern wir die Kultur einer solchen interprofessionellen Zusammenarbeit, die wir abschließend reflektieren.*

**Ziele:** Sie werden zum einen in den Kontext der ethischen Fragestellungen auf der Intensivstation eingeführt. Sie lernen die aktuelle Diskussion um eine interprofessionell gedachte Ethik kennen, wissen um den Mehrwert und die Besonderheit der interprofessionellen Zusammenarbeit und bekommen einen Einblick in Strategien der interprofessionellen ethischen Entscheidungsfindung.

## 23.1 Einführung

Die Geburtsstunde der Intensivmedizin lag in den 40er Jahren des letzten Jahrhunderts in der Erfindung der ersten Beatmungsmaschinen und deren Anwendung außerhalb von Operationssälen. Die Idee, die aufgrund einer Erkrankung ausgefallene Organfunktion durch technische Lösungen zu überbrücken, so dass ein*e Patient*in die Chance hat, sich zu erholen, war seit Beginn des 20. Jahrhunderts in der Welt. Häufig wird Medizingeschichte jedoch als Pioniertat eines einzelnen mutigen Mannes erzählt – ganz nach dem Narrativ der männlichen Entdecker und Eroberer der Neuzeit. Auch um die Behandlung der vermutlich ersten Intensivpatientin, Vivi, einem an Polio erkrankten Mädchen, durch den dänischen Anästhesisten Bjørn Aage Ibsen um 1952 rankt sich eine solche Legende (Pincock, 2007): Nachdem der Chirurg eine Tracheotomie durchgeführt hatte, konnte Ibsen das Kind nicht sofort beatmen, worauf alle Ärzt*innen außer ihm den Raum verlassen hätten. Ibsen habe es jedoch ganz allein geschafft, die Beatmung für Vivi zu etablieren. Auch wenn diese Geschichte so stimmen mag: Eine exzellente Behandlung und Betreuung gelingt nur mit einem kompetenten interprofessionellen Behandlungsteam, auch und gerade in der Intensivmedizin. Dies wusste auch Ibsen. In kurzer Zeit meldeten sich 1500 engagierte Pflegefachpersonen, Medizinstudierende und Medizinpersonal in Rente als

Freiwillige, um gemeinsam mit erfahrenen Fachpersonen des Kopenhagener Krankenhauses eine Rund-um-die-Uhr-Betreuung der vielen Patient*innen in der Hoch-Zeit der Polioepidemie zu leisten.

> Von Anfang an war die Betreuung der Patient*innen auf Intensivstationen nur in interprofessionellen Teams möglich, die sich in ihrer Arbeit austauschten und abstimmten. Und von Anfang an stellten sich auch drängende ethische Fragen. Zunächst: Wie sollten die offensichtlich begrenzten, potentiell lebensrettenden Ressourcen – Beatmungsmaschinen, Betten und Personal – auf die vielen an Polio erkrankten Patient*innen verteilt werden?

Wenige Jahre später, 1959, veröffentlichen Mollaret und Goulon einen Artikel zum Phänomen des »Coma dépassé«: Sie beschrieben Patient*innen an der Beatmungsmaschine, die ohne Gabe von sedierenden Medikamenten in einem Zustand tiefer Bewusstlosigkeit waren – einem Zustand, den wir heute als Hirntod bezeichnen (Mollaret & Goulon 1959) Wurzelnd in der Aufarbeitung der NS-Medizin in den Nürnberger Prozessen und der US-amerikanischen Bürgerrechtsbewegung nahm gleichzeitig das Bewusstsein zu, dass der Respekt vor der Autonomie und die Menschenwürde auch und gerade im Bereich von medizinischer Forschung und Therapie handlungsleitend sein sollten. Damit standen verschiedene Fragen im Raum:

1. Dürfen wir die einmal begonnenen, organüberbrückenden, lebenserhaltenden Maßnahmen beenden?
2. Falls ja: Wer sollte darüber entscheiden dürfen und mit welcher Begründung? Und wer sollte den Entscheid umsetzen?
3. Und ferner: Wer sollte entscheiden, wenn eine Person nicht mehr für sich selbst sprechen kann, da sie aufgrund des klinischen Zustands nicht selbst dazu in der Lage ist, wie dies in der Intensivmedizin häufig der Fall ist?

Dieselben Fragen der ersten interprofessionellen Behandlungsteams auf Intensivstationen stellen sich bis heute, auch wenn die technischen Möglichkeiten größer, die Professionen im Gesundheitswesen vielfältiger und die Erfahrungen mit hochkomplexen Patient*innen nicht nur in medizinischer, sondern auch in ethischer Hinsicht reicher geworden sind. Ethische Fragen stellen sich natürlich nicht nur auf Intensivstationen (Rasoal et al. 2015). Auch die Art, sie in interprofessionellen Behandlungsteams zu bearbeiten, unterscheidet sich nicht grundsätzlich von anderen Bereichen des Gesundheitswesens (▶ Kap. 22). Die offensichtliche Notwendigkeit einer guten ethischen Praxis tritt jedoch aufgrund der Intensität der eingesetzten Mittel und zeitlichen Entscheidungsdichte im Rahmen der intensivmedizinischen Behandlung gerade bei medizinisch komplexen Patient*innen, die sich in einer existentiellen Lebenssituation befinden, besonders deutlich zu Tage. In solchen Situationen zeigt sich nicht nur die Notwendigkeit einer interprofessionellen Zusammenarbeit, sondern auch deren Mehrwert.

> Während der Begriff der *Multiprofessionalität* den additiven Charakter der verschiedenen Professionen zum Ausdruck bringt, die – in Analogie zu einer Produktionskette – »neben-« oder »nacheinander« mit einer ausdifferenzierten Arbeitsteilung die Patient*innenversorgung sichern, bringt der Begriff der Interprofessionalität das »Miteinander« zum Ausdruck, d. h. das Moment der Kooperation und Interaktion, das zur wirksamen Lösung komplexer Probleme notwendig ist. Interprofessionalität setzt Multiprofessionalität voraus (Sottas 2013).

Der Fokus dieses Beitrags liegt daher nicht primär auf der klinisch ethischen Entscheidungsfindung auf Intensivstationen (vgl. hierzu z. B. Salomon et al. 2018, Krones et al. 2018), sondern auf dem Konzept einer interprofessionellen Herangehensweise an komplexe klinisch-ethische Fragestellungen. Der Kontext der Intensivstation ist vergleichbar mit einer starken Lupe, durch welche die Reichweite und Tiefe ethischer Fragen im Gesundheitswesen gebündelt sichtbar werden. Wie ein Brennglas kann dieses Bündel an Fragestellungen so intensiv sein, dass dieses, wenn es auf vulnerable Menschen – Patient*innen, Angehörige, Teammitglieder – trifft, Verletzungen Einzelner und ganze Flächenbrände verursachen kann, wenn die Bearbeitung dieses Bündels an Fragen nicht von einer starken Kultur getragen und geschützt wird (Flanery et al. 2016). Eine exzellente interprofessionelle Teamkultur auch in ethischen Fragen ist wie ein Prisma in der Lage, dieses Bündel zu brechen, verschiedene Facetten sichtbar zu machen, die Gefahr von Verletzungen einzelner zu minimieren und den Blick zu weiten, um Lösungsmöglichkeiten zu finden, gemeinsam dem Willen und Wohl von schwer kranken Patient*innen bestmöglich zur Geltung zu verhelfen.

Wir beginnen mit einer Zusammenfassung der aktuellen Konzepte und Erkenntnisse zum Mehrwert interprofessioneller Zusammenarbeit in ethischen Fragen. Daraufhin schildern wir exemplarisch eine Fallsituation einer Patientin auf der Intensivstation, welche sich in unserem klinischen Umfeld (Universitätsspital Zürich) ereignet hat. Wir beleuchten diese Situation auf der Basis der vorangegangenen Überlegungen und Erfahrungen aus klinisch-ethischer Perspektive und zeigen Kernelemente einer guten Praxis interprofessioneller Zusammenarbeit in klinisch-ethischen Fragen auf.

## 23.2 Diversität und Konsens: Die Ethik interprofessioneller Zusammenarbeit

Bereits 1973 hat die Weltgesundheitsorganisation die grundlegende Notwendigkeit einer interprofessionellen Zusammenarbeit erkannt. Sie hat im Zuge dessen auch gefordert, dass bereits die Ausbildung in allen Gesundheitsberufen interprofessionell erfolgen sollte (Lapkin et al. 2011). In den letzten Jahrzehnten haben sich die Gesundheitsprofessionen weiter diversifiziert. Heute arbeiten nicht nur Pflegende und Ärzt*innen verschiedener Fachrichtungen und Spezialisierungen, sondern auch Ergo-, Physio- und Musiktherapeut*innen, Logopäd*innen, Krankenhausseelsorger*innen, Sozialarbeiter*innen, Ernährungstherapeut*innen und weitere Professionen zusammen, um die Therapieziele eines Menschen bestmöglich zu erreichen und individuell bestmöglich zu betreuen. Dass es daher auch eines Konzeptes bedarf, im Hinblick auf ethische Fragen die Interprofessionalität konsequent mitzudenken, mehr noch, von Interprofessionalität bei der Bearbeitung klinisch-ethischer Fragen grundsätzlich auszugehen, ist erst in den letzten Jahren zunehmend Gegenstand ethischer Reflexionen (Engel & Prentice 2013, Spike & Lunstroth 2016). Jeffrey Spike und Rebecca Lunstroth zitieren in der Einleitung zu ihrem »Casebook in interprofessional ethics« Peter Pronovost, den medizinischen Direktor des John Hopkins Hospitals, in welchem 2010 ein 18 Monate altes Kind an Dehydratation starb, mit den Worten: »*We had dysfunctional teamwork because of an exceedingly hierarchical culture. When confrontations occurred, the problem was rarely framed in terms of what was best for the patient*« (Spike & Lunstroth 2016, S. 1).

Wie diese Erfahrung zeigt, können Patient*innen sterben, wenn das interprofessionelle Team aufgrund einer dysfunktionalen Arbeitsweise und Kommunikation nicht in der Lage ist, *situationsspezifische* Risiken frühzeitig zu erkennen (z. B. aufgrund patient*innenbezogener Merkmale oder Vulnerabilitäten). Doch manchmal sterben Patient*innen sogar *allein* aufgrund eines nicht funktionierenden Teams. Auf der anderen Seite zeigen gelebte interprofessionelle Konzepte, wie routinemäßige gemeinsame *Therapiezielabwägungen* und klinische Assessments des interprofessionellen Behandlungsteams auf Intensivstationen (Neville et al. 2015), aber auch die gemeinsame Vorausplanung medizinischer Behandlung und Betreuung, das *Advance Care Planning* (▶ Kap. 16), dass eine etablierte Kultur des interprofessionellen ethischen Dialogs und der Befähigung von Patient*innen besonders dazu geeignet sind, zentrale ethische Desiderate der Patienten*innenversorgung für und mit dem betroffenen Menschen zu realisieren.

Eine der wesentlichen Wurzeln der heutigen Klinischen Ethik ist die Tradition des philosophischen Pragmatismus US-amerikanischer Prägung (Fletcher et al 2005, Fins et al. 2003, ▶ Kap. 1, ▶ Kap. 22). Dieser trug entscheidend zu einer tatsächlich gelebten ethischen Praxis bei. Er übernahm in den Anfängen jedoch eindeutig stärker ärztliche Perspektiven im Hinblick auf Fragestellungen, Struktur und Ergebnisse und ging – hier der Tradition des US-amerikanischen Funktionalismus im »Melting Pot« einer Einwanderungsgesellschaft folgend – auf die Suche nach dem Konsens. Gemäß dieser Tradition fokussierten die Konzepte der Ethik interprofessioneller Zusammenarbeit ebenfalls auf eine möglichst effiziente Konsensfindung bezüglich des medizinisch einzuschlagenden Wegs auf der Basis der wesentlichen klinischen Informationen (▶ Tab. 23.1).

**Tab. 23.1:** Klassisches Modell interprofessioneller Entscheidungsfindung (nach Engel & Prentice 2013)

| Aspekte | Inhalte |
|---|---|
| Gründe | Voraussetzungen von Knappheit mit dem Desiderat der Erhöhung der Qualität der Versorgung |
| Prozess | Gemeinsame Besprechung, Moderation durch die (meist ärztliche) Leitung der Abteilung |
| Ziele | Effizienz und Effektivität der Betreuung (Prinzip des Nutzens); Erhöhung der Patient*innensicherheit (Prinzip des Nicht Schadens) |
| Werte | Gemeinsame Verständigung über allgemein geteilte Werte und fallbezogene (biomedizinische) Informationen |

Dieses Modell hat verschiedenen Vorteile, gerade auch für die Intensivstation. Es fokussiert auf einige wesentliche Aspekte der Behandlung und Betreuung, führt die verschiedenen Professionen zusammen unter der juristisch häufig gesamtverantwortlichen ärztlichen Leitung und schafft einen Teamkonsens auf der Basis geteilter Werte.

Die Fokussierung auf Effizienz, Qualität und Konsens in einem solchen Gruppenprozess hat jedoch auch wesentliche Nachteile (Stein-Parbury & Liaschenko 2007) bzw. bedingt spezifische Herausforderungen, die auch in der Sozialpsychologie gut untersucht sind (Insko et al. 1983, Stroebe et al. 1993). Gruppenprozesse unter Majoritätseinfluss, insbesondere unter der Bedingung einer hierarchischen Ordnung, schaffen häufig nur einen formalen Konsensprozess auf der »Vorderbühne«. Auf der »Hinterbühne« (wenn die Min-

> derheit, oder diejenigen, die formal hierarchisch weniger Einfluss haben, unter sich sind, und im Sinne einer tatsächlichen mentalen Überzeugung) besteht trotz positiver Effekte einer Einigung keine wirkliche Überzeugung, das Richtige getan zu haben. Betrifft die Fragestellung genuin ethische Anliegen und fühlt sich ein Teammitglied gar als moralisch handelnde*r Akteur*in übergangen resp. sieht bestimmte essenzielle Anliegen nicht adressiert, können moralischer Stress (moral distress) und Unzufriedenheit entstehen.

Aus der Umsetzung der Entscheidungen kann zudem ein Handeln resultieren, welches gemeinsame Ziele tatsächlich eher konterkariert, mit negativen, wie oben geschildert manchmal sogar tödlichen Folgen für Patient*innen. Fallbesprechungen gemäss der oben geschilderten Gruppenprozesse können daher zwei Ausgänge haben: Einen *formalen* (Konsensus) und einen *informellen* Ausgang: nicht ausgesprochener Dissens und/oder unbefriedigende Entscheidungen, in welchen zentral relevante Aspekte nicht berücksichtigt wurden. Solche betreffen insbesondere die verschiedenen Ebenen relevanter Informationen in einer klinischen Situation, welche man grob als »bio-psycho-soziales« Wissen über den Menschen und dessen Interaktion mit anderen wichtigen Personen und seiner Umgebung bezeichnen kann. Stein-Parbury und Liaschenko (2007) beschreiben die verschiedenen relevanten Wissensbestände mit den Begriffen des »Case«-, »Patient«- und »Person« Knowledge:

- *Case Knowledge* als Wissen über biomedizinisch relevante Fakten
- *Patient Knowledge* als Wissen über den sozial relevanten Kontext
- *Person Knowledge* als Wissen über tiefergehende Sinnfragen, Gesundheits- und Krankheitskonzepte der Patient*in («engl. illness»)

Alle Wissensbestände sind für ein gutes, patient*innenorientiertes Ergebnis hoch relevant. Jeder einzelne der verschiedenen Bereiche ist zudem selbst sehr facettenreich. Die Wahrscheinlichkeit, ein umfassendes Bild zu bekommen, steigt somit grundsätzlich an, wenn alle beteiligten Professionen bei zentralen Gesprächen involviert sind. Zudem ist aufgrund der Kompetenzen und Zuständigkeiten der jeweiligen Professionen die Tiefe des Wissens größer, wenn die richtigen Personen zu den richtigen Fragen Stellung nehmen, der involvierte Sozialdienst beispielsweise zu sozial relevanten Fragen, die pflegerische Bezugsperson zum Umfeld und den Werten der Patient*innen, zum Erleben der Situation und zu Aktivitäten des täglichen Lebens, die Physiotherapie, Ergotherapie und Ernährungsberatung zu wichtigen Funktionen des täglichen Lebens im Verlauf der Behandlung und im Abgleich mit den angestrebten oder erstrebenswerten Therapiezielen. Der Mehrwert für eine adäquate, gut begründete Entscheidungsfindung liegt aber nicht allein im umfassenderen Informationsaustausch. Durch interprofessionelle Teamprozesse steigt die Wahrscheinlichkeit, dass die *für die betroffene Person* relevanten Wissensbestände (d. h. Case, Patient und Person Knowledge) erkannt sind, bekannt sind und eine »zu schnelle«, allein auf biomedizinische Aspekte fokussierende Entscheidung verhindert wird. Dadurch wird die Kreativität alternativer Interpretationen gefördert. Infolgedessen können Lösungsmöglichkeiten und zentrale ethische Wahrnehmungen aller beteiligten Berufsgruppen in die ethische Entscheidungsfindung miteinfließen. Dies erhöht die Wahrscheinlichkeit, dass auf Fragen hoher ethischer Komplexität – gerade auch bei neuen, herausfordernden Fragestellungen – auf adäquate Weise reagiert werden kann.

In Anlehnung an Interprofessional Education Collaborative (2016) lassen sich drei Wertedimensionen unterscheiden, die im Kont interprofessioneller Arbeit zusammenwirken:

1. Die Dimension *professioneller* Werte, die ärztliches, pflegerisches, physiotherapeutisches oder sozialarbeiterisches, etc. Handeln prägen und Ausdruck professioneller Expertise sind
2. Die Dimension der *gemeinsamen*, d. h. von allen Professionen gemeinsam getragenen Werte, wie etwa die Patient*innenorientierung und das Ziel der bestmöglichen Behandlung nach dem State of the Art
3. Die Dimension der *spezifischen* Werte, die für eine wirksame *interprofessionelle Zusammenarbeit* notwendig sind und zu einem umfassenderen Verständnis ethischer Fragestellungen beitragen können (Interprofessional Education Collaborative 2016, vgl. auch Monteverde 2018).

Wie diese drei Dimensionen in der Bearbeitung ethischer Aspekte im Kontext konkreter intensivmedizinischer Fragestellungen zusammenwirken können, schildern wir im nächsten Abschnitt anhand einer komplexen Fallsituation, die wir zu Anonymisierungszwecken verfremdet haben.

## 23.3 Eine »Brücke ins Nirgendwo«

### Fallbeispiel

Frau K., 35jährig, wird mit unklarem Infekt ins Krankenhaus eingeliefert, wo sich kurze Zeit später ein fulminantes Lungenversagen entwickelt, welches trotz Maximalbeatmung keine suffiziente Sättigung und $CO_2$-Elimination zulässt, so dass die Patientin an eine extracorporale Membranoxygenierung (ECMO) angeschlossen und nach Rücksprache mit ihrem vertretungsberechtigten Ehemann auf die Lungenwarteliste genommen wird. Das Ehepaar hat zwei Kinder im Alter von 4 und 6 Jahren. Nach zwei Wochen zeigt sich, dass Frau K. nicht nur ein infektbedingtes Versagen der Lunge hat, sondern eine idiopathische Lungenfibrose mit einer unklaren Systembeteiligung. Das Transplantationsboard, welches für Lungenlistungen zuständig ist, empfiehlt weitere Abklärungen durchzuführen und auf der Warteliste die Patientin auf den Status »inaktiv« zu setzen.

Auf der Intensivstation werden bei allen komplexen Patient*innen interprofessionelle Gespräche im Wesentlichen nach dem oben geschilderten Modell der »klassischen Fallbesprechungen« im Team durchgeführt. Dort wird die aktuell gebesserte Infektsituation von Frau K. diskutiert und über den Entscheid des Transplantationsboards informiert. Die zuständige Physiotherapeutin wird nach ihrer Schilderung der klinischen Situation gebeten, intensiv weiter an der Mobilisierung von Sekret und der Verhinderung einer Dekonditionierung zu arbeiten. Hierbei bemerkt sie, dass sie den Eindruck hat, Frau K. nehme seit drei Tagen zunehmend ihre Umgebung wahr. Der Bezugspflegefachmann, welcher Frau K. seit drei Tagen schon betreut, bestätigt dies und fragt »Was würde eigentlich passieren, wenn Frau K. zunehmend wach wird?«. Die Frage wird von allen zur Kenntnis genommen, jedoch gemeinsam bestärkt, dass es die Strategie sein muss, bei dieser jungen Frau alles zu versuchen. Insbesondere gehe es nun darum, die komplexen Befunde der Spezialuntersuchungen der Histologie, Genetik und Immunologie abzuwarten und auf eine Verbesserung der Infektsituation hinzuwirken.

Zwei Wochen später ist Frau K. wach an der ECMO. Die Befunde sind immer noch vollständig da, zudem sind die bisher vorhandenen nicht eindeutig. Ihr Ehemann ist völlig überfordert und schildert der zuständigen Pflegefachfrau am Bett, dass seine Kinder zunehmend Albträume hätten. Diese hätten ihre Mutter bis dahin noch nicht gesehen. Das Pflegeteam meldet ein Ethikkonsil an, da es sich ebenfalls extrem belastet sieht und die Sinnhaftigkeit der Therapie in Frage stellt. Trotz der aktuellen Inaktivierung auf der Warteliste wird vor der gemeinsamen ethischen Fallbesprechung entschieden, dass die Patientin auf die transplantationschirurgische Intensivstation im Haus verlegt wird. Dort finden bei langliegenden Patient*innen jede Woche interprofessionelle Gespräche statt unter Beisein von Sozialdienst, Physio- und Ergotherapie, pflegerischer Stationsleitung, Bezugspflegefachperson, einer Pflegeexpertin APN, welche in familienzentrierter Pflege spezialisiert ist und den involvierten ärztlichen Abteilungen einschließlich der zuständigen Psycholog*innen und Psychiater*innen, welche Patient*innen vor und nach Transplantation betreuen. Die Gespräche werden von der klinischen Ethiker*in oder den im Haus in jeder Klinik interprofessionell (pflegerische oder ärztliche Kaderperson) besetzten Ethikverantwortlichen[19] moderiert und in der Patient*innenakte elektronisch dokumentiert.

Beim wöchentlichen Gespräch wird erstmals intensiv die Frage erörtert, wie das Team gemeinsam mit der Familie mit der sich anbahnenden Situation einer »Brücke ins Nirgendwo« umgehen könnte: Was geschieht, wenn keine Diagnose gestellt werden kann – was zunehmend wahrscheinlicher wird – und Frau K. aufgrund dieser Situation keine Chance auf eine Lungentransplantation hat und wach an der ECMO ist? Letztere wäre dann keine »Brücke« zur Erholung oder Transplantation, vielmehr würde die ECMO zu einer Situation der Dauerabhängigkeit von der Intensivstation führen, bei der entweder eine Komplikation der ECMO abgewartet wird oder die ECMO beendet wird. Die Pflegeexpertin regt an, eine Kinderpsychologin hinzuzuziehen, um den Vater bei der Begleitung seiner Kinder zu unterstützen und gegebenenfalls den ersten Besuch der Kinder bei der Mutter zu begleiten. Nachdem eine Woche später alle Befunde da sind, steht fest, dass die Ursache der Erkrankung weiter unbekannt ist. Bestätigt ist lediglich, dass es sich um eine Systemerkrankung handelt, welche aber eine Lungentransplantation verunmöglicht.

Zu dem nächsten interprofessionellen Gespräch werden neben den immer beteiligten Disziplinen zusätzlich das Palliative Care Team (ein Pflegeexperte und eine Oberärztin) sowie eine externe Kinderpsychologin eingeladen. Die Kinder gehen gemeinsam mit ihrem Vater und der Kinderpsychologin erstmals ans Bett ihrer Mutter. Die kleine Tochter setzt sich nach einer kurzen Zeit, in welcher sie nichts sagt, aufs Bett. Nach nochmaligen Gesprächen im

---

19 Ethikverantwortliche sind klinisch tätige Fachpersonen aller Professionen und Disziplinen, die eine Zusatzausbildung in Klinischer Ethik besucht haben und sich kontinuierlich in klinisch-ethischen Fragen weiterbilden. Sie sind mit den klinisch-ethischen Strukturen der Organisation vertraut und vernetzt. Dadurch gewährleisten sie den (bidirektionalen) Transfer an ethischem Wissen und Können innerhalb der Organisation, resp. zwischen Klinischem Ethikkomitee und interprofessioneller Patient*innenversorgung (vgl. dazu das sog. »Hub and Spokes-Model« (engl. Nabe und Speichen-Modell), das an der Universität Toronto entwickelt, erfolgreich implementiert und evaluiert wurde, MacRae et al. 2005).

interdisziplinären Transplantationsteam mit nochmaliger Re-Evaluation wird klar, dass eine palliative Situation besteht. Die Aufgleisung des palliativen Wegs wird wiederum im interprofessionellen Team besprochen. Hiernach wird Frau K. gemeinsam mit der Bezugspflegefachfrau, der Ärztin der Intensivstation und dem Transplantationspsychiater im Beisein ihres Ehemannes in einem 90-minütigen Gespräch mitgeteilt, dass keine Aussicht auf Heilung oder Transplantation besteht. Intensiv wird besprochen, was nun wichtig ist und wie der Abschied gestaltet werden kann. Der Ehemann spricht auch nochmals gesondert mit der Klinischen Ethikerin und versichert sich, dass der Weg einer palliativen Sedierung an der ECMO ein guter Weg für seine Frau ist. Der Sozialdienst hilft beim Visum der im Ausland lebenden Mutter der Patientin, die drei Tage später anreist, sowie bei testamentarischen Fragen. Fotograf*innen einer Nonprofit-Organisation werden aufgeboten, um auf der Intensivstation Familienfotos zu machen. Die Kinder bringen ihrer Mutter mehrere Geschenke mit, die ihr guttun sollen und werden sowohl von der Kinderpsychologin als auch vor Ort durch eine weitere Psychologin mit betreut. Im Beisein ihrer Mutter und ihres Ehemannes wird eine Woche später nach Gabe einer ausreichenden Sedierung die ECMO ausgestellt und die Patientin verstirbt friedlich ohne erkennbare Schmerzen oder Atemnot.

Im Nachgang werden zwei interprofessionelle Nachbesprechungen mit der Supervisorin und der klinischen Ethikerin durchgeführt, da die Situation – obgleich von allen mitgetragen – für alle Teammitglieder, einschließlich der Klinischen Ethik, emotional extrem belastend war. Letztlich hatte das ganze Team der chirurgischen Intensivstation dennoch das Gefühl, als Team an zwar schmerzlicher, aber dennoch wertvoller Erfahrung reicher geworden zu sein. Aus dieser Situation entstand zudem ein gemeinsames Forschungsprojekt zur Frage der Entscheidungsfindung bei der Einlage oder dem Ausbau einer ECMO.

## 23.4 Reflexion der Emergenz: Die Gruppe ist mehr als die Summe ihrer Mitglieder

Das Fallbeispiel, so hoffen wir, verdeutlicht zum einen, dass Klinische Ethik mehr ist als »Entscheidungsfindung« im Team in dilemmatischen Situationen. Es geht auch um gemeinsames Aushalten, Unterstützen und Tragen einer Entscheidung, aber auch um gegenseitige Abstimmung und Feinjustierung in der Umsetzung einer Entscheidung gemeinsam mit Patient*innen und Angehörigen, kurz: um eine Kultur gelebter Werte einer guten Medizin[20]. Es zeigt zum anderen, dass nicht nur, aber gerade in komplexen Situationen ein interprofessionelles Team weitaus mehr leisten kann, wenn ein strukturierter, intensiver Austausch zu klinischen und ethischen Fragen besteht. Entscheidende Hinweise für das gesamte Behandlungskonzept können von allen Mitgliedern kommen. So sind es oft Physiotherapeut*innen, die bemerken, dass ein*e Patient*in trotz sehr schwieriger Prognose wieder etwas Kraft entwickelt und – eventuell entgegen der Einschätzung des weiteren Behandlungsteams – doch Rehabilitationspotential zeigt oder aber umgekehrt, dass ein*e Patient*in es wahrscheinlich nicht mehr schaffen wird, zu Kräften zu kommen und dadurch das Gespräch

---

20 Begriff der Medizin ▶ Kap. 1.4.5

zum grundsätzlichen Behandlungsziel triggern. Bezugspflegende am Bett erkennen oft, ob ein*e Patient*in – manchmal entgegen den Momentaufnahmen einer psychiatrischen Beurteilung – nicht mehr oder wieder urteilsfähig geworden ist oder ob Ängste und Sorgen vorhanden sind. Ebenso bekommen sie entscheidende Informationen zur familiären Situation und Dynamik mit. Ärzt*innen (Hausärzt*innen und Spezialist*innen), welche Patient*innen vor einem Eingriff oder einem Aufenthalt betreuen, tragen während des Aufenthalts auf einer Intensivstation entscheidend dazu bei, die Situation und den Willen der Person auch bei komplikativen Verläufen einzubringen und manche Bilder und »abgeschriebene« Diagnosen von Demenz oder Depression zu korrigieren, da sie oftmals als einzige Fachpersonen mit der noch urteilsfähigen Person gesprochen haben. So entsteht gemeinsam nicht nur ein Case- und Patient-, sondern auch Person-Knowledge (Stein-Parbury & Liaschenko 2007) und dadurch ein Verständnis der Biographie eines Menschen. Gerade die narrative Ethik hebt zu Recht hervor,, dass ein solches Verständnis entscheidend sein kann, um in tragischen Situationen den Menschen zu sehen, im tieferen Sinne Heilung zu erzielen und Angehörige aufzufangen (Montello 2014).

Wird eine interprofessionelle Kultur nur im Ansatz gelebt, erliegt sie in der Regel einem stark hierarchisierten, primär biomedizinisch bestimmten Konzept (▶ Tab. 23.1). Wertvolle Hinweise, wie die Gefahr einer »Brücke ins Nirgendwo« (wie sie im obigen Fall der wachen Patientin an der ECMO durch die Bezugspflegefachperson und die Physiotherapeutin vorgebracht wurde) werden dann nicht ausreichend gewürdigt. Die weniger starke Gewichtung von entscheidenden Überlegungen und moralischen Wahrnehmungen von Pflegefachpersonen durch Mitglieder des ärztlichen Teams ist leider immer noch in manchen Bereichen Alltag. Dasselbe Phänomen beobachten wir jedoch auch vonseiten der Pflege, die teilweise durchaus hierarchisch organisiert ist und als »Disziplinarmacht« (Wettreck 2001) agieren kann gegenüber Patient*innen, Angehörigen, aber auch anderen Berufsgruppen wie dem Sozialdienst oder der Ärzteschaft.

> Das Phänomen, dass ein gelingendes Gruppenergebnis letztlich mehr ist als die Summe der Informationen und Einzelmeinungen der Mitglieder, wird in der Systemtheorie auch als *Emergenz* (vgl. Egner 2008) bezeichnet. Die interprofessionellen Werte und die in einer solchen Kultur erzielten Ergebnisse sind sowohl quantitativ *mehr* als auch qualitativ *etwas anderes* als eine Informationssammlung und gemeinsame Konsensentscheidung von Individuen.

### Fallbeispiel

> Ein Patient, der eine Verbrennung von 90 % der Hautoberfläche erlitten hatte und bei dem die Therapiezielabwägung initial in Richtung Palliation ging, wurde aufgrund des immer wieder reevaluierten Therapieziels, welches im Verlauf ein zunehmendes Rehabilitationspotential zeigte, über fast ein Jahr mit hohem Einsatz und kreativen Therapiemöglichkeiten betreut. Ein entscheidender Sprung wurde gemacht, als die Ergotherapeutin begann, mit dem Patienten sein Instrument in die Hand zu nehmen und mit Tricks und Kniffen ihm zu helfen, Töne zu spielen. Dies gab ihm ein großes Stück Lebensmut und hat mit dazu beigetragen, dass der Patient nicht nur überlebt hat, sondern nach langer Rehabilitation zwar nicht »ins gewohnte Leben zurückkehren« – aber doch in einer für ihn sinnhaften Form weiterleben konnte.

Wie das Beispiel zeigt, hat gerade in komplexen Situationen das interprofessionelle Team ein großes Potential, kreativer zu werden und über sich hinauszuwachsen. Zentrale Voraussetzung dafür ist der Aufbau einer *Ethikkultur*, die Emergenz erst ermöglicht. Neben der Haltung sämtlicher Fachpersonen in der Versorgung, Führung und Administration, stellt die interprofessionelle *Aus- Fort- und Weiterbildung* der Behandlungsteams eine wichtige Säule einer solchen Kultur dar. Im Sinne des *teambasierten Lernens* bündelt, fokussiert und potenziert sie die Kompetenzen des *multiprofessionellen* Teams zu wirksamen Lernprozessen des *interprofessionellen* Teams, welche erst den Mehrwert generieren (Interprofessional Education Cooperative 2016). Am Universitätsspital Zürich – auch auf Initiative der chirurgischen Intensivstationen – werden kommunikative Fertigkeiten wie »Speak Up« (dt. »Sprich lauter«, hier speziell bei Gefährdung der Patient*innensicherheit), die Überbringung schlechter Nachrichten, Advance Care Planning, Shared Decision Making oder Kommunikation medizinischer Fehler interprofessionell in sog. Skillstrainings mit Schauspielpatient*innen eingeübt und in Teamtrainings weiterentwickelt. Diese tragen nicht nur zu besseren Ergebnissen für Patient*innen bei, sondern fördern auch die Teamentwicklung und stärken die moralische Resilienz des Teams und seiner Mitglieder im Umgang mit ethischen Belastungen.

## 23.5 Zusammenfassung und Ausblick

Ausgehend von den bahnbrechenden Entwicklungen der Intensivmedizin und von der dadurch hervorgerufenen Komplexität der Behandlungspfade haben wir den Mehrwert einer interprofessionell gelebten – im Gegensatz zu einer bloß multiprofessionell »addierten« – Ethikkultur geschildert. Sie zeigt sich darin, dass im Umgang mit prognostischer Ungewissheit im Setting der Intensivmedizin und damit einhergehender hoher psychosozialer und ethischer Belastung der involvierten Personen keine Wissenshierarchien bestehen dürfen. Vielmehr trägt jede Profession dazu bei, durch ihren Blick auf die Situation, ihre Fachexpertise und ihre Erfahrung zu einer möglichst umfassenden Einschätzung der Situation zu gelangen, grundlegende Werte zu verbalisieren und Phantasie für gelingende Lösungen zu entwickeln, die dem Willen und dem Wohl der Betroffenen förderlich sind. Dies haben wir anhand eines konkreten Fallbeispiels ausgeführt und aufgezeigt, welche weiteren Maßnahmen zur Etablierung einer interprofessionellen Ethikkultur auf der Intensivstation hilfreich sein können. Wir hoffen, dass wir durch diesen Betrag Lust auf »mehr Klinische Ethik« und Interprofessionalität geweckt haben und ermutigen die Leser*innen, entsprechende Konzepte lokal zu entwickeln, einzufordern und zu leben – nicht nur zum Wohle der Patient*innen, sondern zum Wohle aller im Gesundheitswesen tätigen Menschen, die alle früher oder später in der Rolle von Patient*innen sein werden.

## 23.6 Transferfragen

1. Stein-Parbury und Liaschenko (2007) führen drei Arten des Wissens auf, die für das Verständnis und die interprofessionelle Bearbeitung ethischer Fragen auf der Intensivstation hilfreich sind. Wie heißen diese drei Wissensarten? Welche Relevanz haben sie im geschilderten Fallbespiel mit Frau K. (▶ Kap. 23.3)?
2. Was ist der Unterschied zwischen »professionsspezifischen Werten«, »gemeinsamen Werten« und »Werten für die interprofessionelle Zusammenarbeit«? Wo sehen Sie Möglichkeiten, die letzteren in Ihrem eigenen Praxisfeld zu fördern?
3. Was besagt das Konzept der Emergenz und aus welchem Grund ist es für den Umgang mit ethischen Fragen im interprofessionellen Team relevant?

## Literatur

Egner H (2008) Komplexität. Zwischen Emergenz und Reduktion. In: Egner H, Ratter B M, Dikau R (Hrsg.) Umwelt als System – System als Umwelt? S. 39–54. München: oekom

Engel J, Prentice D (2013) The ethics of interprofessional collaboration, Nurs Ethics, 20(4) 426–435

Fins J, Bacchetta M, Miller F (2003) Clinical pragmatism: A method of moral problem solving. In: McGee G (Hrsg.) Pragmatic Bioethics, Cambridge: MIT Press. S. 29–44

Flanery L, Ramjan L M, Peters K (2016) End-of-life decisions in the intensive care unit (ICU) – Exploring the experiences of ICU nurses and doctors – A critical literature review. Aust Crit Care 29(2), S. 97–103

Fletcher J, Lombardo P A, Spencer E M (2005) Fletcher's introduction to clinical ethics. Hagerstown: University Publishing Group. 3. Auflage

Interprofessional Education Collaborative (2016) Core competencies for interprofessional collaborative practice: 2016 update. Washington, DC: Interprofessional Education Collaborative (https://nebula.wsimg.com/2f68a39520b03336b41038c370497473?AccessKeyId=DC06780E69ED19E2B3A5&disposition=0&alloworigin=1, Zugriff am: 04.10.2019)

Insko C A, Drenan S, Solomon M R et al (1983) Conformity as a function of the consistency of positive self-evaluation with being liked and being right. J Exp Soc Psychol, 19(4), S. 341–358

Krones T, Liem E, Monteverde S, Rosch C, Schüpbach R, Steiger P (2019) Klinische Ethikkultur in der Intensivmedizin – Erfahrungen aus dem UniversitätsSpital Zürich, Bioethica Forum 11 (2/3), S. 101–108

Lapkin S, Levett-Jones T, Gilligan C (2011) The effectiveness of interprofessional education in university-based health professional programs: a systematic review, JBI Libr Syst Rev, 9(46), S. 1917–1970

MacRae S, Chidwick P, Berry S, et al. (2005). Clinical bioethics integration, sustainability, and accountability: the Hub and Spokes Strategy, J Med Ethics 3, S. 256–261

Mitchell C, Truog R D (Hrsg.) (2003). A bridge to nowhere. Cases from the Harvard Ethics Consortium, J Clinical Ethics 14(3), S. 189–219

Mollaret P, Goulon M (1959) Le coma dépassé, Rev. Neurol. (Paris) 101, S. 3–15

Montello M (2014) Narrative ethics, Hastings Cent Rep 44(1), S. S2 - S6

Monteverde S (2018) Die Bedeutung der Professionsethiken im Zeitalter der Interprofessionalität, Bioethica Forum 10(3-4), S. 98 - 99

Neville T, Wiley J F, Yamamoto M C et al. (2015) Concordance of nurses and physicians on whether critical care patients are receiving futile treatment, Am J Crit Care 24(5), S. 403–411

Pincock S (2007) Bjørn Aage Ibsen. Lancet, 370(3), S. 1538.

Rasoal D, Kihlgren A, James I et al. (2015) What healthcare teams find ethically difficult: Captured in 70 moral case deliberationsNurs Ethics 23 (8), S. 825–837

Salomon F (2018) Praxisbuch Ethik in der Intensivmedizin. Berlin: Medizinisch-wissenschaftliche Verlagsgesellschaft. 3. Auflage

Sottas B (2013) Interprofessionelle Zusammenarbeit: Herausforderung für die Gesundheitsberufe. In: Kachler M (Hrsg.) Die Zukunft der Biomedizinischen Analytik. Wien: Biomed Austria. S. 24–26

Spike, JP, Lunstroth R (2016) A casebook in interprofessional ethics. A succint introduction to ethics for the health professions. SpringerNature.

Stein-Parbury J, Liaschenko J (2007) Understanding collaboration between nurses and physicians as knowledge at work, Am J Crit Care 16(5), S. 470–477

Stroebe W, Hewstone M, Stephenson G M (Hrsg.) (1996) Sozialpsychologie. Eine Einführung. Springer: Berlin.

Wettreck R. (2001) »Am Bett ist alles anders« – Perspektiven professioneller Pflegeethik. Münster: Lit.

# 24 Partizipation von Pflegenden in Klinischen Ethikkomitees

*Helen Kohlen*

*Da Multiprofessionalität ein Merkmal Klinischer Ethikkomitees ist, bezweifelt niemand die Partizipation von Pflegenden. Aber was ist genau die pflegerische Rolle in Klinischen Ethikkomitees? Was bedeutet es ein Komiteemitglied zu sein? Wie sieht die Teilnahme von Pflegenden an den einzelnen Komiteeaufgaben, nämlich Ethikbildung, Ethikberatung und Leitlinienentwicklung konkret aus? Wie aktiv ist ihre Beteiligung zu welchen Themen und welche Sprache sprechen sie, um pflegerische Dilemmata einzubringen? Eine Analyse nordamerikanischer Studien sowie Expert\*inneninterviews zeigen, vor welchen Herausforderungen Pflegende stehen, die einen originären pflegerischen Beitrag im Klinischen Ethikkomitee leisten wollen. Der folgende Beitrag beschäftigt sich mit den Ergebnissen bereits vorliegender Untersuchungen zu Klinischen Ethikkomitees und den lokalen Herausforderungen, die sich Pflegenden daraus für eine aktive Mitgliedschaft ergeben.*

**Ziele:** Nach dem Lesen dieses Kapitels sind Sie in der Lage, die wichtigsten Bedeutungen und Funktionen Klinischer Ethikkomitees zu erklären, deren historische Entwicklung in Grundzügen zu beschreiben und die Rolle von Pflegefachpersonen im Rahmen dieser Komitees kritisch zu reflektieren.

## 24.1 Was ist ein Klinisches Ethikkomitee?

Insbesondere seit der Akkreditierung von Krankenhäusern werden zur Bearbeitung von ethischen Dilemmata international Krankenhaus-Ethik-Komitees favorisiert. Sie werden im Folgenden Klinische Ethikkomitees genannt. Es handelt sich um eine amerikanische Erfindung aus den 1970er Jahren. Im deutschsprachigen Raum wird die Einrichtung Klinischer Ethikkomitees vor allem von den konfessionellen Krankenhausträgern gefördert (Deutscher Evangelischer Krankenhausverband e. V., Katholischer Krankenhausverband Deutschlands e. V. 1997). Während größere Häuser eigene Ethikkomitees einrichten sollten, empfiehlt sich für kleinere Krankenhäuser die Schaffung solch eines Klinischen Ethikkomitees im Verbund mit anderen Kliniken.

Einem Komitee sollen bis zu zwölf Vertreter verschiedener Disziplinen angehören. Dabei ist darauf zu achten, dass die Berufsgruppen hausintern ausgewogen vertreten sind. Die Mitglieder kommen aus dem ärztlichen, pflegerischen oder weiteren therapeutischen Bereich sowie aus anderen Bereichen wie der Verwaltung, dem Rechts- oder Sozialdienst. Das Klinische Ethikkomitee soll darüber hinaus mit Mitgliedern besetzt werden, die nicht Mitarbeitende des Hauses und der Trägerschaft sind, darunter: ein Patient\*innen- resp. Angehörigenvertreter oder Bürger\*innen, der für die Fragestellungen des Komitees aufgeschlossen sind, die Problemlage aber nicht mit Fachwissen beurteilen, sondern mit »gesundem Menschenverstand« oder aus einer moralischen oder religiösen Grundhaltung heraus einbringen; eine Person aus der Seelsorge, die auch Mitarbeitende der Institution sein kann. Letztere sollte den Standpunkt der pastoralen Sorge um Patient*innen und Angehörige einbringen. Die Berufung der einzelnen Mitglieder sowie der vorsitzenden Person erfolgt auf Zeit, zum Beispiel für drei Jahre. Umstritten ist, ob in einem konkreten Fall auch betroffene *Patient*innen* oder deren *Angehörige* unmittelbar einzubeziehen sind. Bisher geschieht dies nur auf Anfrage.

Aufgaben des multiprofessionell zusammengesetzten Teams (in der Regel Ärzt*innen, Pflegende, Sozialarbeitende, Personen aus der Klinikseelsorge, Ethikexpert*innen) sind:

1. die Organisation und Durchführung von Fortbildungsmaßnahmen im Bereich Ethik
2. die Entwicklung von Leitlinien und
3. die Durchführung von ethischen Fallbesprechungen vor Ort auf der Station, direkt am Krankenbett oder im Komitee (prospektiv oder retrospektiv als Reflexion der durchgeführten Fallbesprechungen vor Ort resp. am Krankenbett).

## 24.2 Partizipation von Pflegenden in Klinischen Ethikkomitees: internationale Erfahrungen und lokale Herausforderungen

In den 1980er Jahren beschäftigte sich eine Reihe von US-amerikanischen Autor*innen mit der Rolle von Pflegenden in Klinischen Ethikkomitees (Aroskar 1984, Fost et al. 1985, President's Commission 1983, Youngner et al. 1983). Vor allem in der pflegewissenschaftlichen Literatur, aber auch in medizinethischen Fachzeitschriften, wird die Bedeutung einer Einbindung von Pflegenden in ethischen Entscheidungsfindungsprozessen hervorgehoben.

> Von Pflegenden – so der Forschungsstand – wird erwartet, dass sie die ethischen Dimensionen im Entscheidungsprozess aufgrund ihrer Proximität (Nähe) zu Patient*innen erweitern können. Da sie im Vergleich zu anderen Berufsgruppen die meiste Zeit im direkten Kontakt zu Patient*innen verbringen, seien sie eher in der Lage zu beurteilen, welche Auswirkungen medizinische Therapien auf das Erleben von Patient*innen haben. Das meistgenannte Argument für eine Teilnahme von Pflegenden in Klinischen Ethikkomitees ist der direkte pflegerische Kontakt zu Patient*innen. Die pflegerische Perspektive durch ihre Einbindung in Pflegesituationen könne durch niemanden stellvertretend eingebracht werden (Murphy 1989). Das Expert*innenwissen der Pflegenden gehört in den kommunikativen Prozess ethischer Auseinandersetzung und es kann von ihnen erwartet werden, dass sie ihre Beobachtungen und Wahrnehmungen von Patient*innen und ihren Familien artikulieren.

Patricia Murphy (1989) ist der Auffassung, dass es die Pflegende ist, die das Komitee auf verschiedene Faktoren hinweisen kann, die eine Situation verwirren und damit die wichtigsten ethischen Fragen verdecken. Es sei zum Beispiel möglich, dass die Entscheidungsfindung stärker von der Furcht vor juristischen Konsequenzen als von ethischen Prinzipien beeinflusst sei (Murphy 1989). Es könne davon ausgegangen werden, dass Pflegende im Bereich der Kommunikationsprozesse über Expert*innenwissen verfügten. Dass die Klärung der Fakten und die Förderung der Kommunikation 80 % der Arbeit eines Ethikkomitees darstellt, ist allgemein anerkannt (vgl. Youngner et al. 1983). Insofern sei die Handhabung der Kommunikation die wichtigste Fähigkeit. Zur Beschreibung der Rolle von Pflegenden in Klinischen Ethikkomitees findet der Begriff »advocacy« (Fürsprache) am meisten Verwendung. Beispielsweise schreibt Murphy: »Nurse members who act as patient advocates must articulate and defend the autonomy and interests of the patient. To be an advocate involves informing and supporting. Nurse advocacy occurs when the committee promotes effective communication; learns the reactions of patient, family and staff; increases patients' knowledge about their illness […]« (Murphy 1989, S. 554). Amy Haddad, Pflegeethikerin und Direktorin des Centers for Health Care Policy and Ethics in Omaha, bringt in einem Interview folgende Kritik an, als es um »advocacy« geht: »You know, that is interesting, because this is a term that I have never been cautious about. And I think it is just the side of being paternalistic, although, of course, it is, the use of the term it's meant all out of good! […] what nurses bring, and what is important, is not just representing the patient's view (but) that kind of insider witnessing to people who are suffering, to the struggles that they are having« (Haddad 2005 in Kohlen 2009a, S. 149).

Für Haddad ist »advocacy« ein Begriff aus dem Rechtswesen mit einer paternalistischen Konnotation. Sehr leicht sei der Weg für Patient*innen zu sprechen und dies ohne sie selbst und ihre Familien einzubeziehen (Haddad 2005 in Kohlen 2009a, S. 149). Wenn es um die Rolle der Pflege in Klinischen Ethikkomitees geht, dann ist für Haddad der Begriff »to witness« (Zeuge zu sein) angemessener. Folgendes ist für Haddad bedeutsam: »I think they have to speak about their experience at the bedside and be able to articulate about that […] what is important about being with the patient for 24 hours a day and being closest to the patient, is what you see, and hear and learn and that needs to be brought to the table. Because nobody else has that information« (a. a. O., S. 149).

## 24.3 Pflegende als Mitglieder Klinischer Ethikkomitees, ihre Stimmen und Form der Partizipation

»Membership indicates who can speak, whose opinions are counted, and whose are discounted. Membership may determine even which issues are seen as legitimate ethical concerns and which are not […] So, to say that a hospital has an ethics committee tells us very little unless we know as well: who serves on the committee and under what authority« (Bosk et al. 1998, S. 16).

Als in den USA die Anzahl der Komitees drastisch anstieg, bemerkten die Pflegeethikerinnen Barba Edwards und Amy Haddad (1988), dass die spezifischen ethischen Belange von Pflegenden als Mitglieder in den multidisziplinären Komitees bisher noch nicht angemessen behandelt wurden. Da ihre Themen nicht als ethische Themen anerkannt worden seien, seien sie in den Komiteedebatten ausgeschlossen worden. Eine Untersuchung von Lorys Oddi und Virginia Cassidy (1990) beschäftigte sich mit dem Thema der Partizipation und der Wahrnehmung von

Pflegenden als Mitglieder im Ethikkomitee. Die Fragen an die Pflegenden als Komiteemitglieder bezogen sich auf die Reichweite ihrer formalen Einbindung in ethische Entscheidungsfindungsprozesse sowie auf die Wahrnehmung ihrer Rolle. Von den 148 Antworten aus Akut-Krankenhäusern, bejahten 45 % die Frage nach der Existenz eines Ethikkomitees. In allen Komitees würden Pflegende zu den Mitgliedern gehören und die durchschnittliche Anzahl betrage zwei Personen. Der Anteil an Frauen dominierte, mehr als die Hälfte von ihnen hatte einen Master-Abschluss und die meisten von ihnen waren in einer administrativen oder Managementposition. Akademische Vorbereitung, Weiterbildung sowie selbstgesteuertes Lernen wurden als generelle Wege angegeben, sich mit Ethik vertraut zu machen. Mehr als die Hälfte berichtete von einem Studium in Ethik auf Bachelor- oder Masterstufe. Zudem verfügten die meisten über eine Teilnahme an Weiterbildungsprogrammen, Konferenzen oder Workshops zu ethischen Themen. Alle Pflegenden gaben an, dass sie eigene Kommentare und Ideen in die Komiteediskussionen einbringen würden. Dabei äußerten wenige, dass ihr Beitrag nur manchmal vorkäme; über 40 % meinten, dass sie normalerweise ihren Beitrag leisteten, und die Hälfte erklärte, dass ihr Beitrag stets in die Diskussion hineingetragen werde. Lediglich 1,4 % gaben an, dass ihr »Input« selten vom Komitee gewünscht sei (Oddi et al. 1990).

Pflegende, die in einer Pilotstudie der kanadischen Pflegewissenschaftlerinnen Janet Storch und Glenn Griener (1992) interviewt wurden, waren generell von der Effektivität Klinischer Ethikkomitees überzeugt; allerdings gab es nur wenige Pflegende, die tatsächlich die Präsenz eines Komitees im Hause wahrgenommen hatten. Die Pflegenden hatten den Eindruck, dass ihr Zugang zum Komitee im Vergleich zu anderen Berufsgruppen erschwert war. Insbesondere sei es das ärztliche Personal, das mehr Unterstützung erfahre, im Komitee mitzuwirken. Einige Pflegende fühlten sich eher eingeschüchtert, das Komitee für eine Ethikberatung anzufragen. Die Berufsgruppe der Sozialarbeit bestätigte die Wahrnehmung der Pflegenden. Sie beschrieben den Komitee-Zugang von Pflegenden als limitiert im Vergleich zu beispielsweise der Berufsgruppe der Ärzte. Zudem hatten sie die Beobachtung gemacht, dass auf pflegerische Anliegen und Fragen nicht angemessen reagiert wurde (Griener & Storch 1992). Eine weitere Ursache für die Schwierigkeiten des Pflegepersonals, Zugang zur Ethikberatung zu haben oder gar an einer Diskussion zu einem ethischen Thema teilzunehmen, kann in Zusammenhang mit ihrem Status als »staff nurse« (Pflegende am Krankenbett ohne akademische Ausbildung) interpretiert werden. Denn obwohl das ärztliche Personal, das in der Studie von Storch und Griener (1992) interviewt wurde, der Auffassung war, dass auf ihren Stationen gute interdisziplinäre Beratung praktiziert werde und die meisten pflegerischen Stationsleitungen dem zustimmten, konnten die »staff nurses« diese Wahrnehmung nicht teilen. Einige von ihnen hätten erfahren, dass ihre Stimmen nicht gehört würden, weshalb in Ethikberatungsgesprächen auf Station ihre Beiträge überhört wurden und mit der Zeit verstummten. Wenn die Pflegenden auch die Existenz eines Komitees grundsätzlich positiv bewerteten, so kritisierten sie vor allem, dass Handlungen aus dem Alltag, die ethisch bedenklich seien, ignoriert würden.

Cornelia Fleming fand heraus: »In institutions with established Hospital Ethics Committees, nurses are routinely included as members; however, the number of nurses able to participate at this level is small and not proportionally representative of nurses in clinical practice« (Fleming 1997, S. 7). Hier wird ein wesentliches Problem deutlich: Pflegende, die ethische Konflikte am Patient*innenbett erleben, sind kaum im Komitee vertreten. Komiteemitglieder kommen eher aus dem Bereich des Managements (siehe Oddi et al. 1990). Sie stellen eher selten die ethischen Fragen der klinischen Alltagspraxis. Während Pflegende aus dem Management eine breitere ethische Perspektive, auch mit einem Bezug zur Organisation einzubringen vermögen, kann die Gefahr bestehen, dass die spezielle Perspektive der Pflegenden mit direktem Patient*innenkontakt unzureichend repräsentiert wird oder gar ganz verloren geht. Vertreten nur Personen aus dem Pflegemanagement die Pflege im Klinischen Ethikkomitee, handelt es sich strenggenommen um einen Widerspruch zum originären Zweck von Pflegenden im Komitee, denn Pflegemanager haben in der Regel keinen oder kaum direkten Kontakt zu Patient*innen und wissen eher etwas über sie, anstatt sie zu kennen. So ist es kaum möglich, einen authentischen Beitrag über die Situation von Patient*innen im Komitee aus pflegerischer Sicht zu erhalten, sehr wohl aber über andere Dimensionen ethischen Handelns der Organisation. Nehmen Pflegende in höherer Anzahl als andere Berufsgruppen an Diskussionen in Klinischen Ethikkomitees teil, erhöht sich damit nicht zwangsläufig auch ihr aktiver kommunikativer Anteil, wie die qualitative Untersuchung in vier Ethikkomitees von Charlotte McDaniel (1998) belegt: Obwohl die Pflegenden sich selbst in ihrer kommunikativen Teilhabe im Komitee sehr hoch einschätzten, war ihr Anteil an kommunikativer Interaktion tatsächlich am geringsten. Als Ursache für diese verzerrte Wahrnehmung vermutet McDaniel: »[…] nurses are engaged, active, and selectively participating in the committee deliberations. Nurses appear to be comfortable with a less overtly active, yet representative numerical membership on the committees« (McDaniel 1998, S. 50).

Eine weitere Untersuchung zeigte, dass Pflegende sich hauptsächlich an Diskussionen beteiligen, in denen es um die Pflege und Sorge um Patient*innen geht. Dahingegen war ihre kommunikative Beteiligung hinsichtlich der Entwicklung von Leitlinien und Fortbildung (als Aufgaben eines Klinischen Ethikkomitees) weniger aktiv. McDaniel weist darauf hin, dass Pflegende als die größte Gruppe im Gesundheitswesen sehr wohl an der Entwicklung von Leitlinien beteiligt sein sollten, da entsprechende Entscheidungen schließlich Einfluss auch auf den pflegerischen Alltag hätten (McDaniel 1998, S. 48).

Die Pflegeethikerin Dianne Bartels berichtet von positiven Erfahrungen in ihrer Position als Co-Leiterin eines Klinischen Ethikkomitees in Minnesota, wo sie gemeinsam mit der Vertretung der Ärzt*innenschaft die Sitzungen des Komitees in einem Krankenhaus leitete. Sie ist aufgrund ihrer langjährigen Erfahrungen überzeugt, dass Pflegende weniger ein Problem damit haben, ihre Stimmen zu erheben, als vielmehr einen Raum zu haben, in dem sie zusammenkommen und dort gemeinsam ihre Themen repräsentieren können (Bartels 2004 in Kohlen 2009a, S. 150).

Bartels (2004) ist ebenfalls der Meinung, dass das Modell der Co-Leitung unter Einschluss einer Pflegenden Machtverhältnisse ausgleiche, die Interaktionen im Komitee erweitert und förderlich für eine Beteiligung von Pflegenden sei. Im Expert*inneninterview fügt sie hinzu, dass Pflegende »[…] need to learn the language« (a.a.O., S. 150). Doch was bedeutet »die Sprache erlernen« bzw. eine Sprache zu lernen, die für eine aktive Teilnahme in einem Klinischen Ethikkomitee tauglich sein soll? Cheryl Holly (1986) fand in ihrer Forschungsarbeit über »Staff nurses' participation in ethical decision-making« heraus, dass es als Versagen angesehen wird, wenn Pflegende die ethischen Konflikte ihrer beruflichen Praxis nicht in Begriffen des Rechts und der Gerechtigkeit fassen konnten. Pflegende, die versuchten, ethische Probleme in einem Begriffsrahmen von Care (Fürsorge im weitesten Sinne) und Verantwortung zu artikulieren, wurden nicht in ihrer Rolle als Komiteemitglieder akzeptiert. Diese Festlegung auf einen bestimmten Denk- und Begriffsrahmen kann bedingen, dass ethische Konflikte, die die Praxis der Sorge und Fragen der Verantwortlichkeiten betreffen, kaum zum Tragen kommen (Kohlen 2009a). Hanns deRuyter, Pflegeethiker und Leiter einer pädiatrischen Abteilung, hat zehn Jahre lang in zwei verschiedenen Krankenhäusern Erfahrungen in Komitees gesammelt. In einem Interview resümiert er kritisch: »Die Anliegen der Pflegenden werden behandelt, wenn sie von ihnen so präsentiert werden, dass die Leute, die Ärzt*innen und Führungskräfte, sie verstehen. Man muss sie also auf eine bestimmte Weise darstellen […] wenn man ein Thema anspricht, das sie nicht als ein ethisches Problem ansehen, dann wird einem nicht zugehört. Aber […] Pflegepersonen […] sind sehr anpassungsfähig, also wird es immer Pflegende geben, die die Sprache lernen und dann wird ihnen zugehört, […] dann werden nicht wirklich die Fragen aufgeworfen, von denen Pflegende denken, dass es ethische Fragen sind. Es geht bei ethischen Fragen sehr viel darum, dass sie eingeordnet werden können. Und ich denke, dass die Pflegenden, die das tun […] in einer Zwickmühle stecken. Möchte ich hier eine Führungsrolle übernehmen […] dann muss ich mich anpassen, oder soll ich das ansprechen, von dem ich denke, dass es angesprochen werden muss? […] Das macht mich automatisch zu einer außenstehenden Person« (Kohlen 2009b, S. 38).

Einige Themen und Konflikte werden auf die Spitze getrieben, während andere, überhört, an den Rand gedrängt, gar ausgelassen und somit unsichtbar werden. Es mag Themen geben, die diskutiert werden, weil sie ethisch derart gerahmt werden können, dass sie in ein rationales Entscheidungsfindungsmodell passen. Ethische Fragen der Pflegepraxis laufen innerhalb dieses Rahmens Gefahr, nicht erkannt, verharmlost, an den Rand gedrängt oder ignoriert zu werden. Folglich sollten Pflegende ihre ethischen Fragen sprachlich so vertreten, dass die Probleme der pflegerischen Alltagspraxis möglichst konkret abgebildet werden. In einigen Krankenhäusern in den U.S.A. wurden in den 1980er Jahren mit Erfolg spezielle Pflege-Ethikkomitees eingerichtet, die zum Ziel hatten, dass Pflegende sich zunächst mit ihren originären pflegerischen Problemen beschäftigen und nach eigenen Lösungswegen suchen sollten (Edwards et al. 1988).

## 24.4 Alternative Form der Partizipation

Partizipation geht etymologisch zurück auf das spätlateinische Wort »participatio« und bedeutet Beteiligung im Sinne von Teilnahme als auch von Teilhabe. Es ist einer der Schlüsselbegriffe politikwissenschaftlicher Theorie und kennzeichnet ein Verständnis von Demokratie (Partizipatorische Demokratietheorie), das auf die Beteiligung möglichst vieler Bürger*innen setzt. Konkret geht es um eine aktive Beteiligung möglichst vieler über möglichst vieles, und zwar im Sinne von Teilnehmen, Teilhaben und seinen Teil geben einerseits und innerer Anteilnahme am Geschehen des Gemeinwesens andererseits (Schmidt 2000, S. 251). Dieses Partizipationsverständnis kann auf die Beteiligungsverfahren in einem Ethikkomitee übertragen werden. Klinische Ethikkomitees (KEKs) bezwecken, möglichst alle Mitglieder und alle ethischen Themen zum Zuge kommen zu lassen. John Dryczek (2000) hat in seiner Demokratietheorie drei Merkmale wirksamer Partizipation beschrieben, die sich auf Formen der Partizipation in organisierten Gruppen Klinischer Ethikkomitees übertragen lassen. Im Folgenden unternehme ich den Versuch, die drei Merkmale nach Dryczek auf KEKs zu übertragen und leite daraus Fragen für die Partizipation von Pflegenden ab.

1. Durch die Präsenz derjenigen, die bisher nur dürftig als Repräsentant*innen (eines Berufes) vertreten waren, wird die Partizipation im Entscheidungsfindungsprozess erhöht. Für die Pflegenden in KEKs bedeutet dies, dass ihre Präsenz in diesen Gremien möglichst hoch sein sollte im Sinne einer Repräsentanz von Pflegenden in der jeweiligen Gesundheitseinrichtung.
2. Ungleichheit und Macht spielen eine Rolle in Beziehungen und es gehört zum Entscheidungsfindungsprozess, sie zu thematisieren. In Bezug auf Pflege und Partizipation in KEKs lässt sich die Frage ableiten: Inwiefern spielen Ungleichheit und Macht eine Rolle und inwiefern wird dies als ein Problem im Entscheidungsfindungsprozess gesehen und thematisiert? Darüber hinaus: Werden ethische Probleme in der Pflege entlang demokratischer Regeln auf die Agenda gesetzt?
3. Die Akteur*innen im Entscheidungsfindungsprozess sind authentisch und verlassen konventionelle Regeln. Die Teilnahme und Teilhabe ist real und nicht symbolisch. Die Beteiligten sind kompetent und bringen ihre Kompetenz ein.

Aus diesen Merkmalen lassen sich für die Partizipation von Pflegenden in KEKs folgende Leitfragen ableiten:

- Ist die Partizipation von Pflegenden real und nicht (nur) symbolisch?
- Was passiert, wenn Pflegende die Anforderungen an Kompetenz und Autonomie nicht erfüllen?
- Was passiert, wenn Pflegende die Anforderungen an Kompetenz erfüllen, diese jedoch übersehen, gar ignoriert werden?

Bezüglich der Kompetenzfrage zeigt die Untersuchung von Bart Cusveller (2012), dass sich Pflegende für die Anforderungen an die Arbeit im Klinischen Ethikkomitee ungenügend vorbereitet sehen und einen Bedarf an Fortbildung zur Stärkung ihrer kommunikativen Kompetenz wahrnehmen. Dies betraf sowohl die mündlichen als auch die schriftlichen Kompetenzen (Kohlen 2017, S. 254).

Vor dem Hintergrund der oben präsentierten empirischen Ergebnisse (▶ Kap. 23.2 sowie Cusveller 2012) liegt es auf der Hand, die praktizierte Form der Partizipation sowie konventionelle Formen kritisch in den Blick zu nehmen. Die drei Merkmale von Dryczek (2000) und die daraus abgeleiteten Leitfragen in Bezug auf pflegerische Partizipation regen an, kritische Fragen zu konventionellen Vorgehensweisen in KEKs zu stellen und nach alternativen Formen von Partizipation zu suchen. Die Entwicklung von einer konventionellen Form, wie sie die aktuelle Forschung belegt, hin zu einer Form, die den aufgeführten demokratietheoretischen Kriterien gerecht wird, braucht ein »mündiges« pflegerisches Engagement. Mündigkeit im Sinne einer Befähigung zur Mitsprache ließe sich somit als ein viertes Merkmal oder als eine Querschnittskategorie formulieren. Als Querschnittskategorie wäre Mündigkeit zur Umsetzung aller drei Merkmale nötig. Bei Erfüllung dieser Kategorie ließe sich von einer emanzipatorischen Form der Partizipation sprechen.

## 24.5 Pflegerisches Engagement zur Teilnahme in ethischen Entscheidungsfindungsprozessen

»Ethischer Aktivismus« und »Ethische Selbstbehauptung« sind Konzepte, die sich im Handeln Pflegender zur Sichtbarmachung ihres ethischen Engagements in einer Beobachtungsstudie von Dodd und Kolleg*innen (2004) identifizieren ließen. In der Untersuchung zeigte sich ein von den Forscherinnen bezeichneter »ethical activism« (ethischer Aktivismus), der durch ein Handeln Pflegender in Richtung auf eine Reformierung von Krankenhausleitbildern, Standards und Richtlinien, sichtbar wurde. Zudem appellierten sie an die Haltung von Ärzt*innen und forderten alle Akteur*innen des Behandlungsteams auf, Pflegende in ethische Entscheidungsfindungsprozesse einzubeziehen (Dodd et al. 2004, S. 17). Darüber hinaus spricht das Team der Forschenden von »ethical assertiveness« (ethische Selbstbehauptung), die dann beobachtbar war, wenn sich Pflegende an ethischen Entscheidungsfindungsprozessen beteiligten, ohne dass sie hierzu aufgefordert oder formal eingeladen waren. Die Ergebnisse der Studie zeigten auch, dass Aktivismus und Selbstbehauptung eher in den Settings zum Ausdruck kamen, in denen sich die Akteur*innen jeweils achtsam gegenüber Fragen der Partizipation von Pflegenden zeigten. Die Forschenden sind überzeugt, dass diese eng miteinander verbunden seien und dass aktive und selbstbewusste Verhaltensweisen entscheidend für die Entfaltung einer pflegerischen Rolle in der Ethik sind und stellen fest: »(Nurses) [...] need to try to change the hospital environment so that it promotes, rather than discourages, their participation. Even when not formally invited, (they) need to engage in ethical assertiveness when they [...] act as ethical case finders, initiate ethics deliberations [...]« (Dodd et al. 2004, S. 26).

## 24.6 Zusammenfassung und Ausblick

Das Einbringen einer ethischen Perspektive, deren Fokus in der Proximität zu Patient*innen liegt, charakterisiert die Rolle der Pflege im Klinischen Ethikkomitee. Doch fehlen in KEKs oftmals die pflegerischen Akteur*innen, die im direkten Patient*innenkontakt stehen. Sicherlich ist es hilfreich, wenn Advanced Practice Nurses im KEK vertreten sind und ihre Expertise der Praxis einbringen (▶ Kap. 7). Zudem stehen pflegerische Themen in den Komitees selten auf der Agenda, da sie kaum in einer Komiteesprache beschrieben werden können, die vorrangig aus Gerechtigkeits- und Rechtsbegriffen besteht. Ausschließungen, Marginalisierungen und Verdeckungen von Themen und Konflikte können eine Folge sein. Pflegende, die ein aktives Verständnis von Partizipation entwickeln, können selbstständige Formen der Einbindung in ethische Entscheidungsfindungsprozesse von KEKs finden. Konventionelle Formen der Partizipation könnten in emanzipatorische Formen überführt werden. In diesem Sinne mündige Pflegende konfrontieren die Akteur*innen in ihrem Handlungsumfeld mit der pflegerischen resp. pflegeethischen Perspektive als für wirksames interprofessionelles Handeln selbstverständlichen und unverzichtbaren Beitrag und verstehen ihr ethisches Handeln unabhängig von hierarchischen institutionellen Formierungen.

## 24.7 Transferfragen

1. Welche Arbeitsformen Klinischer Ethikkomitees kennen Sie? Welche Rolle spielen die Pflegenden und wie wirken sich diese auf die aktive Partizipation aus?
2. Sie werden für die Mitgliedschaft in einem Klinischen Ethikkomitee angefragt. Welche Fragen gedenken Sie zu stellen? Welche Ideen für eine Unterstützung des Komitees schlagen sie vor?
3. Als neu berufenes Mitglied sind sie zum ersten Mal zu einer Sitzung eingeladen. Wie bereiten Sie sich auf die Sitzung vor und mit welchen Informationen stellen sie sich vor?
4. Sie sind Mitglied eines Klinischen Ethikkomitees. Anlässlich einer Sitzung kündigen Sie an, dass Sie an der nächsten Sitzung ein wiederkehrendes ethisches Problem aus der Pflegepraxis vorstellen wollen. Wie gehen Sie vor bei der Vorstellung Ihres Anliegens?

## Literatur

Aroskar M (1984) Health Care Professionals and Ethical Relationships on IECs. In: Cranford R E, Doudera A E (Hrsg.) Institutional Ethics Committees and Health Care Decision Making. Ann Arbor, Michigan: Health Administration Press, S. 218–225

Bosk C, Frader J (1998) Institutional Ethics Committees: Sociological Oxymoron, Empirical Black Box. In: DeVries R., Subedi J. (Hrsg.). Bioethics and Society. Constructing the Ethical Enterprise. New Yersey: Prentice Hall, S. 92–102

Cusveller, B (2012) Nurses Serving on Clinical Ethics Committees: A Qualitative Exploration of a Compentency Profile. In: Nursing Ethics 19. Jg., Heft 3, 431–442

Deutscher Evangelischer Krankenhausverband e. V., Katholischer Krankenhausverband Deutschlands e. V. (1997). Ethik-Komitee im Krankenhaus. Berlin, Freiburg

Dodd S J, Jansson B S, Brown-Saltzman K, Shirk M, Wunch K (2004) Expanding Nurses' Participation in Ethics: An Empirical Examination of Ethical Activism and Ethical Assertiveness. In: Nursing Ethics 11. Jg., Heft 1, 15–27

Dryzek, John S (2000) Deliberative Democracy and Beyond. Liberals, Critics, Contestations. Oxford: Oxford University Press

Edwards B J, Haddad A M (1988) Establishing a Nursing Bioethics Committee. In: Journal of Nursing Administration 18. Jg., Heft 3, 30–33

Erlen J A (1993) Empowering Nurses through Nursing Ethics Committees. In: Orthopaedic Nursing 12. Jg., Heft 2, 69–72

Erlen J A (1997) Are Nursing Ethics Committees necessary? In: HEC Forum 9. Jg., Heft 1, 55–67

Fleming C M (1997) The Establishment and Development of Nursing Ethics Committees. In: HEC Forum 9. Jg., Heft 1, 7–19

Fost N, Cranford R E (1985) Hospital Ethics Committees. Administrative Aspects. In: Journal of the American Medical Association 253. Band, Heft 18, 2687–2692

Finkenbine R, Gramelspacher G (1991) Physicians' attitudes toward Hospital Ethics Committees. In: Indiana Medicine 84. Jg., Heft 11, 804–807

Griener G N, Storch J L (1992) Hospital Ethics Committees. Problems in Evaluation. In: HEC Forum 4. Jg., Heft 1, 5–18

Holly Ch M (1986) Staff Nurses' Participation in Ethical Decision Making: A descriptive Study of selected Situational Variables. Unveröffentlichte Dissertation. University of Columbia

Kohlen H (2009a) Conflicts of Care. Hospital Ethics Committees in the USA and in Germany. Frankfurt, New York: Campus

Kohlen H (2009b) Klinische Ethikkomitees und die Themen der Pflege. Expertise Nr. 10. Institut für Mensch Ethik und Wissenschaft. Berlin: IMEW

Kohlen H (2017) Caring about Care in the Hospital Arena and Nurses' Voices in Hospital Ethics Committees. Three Decades of Experiences. In:

Krause F; Bold J (Eds.): Care in Healthcare. Reflections on theory and practice. London: Palgrave Macmillan, p. 237–265

McDaniel C (1998). Hospital Ethics Committees and Nurses' Participation. In: Journal of Nursing Administration 28. Jg., Heft 9, p. 47–51

Murphy P (1989) The Role of the Nurse on Hospital Ethics Committees. In: Nursing Clinics of North America 24. Jg., Heft 2, 551–555

Oddi L F, Cassidy V R (1990) Participation and Perception of Nurse Members in the Hospital Ethics Committee. In: Western Journal of Nursing Research 12. Jg., Heft 3, 307–317

President's Commission for the Study of Ethical Problems in Medicine and Biomedical Behavioural Research (1983) Deciding to Forego Life-Sustaining Treatment. Washington DC: US Government Printing Office, p. 60–89

Schmidt, Manfred G. (2000): Demokratietheorien. 3. Auflage. Opladen: Leske und Budrich, S. 251–257.

Youngner St J, Jackson D L, Coulton C et al. (1983) A national survey of hospital ethics committees »In Deciding to Forego Life-Sustaining Treatment«. Report of the President's Commission for the Study of Ethical Problems in Medicine and Biomedical Behavioural Research: Deciding to Forego Life-Sustaining Treatment. Washington DC: US Government Printing Office, p. 443–449

# 25 Von der Zweiklassenmedizin zur Zweiklassenpflege? Rationierung als pflegeethisches Problem

*Markus Zimmermann*

*Ausgehend von Beispielen für pflegerische Leistungsbegrenzungen wird die bestehende Realität impliziter bzw. ungeregelter Rationierung am Krankenbett als zentrale Problemstellung identifiziert. Aus Gerechtigkeitsgründen sollte die Frage im Mittelpunkt stehen, wie sich eine qualitativ hochstehende Gesundheitsversorgung und Pflege für alle auf die Dauer sichern lässt. Um die damit verbundenen Fragen diskutieren zu können, werden umstrittene Begriffe wie Rationierung und Prioritätensetzung definiert (▶ Kap. 25.3). Offensichtlich geht es nicht darum, ob Rationierung sein soll, sondern wie sie angesichts bestehender Grenzen gerecht ausgestaltet werden kann. Positionen, ethisch relevante Kriterien und ein Konzept der Entscheidungsfindung für die Gestaltung von Allokationsfragen werden vorgestellt (▶ Kap. 25.4; ▶ Kap. 25.5). Schließlich wird zugunsten einer neuen Kultur des Miteinanders plädiert, in welchem die Begrenztheit der Mittel nicht geleugnet, sondern interdisziplinär angegangen und gerecht gestaltet wird.*

**Ziele:** Nach dem Lesen dieses Kapitels sind Sie in der Lage, den Begriff der Rationierung einzuordnen und seine Bedeutung in der Frage nach einer gerechten Verteilung pflegerischer Güter zu erkennen. Sie identifizieren Formen der Rationierung in Ihrem Berufsalltag und verfügen über Instrumente, diese in ethischer Hinsicht zu beurteilen.

## 25.1 Beispiele aus dem Alltag der Intensivmedizin

Obwohl Norwegen zu den materiell reichsten Ländern der Welt gehört und nach den USA die höchsten Pro-Kopf-Ausgaben für die Gesundheitsversorgung aufweist, empfinden Pflegende wie Ärzt*innenschaft auch dort einen Druck, bei klinischen Entscheidungen am Krankenbett die Kosten zu berücksichtigen (vgl. Halvorsen et al. 2008, S. 716). Eine Studie zur Prioritätensetzung im Alltag norwegischer Intensivstationen ermöglicht Einblicke in Entscheidungen am Krankenbett und darin enthaltene Werturteile. Als Grundlage dienten dem Forschungsteam unter der Leitung von Kirstin Halvorsen von der pflegewissenschaftlichen Fakultät der Akershus-Universität einerseits Tiefeninterviews und andererseits Beobachtungen von Teilnehmenden. Dabei hat sich gezeigt, dass mit zunehmendem Schweregrad des Zustands von Patient*innen auch häufiger intensivmedizinische Maßnahmen ergriffen werden, und dies unabhängig vom potentiellen Nutzen der Interventionen für die Betroffenen. Im Rahmen dieser Aktivitäten kommt es speziell im Handlungsbereich von Pflegefachpersonen regelmäßig zu Engpässen. Der Mangel an Pflegepersonal beeinflusst beispielsweise die Praxis der Sedierung von Patient*innen: Um unerwünschte Missgriffe wie das Herausziehen von Schläuchen zu verhindern, werden

Patient*innen häufig stärker und länger sediert, als es bei ausreichendem Pflegepersonal eigentlich nötig wäre. Eine Pflegende berichtet: »Weil die Ressourcen so begrenzt sind, müssen Patient*innen manchmal etwas länger sediert werden, [...]. Um uns um andere Patient*innen kümmern zu können, sedieren wir Patient*innen stärker, was ich als unethisch beurteile, wirklich, weil wir wissen, dass dies zu einer Lungenentzündung führen kann [...] und zu einer Verlängerung der Zeit am Respirator« (Halvorsen et al. 2008, S. 721, eigene Übersetzung).

Aufgrund fehlender Ressourcen sehen hier die Pflegenden wichtige Bereiche ihrer beruflichen Aufgaben bedroht. Im Vordergrund steht dabei das Problem des Zeitmangels, das es verunmögliche, auf die Bedürfnisse der Patient*innen angemessen einzugehen. Eine Pflegende meinte im Interview: »Es ist offensichtlich, dass dies [die Stellenkürzungen] Konsequenzen für die pflegerischen Aktivitäten nach sich zieht, besonders hinsichtlich der so genannten ›weichen Aufgaben‹. Die Zeit, sich um jemanden zu kümmern [...] Die zwischenmenschlichen Belange und die Sorge um Patient*innen, das leidet letztlich. [...] Dinge, die wir nicht unbedingt tun müssen, kommen dann zu kurz: mit Patient*innen zu reden, ihre Motivation zu stärken [...] all die Sachen, die eben Zeit brauchen« (Halvorsen et al. 2008, S. 721 f, eigene Übersetzung).

## 25.2 Problemstellung

Die Intensivmedizin eignet sich besonders gut, um ärztliche und pflegerische Herausforderungen der Verteilungsgerechtigkeit im Gesundheitswesen aufzuzeigen (vgl. Hurst et al. 2007), obgleich sich ähnliche Probleme auch in anderen Bereichen sowie der Langzeitpflege aufgrund der intensiven Betreuungsleistungen stellen (Zúñiga et al. 2013, Zúñiga et al. 2015, Zander et al. 2014). Die Intensivmedizin gehört zum einen zu den neueren Errungenschaften der Medizin und steht damit gleichsam symbolisch für die immensen Fortschritte, die in den letzten Jahren in diesem Bereich erzielt wurden, und ist zum anderen sehr kostenintensiv. Ihr Anteil an den gesamten Krankenhauskosten der USA nahm von 8 % im Jahr 1980 auf 20 % im Jahr 2006 zu, was einem Prozent des gesamten US-amerikanischen Bruttoinlandprodukts entspricht (Truog et al. 2006). Umstritten ist, wie viele Intensivbetten mathematisch gesehen nötig wären, um eine bestimmte Population zu versorgen. Der größte Anteil der Kosten für die Intensivpflege sind Personalkosten, während Behandlungen und Medikamente lediglich knapp ein Zehntel der Ausgaben betreffen (Chevrolet et al. 2003). Unbestritten ist auch, dass Morbidität und Mortalität auf Intensivstationen unmittelbar ansteigen, wenn zu wenig Personal vorhanden ist, was situationsbedingt immer wieder vorkommt. Bereits diese wenigen Anhaltspunkte zur Intensivmedizin machen deutlich, dass *Rationierung*, d. h. die Einschränkung oder Vorenthaltung an sich nützlicher oder sinnvoller Interventionen, eine Realität ist, und zwar auch und gerade in materiell wohlhabenden Ländern mit enorm hohen Pro-Kopf-Gesundheitsausgaben wie Norwegen oder der Schweiz, dass diese Rationierung am Krankenbett bezogen auf einzelne Patient*innen geschieht und dass die *Pflegenden* dabei stark involviert sind.

> Angesichts der Einschränkungen, Unmöglichkeiten und Grenzen, die in diesem Kontext von Pflegenden ins Zentrum gestellt werden, ist es wichtig, auch an die Kehrseite dieser Realität zu erinnern, nämlich an die mögliche Einflussnahme und letztlich auch Macht, die mit der organisierten Pflege Patient*innen gegenüber verbunden ist. So machtlos, wie sich Pflegende selber sehen, sind sie nicht, wie Rainer Wettreck in Erinnerung ruft (vgl. Wettreck 2001, S. 38 ff.): Neben der Disziplinarmacht, der Durchsetzung von Ordnungen einer Institution, der Therapiemacht, der Kontrolle des Gesundheitszustandes, und der Sinn-, Wissens- und Deutungsmacht, dem eigenen systemischen Wissen, unterscheidet er eine Allokationsmacht, die bei der Verteilung der Zeit, aber auch der Mahlzeiten, der Schmerzmittel, der Körperhygiene, der Aufmerksamkeit und bei vielen kleinen Handreichungen zum Ausdruck kommt.

Was im Bereich der Intensivpflege aufgrund des komplexen technischen Aufwands, der meist kurzen Aufenthaltszeiten der Patient*innen, des hohen Personalbedarfs und der hohen Kosten zugespitzt geschieht (Ward et al. 2007), ist auch in anderen Bereichen eine bekannte Realität, nämlich die *implizite Rationierung* oder die ungeregelte Beschränkung von nützlichen Leistungen am Krankenbett. Die implizite Rationierung in der Pflege wird international auch unter den Begriffen »missed nursing care«, »care left undone« oder »unfinished nursing care« diskutiert (Jones et al. 2015). Untersuchungen in der Schweiz haben gezeigt, dass die implizite Rationierung besonders in den Bereichen Psychiatrie, Rehabilitation, in der Versorgung chronisch Kranker, in der Pflege insgesamt und hier speziell im Bereich der Langzeitpflege besteht (Santos-Eggimann 2005). Die Pflege ist offensichtlich ein knappes Gut, das gemäß gerechter Kriterien zu verteilen ist. In der Pflege kommt es zunächst aufgrund eines Mangels an zeitlichen, fachlichen oder personellen Ressourcen in Pflegeteams zur impliziten Rationierung (RICH-Nursing Study 2005, Zúñiga et al. 2013, Zúñiga et al. 2015). Die *RICH-Studie* – das Akronym dieser auf Deutsch veröffentlichten Studie steht für »Rationing of Nursing Care in Switzerland (CH)« – belegt darüber hinaus für die Schweiz, dass ein signifikanter Zusammenhang zwischen der Arbeitsumgebungsqualität einerseits, d. h. der Angemessenheit der Stellenbesetzung und Fachkompetenz in Pflegeteams, der Zusammenarbeit zwischen Pflegenden und Ärzten, der Unterstützung der Pflegenden durch das Pflegemanagement und der Anzahl nicht durchgeführter, notwendiger pflegerischer Leistungen, also der impliziten Rationierung am Krankenbett andererseits besteht. Diese Zusammenhänge wurden durch die *SHURP-Studie* – »Swiss Nursing Homes Human Resources Project« – für die Situation der Pflege in Alters- und Pflegeheimen der Schweiz bestätigt: Auch wenn eine implizite Rationierung eher selten belegt ist, gehört sie doch zum Pflegealltag. Sie ist im Bereich der alltäglichen Unterstützung bei Essen, Trinken, Ausscheidungen und beim Mobilisieren eher selten anzutreffen, häufiger dagegen in den Bereichen der sozialen und emotionalen Unterstützung sowie der Rehabilitationsbemühungen. Zwar lässt sich ein Zusammenhang zwischen der impliziten Rationierung und den Personalressourcen feststellen, allerdings spielen Arbeitsstress, Konflikte im Team und mangelnde Anerkennung ebenfalls eine signifikante Rolle hinsichtlich der Häufigkeit von impliziter Rationierung in Schweizer Pflegeheimen (Zúñiga et al. 2013, Zúñiga et al. 2015). Studien zur Pflege im Akutbereich haben ähnliche Resultate hervorgebracht: hier hat sich gezeigt, dass die implizite Rationierung aufgrund fehlender personeller Ressourcen teilweise durch eine gute Arbeitsumgebungsqualität kompensiert werden kann (Kalisch & Lee 2012,

Schubert et al. 2013), was umgekehrt weniger zu funktionieren scheint: durch Verbesserung des Personalschlüssels lässt sich der pflegerische Outcome – gemessen an der Mortalität der Patient*innen – nicht verbessern, wenn nicht gleichzeitig Maßnahmen zur Verbesserung der Arbeitsumgebungsqualität ergriffen werden (Aiken et al. 2011).

Auch wenn im Bereich der Gesundheitsversorgung zunächst einmal begründet an der Vorstellung einer gleichen Versorgung für alle festgehalten wird, ist es offenkundig, dass es eine solche »Einklassenmedizin« und eine entsprechende »Einklassenpflege« niemals gegeben hat und angesichts der Fülle bestehender und zukünftiger Möglichkeiten auch nicht geben wird. Die Ergebnisse der erwähnten Studien zur impliziten Rationierung zeigen vielmehr, dass diejenigen Menschen, die gesellschaftlich marginalisiert sind, dies auch im Bereich der Gesundheitsversorgung nicht anders erfahren. Die gegenwärtige Klage über eine Zweiklassenmedizin inklusive einer Zweiklassenpflege lässt sich daher als ein deutliches Signal dafür verstehen, dass die in den letzten Jahren größer werdenden Unterschiede zwischen gesellschaftlich etablierten und gesellschaftlich marginalisierten Milieus auch in der Gesundheitsversorgung vermehrt zu Ungleichbehandlungen führen (vgl. dazu das Konzept der sozialen Determinanten von Gesundheit; ▶ Kap. 15; ▶ Kap. 19; ▶ Kap. 27).

> Angesichts des wachsenden Wohlstands, der Fortschritte im Bereich der biomedizinischen Forschung und unter Anerkennung dessen, dass vorhandene (personelle und weitere) Ressourcen niemals ausreichen, um alle Bedürfnisse im Bereich der Gesundheitsversorgung zu befriedigen, kann es aus gesundheitsethischer Sicht realistischerweise nicht darum gehen, dasselbe Versorgungsniveau für alle Patient*innen zu ermöglichen. Vielmehr sollte aus Gerechtigkeitsgründen die Frage im Zentrum stehen, *wie sich eine qualitativ hochstehende Gesundheitsversorgung und Pflege für alle auf die Dauer sichern lässt*.

Die Verfolgung dieses Ziels setzt voraus, dass

- die grundsätzliche Knappheit der vorhandenen, nicht nur finanziellen, sondern auch personellen Ressourcen nicht geleugnet wird (vgl. Alexander et al. 2004, Zúñiga et al. 2015),
- die bereits bestehende implizite Rationierung möglichst transparent und damit zu einem professionellen sowie öffentlichen Thema gemacht wird,
- ungeregelte Leistungsbeschränkungen im Bereich nützlicher Behandlungen so weit als möglich durch öffentlich bestimmte und ethisch legitimierte Grenzziehungen ersetzt werden (Daniels et al. 2002).

## 25.3 Umstrittene Begriffe

In den Rationierungsdebatten werden zwei unterschiedliche Formen von Knappheit thematisiert: Zum einen wird auf eine vorgegebene oder existenzielle Knappheit angespielt, die es *anzuerkennen* gelte, und zum anderen auf eine hergestellte Knappheit, die *gerecht auszugestalten* sei. Obgleich beide Phänomene eng miteinander zusammenhängen, erfordern sie aus ethischer Sicht grundlegend unterschiedliche Reaktionen. Ein Mangel an

Pflegekapazität kann zum Beispiel strukturell (Folge von vorgegebener als auch von bewusst herbeigeführter Knappheit) oder auch situationsbedingt sein (z. B. Pandemie). Aspekte des Gerechten bzw. der Verteilungsgerechtigkeit und des Guten bzw. gelungener Lebensentwürfe (Sinn- und Glücksfragen), die in einer kulturell heterogenen Gesellschaft zunächst einmal getrennt zu behandeln sind, hängen bei entscheidenden Fragen wie der Bestimmung der Sinnlosigkeit von Behandlungen de facto auf enge Weise miteinander zusammen. Die Rede von der *Sinnlosigkeit* (futility) von Maßnahmen auf der einen Seite oder deren *Indiziertheit* auf der anderen Seite, Begriffe wie die *Wirksamkeit*, *Zweckmäßigkeit* oder *Wirtschaftlichkeit* von Behandlungen, schließlich auch Umschreibungen wie »keine Aussicht mehr auf ein menschenwürdiges Leben zu haben« lassen sich nicht ausschließlich über Aspekte des Gerechten bestimmen, sondern beinhalten stets auch Vorstellungen vom Guten, von Lebensqualität und damit Wertungen, die Vorstellungen von einem gelungenen oder geglückten Leben beinhalten.

> Unter *Rationierung* werden implizite oder explizite Mechanismen verstanden, die dazu führen, dass einer behandlungsbedürftigen Person nützliche Leistungen nicht zur Verfügung stehen (vgl. Ubel et al. 1998). Diese Definition ist aufgrund der Rede von »Mechanismen« (anstelle von »Entscheidungen«) und dem »nicht zur Verfügung stehen« (anstelle von »vorenthalten«) einerseits so weit gefasst, dass nicht nur bewusste Entscheidungen, sondern auch die vorgegebene Begrenztheit aller Ressourcen berücksichtigt werden, ist aber andererseits klar begrenzt auf das nicht zur Verfügung stehen von nützlichen Leistungen. Nützliche Leistungen stehen schließlich aus unterschiedlichsten Gründen häufig nicht zur Verfügung, und erst diese offene Definition macht es möglich, zwischen gerechter und ungerechter Rationierung zu unterscheiden, ohne die entscheidenden ethischen Fragen als bereits beantwortet vorauszusetzen.

Es geht folglich nicht darum, ob Rationierung sein soll oder nicht, sondern wie angesichts bestehender Grenzen bzw. Knappheit der Zugang zu den Ressourcen gerecht ausgestaltet werden kann. Methodisch besteht ein wesentlicher Unterschied in der Rationierungspraxis darin, ob diese explizit, d. h. transparent und nach festgelegten Regeln, durchgeführt wird, oder ob sie implizit, d. h. ungeregelt am Krankenbett durch die Behandlungsteams, praktiziert wird.

In Deutschland hat sich in Anlehnung an skandinavische Länder die Rede von der *Priorisierung* gesundheitlicher Leistungen etabliert, wobei unter Priorisierung (und dem Pendant der Posteriorisierung) die Feststellung einer Vorrangigkeit (bzw. Nachrangigkeit) bestimmter Indikationen, Gruppen von Patient*innen oder Verfahren vor anderen (bzw. nach anderen) verstanden wird (Raspe et al. 2009, Schmitz-Luhn & Bohmeier 2013). Die Rangreihenherstellung von Maßnahmen aus einem bestimmten Behandlungsbereich (z. B. in der Versorgung von Herzkrankheiten) wird vertikale, die Rangreihenherstellung zwischen unterschiedlichen Bereichen als horizontale Priorisierung bezeichnet. Priorisierung oder das Erstellen von Ranglisten ist demnach nicht gleichzusetzen mit der Rationierung, sondern dient zunächst einmal lediglich dazu, Rangordnungen zu identifizieren und festzulegen. In diesem Sinne kann sie, muss aber nicht zur Rationierung führen, und zwar in Abhängigkeit dazu, wie viele Ressourcen zur Verfügung stehen.

Entsprechend wird im bundesdeutschen Diskurs, der sich stark von der als negativ konnotierten Rede von Rationierung abhebt, hervorgehoben, wenn die Rationierung irgendwann tatsächlich notwendig würde, beträfe dies zuerst den Bereich des wenig Wichtigen, den Bereich der Posterioritäten also, wie es beispielsweise im Konzept der marginalen Wirksamkeit von Interventionen vorgeschlagen wird (Buyx et al. 2009). Wesentliche Vorzüge des Priorisierungsbegriffs werden erstens in der damit verbundenen pragmatischen Herangehensweise gesehen, insofern der Priorisierungsbegriff weniger negativ besetzt ist als der Rationierungsbegriff und zunächst einmal Ordnung schaffen möchte, bevor definitiv entschieden wird. Ein zweiter Vorteil liegt zumindest aus Sicht der Pflegenden im Primat der klinischen Zugangsweise, die sich gegenwärtig durch eine gesundheitsökonomische Perspektive konkurrenziert sieht, welche aus Public-Health-Sicht die Gesundheit ganzer Bevölkerungen in den Blick nimmt und damit – aus dieser übergeordneten Perspektive auf der Meso- und Makroebene – die ärztliche und pflegerische Definitionsmacht über die Indikation von Behandlungen konkurrenziert (vgl. Raspe et al. 2009). In der Schweiz konnte sich der Priorisierungsbegriff bislang kaum etablieren, was damit zu tun haben könnte, dass erstens der finanzielle Druck noch geringer ist als in anderen Ländern wie in Schweden oder Deutschland, zweitens die Rationierungsdiskurse im Sinne einer konstruktiven Auseinandersetzung in den ärztlichen und pflegerischen Kreisen noch nicht wirklich angekommen sind und drittens die Infragestellung der klinischen Perspektive von Ärzt*in und Pflegenden durch die Gesundheitsökonomie als weniger stark empfunden wird. Ob, und wenn ja, inwieweit sich die Einführung des Vergütungssystems gemäß Fallpauschalen (SwissDRG) im Jahr 2012 auf die Verstärkung der impliziten Rationierung in der Pflege ausgewirkt hat, lässt sich gegenwärtig nicht sagen; gemäß Aussagen der Pflegenden in Deutschland hat sich die Einführung des DRG-Systems dort zwar negativ auf die Befindlichkeit der Pflegenden und den Outcomes von Pflege ausgewirkt; allerdings lässt sich aufgrund empirischer Studien vermuten, dass die negativen Auswirkungen aus subjektiver Sicht der Pflegenden in der Regel überschätzt werden (Zander et al 2013).

## 25.4 Positionen, politische Strategien und ethisch relevante Kriterien

Auf die Frage, wie eine angemessene und ethisch vertretbare Reaktion auf die Ressourcenknappheit aussehen könnte, werden zugespitzt etwa folgende Antworten gegeben (vgl. Daniels et al. 2002, S. 13 f):

1. Die sogenannten *Marktvertreter\*innen* möchten individuelle Wahlmöglichkeiten wie risikoabhängige Krankenkassenprämien schaffen bzw. vorhandene Marktelemente wie Selbstbehalte und Franchisen verstärken. Auf diese Weise wollen sie ermöglichen, dass sich jede*r ein Versicherungspaket nach eigenen Vorstellungen zusammenstellen kann. Unmittelbar verbunden wäre damit, dass jede*r sich gleichsam selbst rationiert, nämlich nach Maßgabe der eigenen finanziellen Möglichkeiten, der vorhandenen Krankheitsrisiken und auch der je eigenen Wertvorstellungen.
2. Daneben besteht die unter Politiker*innen verbreitete Position der *Knappheits-Skeptiker\*innen:* Hier wird behauptet, dass es in Wirklichkeit keine Knappheit gebe, sondern

lediglich Verschwendung und unnütze Interventionen. Sie plädieren daher konsequenterweise für die Rationalisierung bzw. Effizienzsteigerung und teilweise, wenn sie realistisch sind, zusätzlich für eine moderate Erhöhung der finanziellen Mittel für die Gesundheitsversorgung.
3. Eine eher in linken politischen Kreisen vertretene Position ist die der *Gesundheit-hat-keinen-Preis-Vertreter*innen*: Hier wird die Lösung darin gesehen, im Bereich der Gesundheitsversorgung mehr Mittel zur Verfügung zu stellen, und dies entweder zuungunsten anderer Bereiche oder auf der Basis von Steuererhöhungen.
4. Die *expliziten Rationierer*innen* dagegen gehen davon aus, dass Grenzen anerkannt und bewusst gesetzt bzw. ausgestaltet werden sollten. Sie unterstreichen zum einen mit Hinweis auf die Legitimation von Entscheidungen die Wichtigkeit öffentlicher Debatten und zum anderen den Vorzug geregelter bzw. transparenter Entscheidungen, die auf der Meso- und Makroebene z. B. durch kostensensible Leitlinien zu fällen sind (vgl. Strech et al. 2009).
5. Auch die *impliziten Rationierer*innen* gehen davon aus, dass Grenzen anerkannt und ausgestaltet werden sollten, halten aber explizite Formen für unrealistisch bzw. nicht realisierbar und plädieren deshalb zugunsten der Rationierung im Einzelfall am Krankenbett, dem »eleganten Durchwursteln«, wie es in der Fachdiskussion genannt wird (vgl. Sommer 2007).

Die beiden ersten Positionen bieten keine vertretbaren und praktikablen Alternativen: Eine Stärkung der Marktelemente würde mit sich bringen, dass die Gesundheitsversorgung gemäß finanziellen Möglichkeiten sehr stark variieren würde. Bereits heute benachteiligte Bevölkerungsgruppen würden zusätzlich benachteiligt, weil sie zum Beispiel nicht in der Lage wären, ungedeckte Maßnahmen der Grund- oder Behandlungspflege zu erwerben. Einschneidende Rationierungsentscheidungen für Menschen mit Sozialhilfe, die sich keine Krankenkasse leisten könnten, würden nötig. Die Einführung von risikoabhängigen Prämien würde überdies zu einer gesellschaftlichen Stigmatisierung kranker Menschen führen, die mit Hinweis auf die Achtung der Würde und der Solidarität abzulehnen wäre.

Auch die Rationalisierung, also die Steigerung der Effizienz der vorhandenen Mittel, bietet keinen Ausweg: Sie ist zwar sowohl aus ökonomischer als auch aus ethischer Sicht stets gefordert, da sowohl die Überbehandlung von Patient*innen als auch der verschwenderische Umgang mit begrenzten Mitteln mit Hinweis auf das Nicht-Schadens- und das Gerechtigkeitsprinzip stets abzulehnen sind, sie reicht aber aufgrund der Unsicherheit bei Prognosestellungen und der mangelnden Beeinflussung der Ursachen der Kostensteigerung, nämlich Fortschritt und Wohlstand, nicht aus. Eine stete Erhöhung der Mittel, wie sie von den Gesundheit-hat-keinen-Preis-Vertretern gefordert wird, hätte schließlich hohe gesellschaftliche Opportunitätskosten zur Folge, d. h. die Mittel würden an anderen Stellen fehlen.

Somit bleiben nur die beiden letztgenannten Rationierungsszenarien als realistische Alternativen, wobei internationale Erfahrungen zeigen, dass eine *Mischform von impliziter und expliziter Methode* realistisch und gerecht – bzw. am wenigsten ungerecht – sein dürfte (Ham et al. 2003). In jedem Gesundheitssystem werden Grenzen gesetzt. Wie bereits erwähnt, lautet die aus ethischer Sicht wichtige Frage nicht, *ob* rationiert werden soll, sondern *wie*, gemäß welchen Kriterien und Vorgaben dies sinnvollerweise geschehen sollte, damit ungerechte Vorenthaltungen vermieden und gerechte Zuteilungen gefördert werden. Ethisch relevante Kriterien umfassen sowohl das *richtige* (normative Aspekte, das Gerechte) und das *gute* Leben (evaluative oder wertende Aspekte wie Sinn- und Identitätsfragen). Bezüglich beider Bereiche sind die Achtung und der Schutz der *Menschenwürde* von grundlegender Bedeutung. Insofern sie an der Menschenwürde teilhaben, sind alle Menschen gleich: Das bedeutet, dass Autonomie und Freiheit jedes Menschen stets zu achten sind und dass besonders verletzliche Menschen wie Demente, Komatöse oder Angehörige gesellschaftlicher Randgruppen (z. B. abgewiesene Asylbewerber) besonders zu schützen sind. Erst die Anerkennung der Freiheit und der Schutz der besonders Vulnerablen ermöglichen ein menschliches bzw. menschenwürdiges Zusammenleben.

> Von den *normativ relevanten Kriterien* sind im Hinblick auf die Rationierung folgende besonders hervorzuheben:
>
> - die Ermöglichung von Chancengleichheit,
> - die Ablehnung jeder Form von ungerechtfertigter Ungleichbehandlung oder Diskriminierung aufgrund äußerlicher Merkmale wie Alter, Geschlecht oder Herkunft,
> - das Fürsorgeprinzip im Sinne einer bevorzugten Behandlung von Patient*innen mit dem größten Bedarf,
> - das Solidaritätsprinzip sowohl im Sinne der Förderung des Gemeinwohls als auch im Sinne einer besonderen Rücksicht auf bzw. Integration von Benachteiligten,
> - die Achtung und Förderung der Eigenverantwortung im Hinblick auf die eigene Gesundheit,
> - die Wirtschaftlichkeit bzw. Kosteneffektivität von Maßnahmen, d. h. die Berücksichtigung der Frage, wie hoch der zusätzliche Nutzen im Verhältnis zu den Kosten einer Maßnahme ist.

Normativ von Bedeutung sind also sowohl Rechte und Pflichten als auch Folgenüberlegungen. Bei den *evaluativen Kriterien* geht es nicht um die Einhaltung von Normen (Gebote, Verbote oder Erlaubnisse), deren Berücksichtigung sich über die Anwendung von Prinzipien überprüfen lassen, sondern um inhaltliche Vorstellungen von dem, was im Leben wichtig und wertzuschätzen ist. Diese Lebensqualitätskriterien, Wert- oder Güterhaltungen können sich sowohl auf das Leben eines Einzelnen als auch auf die Gesellschaft als Ganze beziehen. Es geht zunächst um individuelle Vorstellungen von einem gelingenden Leben und Sterben, wie sie beispielsweise im Rahmen einer Patient*innenverfügung individuell festgehalten werden können (sog. Werteanamnese). Gleichzeitig werden Vorstellungen von einer guten Gesellschaft thematisiert, die sich in diesen entsprechenden politischen Forderungen niederschlagen. Auf der Hand liegt, dass bei diesen Kriterien eine große Nähe zu persönlichen Erfahrungen, moralischen Überzeugungen, schließlich zu kulturellen und weltanschaulich-religiösen Prägungen vorauszusetzen ist, die sich darum auch in den Auseinandersetzungen um eine angemessen Ausgestaltung der Pflege nicht ignorieren lassen.

Klar ist einerseits, dass sich individuelle Glücksvorstellungen bzw. kulturell und weltanschaulich verankerte Vorstellungen von einem gelungenen Leben nicht verallgemeinern lassen. Offenkundig ist aber gleichzeitig, dass bei der Formulierung von Gesetzen auf der Makroebene, von Leitlinien auf der Mesoebene und beim Treffen von Entscheidungen am Krankenbett auf der Mikroebene stets auch subjektive Faktoren wie Erwartungen, Anspruchsniveaus und Normalitätsvorstellungen ihren Einfluss ausüben. Darum ist die Beschäftigung mit diesen Aspekten nicht nur bei schwierigen Entscheidungen bei einem einzelnen Patienten, sondern auch in den sozialethischen Rationierungsdebatten unumgänglich. Verbunden sind damit Verständigungsversuche über Definitionen von

Lebensqualität, Vorstellungen von Gesundheit, Krankheit und Behinderung (Zimmermann 2018), letztlich auch über die sinnvolle Reichweite sozial finanzierter Maßnahmen in der Gesundheitsversorgung, also den Umfang einer menschen- und sachgerechten Basisversorgung und damit auch über die Reichweite einer »guten« respektive »sicheren« Pflege, auf die Patient*innen, Klient*innen und Bewohner*innen gleichermaßen Anspruch haben.

Die These von Irene Bachmann-Mettler (2007), die Pflegenden in der Onkologie könnten einer Auseinandersetzung mit der Rationierung entgehen, wenn a) eine hochspezialisierte Pflege (»Advanced Nursing Practice«) gefördert würde, b) attraktive Aufgabenbereiche für die Pflegenden (»Primary Nursing« bzw. Bezugspflege) zur Verfügung stünden und c) die Idee der Magnetkliniken (Bezeichnung für gewisse Kliniken in den USA, die sich durch eine geringe Fluktuation der Pflegenden und hohe Attraktivität, z. B. einem Stellenschlüssel von 1:4 in der Pflege auszeichnen) umgesetzt würde, ist einleuchtend hinsichtlich einer sinnvollen Weiterentwicklung der Onkologiepflege. Sie ist jedoch nicht plausibel in Bezug auf die Auseinandersetzung mit der Rationierung (vgl. Bachmann-Mettler 2007). Zum einen ist dieser Vorschlag von einer einseitig die Pflege und deren Optimierung gewichtenden Sichtweise geprägt und könnte durch eine Reihe anderer Perspektiven – beispielsweise der Rehabilitationsmedizin, der Palliative Care oder der Psychiatrie, welche im Wettbewerb um die knappen Güter vermutlich andere Schwerpunkte setzen würden – kontrastiert werden. Zum anderen wird in diesem Vorschlag übersehen, dass es auch in einer noch so privilegierten bzw. idealen Personalsituation z. B. aufgrund eines Notfalls jederzeit zu Engpässen kommen kann, welche Rationierungsentscheidungen notwendig machen.

### Fallbeispiel

Dass dies bereits für alltägliche Entscheidungen gilt, zeigen Hurst und Danis sehr schön an dem Beispiel zur vorgegebenen Zeitbegrenzung: Wenn morgens insgesamt 90 Minuten für die Visite auf einer Intensivstation mit zehn Betten zur Verfügung stehen, erhalten die ersten Patient*innen oft mehr als neun Minuten Aufmerksamkeit, während die letzten in der Regel mit weniger Zeit zu rechnen haben (vgl. Hurst et al. 2007, S. 250).

## 25.5 Herausforderungen auf der Mikroebene

Rationierung oder Leistungsbegrenzungen im Bereich nützlicher Behandlungen sind offensichtlich unumgänglich. Maßnahmen zur expliziten, also geregelten und transparenten Rationierung können vornehmlich auf der Makro- und Mesoebene gestaltet werden, beispielsweise durch politische Budgetentscheidungen auf der obersten Ebene bzw. kostensensible Leitlinien und Entscheidungen des Pflegemanagements auf der Meso- oder Institutionenebene. Die größte Herausforderung für Pflegende besteht sicherlich im Umgang mit Leistungsbegrenzungen am Krankenbett auf der Mikroebene, die auch bei etablierten Regeln angesichts stets zunehmender Möglichkeiten eine Herausforderung bleibt.

In Auseinandersetzung mit Knappheitssituationen in der Intensivmedizin – der Knappheit von Zeit, Betten und Personal, die in Abhängigkeit zur Situation jederzeit akut werden kann –, haben Samia Hurst und

Marion Danis ein *Konzept der ethischen Entscheidungsfindung für die Rationierung am Krankenbett* entwickelt (Hurst & Danis 2007). Sie unterscheiden drei Knappheitssituationen:

1. die Situation akuter Knappheit, die eine klassische Triage nötig mache,
2. die Situation starker, aber nicht akuter Knappheit, welche den Vergleich einer behandlungsbedürftigen Person mit anderen potentiellen Patient*innen nahelege (»Würden wir als Team in einem ähnlichen Fall genauso entscheiden?«)
3. Situationen, die eine Einhaltung festgelegter Behandlungsgrenzen erfordern, in welchen die Kosten den zu erwartenden Nutzen nicht mehr rechtfertigen, also bei zu geringer Kosteneffektivität.

Auf dieser Basis entfalten die Autorinnen ein Ensemble prozeduraler, normativer und tugendethischer Regeln, die bei Entscheidungen eingehalten werden sollten. Ein solches Vorgehen gewährleistet die Möglichkeit, Rationierungsentscheidungen am Krankenbett unter Einbezug *aller* wichtigen Parameter zu fällen. Hinsichtlich der eingangs erwähnten Beispiele aus den norwegischen Intensivstationen hieße das, dass neben dem (unter Umständen zeitweisen) Mangel an Pflegepersonal bei Entscheidungen zur Begrenzung der Behandlung auch weitere Aspekte wie die Kohärenz zu Entscheidungen in analogen Fällen oder die Kosteneffektivität und damit Output-Faktoren stärker mit berücksichtigt würden. Dagegen wäre alleine der Schweregrad des Zustands von Patent*innen, der in der Praxis oft den Ausschlag zu geben scheint, als Begründung unzureichend. Die Intensivpflegenden wären somit in einem Prozedere der Entscheidungsfindung integriert, in welchem einsichtig begründet werden kann und muss, warum eine Begrenzung der Ressourcen im Einzelfall gerecht bzw. weniger ungerecht ist.

> Was kann aus Sicht von Pflegefachpersonen konkret unternommen werden, wenn es in einer Situation im Pflegealltag offensichtlich dazu kommt, dass einer Person offenkundig nötige und grundsätzlich auch zur Verfügung stehende Pflegemaßnahmen vorenthalten werden, wenn also ungerecht rationiert wird? In solchen Situationen ist zunächst wesentlich, einen individuellen Eindruck durch Nachfrage bei anderen zu überprüfen: Schätzen Teamkolleg*innen die Situation ähnlich ein? Wenn dies der Fall ist, liegt es nahe, eine Teambesprechung einzufordern, eine ethische Fallbesprechung vorzuschlagen oder auch ein ethisches Konsil (eine Beratung durch eine ethische Fachperson) zu erbitten, um im Team gemeinsam nach Lösungen zu suchen. Dabei bleibt stets zu beachten, dass durch Stress, Arbeitsverdichtung, Konflikte im Team, mangelnde Anerkennung der Arbeit und schlechte Arbeitsumgebungsbedingungen insgesamt die implizite Rationierung in der Pflege verstärkt wird.

Ist es in einer konkreten Situation unmöglich, die personellen Ressourcen kurzfristig zu verstärken, liegen eventuell Verbesserungsmöglichkeiten in diesen anderen Bereichen: auch durch eine stressfreiere Arbeitspraxis, das Ansprechen und Bearbeiten von Konflikten im Team sowie die gegenseitige Anerkennung der Arbeitsleistung können Situationen ungerechter Rationierung am Pflegebett angegangen, gemildert oder sogar verhindert werden. Darüber hinaus bleibt stets zu bedenken, dass die Ursache für eine ungerechte Rationierungssituation auch in strukturellen Problemen begründet sein können, welche angemessen nur auf der Meso- (z. B. durch das Krankenhausmanagement) oder der Makroebene (die Gesundheitspolitik) zu lösen sind und sich mittel- und langfristig nicht alleine auf der Mikroebene, also in der unmittelbaren

Versorgung am Krankenbett, angemessen lösen lassen. Im Rahmen eines Ethik-Projekts am Klinikum Nürnberg, das Karl-Heinz Wehkamp 1999 startete, war der Unmut unter den Pflegenden offenkundig: »Wir brauchen keine Ethik, sondern Stellen!« hieß es programmatisch in den Interviews (Rabe 2017, S. 280). Doch stellte sich heraus, dass die Gründe für die Unzufriedenheit in der resignativen Stimmung der Mitarbeitenden und den autoritären Führungskonzepten auf der Leitungsebene lagen. Der Einbezug der Pflegenden in die Prozesse der Entscheidungsfindung und Weiterbildungen im Bereich Ethik haben dann offensichtlich zu einer neuen Kultur des Miteinanders geführt. Diese kann im besten Fall dazu beitragen, dass die Begrenztheit der Mittel nicht geleugnet, sondern interdisziplinär auf den unterschiedlichen Ebenen angegangen und gerecht gestaltet wird.

## 25.6 Fazit

Eine neue Kultur des Miteinanders bringt auch eine größere Verantwortung im Umgang mit der pflegerischen Allokation mit sich, welche entsprechend neue Aufgaben im Pflegemanagement und insbesondere in der Pflegeausbildung zur Folge haben. Sie setzt neue Akzente im Selbstverständnis und Ethos der Pflege. Dieses sollte angesichts der Fortschritte in der Medizin und Pflege, des zunehmenden Wohlstands und der dadurch stärker empfundenen Ressourcenknappheit nicht zur Resignation, sondern zur bewussten und gerechten Ausgestaltung einer menschen- und fachgerechten Pflege mit hohen professionellen und ethischen Ansprüchen führen.

## 25.7 Transferfragen

1. Worin bestehen die ethisch relevanten Probleme in den eingangs beschriebenen Beispielen aus dem Alltag der Intensivmedizin? Wo erkennen Sie Parallelen zu anderen Bereichen professioneller Pflege?
2. Wie wären diese Probleme auf der Basis des im letzten Teil beschriebenen Entscheidungsfindungskonzepts von Hurst & Danis (2007) anzugehen und gerecht zu lösen?
3. Inwieweit verändert die neue pflegerische Verantwortung im Umgang mit der Allokationsmacht das herkömmliche pflegerische Selbstverständnis? Beschreiben Sie je zwei Konsequenzen für Ihr berufliches Handlungsfeld auf der Mikro-, Meso- und Makroebene.

# Literatur

Aiken L H, Cimiotti J P, Sloane D M, Smith H L, Flynn L, Neff D F (2011) Effects of nurse staffing and nurse education on patient deaths in hospitals with different nurse work environments. In: Medical Care 49. Jg., Heft 12, 1047–1053

Alexander G C, Werner R M, Ubel P A (2004) The costs of denying scarcity. In: Archives of Internal Medicine 164. Jg., Heft 6, 593–596

Anand S, Peter F, Sen A (Hrsg.) (2006) Public Health, Ethics, and Equity. New York: Oxford University Press

Bachmann-Mettler I (2007) Die zukünftige Rolle der Pflegenden in der Onkologie. In: Onkologe 13. Jg., Heft 4, 356–359

Breyer F (2007) Zum Begriff der Rationierung. Kommentar eines Gesundheitsökonomen. In: Zimmermann-Acklin M, Halter H (Hrsg.) Rationierung und Gerechtigkeit im Gesundheitswesen. Beiträge zur Debatte in der Schweiz. Basel: EMH-Verlag, S. 110–112

Buyx A M, Friedrich D R, Schöne-Seifert B (2009) Marginale Wirksamkeit als Posteriorisierungskriterium – Begriffsklärungen und ethisch relevante Vorüberlegungen. In: Ethik in der Medizin 21 Jg., Heft 2, 89–100

Chevrolet J-C, Chioléro R (2003) Traitements et médicaments coûteux aux soins intensifs. Une réflexion sur la légitimité d'un rationnement et sur le rôle du réanimateur. In: Médecine et Hygiène 61. Jg., Heft 2462, 2419–2422

Daniels N, Sabin J (2002) Setting Limits Fairly. Can We Learn To Share Medical Resources? Oxford, New York: Oxford University Press

Halvorsen K, Forde R, Nortvedt P (2008) Professional Challenges of Bedside Rationing in Intensive Care. In: Nursing Ethics 15. Jg., Heft 6, 715–728

Ham C, Coulter A (2003) International Experience of Rationing. In: Ham C, Robert G (Hrsg.) Reasonable Rationing. International Experience of Priority Setting in Health Care. Maidenhead, Philadelphia: Open University Press, S. 4–15

Hurst S, Danis M (2007) A Framework for Rationing by Clinical Judgment. In: Kennedy Institute of Ethics Journal 17. Jg., Heft 3, 247–266

Jones T L, Hamilton P, Murry N (2015) Unfinished Nursing Care, missed care, and implicit rationed care: State of the science review. In: International Journal of Nursing Studies 52 Jg., 1121–1137

Kalisch B J., Lee K H (2012) Missed nursing care. Magnet versus non-Magnet hospitals. In: Nursing Outlook 60 Jg., Heft 5, e32–e39

Rabe M (2017) Ethik in der Pflegeausbildung. Beitrage zur Theorie und Didaktik. 2. Aufl. Bern: Hogrefe

Raspe H, Meyer T (2009) Vom schwedischen Vorbild lernen. Hierzulande wird zunehmend über die Priorisierung medizinischer Leistungen diskutiert. In Schweden hat sich aus dem Priorisierungsprojekt ein versorgungswirksames Steuerungsinstrument unter Führung und Beteiligung der Ärzt*innenschaft entwickelt. In: Deutsches Ärzteblatt 106. Jg., Heft 21, A1036–A1039

RICH-Nursing-Study (2005) Rationing of Nursing Care in Switzerland: Effects of Rationing of Nursing Care in Switzerland on Patients and Nurses outcome. Studie im Auftrag des Bundesamts für Gesundheit (www.bag.admin.ch, Zugriff am 04.08.2010)

Santos-Eggimann B (2005) Is there evidence of implicit rationing in the Swiss health care system? Studie im Auftrag des Bundesamts für Gesundheit (www.bag.admin.ch; Zugriff am 04.08.2010)

Schmitz-Luhn B, Bohmeier A (Hrsg.) (2013) Priorisierung in der Medizin. Kriterien im Dialog. Berlin, Heidelberg: Springer

Schubert M, Ausserhofer D, Desmedt M, Schwendimann R, Lesaffre E, Li B, De Geest S (2013) Levels and correlates of implicit rationing of nursing care in Swiss acute care hospitals – a cross sectional study. In: International Journal of Nursing Studies 50. Jg., Heft 2, 230–239

Sommer J H (2007) Die implizite Rationierung bleibt notwendig. Zum Konzept des »muddling through elegantly«. In: Zimmermann-Acklin M, Halter H (Hrsg.) Rationierung und Gerechtigkeit im Gesundheitswesen. Beiträge zur Debatte in der Schweiz. Basel: EMH-Verlag, S. 279–289

Strech D, Freyer D, Börchers K, Neumann A, Wasem J, Krukemeyer M G, Marckmann G (2009) Herausforderungen expliziter Leistungsbegrenzungen durch kostensensible Leitlinien. Ergebnisse einer qualitativen Interviewstudie mit leitenden Klinikärzten. In: Gesundheitsökonomie & Qualitätsmanagement 14. Jg., Heft 1, 38–43

Truog R D, Brock D, Cook D J, Danis M, Luce J M, Rubenfeld G D, Levy M M (2006) Rationing in the intensive care unit. In: Critical Care Medicine 34. Jg., Heft 4, 958–963

Ubel P, Goold S (1998) Rationing Health Care. Not all Definitions are Created Equal. In: Archives of Internal Medicine 158. Jg., Heft 3, 209–214

Wandeler E (2009) DRG: Sind die an allem schuld? In: Krankenpflege 102. Jg., Heft 4, 19–21

Ward N S, Levy M M (2007) Rationing and critical care medicine. In: Critical Care Medicine 35. Jg., Heft 2 (Suppl.), S102–S105

Wettreck R (2001) »Am Bett ist alles anders« – Perspektiven professioneller Pflegeethik. Münster: Lit.

Zander B, Dobler L, Busse R (2013) The introduction of DRG funding and hospital nurses' changing perceptions of their practice environment, quality of care and satisfaction: Comparison of cross-sectional surveys over a 10-year period. In: International Journal of Nursing Studies 50. Jg., 219–229

Zander B, Dobler L, Bäumler M, Busse R (2014) Implizite Rationierung von Pflegeleistungen in deutschen Akutkrankenhäusern – Ergebnisse der internationalen Pflegestudie RN4Cast. In: Gesundheitswesen 76. Jg., 727–734

Zimmermann M (2018) Artikel »Gesundheit. I. Sozialethisch«, in: Staatslexikon. Recht, Wirtschaft, Gesellschaft, Zweiter Band, 8., völlig neu bearbeitete Auflage. Freiburg i.Br.: Herder, 1278–1283

Zúñiga F, Ausserhofer D, Serdaly C, Bassal C, De Geest S, Schwendimann R (2013) SHURP. Schlussbericht zur Befragung des Pflege- und Betreuungspersonals in Alter- und Pflegeinstitutionen der Schweiz, Universität Basel. https://shurp.unibas.ch/vortraege-publikationen (Zugriff 20.12.2018)

Zúñiga F, Ausserhofer D, Hamers J P H., Engberg S, Simon M, Schwendimann R (2015) The relationship of staffing and work environment with implicit rationing of nursing care in Swiss nursing homes – A cross-sectional study. In: International Journal of Nursing Studies 52. Jg., 1463–1474

# 26 Gesundheitsökonomie, Ethik und Pflege

*Urs Brügger*

*Die Ökonomie befasst sich mit der Produktion und mit der Verteilung von Gütern und Dienstleistungen. Gesundheit aber ist ein besonderes Gut. Deswegen obliegt in den meisten Industrienationen die Gesundheitsversorgung dem Zugriff durch den Staat. Ein solidarisch finanziertes Gesundheitswesen erfordert aber aufgrund der Knappheit der Ressourcen klare Regeln der Allokation von Leistungen für Patient\*innen oder Bevölkerungsgruppen. Zentral dafür sind die Wirksamkeit, die Zweckmäßigkeit und die Wirtschaftlichkeit. Aus ökonomischer und ethischer Sicht ergeben sich daraus verschiedene Postulate, die in diesem Kapitel am Beispiel der Schweiz diskutiert werden. Dazu zählen ein akzeptables Verhältnis von Wirksamkeit und Wirtschaftlichkeit, der Vorzug der Rationalisierung vor der Rationierung und die Verhinderung einer Über-, Unter- oder Fehlversorgung. Weil auch Pflege ein knappes Gut ist, wird in einem weiteren Schritt die Bedeutung dieser Postulate für die Pflegewissenschaft und die Pflegepraxis entfaltet.*

**Ziele:** Nach dem Lesen dieses Kapitels sollten Sie in der Lage sein,

- zu beschreiben, inwiefern Gesundheit ein besonderes Gut ist, dessen Verteilung der Marktkontrolle entzogen ist,
- die Bedeutung der Kriterien der Wirksamkeit, Zweckmäßigkeit und Wirtschaftlichkeit zu erklären und auf die Pflegepraxis zu übertragen,
- Schnittstellen zwischen Ökonomie und Ethik als Reflexionsfelder professioneller Pflege zu erkennen.

## 26.1 Einführung

Die Grundannahme der Ökonomie lautet, dass die Bedürfnisse der Menschen unbegrenzt, die Ressourcen jedoch begrenzt sind. Dadurch entsteht Knappheit und es braucht Entscheidungen, wie die Ressourcen verteilt werden. Der Begriff Ökonomie setzt sich zusammen aus den griechischen Wörtern *Oikos*, welches ursprünglich eine Haus- oder Wirtschaftsgemeinschaft auf einem antiken Gutsbetrieb bezeichnete, und *Nomos*, was für das Gesetz oder eine naturgesetzlich gedachte Ordnung steht. Im Zentrum der Ökonomie stand der nach etablierten Regeln erfolgende, haushälterische Umgang mit knappen Ressourcen zur langfristigen Sicherung dieser Gemeinschaft.

Die Ökonomie befasst sich einerseits mit der Produktion von Gütern und Dienstleistungen (Allokation) und andererseits mit der Verteilung dieser Güter und Dienstleistungen (Distribution). Beide Aufgaben sind in jeder Gesellschaft zu lösen. Dafür gibt es verschiedene Mechanismen. Weit verbreitet ist der Marktmechanismus, der bei vielen Gütern des täglichen Bedarfs angewendet wird. Das gilt beispielsweise für Nahrungsmittel, Wohnen, Kleidung oder Unterhaltung. In diesen Wirtschaftssektoren treffen Angebot und Nachfrage aufeinander und es bilden sich Preise. Dabei können die Konsument*innen entscheiden, welche Güter sie kaufen möchten. Sie nehmen für ihre Kaufentscheide Kosten-Nutzenabwägungen vor. Voraussetzung für den Erwerb eines Gutes ist jedoch, dass die entsprechende Zahlungsfähigkeit vorhanden ist. Im Gegensatz zu den Wirtschaftssektoren, in denen das Marktprinzip gilt, gibt es ebenfalls zahlreiche Bereiche, die ganz oder teilweise davon ausgenommen sind, wie beispielsweise Bildung, Sicherheit, Justiz oder die Gesundheit. In diesen Bereichen greift der Staat in den freien Markt ein. Dabei ist zu bemerken, dass die Gesundheitsversorgung lange Zeit keine staatliche Angelegenheit (lat. *res publica*) war. So ist bis heute die Gesundheitsversorgung in vielen armen Ländern eine private Angelegenheit geblieben und professionelle Gesundheitsversorgung erhält nur, wer es sich leisten kann. In praktisch allen reichen Ländern und zunehmend auch in solchen mit niedrigem und mittlerem Einkommen kümmert sich jedoch der Staat um die Gesundheitsversorgung. Ein definiertes Paket an Gesundheitsleistungen wird der gesamten Bevölkerung zur Verfügung gestellt (engl. *universal access*), und zwar unabhängig von der individuellen Zahlungsfähigkeit.

## 26.2 Die Gesundheit – ein besonderes Gut

Es gibt zwei Begründungen, weshalb die Gesundheitsversorgung nicht allein dem Markt überlassen wird:

1. Die erste Begründung lautet, dass das Gut »Gesundheit« für alle Menschen eine ganz besondere Bedeutung hat. Dies kommt im Ausspruch, der dem Philosophen Arthur Schopenhauer (1788–1860) zugeschrieben wird, zum Ausdruck: »Gesundheit ist nicht alles, aber ohne Gesundheit ist alles nichts«. Gesundheit ist eine Grundvoraussetzung für viele andere Tätigkeiten. Ohne ausreichende Gesundheit ist es beispielsweise nicht möglich zu arbeiten, zu studieren, Sport zu treiben oder am sozialen Leben teilzuhaben. Dieser gesellschaftlich ausserordentliche Wert von Gesundheit ist einer der Gründe, weshalb ein gerechter Zugang zu Gesundheitsleistungen, der unabhängig von der individuellen wirtschaftlichen Leistungsfähigkeit ist, in vielen Ländern eine wichtige politische Zielsetzung darstellt.
2. Die zweite Begründung, dass Gesundheitsversorgung mindestens teilweise dem Markt entzogen wird, ist ökonomischer Art. Ökonom*innen haben schon vor einiger Zeit darauf hingewiesen, dass Märkte nicht optimal funktionieren, wenn viel Unsicherheit besteht und die Akteur*innen nicht über vollständige Information verfügen. Beides ist im Bereich der Gesundheitsversorgung ausgeprägt der Fall. Unsicherheit besteht mehrfach. Für einzelne Menschen ist es nicht oder kaum vorhersehbar, ob und wann sie von einer Krankheit betroffen sind. Zudem ist die Diagnose oft unsicher und auch der Therapierfolg ist nicht garantiert. Darüber hinaus besteht zwischen Gesundheitsfachpersonen und Patient*innen eine sogenannte »Informationsasymmetrie«. Die Gesundheitsfachperson weiß in der Regel besser Bescheid über die verschiedenen Möglichkeiten von Dia-

gnostik, Behandlung und Therapie. Bis zu einem gewissen Grad müssen sich Patient*innen (auch wenn sie gut informiert sind) auf den Rat der Gesundheitsfachperson verlassen (können).

Bereits im Jahr 1963 formulierte der Ökonom Kenneth Arrow diese Überlegungen in einem wegweisenden Artikel »Uncertainty and the Welfare Economics of Medical Care« (übers. Unsicherheit und die Wohlfahrtsökonomie der medizinischen Versorgung, Arrow 1963). Dieser gilt im Allgemeinen als Beginn der Gesundheitsökonomie, welche ein Teilgebiet der ökonomischen Wissenschaft darstellt.

> »Gesundheitsökonomie ist die Analyse der wirtschaftlichen Aspekte des Gesundheitswesens unter Verwendung von Konzepten der ökonomischen Theorie.« (von der Schulenburg 2012, S. 14)

Die Tatsache, dass das Marktprinzip im Gesundheitswesen nicht gilt, bedeutet, dass der Konsum einer Leistung und deren Bezahlung auseinanderfallen. Das Gesundheitswesen ist in allen reichen Ländern zu einem großen Teil solidarisch finanziert, und zwar durch Sozialversicherungsbeiträge und/oder Steuern. Im Moment des Konsums einer Leistung müssen somit Patient*innen keine Kosten-/Nutzenabwägungen vornehmen, wie dies Konsument*innen auf Märkten typischerweise tun würden. An deren Stelle treten gesetzliche Regelungen, die festlegen, welche Leistungen als Teil des solidarisch finanzierten Leistungspakets der gesamten Bevölkerung zur Verfügung gestellt werden.

## 26.3 Wirksamkeit, Zweckmäßigkeit und Wirtschaftlichkeit

In der Schweiz sieht das Krankenversicherungsgesetz (KVG) in Artikel 32 vor, dass alle Leistungen die von der obligatorischen Krankenversicherung (OKP) übernommen werden, *wirksam, zweckmäßig* und *wirtschaftlich* sein müssen. Diese sogenannten »WZW-Kriterien« gelten auf Systemebene aber auch auf individueller Ebene.

Das Gesetz verlangt, dass die Wirksamkeit mit wissenschaftlichen Methoden nachgewiesen werden muss. Diese gesetzliche Vorgabe bedeutet nichts anderes, als dass alle Leistungen eine evidenzbasierte Grundlage haben müssen, die die Übernahme der Kosten durch die OKP zur Folge hat. Ein solcher wissenschaftlicher Nachweis wird in der Praxis für die Zulassung und Vergütung von Medikamenten systematisch eingefordert. Für andere Leistungen ist dies jedoch nicht der Fall und es werden faktisch auch solche vergütet, die nicht streng evidenzbasiert sind, sondern sich einfach als Routinepraxis etabliert haben.

Der Begriff der Zweckmäßigkeit ist schwieriger zu fassen. Gemäß dem Bundesamt für Gesundheit (BAG) setzt »[...] die Zweckmäßigkeit einer Leistung [...] zusätzlich zur Wirksamkeit deren Eignung unter Berücksichtigung von Nutzen und Schaden, deren Erforderlichkeit, Zumutbarkeit sowie die Verhältnismässigkeit des Mitteleinsatzes voraus« (Bundesamt für Gesundheit 2011). Im Einzelfall ist die Anwendung des Begriffs der Zweckmäßigkeit gut verständlich: Sie würde konkret danach fragen, ob eine bestimmte Leistung für eine bestimmte Person in einer gegebenen Situation indiziert ist und die Wirtschaftlichkeit im Vergleich zu anderen Optionen in einem angemessenen Verhältnis steht.

Die Wirtschaftlichkeit einer Leistung schließlich ergibt sich aus der gleichzeitigen

Betrachtung von deren Kosten und Nutzen. Je höher der Zusatznutzen einer Leistung gegenüber einer alternativen Leistung für eine bestimmte Situation einer Person ist, desto höhere Zusatzkosten sind gerechtfertigt. Bei der Betrachtung der Wirtschaftlichkeit geht es also nicht um tiefe Kosten per se, sondern um ein angemessenes Verhältnis von Kosten und Nutzen.

### Fallbeispiel

Ein über die Schweiz hinaus bekannt gewordener und gleichermaßen kontrovers diskutierter Entscheid zu Fragen der Wirtschaftlichkeit stellt das sog. *Myozyme-Urteil* des Schweizerischen Bundesgerichts aus dem Jahr 2010 dar. Das Medikament Myozyme, zugelassen zur Behandlung von Morbus Pompe (einer sehr seltenen Stoffwechselkrankheit) war damals noch nicht auf der sog. Spezialitätenliste der in der Schweiz vergütungspflichtigen Medikamente aufgeführt. Dadurch lag es in der Kompetenz der Krankenversicherung der betroffenen Patientin zu entscheiden, ob dieses Medikament in diesem Einzelfall die WZW-Kriterien erfüllt oder nicht. Die Krankenversicherung hatte die Vergütung mit der Begründung mangelnder Wirtschaftlichkeit abgelehnt. Das Bundesgericht hatte den Entscheid letztlich gestützt und auf die ungenügende Wirtschaftlichkeit hingewiesen. Das Medikament kostete damals CHF 300 000 pro Halbjahr. Wissenschaftliche Studien zeigten nur einen minimalen Nutzen. Nachgewiesen konnte bei Patient*innen, deren gesundheitliche Situation mit derjenigen der Beschwerdeführerin vergleichbar war, eine nur geringe Verbesserung bei einem 6-Minuten-Gehtest, bei dem die Gehstrecke rund 10 % länger ausfiel. Das Bundesgericht erwähnte in seiner Urteilsbegründung, dass in vielen gesundheitsökonomischen Studien eine Obergrenze von CHF 100 000 pro zusätzliches Lebensjahr für eine noch angemessene Wirtschaftlichkeit angenommen wird. Im Vergleich dazu lag das Medikament Myozyme weit davon entfernt (Bundesgericht 2010). Dieses Urteil hatte eine große Kontroverse über Rationierung, Ethik und die Rolle des Bundesgerichts bei der Festsetzung solcher Schwellenwerte ausgelöst (Poledna & Tschopp 2011).

Bei sehr teuren Leistungen und/oder sehr großen Fallzahlen spielen trotz den obengenannten Ausführungen auch die Gesamtkosten für das Gesundheitssystem eine Rolle. Diese ergeben sich aus der Multiplikation von Menge mal Preis. Wenn nun die Gesamtkosten einer neuen Leistung sehr hoch sind, stellt dies für das System ebenfalls eine Herausforderung dar, obschon die Wirtschaftlichkeit im Einzelfall durchaus gegeben sein kann. In der Gesundheitsökonomie spricht man in diesem Zusammenhang vom »Budget Impact«.

### Fallbeispiel

Als Beispiel für einen problematischen »Budget Impact« lässt sich die neue Generation an Hepatitis-C-Medikamenten aufführen: Im Jahre 2014 kam eine neue Klasse von sehr wirksamen Medikamenten auf den Markt. Hepatitis C ist eine durch Blut übertragbare Virenerkrankung, die die Leber schädigt und zu einer schlechten Lebensqualität und zum frühzeitigen Tod führt, wenn sie nicht behandelt wird. Im Gegensatz zu früheren Medikamenten erlaubten die neuen eine vollständige Heilung bei einer großen Mehrheit der Patient*innen und hatten darüber hinaus viel geringere Nebenwirkungen als die Standardtherapie mit Interferonen. Die Kosten für die neue Behandlung waren hoch. Sie betrugen für das erste Medikament, das auf den Markt kam, CHF 60 000 pro Patient*in und

Behandlung. Bei einer Prävalenz von 0,8 bis 1,0 % der Bevölkerung machte sich das Bundesamt für Gesundheit große Sorgen über die zu erwartenden Kosten für das System. Es reagierte damit, dass es eine Beschränkung (Limitatio) für Patient*innen mit fortgeschrittener nachgewiesener Leberfibrose auferlegte. Dies wurde auch als Versuch des BAG interpretiert, die Menge zu beschränken und damit den Budget Impact zu limitieren. Diese Limitation führte zu sehr großen ethischen Kontroversen. Einerseits wurden die hohen Medikamentenpreise kritisiert und andererseits wurde das BAG kritisiert, da es betroffenen Patient*innen ein sehr wirksames Medikament vorenthielt, wodurch deren Gesundheit zusätzlich Schaden nehmen konnte, der durch das neue Medikament grundsätzlich vermeidbar war. Die Pharmaindustrie senkte zwei Jahre später schließlich die Preise, worauf im Gegenzug das BAG die Limitation aufgehoben hat (Bundesamt für Gesundheit 2017).

## 26.4 Kosten und Nutzen im Vergleich

Das Verhältnis von Wirksamkeit und Wirtschaftlichkeit lässt sich mit einem sog. Kosten-Effektivitätsdiagramm grafisch darstellen (▶ Abb. 26.1). Eine zu untersuchende *Intervention* (»Intervention«) wird darin abgebildet, wobei sie im Verhältnis zu einer *Vergleichsintervention* (»Comparator«) dargestellt wird. Oft handelt es sich bei der zu untersuchenden Intervention um eine *Innovation* (z. B. um ein neues Medikament oder eine neue Behandlungsmethode) und bei der Vergleichsintervention um den *standard of care*. Dargestellt sind die beiden Dimensionen *Ergebnisdifferenz* (horizontal) und *Kostendifferenz* (vertikal).

Die Wirksamkeit der zu untersuchenden Intervention lässt sich dadurch ablesen, ob sie rechts (besser) oder links (schlechter) der Vergleichsintervention und damit der Geraden in der Mitte liegt. Ist sie mit ihr deckungsgleich und liegt auf dieser vertikalen Geraden sind beide Interventionen gleich wirksam und das Diagramm zeigt die Mehr- oder Minderkosten gegenüber der Vergleichsintervention.

Die Wirtschaftlichkeit lässt sich ebenfalls in diesem Kosten-Effektivitätsdiagramm ablesen, allerdings ist sie nicht einfach durch die Kostendifferenz dargestellt. Es sei an dieser Stelle noch einmal ausdrücklich daran erinnert, dass «wirtschaftlich» nicht mit «kostengünstig» gleichgesetzt werden kann, sondern mit einem guten Kosten-Nutzen-Verhältnis. Die Wirtschaftlichkeit der neuen Intervention lässt sich somit im Diagramm ablesen als Verhältnis von Kostendifferenz zu Ergebnisdifferenz. Grafisch ist dieses Verhältnis durch den Winkel α dargestellt.

Im Kosten-Effektivitätsdiagramm bilden sich vier Quadranten (I–IV), welche die vier Möglichkeiten darstellen. Zwei Fälle sind aus gesundheitsökonomischer Sicht rasch beurteilt. Quadrant IV bildet Fälle ab, die kostengünstiger und besser sind. Gibt es Innovationen, die diese Kriterien erfüllen, sollten diese rasch möglichst umfassend im System eingeführt werden. Innovationen im Quadranten II sollten möglichst verhindert werden, da sie teurer und weniger wirksam sind.

Viele Innovationen kommen im Quadranten I zu liegen. Das sind Leistungen, die zwar besser sind als die bisherigen, aber auch teurer. Nun stellt sich die Frage nach dem Verhältnis von Zusatzkosten zu Zusatznutzen. Je größer dieser Winkel α, desto unwirtschaftlicher ist die Leistung. Ein kleiner Winkel bedeutet, dass die Zusatzkosten im Verhältnis zum Zusatznutzen nur gering sind. Bei einem großen Winkel ist das genau umgekehrt, dies würden große Zusatzkosten bei nur geringem Zusatznutzen bedeuten. Dafür gibt es gesundheitsökonomische Methoden, die dieses Verhältnis von Zusatzkosten zu Zusatznutzen und damit die Wirtschaftlichkeit einer neuen Intervention berechnen. Sie werden gesundheitsökonomische Evaluationen genannt (Drummond et al. 2015).

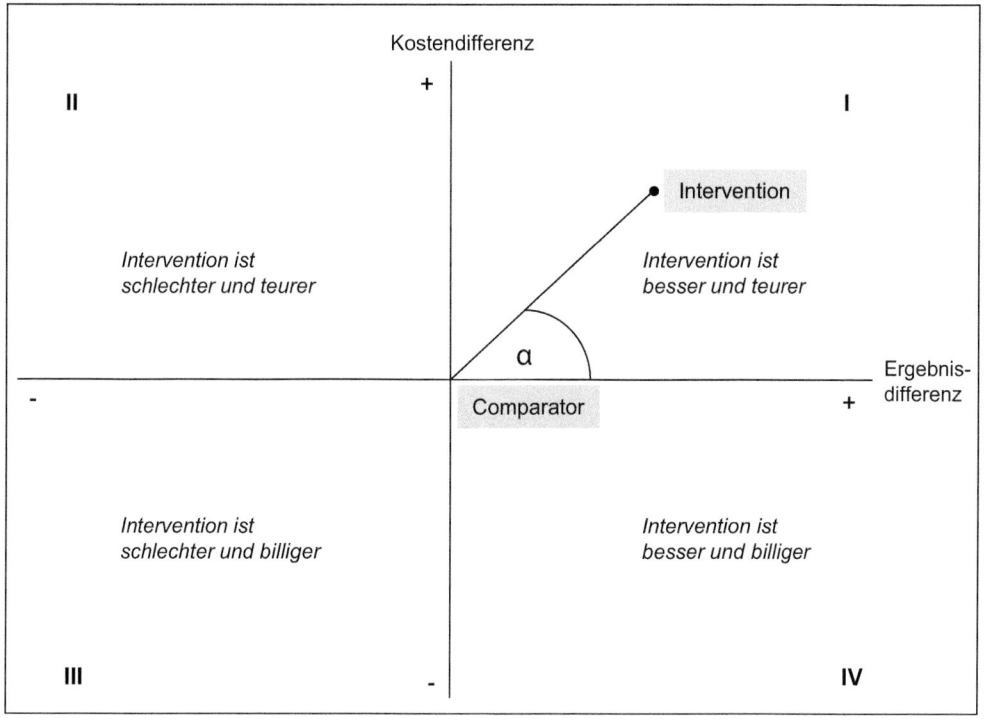

Abb. 26.1: Kosten-Effektivitätsdiagramm

In gewissen Gesundheitssystemen (z. B. England, Australien oder Kanada) werden solche Studien mit gesundheitsökonomischen Evaluationen systematisch für die Zulassung von neuen Medikamenten verlangt. Dort sind auch Grenzen (»thresholds«) definiert, die als noch akzeptables Kosten-Nutzenverhältnis gelten. In der Schweiz wird bisher darauf verzichtet, auch wenn es Fälle von medizinischen Leistungen gibt, die die Frage der Wirtschaftlichkeit auch in der Schweiz klar aufwerfen (vgl. obengenannte Ausführungen zum sog. Myozyme-Urteil).

Schließlich kommen in Quadrant III diejenigen Fälle zu liegen, die weniger gut sind, dafür günstiger. In reichen Ländern wie der Schweiz verzichtet man im Gesundheitssystem größtenteils auf solche Innovationen, da man keine Einbußen bei der Wirksamkeit hinnehmen möchte. Für ärmere Länder (und möglicherweise in Zukunft auch für reichere Länder) können jedoch derartige Innovationen interessant sein, die etwas weniger wirksam sind, dafür viel kostengünstiger. Auch hier gilt es abzuwägen, wie viel die Kostenersparnis für eine bestimmte medizinische Leistung eine gewisse Einbuße an Wirksamkeit aus Sicht eines solidarisch finanzierten Gesundheitssystems gerechtfertigt.

Obwohl das Gesetz verlangt, dass sämtliche durch die OKP finanzierten Leistungen die WZW-.Kriterien erfüllen, tut sich die Schweiz, aber auch viele andere Länder, bisher schwer damit festzulegen, wann das Kriterium der Wirtschaftlichkeit auch tatsächlich erfüllt ist. Das würde nämlich bedeuten, dass gewisse Leistungen, obwohl sie wirksam und zweckmäßig sind, aus wirtschaftlichen Gründen den Patient*innen vorzuenthalten sind. Bisher fehlt eine klare Operationalisierung dieses Kriteriums für die Schweiz und der Versuch des Bundesgerichts, einen Hinweis in diese Richtung zu geben, hat zu großen ethischen und politischen Diskussionen geführt (vgl. obengenannte Ausführungen zum sog. Myozyme-Urteil).

## 26.5 Herausforderungen auf drei Ebenen

Wirtschaftlichkeitsfragen stellen sich auf verschiedenen Ebenen des Gesundheitswesens, nämlich auf der Ebene des Gesundheitssystems (Makroebene), auf der Ebene der Organisation, beispielsweise eines Spitals (Mesoebene) und auf der Ebene der einzelnen Handlungen, beispielsweise der Verrichtung einer Handlung an einer pflegebedürftigen Person (Mikroebene). In der folgenden Tabelle sind diese verschiedenen Ebenen und die sich damit ergebenden Herausforderungen dargestellt (▸ Tab. 26.1). Aufgrund der Ressourcenknappheit müssen schwierige Entscheide auf jeder Ebene gefällt werden. Diese ähneln von der Problematik her moralischen Dilemmas, denn es muss immer zwischen Möglichkeiten abgewogen und entschieden werden, die sich nicht beide gleichzeitig realisieren lassen, obwohl sie beide wünschbar wären.

Tab. 26.1: Ebenen der Ressourcenverteilung

| Ebene der Ressourcenverteilung | Dilemma |
| --- | --- |
| **Makroebene (Gesundheitssystem)** | |
| *Wie viele Ressourcen sollen ins Gesundheitswesen fließen?* | Je mehr Ressourcen ins Gesundheitswesen fließen, desto weniger Ressourcen stehen für andere Bereiche zur Verfügung, z. B. für Bildung oder innere Sicherheit. |
| *Wie sollen Ressourcen innerhalb des Gesundheitswesens aufgeteilt und möglichst effizient eingesetzt werden?* | Sollen die Ressourcen für Medikamente oder für stationäre Aufenthalte oder für Prävention aufgewendet werden? |
| *Soll auf Systemebene rationiert werden, d. h. sollen nicht alle verfügbaren Leistungen immer allen zur Verfügung gestellt werden?* | Welche Kriterien der Rationierung sollen angewendet werden, z. B. Alter, Schweregrad der Krankheit, Zusatznutzen für Patient*innen, Wirtschaftlichkeit? |
| **Mesoebene (Spital, Pflegeheim, Rehaklinik, etc.)** | |
| *Wie soll das Budget des Spitals aufgeteilt werden?* | Sollen die Ressourcen in den Betrieb oder in die Infrastruktur fließen und wofür verwendet werden? |

Tab. 26.1: Ebenen der Ressourcenverteilung – Fortsetzung

| Ebene der Ressourcenverteilung | Dilemma |
|---|---|
| *Wie viel Personal kann sich ein Spital leisten und zu welchen Löhnen?* | Um auf dem Arbeitsmarkt konkurrenzfähig zu bleiben und gute Qualität zu erzielen möchte ein Spital ausreichend Personal anstellen und gute Löhne bezahlen. Aus Kostensicht stellen Personalkosten mit 70–80 % den größten Kostenblock eines Spitals dar. Um konkurrenzfähig zu bleiben und Investitionen tätigen zu können, müssen die Kosten unter Kontrolle gehalten werden. |
| **Mikroebene (unmittelbare Patient\*innenversorgung)** | |
| *Welche Leistungen sollen welchen Patient\*innen wann zukommen?* | Eine Gesundheitsfachperson kann nicht immer alle Leistungen in optimaler Qualität erbringen. Wie setzt sie Prioritäten? |
| *Sollen/dürfen wirtschaftliche Aspekte in die Überlegungen einfließen oder ist das moralisch verwerflich?* | Sollen sehr teure Leistungen mit wenig Aussicht auf Erfolg Patient\*innen vorenthalten werden? Wie kann verhindert werden, dass die Aussicht auf finanzielle Erträge für die eigene Organisation oder die eigene Person die Zuteilung von Ressourcen beeinflußen und andere Kriterien übersteuern? |

Die Tatsache, dass auf verschiedenen Ebenen schwierige Entscheide gefällt werden müssen, belegt die große Komplexität des Gesundheitssystems. Es bestehen zahlreiche Zielkonflikte und es kommt zwangsläufig zu schwierigen Entscheidungssituationen und zu einem Spannungsverhältnis zwischen den verschiedenen Ebenen.

## 26.5.1 Makroebene

Auf der *Makroebene* kann als Ausgangspunkt eine Public-Health-Sicht eingenommen werden (▶ Kap. 15). Dies reicht jedoch für ein nachhaltiges Gesundheitssystem noch nicht aus. Sie muss ergänzt werden durch eine individualmedizinische und ökonomische Perspektive. Genau dies versucht das sog. *Triple-Aim-Konzept* (Whittington et al. 2015), indem es Ziele aus den folgenden drei Perspektiven formuliert, die gleichzeitig anzustreben sind:

- Verbesserung des Gesundheitszustands der Bevölkerung
- Verbesserung der Patient\*innenerfahrung bei der Versorgung (einschließlich Qualität und Zufriedenheit)
- Senkung der Gesundheitskosten pro Kopf

In diesem Konzept geht es darum, das System als Ganzes zu optimieren. Nur wenn alle Dimensionen erreicht sind, entsteht ein nachhaltiges Gesundheitssystem. Die großen Herausforderungen sind jedoch die Konflikte zwischen den Zielen und den verschiedenen Ebenen im Gesundheitswesen.

## 26.5.2 Mesoebene

Auf Ebene der *Organisation* geht es um eine betriebswirtschaftliche Perspektive. Für ein Spital beispielsweise gilt es Leistungen zu erbringen, die sich im Wettbewerb mit anderen Spitälern absetzen lassen. Dabei muss ein Spital Kosten und Erträge im Auge behalten und eine genügend gute Rentabilität ist zu erwirtschaften. Nur so können die Kosten gedeckt und Investitionen getätigt werden, welche für den langfristigen Erfolg eines

Spitals entscheidend sind. Am Beispiel der Löhne zeigen sich die Herausforderungen für ein Spital besonders deutlich. Um auf dem Arbeitsmarkt konkurrenzfähig zu bleiben und gute Qualität zu erzielen, möchte ein Spital ausreichend Personal anstellen und möglichst gute Löhne bezahlen. Aus Kostensicht stellen Personalkosten mit 70–80 % den größten Kostenblock eines Spitals dar. Um konkurrenzfähig zu bleiben und damit notwendige Investitionen getätigt werden können, müssen die Kosten unter Kontrolle gehalten werden.

### 26.5.3 Mikroebene

Auf Ebene der Leistungserbringenden im *direkten Kontakt* mit den Patient*innen schließlich stellen sich ebenfalls schwierige Fragen. Welche Person soll zuerst behandelt werden? Sollen sehr teure Leistungen mit wenig Aussicht auf Erfolg der betroffenen Person vorenthalten werden? Darf an mögliche Erträge für die eigene Organisation oder die eigene Person bei solchen Entscheidungen gedacht werden? All dies sind komplexe Fragen, die nicht einfach zu beantworten sind.

## 26.6 Postulate aus ökonomischer und ethischer Sicht

Aus ökonomischer Sicht lassen sich trotzdem leitende Maximen für ein »ideales Gesundheitswesen« formulieren, die gleichzeitig ökonomisch und ethisch begründet sind: Eine davon ist, dass *Rationalisierung* einer *Rationierung* vorzuziehen ist (▶ Kap. 25).

> *Rationalisierung* bedeutet, das Verhältnis vom Output zum Input zu verbessern respektive von Patient*innennutzen zu Ressourcenverbrauch. Das heißt, wenn das gleiche Resultat mit weniger Ressourcen erzielt werden kann, dann sollte dies auch gemacht werden. Das ist wirtschaftlich sinnvoll und zugleich auch ethisch geboten. Dadurch stehen nämlich diese Ressourcen für einen anderen Verwendungszweck zur Verfügung, der gesellschaftlich einen Zusatznutzen bringt – sei dies innerhalb oder außerhalb des Gesundheitswesens. Aus diesem Grundsatz folgt zum Beispiel, dass Leistungen ohne nachgewiesenen Nutzen weggelassen werden oder dass überflüssige Spitäler geschlossen werden sollen.

Eine zweite Maxime ist, dass es in einem »idealen« Gesundheitswesen weder Überversorgung (*overuse*), noch Unterversorgung (*underuse*) und auch keine Fehlversorgung (*misuse*) gäbe. In einem solch idealen Gesundheitssystem würden Patient*innen bestmöglich mit wirksamen Leistungen versorgt, unter Berücksichtigung einer angemessenen Wirtschaftlichkeit. Dabei bedeutet angemessen, dass die Leistung in einem vernünftigen Verhältnis zur wirtschaftlichen Leistungsfähigkeit des jeweiligen Landes steht.

Trotz der *Prima-facie*-Plausibilität dieser Maximen – Illusionen dürfen wir uns keine machen. Das Gesundheitswesen ist ein riesiger Wachstumsmarkt. In der Schweiz beispielsweise fließen jährlich über CHF 80 Mrd. ins Gesundheitswesen, was im Jahr 2017 einen Anteil am Bruttoinlandprodukts (BIP) von über 12 % ausmachte. Auch in Deutschland und in Österreich liegt der Anteil am BIP in einer ähnlichen Größenordnung: Im Jahr 2017 war er in Deutschland 11,3 % und in Österreich 10,3 %. Damit ist das Gesundheitswesen auch zu einem großen Geschäft geworden. Leistungen werden auch aus ökonomischen Gründen erbracht und nicht nur, weil diese im besten Interesse der Betroffenen liegen. Andererseits werden Leistungen aus ökonomischen Gründen auch Patient*innen vorenthalten, obwohl die WZW-Kriterien erfüllt wären. Beides sollte sowohl aus gesundheitsökonomischer als auch aus ethischer Sicht nicht der Fall sein.

## 26.7 Implikationen für die Pflegepraxis

Welche Implikationen haben die geschilderten Überlegungen für die Pflegepraxis? Dies soll im Folgenden am Beispiel der Schweiz ausgeführt werden, gilt aber sinngemäß auch für andere Länder mit vergleichbaren Finanzierungsmodellen für das Gesundheitswesen, wie beispielsweise Deutschland oder Österreich.

Pflegerische Leistungen werden auf Systemebene als Teil des durch die OKP solidarisch finanzierten Leistungspakets anerkannt. Allerdings werden sie bis heute vom Gesetzgeber größtenteils als Teil von ärztlich verordneten und/oder erbrachten Leistungen definiert. Das Tarifsystem DRG beispielsweise, das für stationäre Akutspitalaufenthalte verwendet wird, entspricht mehrheitlich einer medizinisch-ärztlichen Sicht. Pflegerische Leistungen respektive der pflegerische Aufwand, sind als Teil der Kosten eingerechnet.

Gewisse pflegerische Leistungen führen jedoch dazu, dass anders codiert werden kann und dadurch höhere Erträge aufgrund von Komplikationen oder Komorbiditäten für das Spital erzielt werden können.

Die Pflege gerät dadurch in eine schwierige Position: Pflegefachpersonen spüren die Knappheit auf der Mikroebene, wenn nämlich zu wenig diplomiertes Personal im Verhältnis zu den Patient*innen und ihren Bedürfnissen vorhanden ist. Versteht man professionelle Pflege als moralische Praxis (▶ Kap. 1; ▶ Kap. 2), führt dieses Missverhältnis unweigerlich zu einem Problem. Denn anders als beispielsweise ein Handwerker, der einen zusätzlichen Auftrag einfach ablehnen oder verschieben kann, steht bei der Pflegefachperson die Pflicht im Vordergrund, der individuellen Person bestmöglich und zeitnah zu helfen.

## 26.8 Ökonomie und Ethik als Reflexionsfelder professioneller Pflege

Gesundheitsfachpersonen schildern häufig ein Dilemma zwischen »ethischem« und »ökonomischem« Handeln. In dieser Perspektive erscheinen Ökonomie und Ethik als Gegensätze, was impliziert, dass ökonomisches Handeln per se nicht ethisch sein kann. Geht man jedoch auf den Ursprung des Begriffs der Ökonomie und seine Abstammung vom griechischen *oikos* (Haus) zurück, wird klar, dass ein solcher Gegensatz nicht zwingend ist. Ökonomie und Medizin (im umfassenden Sinne verstanden) müssen nicht in Feindschaft zueinanderstehen. Sie haben in der Absicht des »guten Haushaltens« und in der Rechenschaftspflicht gegenüber der Solidargemeinschaft, wie die vorhandenen Ressourcen wirksam, zweckmäßig und wirtschaftlich eingesetzt werden, auch einen gemeinsamen ethischen Kern (Brügger 2017). Knappheit an Ressourcen ist und bleibt jedoch eine Tatsache und eine große Herausforderung – gerade auch für die tägliche Arbeit von Gesundheitsfachpersonen. Möchte die Pflege als Profession, insbesondere die Pflegewissenschaft, professionelle Autonomie stärken, bedarf es dazu der Integration ökonomischen Denkens. Dafür bieten sich zwei Ebenen an:

Die *erste Ebene* fokussiert die kritische Reflexion des eigenen pflegerischen Handelns aus einer ökonomischen Perspektive. Dazu gehört auch die Überprüfung von pflegerischen Handlungen nach den WZW-Kriterien:

- Sind die eigenen Handlungen wirksam?
- Welche Patient*innen brauchen wirklich welche Interventionen in welchen Situationen?
- Lassen sich Abläufe und Handlungen verbessern, so dass sich die Wirtschaftlichkeit steigern lässt?

All dies muss vor dem Hintergrund der Digitalisierung mit den neuen Möglichkeiten an Datenanalyse und Robotik wissenschaftlich untersucht werden (▶ Kap. 20; ▶ Kap. 21). Dafür ist professionseigene Forschung und Entwicklung von größter Bedeutung – für die Pflege als Profession aber auch für ein zukunftsweisendes Gesundheitswesen.

Die *zweite Ebene* ist die politische. Professionelle Pflege ist vielen Rahmenbedingungen unterworfen, die sie nicht direkt beeinflussen kann. Diese liegen zu einem großen Teil in den Händen von Politik, Spital-Management oder der Ärzt*innenschaft, und nicht (oder nur zu einem geringen Teil) in der Hand der Pflegenden. Die Pflege als Profession ist gefordert, sich mit den richtigen Argumenten dafür einzusetzen, dass auch diese Rahmenbedingungen verändert werden. Als Profession, die ihr Handeln als Form moralischer Praxis sieht, sollte die organisierte Pflege dabei nicht nur den standespolitischen Eigennutz maximieren, sondern im Sinne einer umfassenden Zielperspektive (beispielsweise dem Triple-Aim-Konzept) den eigenen Beitrag an das »große Ganze« der Gesundheitsversorgung im Auge behalten.

## 26.9 Fazit

Der zunehmende Kostendruck im Gesundheitswesen, der Fachkräftemangel und die immer noch relativ schwache Position der Pflege konstituieren ein Spannungsfeld, das mit großen Herausforderungen verbunden ist. Allerdings gibt es Anzeichen dafür, dass der Pflegenotstand rasch zunimmt und gar noch gravierender werden dürfte als der Mangel an Fachärzt*innen. Sofern die ökonomische Theorie stimmt, müsste eine verschärfte Knappheit dazu führen, dass der Wert eines Guts steigt. Es wird spannend sein zu sehen, inwiefern dies auch für die Pflege zutrifft und was diese Situation für diese immer noch junge Profession bedeutet.

## 26.10 Transferfragen

1. Welche Bedeutung haben Wirksamkeit, Zweckmäßigkeit und Wirtschaftlichkeit in der Allokation pflegerischer Ressourcen? Wie würden Sie diese evaluieren im Rahmen der Einführung einer pflegerischen Innovation (z. B. Antidekubitus-Matratzen auf der Intensivstation, in einem Pflegeheim oder in einem Hospiz)?
2. Verteilungsfragen stellen sich auf der Makro-, Meso- und Mikroebene der Gesundheitsversorgung. Wie lauten jeweilige Dilemmas auf diesen Ebenen und welche Möglichkeiten haben Pflegefachpersonen, darauf einzuwirken?
3. Wo sehen Sie gemeinsame Anliegen der Ökonomie und Ethik die bei der Frage, wie Pflege als knappes Gut gerecht verteilt werden kann, Orientierung geben können?

## Literatur

Arrow K J (1963) Uncertainty and the Welfare Economics of Medical Care, Journal of Health Politics, Policy and Law 26 (5), 851–83

Brügger U (2017) Medizin und Ökonomie – Freunde oder Feinde? Therapeutische Umschau 74 (1), 777–85. https://doi.org/10.1024/0040-5930/a000864

Bundesamt für Gesundheit (2011) Operationalisierung der Begriffe Wirksamkeit, Zweckmäßigkeit und Wirtschaftlichkeit« (http://www.bag.admin.ch/themen/krankenversicherung/00263/00264/04853/index.html?lang=de, Zugriff am: 21.07.2019)

Bundesamt für Gesundheit (2017) Hepatitis C: Uneingeschränkte Vergütung der neuen Arzneimittel für alle Betroffenen« (https://www.bag.admin.ch/bag/de/home/das-bag/aktuell/medienmitteilungen.msg-id-68158.html, Zugriff am: 21.07.2019)

Bundesgericht (2010) 136 V 395 (›Myozyme Entscheid‹). 23. November 2010 (http://relevancy.bger.ch/php/clir/http/index.php?lang=de&zoom=&type=show_document&highlight_docid=atf%3A%2F%2F136-V-395%3Ade, Zugriff am: 21.07.2019)

Drummond M, Sculpher M, Claxton C et al. (2015) Methods for the economic evaluation of health care programmes. 4. revidierte Auflage. Oxford: Oxford University Press

Poledna T, Tschopp M (2011) Der Myozyme-Entscheid des Bundesgerichts: Ethik, Rationierung und Grenzen der Finanzierung des Gesundheitssystems – ein Meilenstein für die Rechtsprechung und das Gesundheitsrecht, Jusletter (2011) http://Jusletter.ch

v. d. Schulenburg J M (2012) Die Entwicklung der Gesundheitsökonomie und ihre methodischen Ansätze. In: Schöffski O, Graf von der Schulenburg J M (Hrsg.) Gesundheitsökonomische Evaluationen. Springer: Berlin, Heidelberg. S. 13–21

Whittington J, Nolan K, Lewis N, Torres T (2015) Pursuing the Triple Aim: The first 7 years, The Milbank Quarterly 93 (2), 263–300. https://doi.org/10.1111/1468-0009.12122

# 27 Pflegeethik in einer globalisierten Welt[21]

*Miriam Hirschfeld*

*Globalisierung hat Auswirkungen auf die Gesundheit von Einzelpersonen, Familien und die Gesundheitsversorgung. Dieses Kapitel zeichnet das wachsende Gefälle innerhalb verschiedener Bezugsysteme nach sowie die »Feminisierung des Überlebens«. Beide Aspekte werden in ihrer Bedeutung für die Pflegeethik erörtert. Dabei wird der Zusammenhang von sozialen Determinanten der Gesundheit und Globalisierung entfaltet. Ebenso werden die Folgen von Migration und Flucht auf die Gesundheit von Individuen und auf das System der Gesundheitsversorgung diskutiert. Überlegungen zu den Folgen der Globalisierung für den Arbeitsmarkt von Gesundheitsfachpersonen im Akut- und Langzeitbereich schließen das Kapitel ab.*

**Ziele:** Nach dem Lesen dieses Kapitels sind Sie in der Lage, Aspekte der Pflegepraxis, die mit Phänomenen der Globalisierung zusammenhängen, zu erkennen und damit verbundene ethische Fragen zu formulieren.

## 27.1 Einführung

Erst wenn wir eine Ethik der Fürsorge als normative Orientierung wählen – was guter pflegeethischer Tradition entspricht – erscheint das Spannungsfeld von Pflegeethik und Globalisierung, speziell aber das Phänomen der Migration von Frauen, in seiner ganzen Brisanz. Sehen wir uns in erster Linie als Bürger*innen einer Welt von Menschen oder als Bürger*innen eines Staats, beziehungsweise als Mitglieder einer ethnischen oder religiösen Gemeinschaft? Grundsätzlich haben wir diese beiden Optionen. Für Martha Nussbaum beinhaltet die erste Option, dass wir aus Rücksicht gegenüber anerkannten Grundüberzeugungen, wie z. B. Gerechtigkeit und Solidarität , alle Menschen als unsere Mitbürger*innen und Nachbarn*innen betrachten – nicht mehr und nicht weniger (Nussbaum 1996).

Die Dualität von Globalem und Lokalem, von Nationalem und Internationalem, *von »uns« und »ihnen«* löst sich gemäß Beck et al. auf in neue Bezugsgrößen, die eine konzeptuelle und empirische Analyse erfordern (Beck et al. 2010, S. 383). Die Bereitschaft, eine solche zu leisten, stellt eine ethische Forderung an Einzelpersonen, Personengruppen und Institutionen dar.

---

21 Übersetzt aus dem Englischen.

## 27.2 Globalisierung und die Krise auf den Finanzmärkten

Zu den *Definitionsmerkmalen von Globalisierung* gehört die weltweite Integration der Wirtschafts- und Finanzpolitik. Ermöglicht wurde sie durch 1.) den technologischen Fortschritt, 2.) geopolitische Umwälzungen und 3.) die Ideologie der Marktregulierung. Globalisierung kann definiert werden als »übergeordneter Integrationsprozess innerhalb der Weltwirtschaft durch Bewegungen von Gütern, Dienstleistungen, Kapital, Technologie und Arbeitskräften« (Jenkins 2004, S. 1). Die Globalisierung führt dazu, dass wirtschaftliche Fragen im Kontext globaler Rahmenbedingungen entschieden werden.

Ohne die moderne Kommunikationstechnologie des Worldwide Web und soziale Netzwerke wie Facebook und Twitter bleibt Globalisierung unverständlich. Der Mauerfall von Berlin und der Untergang der UdSSR mit der Öffnung der Grenzen gingen Hand in Hand mit einem starken Glauben an die freie Marktwirtschaft und an die Selbstregulation der Märkte. Die Auswirkungen von Globalisierung sind ambivalent: Einerseits werden Menschen vereint und vernetzen sich, andererseits werden Menschen auch ausgeschlossen, wenn humanes und soziales Kapital ökonomischen Interessen nachgeordnet wird. Die globale Finanzkrise hat zur schmerzhaften Einsicht geführt, dass die Regeln des freien Markts nicht funktionieren.

Joseph Stiglitz, Nobelpreisträger für Wirtschaft aus dem Jahr 2001, fragt, worin eigentlich der Denkfehler liege. In reichen Ländern versage die Kontrolle des Staates, was zu Privatisierung, Ausdünnung von Systemen sozialer Sicherung und gescheitertem Risikomanagement von Finanzinstituten führe. Dies koste Millionen von Menschen den Arbeitsplatz, Renten und Erspartes (Stiglitz 2003, 2010). In armen Ländern treten vergleichbare Phänomene auf, doch ein fehlender Zugang zu Allgemeinbildung, Gesundheits- und Sozialleistungen führen hier dazu, dass die Folgen der Krise noch schlimmer sind als in den Industrieländern.

## 27.3 Globalisierung und die sozialen Determinanten von Gesundheit

Eine Studie von Schrecker, Labonté und De Vogli (2008) belegt die negativen Auswirkungen der Globalisierung auf die Gesundheit von Menschen in Entwicklungs- und Schwellenländern. Betroffen sind vorwiegend Menschen in Armut, Frauen und Kinder. Das Konzept der sozialen Determinanten von Gesundheit zeigt, dass ökonomische, politische, gesellschaftliche und weitere umgebungsbedingte Faktoren von zentraler Bedeutung für das Auftreten von Krankheiten sind. Eine wirksame Gesundheitsversorgung muss demnach systematisch diese Faktoren einschließen. Ein gutes Beispiel dafür ist die Ausbreitung nichtübertragbarer Krankheiten. Diese sind weltweit für 70 % der Todesfälle verantwortlich. Zudem erhöht die Liberalisierung des Marktes die Verfügbarkeit und Attraktivität von Risikofaktoren für nichtübertragbare Krankheiten wie Alkohol-, Nikotinabhängigkeit oder Fettleibigkeit. Prioritäten in Public Health stehen in einem Wettbewerbsverhältnis zu den nationalen Prioritäten des Wirtschaftswachstums und können sich nicht durchsetzen. Entgegen neoliberaler Behauptungen sickert ökonomischer Gewinn weder in die Breite der Bevölkerung noch verbessert er deren Gesundheit (Schram 2018).

Auch die Folgen der Globalisierung für alte Menschen rücken zunehmend in den Fokus. Diese sind vor allem in Ländern mit einer hohen HIV- und AIDS-bedingten Krankheitslast prekär. Hier sorgen alte Menschen, vorwiegend Frauen, zuerst für ihre sterbenden Kinder und danach für ihre verwaisten Enkelinnen und Enkel. Sie leisten dies ohne Rückgriff auf soziale Sicherung (Conference on the Impact of HIV/AIDS 2008). Zwischen 1980 und 2000 wurden viele medizinische Fortschritte durch die negativen Auswirkungen der Globalisierung auf die Gesundheitsversorgung zunichte gemacht. Dies ist selbst für OECD-Länder belegt, hängt hier aber primär von der Rationalisierung und Rationierung gesundheitsbezogener Leistungen ab. Eine groß angelegte Studie begann 1992 mit dem Ziel einer Quantifizierung der krankheits- und unfallbedingten Folgen der Globalisierung für Individuen und soziale Systeme. Daraufhin wurden – in Analogie zu den mit der Lebensqualität korrigierten Kosten pro Lebensjahr (Quality Adjusted Life Years, QALYs) – sogenannte Disability-Adjusted Life Years (DALYs) als Maßeinheit entwickelt. Diese Maßeinheit sollte sozioökonomische Aspekte sowohl von verfrühter Sterblichkeit als auch von chronischen Krankheiten in den Kosten-Nutzen-Berechnungen von Gesundheitsinterventionen abbilden (Murray et al. 1996). Die WHO-Kommission für soziale Determinanten von Gesundheit beschreibt den fairen Zugang zu Gesundheitsgütern als prioritäres ethisches Ziel.

> Speziell erwähnt der Bericht die entscheidende Rolle von Gesundheitsfachpersonen in drei zentralen Handlungsfeldern (Commission on Social Determinants of Health, 2008):
>
> 1. Die Verbesserung von Alltagsbedingungen, unter denen Menschen geboren werden, aufwachsen, arbeiten und alt werden.
> 2. Die Aufdeckung und Benennung struktureller Kräfte, die global, national und lokal zu einer ungleichen Verteilung von Macht, Geld und Ressourcen führen.
> 3. Ddie Sensibilisierung der Öffentlichkeit für konkrete Probleme, Forschung, Nachwuchsförderung sowie die systematische Erfassung sozialer Determinanten von Gesundheit.

Laut WHO-Kommission folgen Gesundheit und Krankheit weltweit einem sozialen Gradienten (lat. Gefälle): Je tiefer das Einkommen eines Menschen ausfällt, desto schlechter entwickelt sich seine Gesundheit. Dieser zeige sich nicht nur im Ländervergleich, sondern auch innerhalb desselben Landes. Dass gesundheitliches Risikoverhalten wie Rauchen, Alkoholismus, Fehlernährung oder Bewegungsmangel verstärkt mit einem niedrigen sozioökonomischen Status verbunden sind, wurde bisher nur unzureichend berücksichtigt. Die neuere Forschung zeigt, dass wesentliche Einflussgrößen für solche Prävalenzunterschiede durch übergeordnete Faktoren wie soziale und wirtschaftliche Verhältnisse bestimmt sind. Der Erfolg therapeutischer Interventionen hängt dadurch von der Berücksichtigung dieser Determinanten ab (Marmot et al. 2009).

## 27.3.1 Globalisierung und Pflegeethik

Gerechtigkeit im Zugang zu Gesundheitsgütern ist ein ethischer Imperativ. Ein oberflächlicher Blick auf globalisierungsbedingte soziale Ungleichgewichte reicht nicht, wie Vicente Navarro in seiner Kritik am WHO-Gesundheitsbericht festhält (Navarro 2009). Alle Akteur*innen tragen hier spezifische Verantwortung. Pflegende bilden dabei keine Ausnahme. Pflegeethik hat sich traditionell mit Fragen beschäftigt, die z. B. berufliches Fehlverhalten betrafen, oder ethische Dilemmas unter Zuhilfenahme von Prinzipien wie Nicht-Schaden oder Patient*innenautonomie. Doch Pflege bewegt sich schon lange in einem Umfeld, das Merkmale der Globalisierung aufweist: Fragen der Migration von Patient*innen und Fachkräften, Fragen der gerechten Verteilung knapper Pflegeressourcen und sozialer Determinanten von Gesundheit prägen ihren Alltag weltweit. Sich ihnen nicht zu stellen käme einem Bruch mit der ethischen Traditionslinie der Pflege gleich und müsste heute – unter den neuen globalen Bedingungen – ebenso als Form unprofessionellen Verhaltens betrachtet werden.

## 27.4  Globalisierung und Familie

Die Expansion der Märkte sowie das Streben nach Gewinn und Effizienz sind Merkmale der Globalisierung. In armen Ländern wird die Verantwortung für die Gesundheit, die Bildung und die Entwicklung sozialer Gemeinschaften den Familien überlassen, ohne dass diese adäquate Mittel hätten, solche Aufgaben zu übernehmen. In der südlichen Hemisphäre nehmen Erfolgschancen für traditionelle Unternehmen dramatisch ab. Die Folgen sind Arbeitslosigkeit und ein erhöhter Export von Gütern, die der Subsistenz dienen, d. h. den Lebensunterhalt direkt sichern. Unter dem Druck der Weltbank und des Internationalen Währungsfonds zahlen Regierungen ihre Schulden zurück und nehmen Kürzungen vor – meist zu Lasten der Bildung und der Gesundheit (Labonté & Schrecker 2006).

**Fallbeispiel**

Um das Überleben der Familien zu sichern, wählen viele Frauen die Migration. Auf ihren Schultern ruht heute die Last der Globalisierung. Familien, Haushalte, ja ganze Gemeinschaften und Staaten leben unterdessen von deren Überweisungen in die Heimat. Mütter wandern aus, um ihren Familien das Überleben zu sichern. Sie lassen Kinder und betagte Eltern zurück. Für diese entsteht dadurch ein Vakuum an Pflege und Betreuung. In den Einwanderungsländern pflegen diese Mütter oft betagte Menschen, während in der Heimat die Eltern und die eigenen Kinder durch ältere Frauen aus ländlichen Gegenden betreut werden. Diese füllen die Lücken an Pflege- und Betreuungsarbeit, während den Bedürfnissen ihrer eigenen Familien oft nicht abgeholfen wird (Sassen 2002; WHO, 2017).

Eine ethische Frage lautet, ob weibliche Migration mit der Diskriminierung von Frauen zusammenhängt. Ruyssen und Salomone (2018) haben zwischen 2009 und 2013 Migrationsdaten aus 148 Ländern verglichen. Ihre Ergebnisse zeigen, dass Frauen, die sich nicht mit Respekt behandelt fühlen, eher die Bereitschaft zeigen, auszuwandern. Bestimmend für die Vorbereitung der Auswanderung sind allerdings das Haushaltseinkommen und die familiären Verpflichtungen der Frauen. Starke wirtschaftliche und politische Hürden waren es jedoch, welche die Frauen daran hinderten, tatsächlich auszuwandern.

## 27.5 Demografische, epidemiologische und soziale Entwicklungen

Auf der Grundlage von Daten der WHO zur Sterblichkeit und Krankheitslast formulieren Mathers und Loncar (2006) vorsichtige Prognosen und Trends für das Jahr 2030. Sie beschreiben epidemiologische Übergangsphänomene und veränderte Krankheitsbilder in der Bevölkerung: Diese wird älter, die Wochenbett- und Säuglingsmortalität sinken, Kinder und Erwachsene sterben seltener an infektiösen Erkrankungen, chronische Krankheitenaber nehmen zu. Koronare Herzkrankheiten, Schlaganfall, Krebs, chronische Lungenerkrankungen sowie Diabetes mellitus sind weltweit die Haupttodesursachen. Diese Ursachen zeigen vergleichbare Risikofaktoren: Tabakkonsum, Fehlernährung, Mangel an Bewegung und Alkoholmissbrauch. Während die gegenwärtige Krankheitslast die vergangene Risikoexposition widerspiegelt, wird die Krankheitslast der Zukunft ein Spiegel der gegenwärtigen Risikoexposition sein (Yach et al. 2004).

Populistische Politiker*innen und Medienberichte haben den jüngsten Zustrom von Flüchtlingen als gesundheitliche Bedrohung für die einheimische Bevölkerung angeprangert. Doch solche Befürchtungen beruhen nicht auf Fakten. Gemäß dem WHO-Regionalbüro für Europa (2018) gleichen Gesundheitsprobleme von Flüchtlingen und Migrant*innen denen der übrigen Bevölkerung, obwohl bei einigen Gruppen eine höhere Prävalenz dafür bestehen kann. Zu den häufigsten Gesundheitsproblemen neu angekommener Flüchtlinge und Migrant*innen zählen Verletzungen durch Unfälle, Unterkühlung, Verbrennungen, gastrointestinale und kardiovaskuläre Erkrankungen, Komplikationen während der Schwangerschaft und Geburt sowie Diabetes und Bluthochdruck (▶ Kap. 19).

### 27.5.1 Psychische und neurologische Erkrankungen

Psychische und neurologische Erkrankungen verursachen immenses Leid. Rund 450 Millionen Menschen sind weltweit davon betroffen (WHO 2006a). Aktuell leiden etwa 24 Millionen Menschen an Demenz. Diese Zahl dürfte sich alle 20 Jahre verdoppeln. Von diesen 24 Millionen Demenzerkrankten leben 60 % in Entwicklungsländern. Unterdessen gilt als erwiesen, dass Bluthochdruck, Diabetes mellitus und cerebrovaskuläre Erkrankungen maßgeblich zur Entstehung von Demenz beitragen, eingeschlossen die des Alzheimer Typs (Qiu et al. 2007). Während die hohe Krankheitslast einer ausgeprägten Depression in der Grundversorgung anerkannt ist, gilt nichts Vergleichbares für Menschen mit geistiger Behinderung. Dies sind immerhin 1 bis 3 % der allgemeinen Bevölkerung (Leonhard et al. 2002, Sullivan et al. 2006). Psychisch tragen Flüchtlinge eine höhere Krankheitslast. Kury, Dussich und Wertz (2018) beschreiben die schwere Ausprägung der posttraumatischen Belastungsstörung bei Menschen, die nach Deutschland geflohen sind. Munz & Melcop (2018) fassen die Herausforderungen für die psychische Gesundheit traumatisierter Flüchtlinge in 14 europäischen Ländern zusammen. Diese Menschen, so die Autor*innen, erlebten oft körperliche und sexuelle Gewalt, Folter, Hunger, Durst und Kälte, hatten ständig um ihr Leben zu fürchten oder dasjenige ihnen Nahestehender und mussten sogar zusehen, wie andere starben. Diese psychologisch belastenden Ereignisse verursachen massive Angst, Verzweiflung, ein Gefühl der Hilflosigkeit und bedeuten einen Verlust an Zuversicht sowie Misstrauen.

Eine Studie über die psychische Gesundheit von Flüchtlingen in Österreich (Faustmann 2017) beschreibt, wie migrationsspezifische Gesundheitsrisiken durch Krieg, Verfolgung oder Flucht die Integration der betroffenen Menschen in die aufnehmende Gesellschaft behindern. Darüber hinaus wirken sich der Verlust des vertrauten sozialen Umfelds, die geforderte Anpassung an die aufnehmende Gesellschaft, soziale Ausgrenzung, Kommunikationsprobleme durch mangelnde Sprachkenntnisse oder eine unsichere Wohnsituation negativ auf die Gesundheit aus.

### 27.5.2 Chronische Erkrankungen und Behinderung

Chronische Erkrankungen und Unfälle führen oft zu eingeschränkten funktionalen Fähigkeiten. Menschen mit Behinderung brauchen Unterstützung in der Ausführung von Schlüsseltätigkeiten wie Bewegung, Ernährung, persönliche Hygiene und Sicherheit. Sie sind auf Unterstützung, Pflege und Betreuung angewiesen, die das ethische Ziel verfolgen, ihnen eine Partizipation an der Gemeinschaft, in der sie leben, zu ermöglichen (Hirschfeld et al. 2003, WHO 2002). In reichen und armen Ländern gleichermaßen stemmen Pflegende ohne formale Qualifikation die Last der Betreuung pflegebedürftiger Familienmitglieder. Eine Studie aus 12 Ländern in Europa (Calvó-Perxas et al., 2018) belegt, dass Unterstützungsangebote die negativen Auswirkungen auf die Gesundheit der informell Pflegenden mildern können. Diesen Pflegenden z. B. etwas freie Zeit zu ermöglichen oder sie zu unterstützen, die Pflegesituation emotional zu verarbeiten und ihnen praktische Fertigkeiten zu vermitteln, war insgesamt wirksamer als eine finanzielle Hilfe.

### 27.5.3 Veränderte Altersprofile

Die Alterung der Bevölkerung und die gleichzeitige Abnahme der Wohnbevölkerung stellen heute eine der größten Herausforderungen entwickelter Länder dar. In Zukunft wird dieses Phänomen auch Entwicklungsländer betreffen. Doch bei Letzteren verläuft diese Entwicklung heute schon schneller. Gemäß Voraussagen werden Entwicklungsländer weniger Zeit haben, diesbezüglich Strategien zu entwickeln. Dass dies Folgen für das System der Sozialversicherungen hat, liegt auf der Hand. Besonders gravierend sind sie dort, wo Renten aus den Beiträgen der Erwerbstätigen bezahlt werden. Stellt dies für entwickelte Länder bereits ein Problem dar, lässt sich unschwer erkennen, mit welchen zusätzlichen Herausforderungen Länder konfrontiert sind, die soziale Sicherungssysteme erst noch schaffen müssen (UN-Bericht 2009).

## 27.6 Die Flüchtlingsfrage

Grundsätzlich könnte der Zustrom junger Flüchtlinge eine Lösung für die Herausforderung der Alterung von Europas Bevölkerung bieten. Zurzeit werden aber die Angst und die Fremdenfeindlichkeit, die dieser Zustrom hervorruft, zu ernstzunehmenden Bedrohungen für westliche Demokratien (Krzyzanowski et al., 2018; Lucassen 2018). Trotzdem unternehmen die Vereinten Nationen, die Aufnahmeländer, Nichtregierungsorganisationen und zahlreiche Einzelpersonen große Anstrengungen, um diesen Flüchtlingen zu helfen und sie willkommen zu heißen. Gemäß dem UNO-Flüchtlingshilfswerk (UNHCR 2018) wurden 2017 weltweit 68,5 Millionen Menschen mit Gewalt vertrieben. Mehr als die Hälfte davon waren Kinder unter 18 Jahren. Weltweit kamen mehr als zwei Drittel aller Flüchtlinge aus fünf Ländern (Syrien, Afghanistan, Südsudan, Myanmar und Somalia). Die wichtigsten Länder für Asyl waren die Türkei, Pakistan, Uganda, Libanon, Iran, Deutschland, Bangladesch und Sudan. Im Jahr 2016 ersuchten rund 1,2 Millionen Menschen Länder der Europäischen Union um Schutz vor Krieg und Verfolgung – weit weniger als in vielen Entwicklungsländern. Obwohl das Thema sehr komplex ist, erstaunt die Tatsache, dass viele europäische Länder Wartezeiten auferlegen, bevor Asylsuchende einer Arbeit nachgehen können. Diese Arbeitsverbote verzögern die Integration von Flüchtlingen und verringern sowohl die Motivation als auch die Fähigkeit zur Integration. Dieses Arbeitsverbot kostet deutsche Steuerzahler*innen rund 40 Millionen Euro jährlich an Steuerausfällen und Sozialleistungen (Marbach et al. 2018).

## 27.7 Die Krise auf dem Arbeitsmarkt und der globale Mangel an Pflegefachpersonen

Der WHO-Bericht von 2006 schätzt einen weltweiten Mangel an 4,3 Millionen Pflegefachpersonen, Hebammen und Entbindugnspflegern sowie Ärzt*innen (WHO 2006b). Besonders davon betroffen sind arme Länder. Parallel dazu finden vielerorts Umstrukturierungen des Gesundheitswesens statt, die von staatlichen Sparprogrammen im Beschäftigungs- und Bildungsbereich überlagert werden. Diese Umstrukturierungen verringern die Zahl ausgebildeter Fachkräfte zusätzlich. Erschwerend ist die Konzentration des Arbeitsmarkts für qualifizierte Fachkräfte auf urbane Gegenden sowie die internationale Migration von armen Ländern in reiche Länder (WHO 2006b). Die große Knappheit an Pflegenden in Ländern wie den USA und Kanada hat eine Magnetwirkung auf Pflegende anderer Länder. Sie führt zur Abwanderung qualifizierter Fachkräfte, dem sog. *Braindrain* (Aiken et al. 2008). Dieses Phänomen stellt im Gesundheitswesen eine Bedrohung lokaler Gesundheitssysteme dar (Robinson 2007). Ärzt*innen, Hebammen und Entbindungspfleger und Pflegende ziehen von ländlichen in urbane Gebiete, von öffentlichen zu privaten Dienstleistenden, vom Gesundheitswesen in andere Sektoren, von arme in reiche Länder. Ihre Überweisungen sichern zwar die Existenz ihrer Familien in der Heimat, doch gefährdet Migration die Gesundheitsversorgung in den vorwiegend armen Auswanderungsländern.

Auf die Frage nach einer ethisch nachhaltigen Rekrutierung bestehen zwei gegensätzliche Positionen: Die einen behaupten, dass der Schaden, der durch Braindrain für arme »exportierende« Länder entsteht und die »billige Lösung«, die er Aufnahmeländern für die nationale Arbeitskräfteplanung bietet, die Rekrutierung von Ausländer*innen unethisch macht. Andere behaupten, dass die Rechte von Pflegefachpersonen auf Mobilität, Auswanderung, Unterstützung ihrer Familien und aufs Sammeln wertvoller Erfahrungen als Ausdruck individueller Menschenrechte eine solche Rekrutierung akzeptabel machen. Auf jeden Fall müssen Leitlinien für eine ethische Rekrutierung beachtet werden, obschon es schwierig ist, ihre Wirksamkeit zu überprüfen (Palese et al. 2017).

## 27.8   Ausgewählte internationale Beispiele

Der Braindrain hochqualifizierter Fachkräfte stellt eine besondere Herausforderung für afrikanische Länder südlich der Sahara dar, wo die Anzahl von Fachpersonen immer noch gering ist und die Auswanderung zunimmt. Der medizinische Braindrain , insbesondere jener von Ärzt*innen und Pflegefachpersonen, hat die Verschlechterung des Gesundheitszustands der Bevölkerung zusätzlich verschärft. Teilweise kompensieren Geldüberweisungen der Ausgewanderten diese negativen Auswirkungen. Allerdings werden die Bildungsabschlüsse afrikanischer Migrant*innen in den OECD-Ländern oft nicht anerkannt, was in den OECD-Ländern zu einer Verschlechterung des Bildungsniveaus der Betroffenen führt. Während Migrant*innen mit universitärem Abschluss aus Südsahara-Ländern Geld nach Hause überweisen, entsprechen ihre Tätigkeiten im Ausland oftmals nicht ihrer Qualifikation, sodass die Beträge gering bleiben. Dies untergräbt die Kosteneffizienz dieser armen Länder, die in die Hochschulbildung investieren (Bredtmann et al. 2018). In Malawi ist der Bedarf an Pflegenden nur zu 36 % gedeckt. Jährlich verlassen etwa 100 Pflegende und Hebammen das Land. Im gleichen Zeitraum werden nur 60 Pflegende ausgebildet. Die Qualität medizinischer Dienstleistungen nimmt ab. Gleichzeitig ist der »Handel« mit Pflegenden zu einem großen Geschäft für Rekrutierungsbehörden geworden (Record et al. 2006).

Migrationsflüsse werden durch die allgemeine ökonomische Lage bestimmt. Ein gut dokumentiertes Beispiel dafür ist das Vereinigten Königreich. Hier wuchs die weltweite Rekrutierung von Personal zwischen 1999 und 2005 stark an. Arbeitsbewilligungen wurden im Schnellverfahren erteilt. Nationale Richtlinien formulierten Sorgfaltskriterien für die internationale Rekrutierung, verfehlten jedoch ihre Wirkung: Nach deren Inkrafttreten wurden bis 2008 rund 5.200 südafrikanische Pflegende aufgenommen, während es von 2001 bis 2004 noch 2.163 waren (Buchan 2008). Über ein Viertel der in England, aber auch in den USA, Kanada und Australien tätigen Ärzt*innen weisen einen Migrationshintergrund auf, 40 bis 75 % von ihnen stammen aus Entwicklungsländern (Mullan 2005). Weitere Beispiele der globalen Migration liefern Indien und China. Obwohl Indien einen Mangel an Pflegenden aufweist, wird Migration gefördert: Krankenhäuser und Rekrutierungsunternehmen arbeiten zusammen in der Ausbildung und Vermittlung von Pflegefachpersonen ans Ausland. Private Krankenhäuser investieren rund 6.000 US-Dollar für die Ausbildung einer Pflegenden und erhalten rund 47.000 US-Dollar für eine erfolgreiche Vermittlung (Khadria 2007). In

China setzte die Migration in den frühen 1990er-Jahren ein, auch hier mit einer starken Beteiligung der Regierung (Fang 2007).

Migration von Gesundheitsfachpersonen ist ein Merkmal der Globalisierung. Die wichtige Frage dabei ist, wie negative Auswirkungen dieser Migration minimiert werden können (Buchan 2008). Standardisierte und ethisch verantwortbare Rekrutierungspraktiken sind notwendig, aber keineswegs hinreichend. Es gilt vielmehr, den *Push- und Pull-Faktoren*, die Migration antreiben, umfassend Rechnung zu tragen: Push (»Stoß«) -Faktoren in armen Ländern beinhalten Lohn-, Infrastruktur-, Karriere- und Bildungsfragen. Pull (»Zieh«) -Faktoren hingegen betreffen den Mangel an Pflegepersonal sowie Lohn- und Karriereaussichten in reichen Ländern. Ein interessantes Beispiel dafür bietet das Brexit-Referendum im Vereinigten Königreich zum Ausstieg aus der Europäischen Union. Rund um die Abstimmung im Juni 2016 herum und ein Jahr später sanken die Anträge auf Registrierung von Pflegefachpersonen aus dem EU-Raum um 92 %, d. h. von über 1.000 auf knapp 100 Anträge pro Monat. Dies war zu einer Zeit, als das Nationale Gesundheitssystem NHS allein für das Vereinigten Königreich 40.000 unbesetzte Pflegestellen vermeldete. Je nach politischer Einstellung der Personen wurde dies als katastrophal betrachtet, oder aber als günstige Gelegenheit, sich nicht mehr auf den Zuzug von Pflegefachpersonen zu verlassen, sondern die britische Bevölkerung zu motivieren, den Pflegeberuf zu ergreifen (Griffiths & Norman 2018).

> Reiche Länder sollten sich angesichts ihrer Magnetwirkung im globalen Arbeitsmarkt der Gesundheit fragen
>
> - aus welchem Grund Pflegeberufe immer noch über eine geringe Attraktivität für einheimische junge Menschen verfügen,
> - aus welchem Grund Fürsorglichkeit, Pflege sowie Frauenarbeit immer noch mit gesellschaftlich geringem Prestige verbunden sind,
> - wie groß die Bereitschaft der Politik ist, langfristig in die Ausbildung von Pflegefachpersonen zu investieren.

## 27.9 Die Arbeitssituation in der Langzeitpflege

In reichen Ländern klafft heute eine Lücke in der pflegerischen Betreuung. Eine alternde Bevölkerung, Kleinfamilien, erhöhte Mobilität und steigende Anforderungen an erwerbstätige Frauen, speziell aus dem Management, sind hierfür die wesentlichen Ursachen. In diese Lücke springen zahlreiche Migrant*innen, die für die Kinder, den Haushalt und die Betreuung Betagter sorgen. Gleichzeitig entsteht dadurch ein Vakuum an Pflege und Betreuung im Herkunftsland der Migrant*innen. In der Wirtschaftskrise haben in den Einwanderungsländern Millionen von Angestellten ihre Arbeitsplätze wieder verloren. Überproportional ist dabei der Verlust an Arbeitsplätzen für Arbeitskräfte mit Migrationshintergrund gewesen und für Frauen, die in informellen, prestigearmen und nur schlecht regulierten Sektoren wie z. B. in der Betreuung tätig sind (Gencianos 2009).

## 27.9.1 Ein dualer Beschäftigungsmarkt

Stellvertretend für weitere Länder beschreiben Redfoot & Houser (2008) in den USA einen dualen Beschäftigungsmarkt, der durch Geschlecht, ethnische Zugehörigkeit und soziale Schicht segmentiert ist: Sie beobachten ein hohes absolutes Wachstum an Pflegefachpersonen mit Migrationshintergrund im ganzen Gesundheitsbereich. Im Langzeitbereich aber ist ihr Anteil besonders hoch. Gemäß Redfoot & Houser (2008) führen tiefe Löhne und schlechte Arbeitsbedingungen zu hoher Personalrotation und unbesetzten Stellen. Personal werde im Ausland rekrutiert zum Besetzen von Stellen, die für Einheimische unattraktiv sind. Viele *Anerkennungsverfahren* bergen die Gefahr der Abwertung ausländischer Diplome: Gut qualifizierte Berufspersonen nehmen oft niedrigere Beschäftigungen in Kauf, weil die Schwelle der für die Anerkennung erforderten Prüfungen zu hoch ist. Dadurch finden sich im Kreise von Pflegehilfspersonen mit Migrationshintergrund immer wieder solche, die einen hohen Bildungsgrad aufweisen. Unterbezahlte, willkürliche und an Ausbeutung grenzende »Phasen der Einarbeitung« sind die Folgen langer Zulassungsverfahren, während denen ausländische Pflegefachpersonen zwar ihrem Ausbildungsgrad gemäß arbeiten, jedoch für den Lohn von Hilfspersonen (Redfoot & Houser 2008).

## 27.9.2 Die Situation in Südeuropa

In Südeuropa ist das Migrationsphänomen stark von kulturellen und sprachlichen Faktoren geprägt. Eine große Schattenwirtschaft im häuslichen Bereich ist bekannt. Migrantinnen übernehmen hier zunehmend die Betreuungsarbeit, die zuvor einheimische Frauen unentgeltlich geleistet haben. In Italien etwa motivieren großzügige Pflegezuschüsse auch Familien mit tiefen Einkommen, auf Migrantinnen zurückzugreifen. Seit dem Ende der 1980er-Jahre nehmen der katholischen Kirche nahestehende Institutionen eine Schlüsselrolle in der Rekrutierung ein. Sie unterstreichen dabei die Bedeutung von Haltungen wie Vertrauenswürdigkeit, Hingabe oder Geduld. Aber sie vernachlässigen die Aufgabe, durch Bildungsangebote für Migrantinnen ihre fachlichen Kompetenzen für die Betreuungsarbeit zu fördern. Erschwerend kommt hinzu, dass die bereits hohe Zahl an Beschäftigten mit Migrationshintergrund die Suche nach alternativen Lösungen verhindert (Bettio et al. 2006). Vielerorts in Europa hat die vergangene Finanzkrise Stimmen geweckt, die eine drastische Beschränkung von Migration im Beschäftigungssektor fordern. Eine steigende Fremdenfeindlichkeit ist die Folge, aber auch Verschärfungen der Gesetzgebung mit hohen Geld- und Haftstrafen sowie Zwangsrepatriierung bei illegaler Einwanderung sind bekannt (Lewin Institute 2009).

## 27.9.3 Australien

Eine große Ausnahme bildet Australien: Pflege- und Betreuungspersonen mit Migrationshintergrund bilden hier keine Randgruppe innerhalb der Beschäftigten im Langzeitbereich. Sie werden auch nicht zur Behebung des Personalmangels rekrutiert. Hingegen durchlaufen sie ein Auswahl- und Eignungsverfahren, das zum Ziel hat, dass die Bewerber*innen langfristig im Land bleiben. In der Langzeitpflege haben einheimische und eingewanderte Fachpersonen gemeinsam spezifische Trainingsprogramme und Anerkennungsverfahren erarbeitet (Howe 2009).

## 27.10 Die Ethik der Fürsorge und die Migration von Frauen

Reiche Industrienationen haben verschiedene Strategien erprobt, um die Personalsituation in der Langzeitpflege zu sichern. In der häuslichen Betreuung sind es die direkte Unterstützung pflegender Angehöriger, Kurzzeit- und Entlastungspflege, Steuererleichterungen und die soziale Absicherung erwerbstätiger Angehöriger. Ungewiss bleibt aber, in welchem Umfang diese Maßnahmen wirklich greifen. Insgesamt bleibt Migration in reiche Länder speziell in der Langzeitpflege und -betreuung ein stark verbreitetes Phänomen (Fujisawa et al. 2009). Ein spezifisch ethisches Problem stellt die Selektivität der Migration dar. Sie betrifft zunehmend hochqualifizierte Frauen, welche migrieren. Selbst wenn diese tieferqualifizierten Beschäftigungen nachgehen, verfügen sie oft über höhere Qualifikationen als ihre männlichen Kollegen. So übersteigt die absolute Zahl hochqualifizierter Frauen aus Afrika die der Männer in den meisten OECD-Ländern (Dumont et al. 2007). In China begann die internationale Migration von Pflegefachfrauen in den frühen 1990er-Jahren nach Singapur und Saudi-Arabien. Die Verträge wurden durch die chinesische Regierung ausgehandelt, die 10 bis 15 % des Jahreseinkommens der Pflegenden als »Bearbeitungsgebühr« erhob. Heute vermitteln private Agenturen Auslandsverträge für Pflegende. Die Gebühr von 4.000 bis 15.000 US-Dollar entspricht dem mehrfachen Jahreseinkommen chinesischer Pflegender, die dafür auch Kredite aufnehmen, um auswandern zu können. In China ist die Arbeit Pflegender schlecht bezahlt und die Arbeitsbelastung hoch. Trotz des großen Mangels an Pflegefachpersonen finden junge Absolvent*innen in China nur schwer eine Beschäftigung. Ältere Pflegende werden oft entlassen, da ein Mangel an Planstellen besteht (Fang 2007).

Eine Patentlösung für ethische Fragen, welche die Globalisierung aufwirft, fehlt. Doch in »minimalethischer« Hinsicht ist einzufordern, dass diese Fragen laut und mit aller Ernsthaftigkeit gestellt werden. *Lokale ethische Fragen* sind auf die *globale Ebene* zu heben und dort unter der Perspektive der *Chancengleichheit* zu erörtern. Des weiteren muss geklärt werden, mit welchen Begriffen wir Menschen beschreiben. Eine europäische »Flüchtlingskrise« heraufzubeschwören, während die Zahl der Asylsuchenden und Flüchtlinge viel geringer ist als in vielen armen Entwicklungsländern, hat gravierende Auswirkungen.

> Wie wir Menschen, die unterwegs sind, beschreiben, kategorisieren und unterscheiden – wie etwa solche, die das Mittelmeer auf seeuntauglichen Booten überqueren – hat enorme Auswirkungen auf die rechtlichen und moralischen Verpflichtungen, welche die aufnehmenden Staaten und Gesellschaften ihnen gegenüber empfinden (Sigona 2018).

Globalisierung ist auch in den Praxisfeldern der Pflege sichtbar. Das Ethos der Pflegeberufe ist durch die Überzeugung geprägt, dass alle Menschen ein Recht auf Pflege haben, weil sie primär Bürger*innen dieser Welt sind und in einem Nachbarschaftsverhältnis zueinanderstehen. Eine größere Nachfrage an Arbeitskräften in der Langzeitpflege und Betreuung erfordert eine angemessene Lohnpolitik, bessere Arbeitsbedingungen, Maßnahmen in den Bereichen Karriereplanung, Bildung und Supervision. Die grundlegende ethische Frage bleibt: Werden sich arme und reiche Länder weiterhin eher auf Migration stützen, um das Problem des Fachkräftemangels im Pflegesektor, beziehungsweise der Arbeitslosigkeit in den Griff zu bekommen oder werden sie langfristige Investitionen in Strukturen der Gesundheitsversorgung und Bildung tätigen?

## 27.10.1 Pflegeethik und Globalisierung: Leitfragen

In Zeiten der Globalisierung sind Ein- und Auswanderungsländer vor die Aufgabe gestellt, neu zu formulieren, wodurch sich ein Gesundheitswesen auszeichnet und worin seine Ziele bestehen. Dies betrifft sowohl den Akut- und Langzeitbereich als auch das Verhältnis formeller und informeller Systeme der Pflege und Betreuung zueinander. Dazu lässt sich folgender, nicht abschließender, *Fragenkatalog* formulieren:

- Welche Pflege und Betreuung gelten als gut und angemessen?
- Wie können Kosten und Nutzen neuer Technologien in den Debatten rund um die Menschenrechte abgebildet werden?
- Wie kann die Gesundheits- und die Sozialpolitik ökonomische, kulturelle, geografische und weitere Umstände berücksichtigen in der Zuweisung von Ressourcen?
- Welche Verantwortung obliegt den Einwanderungsländern für die Zukunft der eingewanderten Menschen?
- Wie entsteht ein Ausgleich zwischen den Bedürfnissen von Frauen und Familien einerseits und von Gesundheitssystemen andererseits in armen und reichen Ländern?
- Worin misst sich Gerechtigkeit
  - für Frauen in armen und reichen Ländern?
  - für Menschen, die pflegebedürftig sind?
  - für pflegende Angehörige?
  - für Gesundheitsfachpersonen und deren Familien?
- Wie lassen sich in Aus- und Einwanderungsländern Menschenrechte in den Migrationskontext übersetzen, sowohl in Bezug auf Individuen als auch Familien?
- Welche ethischen Anforderungen an die Rekrutierungs- und Einarbeitungspraxis ergeben sich daraus?

## 27.11 Zusammenfassung und Ausblick

Wir leben in einer globalen Welt und erkennen uns darin als »*Hüter unseres Bruders*«. Diese alte Metapher aus der Bibel drückt eine Grunderfahrung der Menschheit aus. Sie lässt sich nahtlos in den Kontext heutiger technologischer Fortschritte und nahezu unbegrenzter Information übersetzen. Diese Metapher zeigt, dass auch Pflegende eine moralische Verantwortung tragen, globale Zusammenhänge in Erfahrung zu bringen. Einen Status quo allein mit dem Argument zu rechtfertigen, es sei »schon immer« so gewesen, reicht in Zeiten komplexer Kausalitäten nicht mehr aus. Dass die wirtschaftliche und die soziale Schere weiterhin auseinanderklaffen, dass Unterschiede in der Gesundheitsversorgung größer werden und Frauen auswandern müssen, um das Überleben ihrer Familien zu sichern, all das fordert uns zur Suche nach gerechten Lösungen auf. Sehen sich Pflegende zuerst als Bürger*innen *der Welt* und erst in zweiter Linie als Mitglieder *einer speziellen Gemeinschaft*, öffnet sich ein moralisches Spektrum, das Eckpfeiler des Pflegethos wie Gerechtigkeit, Fairness und Solidarität in einem neuen Licht sieht.

## 27.12 Transferfragen

1. Sie wandern für drei Jahre in ein Entwicklungsland aus. Überlegen Sie sich Folgendes: Wie gedenken Sie zu Arbeit zu kommen, eine Aufenthaltsbewilligung und die berufliche Zulassung zu erhalten? Wie bereiten Sie Ihre Familie auf Ihre Abreise vor? Wer übernimmt die Betreuung der älteren Mitglieder? Was nehmen Sie mit, was lassen Sie in der Heimat? Wie planen Sie die Rückkehr?

2. Führen Sie mit zwei Kolleg*innen mit Migrationshintergrund ein Interview durch. Fragen Sie diese nach ihrer Ausbildung und ihrer Berufsausübung in ihrer Heimat, nach den Gründen der Auswanderung, nach den Schwierigkeiten und Hilfen im neuen Arbeitsumfeld. Tauschen Sie danach die Rollen und vergleichen Sie die Ergebnisse. Formulieren Sie Konsequenzen für die Integration neuer Kolleg*innen mit Migrationshintergrund.

## Literatur

Aiken L, Cheung R (2008) Nurse workforce challenges in the United States: implications for policy. OECD Health Working Papers No. 35 (http://www.oecd.org/dataoecd/34/9/41431864.pdf; Zugriff am: 02.01.2019)

Beck U, Sznaider N (2010) Unpacking cosmopolitanism for the social sciences: a research agenda, British Journal of Sociology, 61(s1), S. 381–403

Bettio F, Simonazzi A, Villa P (2006) Change in care regimes and female migration: The ›care Drain‹ in the Mediterranean, Journal of European Social Policy, 16(3), S. 271–285

Blas E, Gilson L, Kelly M, Labonté R, Lapitan J, Muntaner C, Östlin P, Popay J, Sadana R, Sen G, Schrecker T, Vaghri Z (2008) Addressing social determinants of health inequities: what can the state and civil society do? Lancet 372 (9650); S. 1684–1689

Bredtmann J, Martínez Flores F & Otten S (2018) Remittances and the Brain Drain: Evidence from Microdata for Sub-Saharan Africa, The Journal of Development Studies. doi: 10.1080/00220388.2018.1443208

Browne C, Braun K (2008) Globalization, women's migration, and the long-term-care workforce, Gerontologist, 48(1), S. 16–24

Buchan J (2008) How can the migration of health service professionals be managed so as to reduce any negative effects on supply? WHO und European Observatory on Health Systems and Policies (http://www.euro.who.int/__data/assets/pdf_file/0006/75453/E93414.pdf?ua=1, Zugriff am 02.01.2019)

Buchan J, Calman L (2004) The global shortage of registered nurses: An overview of issues and actions. Genf: International Council of Nurses

Calvó-Perxas L, Vilalta-Franch J, Litwin H, Turró-Garriga O, Mira P, Garre-Olmo J (2018) What seems to matter in public policy and the health of informal caregivers? A cross-sectional study in 12 European countries. PLoS ONE 13(3): e0194232. https://doi.org/10.1371/journal.pone.0194232

Commission on Macroeconomics and Health (2001) Macroeconomics and health: Investing in health for economic development. Genf: WHO (http://apps.who.int/iris/bitstream/handle/10665/42435/924154550X.pdf?sequence=1&isAllowed=y, Zugriff am 02.01.2019)

Conference on the Impact of HIV/AIDS on Older Persons in Africa and Asia (2008) University of Michigan, Ann Arbor, MI (http://agingaidsconf.psc.isr.umich.edu/events/hivaidsconf.html, Zugriff am 02.01.2019)

Commission on Social Determinants of Health (2008) Closing the gap in a generation: Health equity through action on the social determinants of health. Final Report of the Commission on Social Determinants of Health. Genf: WHO (http://whqlibdoc.who.int/publications/2008/9789241563703_eng.pdf, Zugriff am 02.01.2019)

De Looper M, Lafortune G. (2009) Measuring disparities in health status and in access and use of health care in OECD countries. OECD Health Working Papers No 43. doi: 10.1787/225748084267

Dovlo D (2007) Migration of Nurses from Sub-Saharan Africa: A Review of Issues and Challenges, Health Services Research, 42(3/2), S. 375–1388

Dumont J C, Martin J, Spielvogel G (2007) Women on the move: the neglected gender dimension of the brain drain (http://www.oecd.org/dataoecd/4/46/40232336.pdf; Zugriff am 02.01.2019)

Griffiths P, Norman I (2018) The impact of »Brexit« on nursing and health services: Editorial debate, International Journal of Nursing Studies 77, S. A1-A2

European Economy Ageing Report (2009) Economic and budgetary projections for the EU-27 Member States 2008–2060 (http://ec.europa.eu/economy_finance/publications/pages/publication14992_en.pdf, Zugriff am 02.01.2019)

Fang Z (2007) Potential for China in Global Nurse Migration, Health Services Research, 42(3), S. 1419–1428

Faustmann A (2017) Psychische Gesundheit im Kontext von Migration und Flucht – eine integrationswissenschaftliche Perspektive. (https://www.resonanzen-journal.org/index.php/resonanzen/article/view/409, Zugriff am 02.01.2019)

Fujisawa R, Colombo F (2009) The long-term care workforce: Overview and strategies to adapt supply to a growing demand. OECD Health Working Papers Nr. 44. doi: 10.1787/225350638472

Gencianos G (2009) Labour markets, women and migration. FOCUS on Public Services, PSI Public Services International, 16(2), S. 12–13

Hirschfeld M J, Wikler D (2003) An ethics perspective on family caregiving worldwide: Justice and society's obligations, Generations 27(4), S. 56–60

Howe A (2009) Migrant care workers or migrants working in long-term care? A review of Australian experience, Journal of Aging and Social Policy, 21(4), S. 374–392

Jenkins R (2004) Globalization, production, employment and poverty: Debates and evidence, Journal of International Development, 16(1), S. 1, 1–12

Khadria B. (2007) International Nurse Recruitment in India, Health Services Research, 42(3), S. 1429–1436

Krzyanowski M, Triandafyllidou A, Wodak R (2018) The Mediatization and the Politicization of the »Refugee Crisis« in Europe, Journal of Immigrant & Refugee Studies, 16(1-2), S. 1–14

Kury H, Dussich JPJ, Wertz M (2018) Migration in Germany: An International Comparison on the Psychotraumatic Stress Among Refugees. In: Kury H., Redo S. (eds) Refugees and Migrants in Law and Policy. Springer, Cham

Labonté R, Schrecker T (2006) Globalization and social determinants of health: Analytic and strategic paper. Ottawa: Institute of Population Health (http://www.who.int/social_determinants/resources/globalization.pdf, Zugriff 02.01.2019)

Leonard H, Wen X (2002) The epidemiology of mental retardation: Challenges and opportunities in the new millennium, Mental Retardation and Developmental Disabilities Research Reviews, 8(3), S. 117–134

Lewin Institute (2009) The financial crisis and xenophobia. New York (http://www.globalization101.org/the-financial-crisis-and-xenophobia-2/, Zugriff 02.01.2019)

Lucassen L (2018) Peeling an onion: the »refugee crisis« from a historical perspective, Ethnic and Racial Studies, 41(3), S. 383–410

Marbach M, Hainmueller J, Hangartner D (2018) The long-term impact of employment bans on the economic integration of refugees, Science Advances 4(9) eaap9519

Marmot M, Kivimäki M (2009) Social inequalities in mortality: a problem of cognitive function? European Heart Journal, 30(15), S. 1819–1820

Mathers CD, Loncar D (2006) Projections of global mortality and burden of disease from 2002 to 2030, PLoS Med 3 (11), S. 2011–2030

Moussavi S, Chatterji S, Verdes E, Tandon A, Patel V, Ustun B (2007) Depression, chronic diseases, and decrements in health: results from the World Health Surveys, Lancet 370(9590), S. 851–858

Mullan F (2005) The Metrics of the Physician Brain Drain, New England Journal of Medicine, 353 (17), S. 1810–1818

Munz D, Melcop N (2018) The psychotherapeutic care of refugees in Europe: treatment needs, delivery reality and recommendations for action. European Journal of Psychotraumatology 9, S. 1–4

Murray C, Lopez AD (1996) The global burden of disease: a comprehensive assessment of mortality and disability form diseases, injuries, and risk factors in 1990 and projected to 2020. Harvard: Harvard University Press

Navarro V (2009) What we mean by social determinants of health, International Journal of Health Services, 39(3), S. 423–441

Nussbaum M (1996) For love of country – debating the limits of patriotism. Boston: Beacon Press

Palese A, Dobrowolska B, Squin A et al. (2017) Human rights conflicts experienced by nurses migrating between developed countries, Nursing Ethics, 24(7), S. 833–846

Picchioni M, Murray R (2007) Schizophrenia, British Medical Journal, 335(7610), S. 91–95

Qiu C, De Ronchi D, Fratiglioni L (2007) The epidemiology of the dementias: an update, Current Opinion in Psychiatry, 20(4), S. 380–385

Record R, Mohiddin A (2006) An economic perspective on Malawi's medical »Brain Drain«, Globalization and Health, 2(12), S. 1–8

Redfoot D, Houser A (2008) The international migration of nurses in long-term care, Journal of Aging & Social Policy, 20(2), S. 259–275

Robinson R (2007) The costs and benefits of health worker migration from East and Southern Africa: a literature review. EQUINET Discussion Paper (http://www.nsi-ins.ca/wp-content/uploads/2012/10/2007-The-Costs-and-Benefits-of-Health-Worker-Migration-from-East-and-Southern-Africa-ESA-A-Literature-Review.pdf, Zugriff 02.01.2019)

Ruyssen I, Salomone S (2018) Female migration: A way out of discrimination? Journal of Development Economics 130(C), S. 224–241

Sassen S (2002) Women's burden: Counter-geographies of globalization and the feminization of survival, Nordic Journal of International Law, 71(2), S. 255–274

Schram A (2018) When evidence isn't enough: Ideological, institutional, and interest-based constraints on achieving trade and health policy coherence, Global Social Policy, 18(1), S. 62–80

Schrecker T, Labonté R, De Vogli R (2008) Globalization and health: the need for a global vision, Lancet 372(9650), S. 1670–1676

Sigona N (2018) The contested politics of naming in Europe's »refugee crisis«, Ethnic and Racial Studies, 41(3), S. 456–460

Stiglitz J (2003) Globalization and its discontent. New York: Norton

Stiglitz J (2010) One of the Main Lessons from the Financial Crisis is that the State Must Play a Key Role in Sustaining Economic Development. Konferenz in Tunis vom 11.01.2010 (http://www.afdb.org/en/news-events/article/joseph-stiglitz-one-of-the-main-lessons-from-the-financial-crisis-is-that-the-state-must-play-a-key-role-in-sustaining-economic-development-5524; Zugriff am 02.01.2019)

Sullivan W, Heng J, Cameron D et al. (2006). Consensus guidelines for primary health care of adults with developmental disabilities, Canadian Family Physician, 52(11), S. 1410–1418

UN-Bericht (2017) United Nations, Department of Economic and Social Affairs, Population Division. World Population Ageing 2017 (http://www.un.org/en/development/desa/population/publications/pdf/ageing/WPA2017_Highlights.pdf, Zugriff 02.01.2019)

UNHCR (2018) GlobalTrends – Forced Displacements in 2017 (https://www.unhcr.org/5b27be547.pdf, Zugriff 02.01.2019)

WHO (2002) Ethical choices in long-term care: What does justice require? Genf: WHO (http://www.who.int/mediacentre/news/notes/ethical_choices.pdf, Zugriff 02.01.2019)

WHO (2004) World report of road traffic injury prevention. Genf: WHO (http://whqlibdoc.who.int/publications/2004/9241562609.pdf, Zugriff 02.01.2019)

WHO (2005) Preventing chronic disease: a vital investment: WHO global report. Genf: WHO (http://www.who.int/chp/chronic_disease_report/en/, Zugriff 02.01.2019)

WHO (2006a) Disease control priorities related to mental, neurological, developmental and substance abuse disorders. Genf: WHO (http://whqlibdoc.who.int/publications/2006/924156332X_eng.pdf, Zugriff 02.01.2019)

WHO (2006b) The World Health Report 2006 – Working together for health. Genf: WHO (http://www.who.int/whr/2006/en/index.html, Zugriff 02.01.2019)

WHO (2017) Women on the move: migration, care work and health. Genf: WHO (http://apps.who.int/iris/bitstream/handle/10665/259463/9789241513142-eng.pdf?sequence=1, Zugriff 02.01.2019)

WHO (2019) Migration and health: Key issues. Genf: WHO Regional Office for Europe (http://www.euro.who.int/en/health-topics/health-determinants/migration-and-health/migrant-health-in-the-european-region/migration-and-health-key-issues, Zugriff 02.01.2019)

Yach D, Hawkes C, Gould L, Hofman KJ (2004) The global burden of chronic diseases, Journal of the American Medical Association, 291(21), S. 2616–2622

# Verzeichnis der Autor*innen

**Christel Bienstein**
Prof., Pflegefachfrau, Diplompädagogin, seit 2012 Präsidentin des Deutschen Berufsverbandes für Pflegeberufe (DBfK). Sie war tätig auf verschiedenen stationären Einheiten in Krankenhäusern, als Bildungsreferentin beim Deutschen Berufsverband für Pflegeberufe, Essen sowie im Aufbau und in der Leitung des Departments für Pflegewissenschaft, Universität Witten/Herdecke. Zu ihrer Expertise zählen u. a. die Übertragung des Konzeptes Basale Stimulation und Kinästhetik in die Pflege, Studien zum Nachtdienst, zur Krankenhauseinweisung von Altenheimbewohner*innen und zur Pflege von Menschen im Wachkoma. Sie war in verschiedenen nationalen und länderspezifischen Gremien tätig, u. a. als Sachverständige in der Enquete-Kommission Situation und Zukunft der Pflege NRW, im Fachbeirat der Deutschen Krebshilfe sowie als Vorsitzende des unabhängigen Beirates Vereinbarkeit von Pflege und Beruf (ab 2015). Ebenso wirkte sie in der Konzertierten Aktion Pflege mit (September 2018 – Juni 2019).

**Iren Bischofberger**
Prof. Dr., Careum Hochschule Gesundheit, Teil der Kalaidos Fachhochschule Schweiz, hat die Professur für Pflegewissenschaft und Versorgungsforschung mit Schwerpunkt Pflegende Angehörige und häusliche Pflege inne sowie die Leitung des Institutional Review Board. Sie ist Programmleiterin von »work & care« – Vereinbarkeit von Erwerbstätigkeit und Angehörigenpflege, Vorstandsmitglied Schweizerische Akademie der Medizinischen Wissenschaften (SAMW), Präsidentin des Vereins Pflegewissenschaft Schweiz (VFP), Vizepräsidentin der Stiftung Patientensicherheit Schweiz, Vorstandsmitglied der Spitex Schweiz sowie Stiftungsrätin des Spitals Muri. 2009–2019 leitet sie den Studiengang MSc in Nursing. Sie weist einen Post-doc-Aufenthalt am Center for Evaluation and Research und am Visiting Nurse Service of New York 2010/11 auf, promovierte im Jahr 2007 an der Universität Basel Epidemiologie, erlangte 2003 den MSc in Nursing und 2001 den BSc in Nursing an der University of Surrey/UK sowie 1998 den MSc in Occupational Health und 1987 das Krankenpflegediplom.

**Monika Bobbert**
Prof. Dr. theol., Dipl.-Psych., ist seit 2016 Direktorin des Seminars für Moraltheologie an der Katholisch-Theologischen Fakultät der Universität Münster. Zuvor war sie Direktorin des Instituts für Sozialethik und Professorin für Theologische Ethik an der Universität Luzern, Schweiz. Während ihrer Zeit am Institut für Geschichte und Ethik der Medizin an der Medizinischen Fakultät der Universität Heidelberg habilitierte sie sich mit dem Thema »Historische, theoretische und ethische Fragen der Behandlungsbegrenzung«. Ihre Dissertationsschrift (Universität Tübingen) von 2001 trägt den Titel »Patientenautonomie und berufliche Pflege«. Monika Bobbert ist Mitglied mehrerer Ethikkommissionen. Ihre Forschungsschwerpunkte liegen u. a. in der Pflege-, Medizin- und Bioethik sowie in der Moralpsychologie.

**Urs Brügger**
Prof. Dr., ist Direktor des Departements Gesundheit an der Berner Fachhochschule

seit 2018. Davor leitete er 15 Jahre lang das Winterthurer Instituts für Gesundheitsökonomie an der Zürcher Hochschule für angewandte Wissenschaften. Urs Brügger ist Gesundheitsökonom und seine Themen-Schwerpunkte in Forschung und Lehre sind Health Technology Assessment (HTA), gesundheitsökonomische Evaluationen, Vergütungssysteme, Gesundheitskosten und Gesundheitspolitik. Er ist Vorstandsmitglied der Schweizerischen Akademie der Medizinischen Wissenschaften (SAMW), Verwaltungsratsmitglied der Spital Thurgau AG und Stiftungsrat der Schweizerischen Epilepsie-Stiftung. Er studierte an der Universität St. Gallen Volkswirtschaftslehre und Soziologie und schloss das Studium mit der Promotion (Dr. oec. HSG) ab. Zusätzlich absolvierte er das internationale Ulysses Master Program und erlangte einen MSc in HTA.

**Ann Gallagher**
Professorin für Ethik und Care am International Care Ethics Observatory, School of Health Sciences, Universität Surrey, UK. Während des Nordirlandkonflikts absolvierte Ann die Ausbildung zur Pflegefachfrau am Royal Victoria Hospital in Belfast. Sie weist ein breites Spektrum an Forschung zu den Themen Ethik, Pflege und Care auf. Sie ist Herausgeberin der internationalen Zeitschrift Nursing Ethics und Mitglied des Nuffield Council on Bioethics. Ann ist Co-Präsidentin des Klinischen Ethikkomitees eines Hospizes. Im Jahr 2017 war sie Fulbright-Gastwissenschaftlerin am National Bioethics Center der Universität Tuskegee, USA und seit demselben Jahr Fellow des Royal College of Nursing.

**Chris Gastmans**
Prof. Dr., Professor für Medizinethik an der Katholischen Universität Löwen (Belgien). Seit 2015 ist er Direktor des Interfakultären Zentrums für Biomedizinische Ethik und Recht. Seine Lehr- und Forschungsgebiete umfassen Ethik in der Altenpflege, Ethik in der Endphase des Lebens, Pflegeethik, empirische Ethik sowie Organisationsethik. Er koordinierte nationale und internationale Forschungsprojekte, z. B. zu Ethikkodizes in der Pflege, Alterssuizid, Pflege und aktive Sterbehilfe, Intimität und Sexualität in Einrichtungen der Langzeitpflege sowie Robotik in der Altenpflege. Er ist Mitglied mehrerer Ethikkomitees in Flandern (Belgien) sowie Vizepräsident der Ethikkommission von Caritas Flandern.

**Constanze Giese**
Prof. Dr. theol., Moraltheologin und Pflegefachfrau, Professorin für Ethik und Anthropologie in der Pflege an der Katholischen Stiftungshochschule München, Fakultät Gesundheit und Pflege. Sie lehrt in den Studiengängen Pflegemanagement, Pflegepädagogik, Pflege dual und im Masterstudiengang angewandte Versorgungsforschung. Sie ist Vorsitzende der Ethikkommission der KSH, externes Vorstandsmitglied des Ethikbeirats der Hilfe im Alter sowie Mitglied in der Akademie für Ethik in der Medizin (AEM), dort in der Arbeitsgruppe Pflege und Ethik und in der Sektion Lehrperson im Bereich der Pflegeausbildung und der Pflegestudiengänge. Ihre Arbeitsschwerpunkte sind: Ethik in Pflege, in Pflegemanagement und Pflegepädagogik; Akademisierung, Professionsentwicklung und berufliche Autonomie in der Pflege; ethische Fragen der Pflegeforschung, Förderung und Entwicklung ethischer Kompetenz in den Heilberufen sowie ethische Falldiskussionen in der Pflegebildung.

**Marion Großklaus-Seidel**
Prof. Dr. theol., M. A., Theologin und Pädagogin, seit 1995 am Fachbereich Pflege- und Gesundheitswissenschaften der Evangelischen Hochschule Darmstadt berufen für Ethik und Erwachsenenbildung, 2014–2019 Präsidentin der Hochschule. Sie weist zahlreiche Vorträge und Publikationen zum Thema Pflegeethik und Palliative Care auf.

## Ann Baile Hamric (†)
PhD, RN, FAAN, emeritierte Professorin an der Virginia Commonwealth University in Richmond, VA, USA. Dr. Hamric arbeitete als Pflegefachfrau, Stationsleiterin, Clinical Nurse Specialist sowie in der Pflegeverwaltung und Lehre. Sie war leitende Herausgeberin von sieben Bänden zu Advanced Practice Nursing: zwei Auflagen von *The Clinical Nurse Specialist in Theory and Practice* und vier Auflagen von *Advanced Practice Nursing: An Integrative Approach*. Sie trat national und international zu Themen des Advanced Practice Nursing auf sowie zu ethischen Aspekten der Patient*innenversorgung.

## Miriam Hirschfeld
RN, DNSc, MD. hon, DSc. hon, ist emeritierte Professorin für Pflegewissenschaft am Yezreel Valley College (Israel), wo sie den vierjährigen Studiengang Pflege leitete. Sie war von 1989 bis 1999 leitende Pflegewissenschaftlerin der WHO in Genf, danach Direktorin der Abteilung Human Resources for Health und in dieser Funktion für die Gesundheitsberufe zuständig. Bis zu ihrer Rückkehr nach Israel Ende 2002 war sie für die WHO als Abteilungsleiterin für die Entwicklung der Bereiche häusliche Pflege und Langzeitpflege zuständig. Sie ist Vorstandsmitglied der Organisation Israelische Ärzt*innen für Menschenrechte.

## Manfred Hülsken-Giesler
Prof. Dr. phil., Pflegewissenschaftler und Berufspädagoge, ist seit 2019 an der Universität Osnabrück, Institut für Gesundheitsforschung und Bildung (IGB), Fachgebiet Pflegewissenschaft, als Professor für Pflegewissenschaft tätig. Er ist Mitglied der Sachverständigenkommission zur Erstellung des Achten Altersberichtes der Bundesregierung zum Thema »Ältere Menschen und Digitalisierung«. Seine Forschungsschwerpunkte liegen im Bereich der theoretisch wie empirisch gestützten Technikentwicklung, -erprobung und -bewertung für Pflege und Gesundheit, der Zukunftsforschung in Pflege und Gesundheit sowie der grundlagentheoretisch begründeten Weiterentwicklung von Pflege und Pflegewissenschaft.

## Megan-Jane Johnstone
Megan-Jane Johnstone ist Professorin für Pflege im Ruhestand und Australiens führende Pflegeethikerin. Sie ist international bekannt für ihre einflussreiche Arbeit in Pflege- und Gesundheitsethik. Ihren Fokus bilden Patient*innenrechte, kulturübergreifende Ethik, Gesundheit und Menschenrechte, Ethik und psychische Gesundheit, Ethik professionellen Verhaltens, Ethik und Patient*innensicherheit sowie Ethik am Lebensende. Sie ist Autorin mehrerer Grundlagenwerke, darunter: *Bioethics: a nursing perspective*, *Nursing and the injustices of the law*; Mitautorin von *Ethics in nursing practice: a guide to ethical decision making* (im Auftrag des International Council of Nurses) sowie Herausgeberin des dreibändigen SAGE Hauptreferenzwerks *Nursing Ethics*.

## Isabelle Karzig-Roduner
RN, MAE, hat bis 2016 als Fachexpertin Notfallpflege gearbeitet und ist seit 2013 wissenschaftliche Mitarbeiterin der Klinischen Ethik am UniversitätsSpital Zürich (USZ). Ihr Aufgabenschwerpunkt liegt in der Beratung von Patient*innen nach Advance Care Planning (ACP), in der ACP-Fortbildung am USZ Bildungszentrum und im Projekt ACP-NOPA von palliative zh+sh zur Notfallplanung für Palliativpatient*innen. Sie verfügt über ein Zertifikat in Erwachsenenbildung SVEB 1 und in Ethischer Entscheidungsfindung im Gesundheitswesen sowie über einen Master of Advanced Studies in Applied Ethics der Universität Zürich. Sie ist Mitglied der Ethikkommission des Schweizer Berufsverbands der Pflegefachfrauen und Pflegefachmänner (SBK) und Vorstandsmitglied der Schweizerischen Gesellschaft für Biomedizinische Ethik (SGBE).

## Miriam Kasztura

RN, MPH, MScN, arbeitet zurzeit als Pflegeexpertin APN an einem Forschungsprojekt für häufige Nutzer*innen von Notfallstationen am Departement Vulnerabilität und Sozialmedizin bei unisanté, dem Universitären Zentrum für Allgemeinmedizin und Public Health in Lausanne, Schweiz. Sie war etliche Jahre als Expertin Notfallpflege im Norden Australiens tätig, wo sie auch einen Master in Public Health erworben hat. Sie arbeitete in humanitären Projekten mit der Organisation Ärzte ohne Grenzen und war zuständig für die Notfallversorgung bei Epidemien, in Konflikt- und Krisensituationen sowie in der Organisation von Flüchtlingslagern. Diese Arbeit führte sie in Länder wie Südsudan, Demokratische Republik Kongo, Liberia, Zentralafrikanische Republik und Syrien.

## Michaela Key

Diplomierte Pflegefachfrau mit Weiterbildung in Anästhesie-und Intensivpflege sowie Palliative Care. Sie ist Berufsbildnerin und Pflege- und Gesundheitspädagogin. In ihrer langjährigen praktischen Berufsbildungstätigkeit hat sie Auszubildende auf Sekundar- und Tertiärstufe in der pflegerischen Praxis in deren Praktika begleitet. Gemeinsam mit Settimio Monteverde hat sie ein Fortbildungsprogramm für Berufsbildner*innen am Universitätsspital Zürich zum Thema »Moral Apprenticeship – Ethische Lernsituationen in der Aus-, Fort-, und Weiterbildung gestalten« entwickelt. In einem Symposium für die Berufsbildner*innen von Pflege- und Medizinisch-Therapeutische Berufen unter dem Titel »Nur moralisch – oder auch noch ethisch? Auszubildende in klinisch-ethischen Lernprozessen fördern« hat sie Möglichkeiten der Befähigung von Bildungspersonen in der ethischen Kompetenzentwicklung Auszubildender vorgestellt.

## Helen Kohlen

Soziologin, Prof. Dr. phil., hat den Lehrstuhl Care Policy und Ethik an der Fakultät für Pflegewissenschaft, Philosophisch-Theologische Hochschule Vallendar, inne und ist Adjunct Professorin an der University of Alberta (Edmonton, Kanada). Sie lehrt und forscht im Bereich Palliative Care und zu Fragen der ethischen Praxis in Organisationen des Gesundheitswesens. Sozio-kulturelle und genderbedingte Ungleichheiten stellt sie in den Fokus ihrer Untersuchungen. Sie ist Mitglied des Care Ethics Research Consortium (University for Humanistic Studies, Utrecht, Niederlande), im Editorial Board der Zeitschrift *Nursing Ethics*, im Wissenschaftlichen Beirat des Deutschen Hospiz- und PalliativVerbandes sowie in der Schriftleitung der Akademie für Ethik in der Medizin.

## Camilla Koskinen

RN, PhD, hat in Gesundheitswissenschaften und Caring Science promoviert. Sie ist Professorin in Klinischer Caring Science an der Åbo Akademi University in Finnland, wo sie seit 2011 lehrt und forscht. Seit September 2019 ist sie assoziierte Professorin an der Universität Stavanger (NO), Fakultät für Gesundheitswissenschaften, Departement Caring and Ethics. Koskinen fokussiert in ihrer Forschung Caring-Konzepte sowie ethische Fragen. Methodologisch hat sie eine hermeneutische Leseart erforscht sowie hermeneutische Anwendungsforschung betrieben, die evidenzbasiertes Wissen in die klinische Praxis umsetzt. Sie ist auch an der Entwicklung der Lehrer*innenausbildung in den Gesundheitswissenschaften beteiligt.

## Tanja Krones

Prof. Dr. med. Dipl.Soz., studierte Medizin, Soziologie und Psychologie. Sie arbeitete als Assistenzärztin in der Inneren Medizin am Universitätsklinikum Marburg, wo die Klinische Ethik nach dem Vorbild von John Fletcher, University of Virginia, durch Prof. Gerd Richter etabliert wurde. Dies begeisterte sie so sehr, dass sie sich 2007 in Ethik in der Medizin habilitierte. Sie ist Leitende Ärztin Klinische Ethik Universitätsspital Zürich und Geschäftsführerin des Klinischen Ethikkomitees. Klinische Ethik, Ethik am Lebensanfang und Lebensende, Advance Care Planning, Shared Decision Making und ethische Aspekte der Evidenzbasierten Medizin sind Schwerpunkte ihrer wissenschaftlichen Arbeit. Sie ist Mitglied der Zentralen Ethikkommission bei der Bundesärztekammer und der Nationalen Ethikkommission im Bereich Humanmedizin.

**Andrea Kuhn**
M. A. Pflegewissenschaft, B. A. Pflege und Gesundheitsförderung, Pflegefachperson, RN ist Koordinatorin des Forschungsnetzwerkes Gesundheit der Hochschule für Wirtschaft und Gesellschaft Ludwigshafen. Sie hat Lehraufträge an Hochschulen und Weiterbildungsinstituten inne. Von Anfang an begleitete sie den Aufbau der ersten deutschen Landespflegekammer in Rheinland-Pfalz: Sie war Geschäftsleitung der Gründungskonferenz, baute hauptamtlich die Administration mit auf, wechselte ins Ehrenamt und gestaltet in den AGs Berufsordnung, Berufsfeldentwicklung und Ethik Kammerinhalte mit. Nach langjähriger Berufstätigkeit im Intensivpflegebereich schlug sie den Weg in die Pflegewissenschaft ein, aktuelle Forschungsschwerpunkte sind Pflegeethik, Professionsentwicklung, Berufspolitik und Gesundheitsförderung. Betreut von Helen Kohlen und Settimio Monteverde promoviert sie zum Thema Ethik in Pflegekammern an der Philosophisch-Theologischen Hochschule Vallendar. Aktivitäten in diversen Verbänden runden ihr Profil ab: Im DBfK Südwest als Delegierte und Mitglied der AG Ethik; in der AEM als Mitglied der AG Pflege und Ethik und als Mitglied der DG Pflegewissenschaft.

**Arne Manzeschke**
Prof. Dr. theol. habil., ist Professor für Anthropologie und Ethik für Gesundheitsberufe an der Evangelischen Hochschule Nürnberg sowie Leiter der Fachstelle für Ethik und Anthropologie im Gesundheitswesen. Er ist Präsident der Societas Ethica, Europäische Forschungsgesellschaft für Ethik. Seine Forschungsschwerpunkte liegen im Bereich der Technik-, Gesundheits- und Wirtschaftsethik. Gegenwärtig leitet er ein interdisziplinäres Forschungsprojekt zur ethischen Orientierung in komplexen digitalen Welten und kokonzipiert einen Forschungsverbund zur Integrierten Forschung im Bereich der Mensch-Technik-Interaktion.

**Linda Nyholm**
RN, PhD, ist Forscherin und Universitätsdozentin am Department of Caring Science der Åbo Akademi Universität, Finnland. Dort absolvierte sie das Studium in Gesundheitswissenschaften und in der Tradition der Caring Science. Ihre Forschungstätigkeit umfasst die Ethik des Fürsorgens, die klinische Wissenschaft des Fürsorgens und Gesundheitstechnologie. In methodischer Hinsicht hat sie hermeneutisches Briefschreiben sowie hermeneutische Anwendungsforschung untersucht, die evidenzbasiertes Wissen in die klinische Praxis umsetzt. Sie ist an verschiedenen Forschungsprojekten in den Gesundheitswissenschaften beteiligt.

**Lisbet Nyström**
PhD, hat in Gesundheitswissenschaften promoviert. Sie ist Pflegefachfrau mit Schwerpunkt Psychiatrie und assoziierte Professorin für Caring Science. Sie arbeitet als Forscherin und Hochschuldozentin an der Åbo Akademi University, Finnland. Seit vielen Jahren stehen die Gesundheitsforschung mit jungen Menschen sowie die klinische Forschung zum Leiden in verschiedenen Kontexten und ethische Fragen im Mittelpunkt ihrer Arbeit. Sie hat mit neuen Forschungsansätzen dazu beigetragen, dass theoretisches und faktisches Wissen der Pflege in den klinischen Alltag übertragen werden können.

**Julia Petersen**
Gesundheits- und Kinderkrankenpflegerin, studierte »Pflege Dual« an der Evangelischen Hochschule Nürnberg mit dem Abschluss

Bachelor of Science. Sie arbeitete in der ambulanten Kinderintensivpflege und absolvierte die Weiterbildung »Pflegefachkraft für außerklinische Beatmung«. Es folgte das Masterstudium »Gesundheits- und Pflegewissenschaften« an der Martin-Luther-Universität Halle-Wittenberg sowie der Lehrgang zur »Ethikberaterin im Gesundheitswesen«. Derzeit arbeitet sie als wissenschaftliche Mitarbeiterin am Institut für Pflegeforschung, Gerontologie und Ethik der Evangelischen Hochschule Nürnberg im Projekt »miiConsent«, das mit einem partizipativen Ansatz das Ziel verfolgt, Einwilligungserklärungen zu verbessern.

**Éva Rásky**
a. o. Prof.in Dr.in med., MME, ist außerordentliche Universitätsprofessorin, Ärztin für Allgemeinmedizin sowie Fachärztin für Sozialmedizin am Institut für Sozialmedizin und Epidemiologie, Medizinische Universität Graz. Ihre Forschungsschwerpunkte sind Prävention, Frauengesundheit und Gesundheitsversorgung. Von 2002–2006 hatte sie die wissenschaftliche Leitung eines Universitätslehrgangs Public Health im Pflegewesen inne.

**Marianne Rabe**
Dr. phil., Lehrerin für Pflegeberufe, Pflegefachfrau, pädagogische Geschäftsführerin der Gesundheitsakademie der Charité in Berlin. Dort bietet sie gemeinsam mit Fachleuten aus der Gesundheitsethik die Fortbildungsreihe »Ethik-Kompetenz in der Klinik« an. An der Universität Osnabrück promovierte sie im Fachbereich Erziehungswissenschaften unter Betreuung von Professorin Ilse Bürmann zum Thema »Ethik in der Pflegeausbildung«. Sie arbeitete als Lehrerin für Pflege und Schulleiterin in der Krankenpflegeschule des Universitätsklinikums Benjamin Franklin in Berlin. Seit 1995 ist sie Mitglied der Akademie für Ethik in der Medizin, davon fast 12 Jahre im Vorstand. Dort gründete sie mit anderen die Arbeitsgruppe Pflege und Ethik, die im Bereich der Vermittlung von Ethik mit Veranstaltungen und Veröffentlichungen aktiv ist.

Sie ist zertifiziert als Trainerin für Ethikberatung (AEM).

**Susanne Samela**
PhD, MLS, hat in Caring Science promoviert und ist Direktorin für Pflegeentwicklung am Vaasa Central Hospital, Finnland. Sie ist verantwortlich für das Supervisionsprogramm von Studierenden in den klinischen Modulen im Krankenhaus. Dieses Programm wird in enger Zusammenarbeit mit den Fachhochschulen angeboten. Sie ist an verschiedenen Entwicklungs- und Forschungsprojekten beteiligt, unter anderen an der nationalen Studie zur Prävalenz von Dekubitus und an der Inter-Nordischen Studie zu Pflegefachpersonen mit Promotion. Sie war Vorsitzende im Forschungsprojekt »Ethisch nachhaltige Kulturen des Fürsorgens«, das in enger Zusammenarbeit mit der Åbo Akademi University und den Fachhochschulen durchgeführt wurde.

**Berta M. Schrems**
Priv. Doz., Mag. Dr. rer. soc. oec, MA, hat eine Ausbildung in Gesundheits- und Krankenpflege, ein Studium der Soziologie und Philosophie und eine Habilitation in Pflegewissenschaft (Priv. Doz. der Universität Wien) sowie Weiterbildungen in Personal- und Organisationsentwicklung, Qualitäts- und Projektmanagement. Sie ist freiberuflich tätig in Lehre, Beratung und Forschung mit den Schwerpunkten Wissenschaftstheorie, Forschungsethik (im Speziellen Vulnerabilität) und Prozess des Diagnostizierens, insbesondere verstehende Pflegediagnostik und Fallarbeit. www.berta.at.

**Ruth Schwerdt**
Prof. Dr. phil., M. A., Diplompsychogerontologin Univ. (postgrad.), Altenpflegerin, ist Professorin für Pflegewissenschaft an der Frankfurt University of Applied Sciences und leitet den Masterstudiengang »Pflege – Advanced Practice Nursing« (M. Sc.). Ihre aktuellen Arbeitsschwerpunkte sind Case Management, Klinische Ethik und Wirtschaftsethik der Pflege,

Ethik in Pflegemanagement und Berufspädagogik, Rollen, Aufgaben, Modelle und Konzepte in Advanced Nursing Practice, Clinical Leadership. Besondere klinische Interessengebiete sind Ernährung, Schmerzmanagement, Wickel und Auflagen und Phytopraxis. Sie ist unter anderem Mitglied in: Deutsches Netzwerk Advanced Practice Nursing & Advanced Nursing Practice g. e. V., Akademie für Ethik in der Medizin e. V., Deutsche Gesellschaft für Pflegewissenschaft e. V., KDA, DGGG, GPT, LINUM.

**Dominic Seefeldt**
Dominic Seefeldt ist Philosoph und beschäftigt sich mit Fragen der Zukunft. In der Vergangenheit arbeitete er u. a. bei Prof. Dr. Hartmut Remmers und Prof. Dr. Manfred Hülsken-Giesler zu Fragen der ethischen Bewertung von Technik in der Pflege. Derzeit ist er als Projektmanager bei Foresight Intelligence in Berlin beschäftigt und unterstützt Organisationen dabei, über ungewisse Zukunft zu sprechen und sich auf diese vorzubereiten. Er unterrichtet an verschiedenen Hochschulen und Universitäten im Bereich Pflegewissenschaft und Pflegemanagement. Seine Forschungsschwerpunkte fokussieren auf die Entwicklung von Methoden der Ethik- und Zukunftsforschung sowie auf Fragen des Transfers von Erkenntnissen der pragmatistischen Philosophie in die verschiedenen Handlungsfelder von Pflege und Pflegewissenschaft.

**Norbert Steinkamp**
Theologe und Philosoph, Professor für ethische Grundlagen sozialprofessionellen Handelns an der Katholischen Hochschule für Sozialwesen (KHSB) in Berlin. Sein Aufgabengebiet umfasst die Lehre und Forschung zu ethischen und anthropologischen Fragen in den Studiengängen der Sozialen Arbeit, der Heil- und Kindheitspädagogik sowie der Sozialen Gerontologie. Daneben berät er Organisationen des Gesundheitswesens bei der Entwicklung klinisch-ethischer Programme. Auch die Durchführung von Trainings und Vorträgen gehört zu seinen Aufgaben. Bis 2016 war er klinischer Ethiker am Radboud Universitär Medizinischen Zentrum in Nijmegen/Niederlande. Norbert Steinkamp ist in der Fachöffentlichkeit bekannt durch Schriften zur klinischen Ethik in deutschen, englischsprachigen und niederländischen Publikationen.

**Pierre-André Wagner**
Rechtsanwalt, LL. M, dipl. Pflegefachmann, Studium der Rechtswissenschaften an der Universität Bern, Spezialisierung in feministischer Jurisprudenz an der York University in Toronto. Pierre-André Wagner war zwei Jahre lang Gerichtssekretär am Schweizerischen Bundesgericht in Lausanne, bevor er an der Lindenhofschule in Bern die Diplomausbildung zum Pflegefachmann absolvierte. Danach war er während sechs Jahren auf der neuro- und kinderchirurgischen Abteilung des Lindenhofspitals tätig. Seit 2001 leitet er den Rechtsdienst des Schweizer Berufsverbandes der Pflegefachfrauen und Pflegefachmänner (SBK), seit 2008 ist er Mitglied und seit 2012 Vize-Präsident der Eidgenössischen Kommission für Frauenfragen (EKF).

**Markus Zimmermann**
Titularprofessor, Dr. theol., Lehr- und Forschungsrat am Departement für Moraltheologie und Ethik an der Theologischen Fakultät der Universität Fribourg. Seine Lehr- und Forschungsschwerpunkte liegen bei den Grundlagen der Sozialethik und der Biomedizinischen Ethik, insbesondere Fragen zur Gerechtigkeit und Rationierung im Gesundheitswesen und zu Entscheidungen am Lebensende. Er ist Vizepräsident der Nationalen Ethikkommission im Bereich der Humanmedizin (NEK) und Präsident der Leitungsgruppe des Nationalen Forschungsprojekts »Lebensende« (NFP 67). Zuletzt herausgegeben (zusammen mit Frank Mathwig, Torsten Meireis & Rouven Porz), Macht der Fürsorge? Moral und Macht im Kontext von Medizin und Pflege, Theologischer Verlag Zürich 2015.

# Stichwortverzeichnis

## A

Abwehrrechte 76f., 80
Achtsamkeit 67, 71, 244
Advance Care Planning 224, 227, 230, 318, 324
Advanced Nursing Practice 29, 88f., 92, 98f., 102, 106ff., 125, 180, 224, 233, 334, 345
Advanced Practice Nurses *Siehe* Advanced Nursing Practice
Advocacy 72, 89, 220, 254, 267, 329
Allokation 33, 337, 339, 347, 350
Ampelsystem *Siehe* Moral, Grenzsituationen von
Anspruchsrechte 76, 80
Anthropologie 148
Armut 56, 135, 363
Assistenzsysteme 275, 285, 291, 294
Asylsuchende 259f., 262, 368
Authentizität 187, 333
Autonomie 36, 39, 55, 58, 67, 71, 74ff., 80f., 84f., 90, 94, 97, 99, 131, 148, 150, 155, 190, 210, 216f., 224, 227, 239, 242, 272, 275f., 281, 291, 293, 295, 303, 308, 316, 329, 344, 365
– relationale 276, 280
Autonomierechte *Siehe* Autonomie
Autor*innenschaft bei Publikationen 179

## B

Behinderung, Menschen mit 34, 96, 189, 366f.
Bereichsethik *Siehe* Pflegeethik als Bereichsethik
Berufsbildung 161ff., 165, 173, 180
Berufsethik 25, 114f., 117, 128, 158
Berufsethos *Siehe* Pflegeethos
Bestätigung 187
Bewertung
– post-hoc 277, 279, 281
– prospektive 277ff., 282
Beziehung, pflegerische 36, 59ff., 70, 176, 184, 254, 289
Bochumer Medizinethischer Arbeitsbogen 305
Braindrain 368f.
Budget Impact 353f.
Burnout, moralisches 28

## C

CanMeds-Rollen 152, 231
Care-Ethik 25, 37, 66ff., 97, 255, 277, 279f., 331
Caring 25, 41, 67ff., 137
– als Tugend 40, 98
Caring Science *Siehe* Pflegewissenschaft
Caritas 22, 67, 138
Case Management 32, 89, 94
Chancengleichheit 264, 344, 372
Cognitive Apprenticeship 161, 165, 167f.
Compliance-Ansatz 202f.
Curriculum 131, 147, 151, 153, 163
– formales 161, 164, 171
– informelles 161, 164, 171

## D

Datenschutz 117, 255, 261, 275, 295f.
Delegation 129ff., 249
Deliberation 274, 304
Demand-Pull-Orientierung 278
Demenz 34, 77, 80f., 97, 190, 224, 239, 279, 291, 366
Demut, kulturelle 266
Deontologie *Siehe* Pflichtethik
Designethik 277, 279ff.
Determinanten der Gesundheit, soziale *Siehe* Soziale Determinanten der Gesundheit
Diagnosis Related Groups (DRG) 125, 342, 359
Dialog 184
– sokratischer 311
Didaktik 137, 148ff., 153
Digitalisierung 38, 51, 217, 275f., 285, 360
Dilemma, ethisches 26f., 29ff., 37, 39, 88, 103, 105f., 156, 162, 170, 182, 220, 242, 255, 322, 327, 356, 359, 365
Disability-Adjusted Life Years (DALYs) 364
Diskriminierung 344
– von Frauen 365
Diskurs, ethischer 153, 159
Distanzierung 184

Diversität 317
- kulturelle 164, 205
- moralische 29, 164
Doctor-Nurse-Game 124
Dolmetschdienste, Zugang zu 261, 265

# E

Effektivität 318
Effizienz 318
Eigenverantwortung 344
Eigenwohl 78, 84
Einwilligung
- ausgehandelte 183
- informierte *Siehe* Informed Consent
Emergenz 323f.
Empathie 35
Empowerment 91, 216, 244, 254, 311
Entscheidungsfindung, ethische 39, 93, 103, 106, 110, 244, 303, 307, 316f., 322, 330
Erkrankungen, chronische 94ff., 260, 364, 366f.
Ethik
- ausgehandelte 188
- der ärztlichen Profession 21
- des Lehrens 157f.
- im Curriculum 154
- im Gesundheitswesen (Health Care Ethics) 37, 148
- interprofessionelle 315
- klinische 29, 31, 39, 104, 164, 232, 318, 321f., 324
- narrative 323
- philosophische 21ff., 27, 36, 39, 75, 148f.
- und Ethos 135
- Vermittlung von 147f., 309
Ethikberatung 105, 203, 254, 304, 330
Ethikkodex 22, 35, 45ff., 50, 103, 105
Ethikkomitee, Klinisches 321, 32, 34, 39f., 105, 307, 327ff., 332
- pflegerisches 331
Ethikkommissionen
- von Pflegekammern 254
- zur Begutachtung von Forschung mit Menschen 176, 181, 185f., 188
Ethikkultur 324
Ethiktheorien 25ff., 103, 105f., 280
Ethikunterricht 32, 88, 148, 150f., 153, 156, 158
Ethikverantwortliche 321
Ethos 135
- der Bildung 137
Evaluation, gesundheitsökonomische 355

# F

Fachkräftemangel 28, 77, 81, 85, 203, 263, 286, 296, 337f., 346, 360, 368, 372
Facilitator 230
Fairness 178, 186, 198, 203, 205, 264
Fallbesprechung, ethische 26, 88, 254, 303ff., 328, 346
Fehlermanagement 116, 121, 154, 164, 324
Fehlverhalten, wissenschaftliches *Siehe* Integrität, wissenschaftliche
Fehlversorgung 350, 358
Finanzierung, solidarische 197, 352, 355
Fixierung *Siehe* Freiheitsbeschränkende Massnahmen
Flüchtlinge 259, 362, 366ff., 372
Folgenethik 24, 106, 121, 275ff., 280
Forschung 22, 24, 33, 38, 108f., 134, 137, 176ff., 180ff., 184, 186, 191, 232f., 285, 290, 294, 316, 360
- als Praxis 182f., 185
- Anwendungsforschung 140
- eigennützige 188f.
- ethische Begutachtung 179
- fremdnützige 188f.
- gruppennützige 188f.
- mit urteilsunfähigen Menschen *Siehe* Urteilsunfähigkeit und Forschung
- Nutzen, von 188
- partizipative 184f., 279
- webbasierte 188
Forschungsethik 188
- feministische 184
- formalistische 178, 185
- integrative 176, 178f., 185, 191
- protektive 177f.
Forschungsethik *Siehe auch* Forschung
Forschungsmethoden 182
Forschungsparadigma
- qualitatives 184, 186f.
- quantitatives 183, 186f.
Forschungsprozess 176, 181, 184f.
Freiheit 67, 251, 253, 277, 344
Freiheitsbeschränkende Massnahmen 41, 80f.
Fürsorge 68, 70, 75, 84, 96, 137, 148, 155, 162, 242, 276, 280, 289f., 293, 295, 331, 344, 362, 370, 372

# G

Gender-Perspektive 36, 213
Gerechtigkeit 36, 97, 148, 154, 162, 178, 182, 190, 216f., 242, 264, 276, 280, 293, 308, 331, 338, 341, 343, 362, 365, 373
- soziale 103f., 108, 214, 220, 264

– und Gleichheit  264
Gespräch
– hermeneutisches  305, 309
– sokratisches  168, 310 ff.
Gesundheit
– als besonderes Gut  351
– Recht auf  264
Gesundheitsförderung  94, 113, 211 ff., 262
– von Pflegefachpersonen  255
Gesundheitskompetenz  262
Gesundheitsökonomie  342, 352 f., 355
Gewalt  58
Gewissen  114, 117, 244, 307
Gewissensfreiheit  30f.
Gewissenskonflikte  29
Glaubwürdigkeit  187
Globalisierung  362 ff., 372f.
– und Pflegeethik  369
Grounded Theory  186
Grunddilemma, forschungsethisches  182f.
Gütekriterien, der Forschung  182
Güterabwägung  242
Gutes tun  308

## H

Hermeneutik  140, 186, 310
Hirntod  155, 316
Homo oeconomicus  201
Humanität  85

## I

Implementierung, von Forschungsergebnissen  185
Informationsasymmetrie  351
Informed Consent  76 ff., 84, 155, 177 f., 185 f., 188, 219, 226 f.
Inklusion  96, 303
Innovationen  354
Integration  96
Integrität  29, 31, 57, 62, 77, 106 f., 109, 119, 121, 131, 227, 243, 275
– wissenschaftliche  176, 179, 181, 191
Integrity-Ansatz  202f.
Intelligenz, künstliche  275, 292
Intensivmedizin  315 ff., 320 f., 323f.
Intensivpflege  337 ff.
Interessenskonflikte  178 f., 184, 220
Interprofessionalität  22, 86, 94, 98, 107, 130, 132, 315 ff., 321 f., 324, 327
Interviews, narrative  182, 187
Intuition, moralische  307, 309

## K

Kasuistik  150
Kategorischer Imperativ  24
Kohärenz  308
Kommunikation  97, 121, 129, 152, 204, 329, 367
Kompetenz  333
– ethische  89, 92 f., 103, 137, 141, 149, 152, 156, 170f.
– fachliche  149, 151 f., 158, 163
– kulturelle  267
– personale  149, 151 f., 158
– soziale  163
Komplexität  32, 34, 80, 114, 120, 129, 138, 140, 172, 196, 279, 316, 357
– strukturelle  33
Konflikt  104, 110, 115, 118, 305, 331 f., 346
Konsens  306, 308, 318, 323
– formaler  318f.
Konsil, ethisches  29, 31, 321, 346
Kontextsensitivität  281
Kooperation  98, 124, 129, 132
Korporatismus  249
Kostendruck  35, 85, 360
Kosteneffektivität
– siehe auch Wirtschaftlichkeit  344, 346, 354
Kosten-Effektivitätsdiagramm  354
Kosten-Nutzen-Verhältnis  351 f., 354
Krankenversicherung  125, 131, 263 f., 266, 352 f., 356, 359
Krankheitslast (burden of disease)  364, 366

## L

Langzeitpflege  34, 254, 338 f., 370 ff.
Leadership  102, 104 ff., 109 f., 195 f., 202 ff., 215, 232f.
Lebensende  241
Lebensanfang  155
Lebensende  114, 153, 155, 237
Lebensqualität  78, 93, 276, 344, 353
Leib  77
Leitbild  114 f., 117 f., 197, 203
Leitlinien  86, 118, 122, 244, 254, 328, 331, 344
Lernen, ethisches  164, 170

## M

Marktprinzip  351f.
Medikamentenpreise  354

Medizinethik 37, 39 f., 76, 148
Menschenbild 38, 97, 137, 154, 195, 200 ff., 289
Menschenrechte 97, 216, 220, 369, 373
Menschenwürde 24, 136 f., 148, 155, 216, 244, 254, 295, 316, 343 f.
Methode
- haltungsorientierte 304
- Nimwegener *Siehe* Nimwegener Methode
- problemorientierte 304, 310
- sokratische 150, 305, 309
Migrant*innen
- Gesundheit von 260
- papierlose 190, 260, 263
Migration 259 f., 362, 365, 368, 370, 372
Mitgefühl 22, 35, 40, 61, 108, 115
Mitleid 93
Moderation 156, 306, 318
Moral 27, 115, 149, 251, 307
- Grenzsituationen von 27 ff., 40, 107, 162
Moral Apprenticeship 161, 168, 170 f.
Moralentwicklung, Stufen der 68
Multiprofessionalität 316, 324
Mut, moralischer 152

# N

Nachhaltigkeit
- ethische 135
- in der Führung 138
- in der Pflege 134, 137, 140
- ökologische 135
- soziale 135
- wirtschaftliche 135
Netiquette 188
Netzwerke
- soziale 277, 281, 363
- sozio-technische 281
Nicht-Schaden 75, 79, 119, 242, 265, 276, 308, 318, 343, 354
Nimwegener Methode 303, 305 ff., 312
Nutzen 318
Nutzen-Risiko-Abwägung 178, 183, 185 f.

# O

Objektivität 187
Ökologie *Siehe* Nachhaltigkeit, ökologische
Ökonomie 80, 126, 199 f., 212, 220, 350, 359
Ökonomisierung 130
Organisationsethik 86, 113, 116, 118, 120 ff.
Organisationskultur 113, 117, 119 f.
Organtransplantation 155

# P

Palliative Care 38, 93, 95 f., 238, 345
Partizipation 34, 96 f., 184, 291, 293, 332, 334, 351, 367
Paternalismus 81, 183, 329
Patient*innenorientierung 37, 132, 148, 320
Patient*innenrechte 24, 76, 84, 86, 115, 122, 128, 168
Patient*innensicherheit 28, 35, 38, 129, 164, 184, 206, 293 ff.
Patient*innenverfügung 97, 155, 224 f., 230, 344
Patient*innenwohl 82
Peer Review 186
Pflege
- Akademisierung, der 22, 85, 132, 150 f.
- als Allokationsmacht 339
- als Arbeit in Ungewissheit 280
- als Disziplinarmacht 323, 339
- als Interaktionsarbeit 280 f.
- als knappes Gut 339, 350, 360
- als Körperarbeit 280
- als moralische Praxis 22, 32, 177, 191, 306, 359 f.
- als Profession 21, 35, 39, 45 ff., 69, 85, 92, 102, 108, 127, 147, 165, 242, 248, 250, 252, 281, 286, 360
- als Sinn-, Wissens- und Deutungsmacht 339
- als Therapiemacht 339
- als Wissensarbeit 280
- ambulante 32, 80, 94, 254
- Definition von 288 f.
- Recht auf 372
- transkulturelle 69
- Wert der 85, 360
Pflegebedürftigkeit 21, 281
Pflegediagnosen 54, 62, 78, 83, 99, 288
Pflegeethik 21 f., 36, 113, 115, 122, 148, 158, 170, 198, 248, 365
- als Bereichsethik 21 f., 34, 39 f.
Pflegeethos 21 f., 36, 115, 134, 148, 154, 177, 195, 198, 237, 347, 372 f.
Pflegeforschung *Siehe* Forschung
Pflegekammern 248, 250, 254 f.
Pflegekontinuum 88, 94 f.
Pflegemanagement 134, 138, 180, 195, 197 ff., 204 f., 207, 331, 347
Pflegemodelle 288
Pflegenotstand *Siehe* Fachkräftemangel
Pflegepraxis, fortgeschrittene *Siehe* Advanced Nursing Practice
Pflegeprozess 62, 93, 125, 131, 271, 280, 291
Pflegequalität 154, 198, 254, 263

Pflegeroboter *Siehe* Roboter
Pflegestandards 75, 83
Pflegetheorien 91, 139, 288 ff.
Pflegewissenschaft 22, 25, 33, 38, 68 f., 142, 360, 377
- als Wissenschaft des Fürsorgens (Caring Science) 137, 140
Pflichten, moralische 82, 115, 344
Pflichtethik 24, 106, 275 f.
Placebo 178, 183
Plagiat 179
Posteriorisierung 341
Präferenzen 78 f., 81, 83, 276 f.
Pragmatismus, klinischer 23, 25, 305, 318
Prävention 82, 95, 104, 113, 212 ff., 219, 261 f.
Praxismodell 139 ff.
Principlism 24, 39, 242, 276, 308
Prinzipien, ethische 24, 39, 118, 121, 148 f., 153, 242, 276, 279, 308, 329
Prinzipienethik *Siehe* Principlism
Priorisierung 85, 275, 337, 341 f., 357
Prioritätensetzung 337
Problem
- ethisches *Siehe* Moral, Grenzsituationen von
Problemorientiertes Lernen 157, 165, 172
Profession
- ärztliche 38, 129, 132, 148, 240
- Pflege als 38
- pflegerische *Siehe* Pflege, als Profession
Proximität 328, 334
Psychiatrie 309, 339, 345, 366
Psychosomatik 38
Public Health 209 f., 215, 255, 342, 357, 364
Public Health Nursing 214 f., 219

# Q

Quality Adjusted Life Years, QALYs 364
Quasi-Experiment 182

# R

Rationalisierung 85, 274, 343, 350, 358, 364
Rationierung 217, 220, 337 f., 341 f., 345 f., 350, 353, 358, 364
- explizite 341, 343
- implizite 339 ff., 343, 346
Rechte, moralische 75 f., 80, 115
Reflexivität 184
Rehabilitation 82, 95, 114, 339, 345
Relativismus, ethischer 26
Reliabilität 187
Resilienz 56
- moralische 324

Respekt vor Autonomie *Siehe* Autonomie
Ressourcenknappheit 80, 164, 318, 338, 340 ff., 350, 356, 359 f.
Reziprozität 184
Risiko 129, 176
Roboter 51, 126, 271 f., 274 ff., 286 f., 289, 360
- Assistenzroboter 275, 286, 288, 294 ff.
- Emotionsroboter 275 f.
- Rehabilitationsroboter 275
- Serviceroboter 275, 287
- Sozialroboter 275, 286 f., 294
Robotik *Siehe* Roboter
Rollenexpansion Pflegender 33

# S

Salutogenese 92
Scham 57, 287
Schlüsselqualifikationen 151
Schulderfahrung 307
Schweigepflicht 129, 254 f.
Sedierung
- bei Demenz 80
- in der Intensivmedizin 337
- palliative 239, 322
- terminale 239
Selbständigkeit 281
Selbstbehauptung, ethische 334
Selbstbestimmung *Siehe* Autonomie
Selbstständigkeit 272 f., 281
Selbstwirksamkeit 99, 202
- ethische 161, 163, 172
Sensibilität, moralische 61, 103 f., 107, 161, 168, 170, 294, 307
Shared Decision Making 79, 93, 164, 324
Shareholder 121, 200
Sicherheit 276
Sicherheit *Siehe* Patient*innensicherheit
Sicherheitskultur 27
Sinnlosigkeit (futility) 341
Sittlichkeit *Siehe* Moral
Solidarität 150, 217, 343 f., 359, 362
Sorge, Ethik der *Siehe* Care-Ethik
Sorgekultur 85, 134, 136 ff., 141
Sozialarbeit 330
Soziale Determinanten der Gesundheit 212, 214, 258, 260, 267, 340, 362 ff.
Sozialisation 213
- berufliche 164, 166
- moralische 161 f.
Sozialversicherungen 367
Speak Up 324
Stakeholder-Ansatz 120 f.
Sterbefasten *Siehe* Verzicht, freiwilliger, auf Nahrung und Flüssigkeit
Sterbehilfe 155, 237

389

- aktive, auf Verlangen  237, 240, 242
- indirekt aktive  239
- passive  239, 244
«Sterbewunsch»  241
Stress, moralischer  28 f., 31, 37, 58, 103, 109, 126, 162, 319
Studie
- klinische  176
- randomisiert kontrollierte (RCT)  183
Study Nurse  180
Suizidbeihilfe  155, 237 ff., 244
System
- autonomes  272 f., 277f.
- lernendes  281

## T

Technisierung  271, 273, 277, 282, 285, 363, 373
Technology-Push-Strategie  278
Teilhabe *Siehe* Partizipation
Therapeutic Misconception  183
Therapiezieländerung  238 ff., 244, 318, 322f.
Triple-Aim-Konzept  357, 360
Tugend  35, 126, 155, 371
Tugendethik  25, 37, 115

## U

Übertragbarkeit  187
Überversorgung  350, 358
Unabhängigkeit  275
Unbehagen, moralisches  30, 305, 307, 312
Unbestimmtheit  60 f., 281
Universal Health Coverage  264, 351
Universalismus, ethischer  149
Unternehmensethik  200
Unterversorgung  350, 358
Urteilskraft  93, 149, 153, 156, 161, 294, 297
Urteilsunfähigkeit  74, 224, 229
- und Forschung  178, 189
Utilitarismus *Siehe* Folgenethik

## V

Validität  187
Verantwortung  55, 61, 81, 84, 97, 113, 115 ff., 119 f., 125, 127, 131, 148, 154, 158, 163, 196 f., 199, 240, 244 f., 248, 264 f., 267, 277, 331, 373

- haftende  251
- individuelle  252
- kollektive  252
- sorgende  251
Verfahrensethik  93, 244
Verlässlichkeit  187
Verletzlichkeit *Siehe* Vulnerabilität
Vertrauen  22, 35, 40, 49, 59, 62 f., 69, 107, 121, 157, 178 f., 204, 231 f., 265, 371
Vertrauenswürdigkeit *Siehe* Vertrauen
Vertraulichkeit  188f.
Verweigerung von Pflege  78, 81, 83
Verzicht, freiwilliger, auf Nahrung und Flüssigkeit  239f.
Vignetten  274, 280f.
Virtual-Reality-Technologie  291
Vorstellungskraft  106
- moralische  274
Vulnerabilität  37, 49, 51, 54 ff., 61 ff., 81, 97, 138, 162, 176, 178, 183, 190, 200 f., 226, 244, 260, 264 f., 344
- extrinsische  190
- intrinsche  190

## W

Wahrhaftigkeit  25, 244
Wettbewerb  357
Wille, mutmasslicher  238
Wirksamkeit  341, 350, 352, 354 f., 360
Wirtschaftlichkeit  197, 341, 344, 350, 352 ff., 360
Wirtschaftsethik  195
Wohlbefinden  276
WZW-Kriterien  341, 352 f., 356, 359f.

## Z

Zusammenarbeit, interprofessionelle  315, 317f.
Zustimmung
- informierte *Siehe* Informed Consent
- stillschweigende  82, 129
Zweckmäßigkeit  341, 350, 352
Zweiklassenpflege  280, 340